国家科学技术学术著作出版基金资助

耳畸形整复外科学

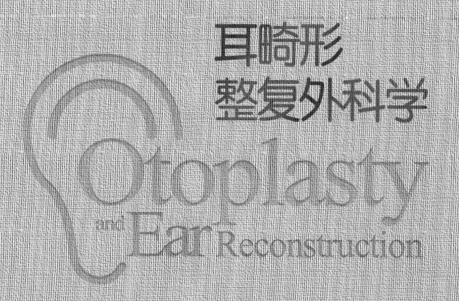

Otoplasty and Ear Reconstruction

主　编　｜　张天宇

副主编　｜　张如鸿　章庆国　傅窈窈

学术秘书　｜　李辰龙

人民卫生出版社

北京

图书在版编目（CIP）数据

耳畸形整复外科学 / 张天宇主编. -- 北京：人民
卫生出版社，2024.7. -- ISBN 978-7-117-36492-8

Ⅰ. R764.7

中国国家版本馆 CIP 数据核字第 20243DH592 号

人卫社官网	www.pmph.com	出版物查询，在线购书
人卫医学网	www.ipmph.com	医学考试辅导，医学数据库服务，医学教育资源，大众健康资讯

耳畸形整复外科学

Er Jixing Zhengfu Waikexue

主　　编：张天宇
出版发行：人民卫生出版社（中继线 010-59780011）
地　　址：北京市朝阳区潘家园南里 19 号
邮　　编：100021
E - mail：pmph @ pmph.com
购书热线：010-59787592　010-59787584　010-65264830
印　　刷：北京华联印刷有限公司
经　　销：新华书店
开　　本：889×1194　1/16　　印张：29
字　　数：864 千字
版　　次：2024 年 7 月第 1 版
印　　次：2024 年 11 月第 1 次印刷
标准书号：ISBN 978-7-117-36492-8
定　　价：399.00 元

打击盗版举报电话：**010-59787491**　E-mail：WQ @ pmph.com
质量问题联系电话：010-59787234　E-mail：zhiliang @ pmph.com
数字融合服务电话：4001118166　　E-mail：zengzhi @ pmph.com

编者及其所在单位

（以姓氏笔画为序）

于金超 复旦大学附属眼耳鼻喉科医院

马　竞 复旦大学附属眼耳鼻喉科医院

王　凯 上海市静安区市北医院

王丹妮 首都医科大学附属北京同仁医院

王冰清 中国医学科学院整形外科医院

王美水 福建医科大学附属第一医院

叶信海 复旦大学附属眼耳鼻喉科医院

朱雅颖 复旦大学附属眼耳鼻喉科医院

朱慧君 复旦大学附属眼耳鼻喉科医院

任柳杰 复旦大学附属眼耳鼻喉科医院

刘宁华 复旦大学附属眼耳鼻喉科医院

许志成 上海交通大学医学院附属第九人民医院

孙敏芳 复旦大学附属眼耳鼻喉科医院

李辰龙 复旦大学附属眼耳鼻喉科医院

李意源 上海交通大学医学院附属第九人民医院

杨　润 复旦大学附属眼耳鼻喉科医院

吴　丹 复旦大学附属眼耳鼻喉科医院

吴怡安 复旦大学附属眼耳鼻喉科医院

吴建明 上海东方丽人医疗美容门诊部

吴培瑄 复旦大学基础医学院

何小蓉 复旦大学附属眼耳鼻喉科医院

何爱娟 复旦大学附属眼耳鼻喉科医院

沙　炎 复旦大学附属眼耳鼻喉科医院

宋　楠 复旦大学附属眼耳鼻喉科医院

张　菁 复旦大学附属眼耳鼻喉科医院

张天宇 复旦大学附属眼耳鼻喉科医院

张如鸿 上海交通大学医学院附属第九人民医院

张君莉 复旦大学附属眼耳鼻喉科医院

陈　颖 复旦大学附属眼耳鼻喉科医院

陈　鑫 复旦大学附属眼耳鼻喉科医院

林奈尔 复旦大学附属眼耳鼻喉科医院

周广东 上海交通大学医学院附属第九人民医院

郑洁清 复旦大学附属眼耳鼻喉科医院

郑碧君 复旦大学附属眼耳鼻喉科医院

赵守琴 首都医科大学附属北京同仁医院

胡　潇 复旦大学附属眼耳鼻喉科医院

贾继娥 复旦大学附属眼耳鼻喉科医院

钱　瑾 中国医学科学院整形外科医院

徐　静 复旦大学附属眼耳鼻喉科医院

郭　英 复旦大学附属眼耳鼻喉科医院

郭树忠 西安国际医学中心医院整形医院

黄晶晶 复旦大学附属眼耳鼻喉科医院

曹谊林 上海交通大学医学院附属第九人民医院

崔春晓 复旦大学附属眼耳鼻喉科医院

章庆国 中国医学科学院整形外科医院

董立维 空军军医大学西京医院

傅窈窈 复旦大学附属眼耳鼻喉科医院

童　华 复旦大学附属眼耳鼻喉科医院

谢友舟 复旦大学附属眼耳鼻喉科医院

魏甄妮 福建医科大学附属第一医院

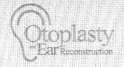

张天宇

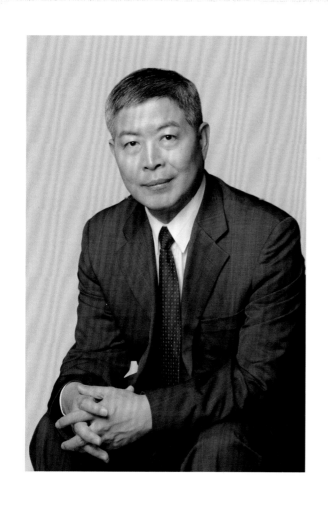

　　主任医师，教授，耳鼻咽喉科学（生物力学兼职）博士研究生导师。复旦大学附属眼耳鼻喉科医院眼耳鼻整形外科主任、耳鼻喉科研究院副院长。

　　兼任中国中西医结合学会耳鼻咽喉科专业委员会主任委员，中华医学会数字医学分会常务委员，上海市医学会数字医学专科分会主任委员，上海市医学会耳鼻咽喉头颈外科专科分会副主任委员，上海市生物医学工程学会第九届理事会理事。曾任中国医师协会耳鼻咽喉头颈外科医师分会常务委员，上海市生物医学工程学会生物力学专业委员会主任委员，中华医学会整形外科学分会耳再造学组副组长，中华医学会耳鼻咽喉头颈外科学分会小儿学组副组长等。主要研究领域为听觉医学，包括外、中耳畸形的联合再造与听力重建外科及相关分子遗传与组织工程学，中、内耳的微观生物力学机制及人工听觉技术等。30多年来致力于耳鼻咽喉科出生缺陷疾病的临床治疗与基础研究。提出了新的综合性耳畸形分类分型分度方案，建成完善的功能性耳再造技术体系。组织制订耳畸形相关国内、国际共识4篇，发表论文200余篇。主编《实用小儿耳鼻咽喉科学》和《实用儿童耳鼻咽喉头颈科学》（第2版），主持国家自然科学基金5项、上海市自然科学基金等省部级项目十余项。以第一完成人获教育部科学技术进步奖一等奖、上海市科学技术奖二等奖、中华医学科技奖医学科学技术奖二等奖、上海医学科技奖二等奖等多项省部级奖励。

副主编简介

张如鸿

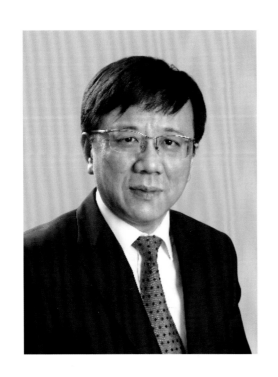

主任医师，教授，博士研究生导师。上海交通大学医学院附属第九人民医院整形外科行政副主任、教研室副主任。

兼任国际耳再造协会执行委员，亚太颅面学会会员，国际整形美容外科联盟会员。曾任中华医学会整形外科学分会秘书长，中华医学会整形外科学分会耳再造学组组长。曾作为访问学者在法国巴黎内克尔儿童医院和美国加利福尼亚大学洛杉矶分校完成相关培训。长期专注于先天性耳郭畸形相关的基础研究与临床治疗工作，在 *Plastic and Reconstructive Surgery* 等国际期刊上发表耳郭重建相关 SCI 论文 30 余篇，国内期刊发表论文 40 余篇，授权耳再造相关专利 6 项。参与的项目获中华医学科技奖医学科学技术奖二等奖 1 项、上海医学科技奖二等奖 1 项，主持国家自然基金项目、上海市自然科学基金项目、上海市科学技术委员会项目等共计 7 项。主编专著《外耳修复再造学》，参编英文和中文专著多部。多次在世界耳再造大会和国内外学术会议上作为特邀发言人作相关演讲。

章庆国

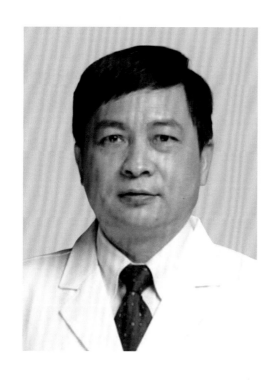

主任医师，教授，博士研究生导师。中国医学科学院整形外科医院外耳整形与再造中心二科主任。

曾先后兼任中华医学会整形外科学分会委员、中国医师协会美容与整形医师分会常务委员、中国康复医学会修复重建外科专业委员会委员、国际耳再造协会会员、国际整形和再造外科学会会员、北京医学会整形外科学分会委员，任《中华整形外科杂志》编委、《中国美容医学》常务编委、《中国美容整形外科杂志》编委、《组织工程与重建外科杂志》编委、国家医疗器械评审专家委员会成员、国家自然科学基金委评审专家。在国际著名学术期刊 *Nature Communications*（《自然·通讯》）及整形外科最具影响力的《整形再造外科》杂志等 SCI 收录的国际学术期刊发表相关论著 30 余篇。主编《耳郭修复与再造外科学》等，获发明专利 1 项，参与的项目获国家科学技术进步奖三等奖 1 项。

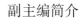
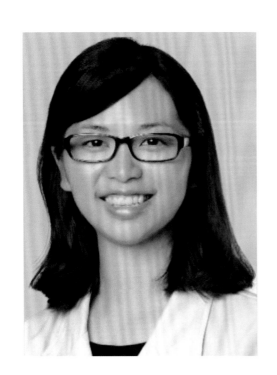

傅窈窈

副主任医师。复旦大学附属眼耳鼻喉科医院眼耳鼻整形外科耳鼻面整形重建中心副主任。

兼任上海市医学会耳鼻咽喉头颈外科专科分会耳鼻面修复与重建学组副组长、小儿学组委员，《中华耳科学杂志》编委。负责包括国家自然科学基金在内的多项国家级、省部级课题。参与"十三五"规划教材编写。参与的科研项目荣获 2018 年度上海医学科技奖二等奖、2022 年上海市科学技术奖二等奖。获上海市"医苑新星"青年医学人才、复旦大学"十佳百优"优秀青年医师、复旦大学"学术之星"、复旦大学附属眼耳鼻喉科医院"优秀青年专家"等荣誉称号。

序 一

新时代医学的进步，对外科手术提出了更高的要求。在发展以患者为中心的医学模式同时，我们力求以最小的创伤获得最满意的治疗效果。为方便患者就医，外科医生要尽可能在本学科内一站式完成疾病诊疗，这个需求促进了多学科的自身重组及相互交叉。耳鼻咽喉头颈外科学也不例外，早在20世纪80年代，就开始不断在与其他学科的交叉融合和取舍中产生新的理念和模式。在其临床方面，面部整复外科、颅底外科、头颈微创外科等是当代耳鼻咽喉头颈外科学颇具活力的学科交叉方向。

耳畸形的整形与修复，涉及外形修复和听力重建，要求达到外显耳郭形态和内存听觉功能双满意的效果。由于学科分工和历史原因，耳畸形诊治的实际情况是，整形外科主要承担大部分的耳郭整形的治疗任务，耳外科则担负所有听力重建的工作。耳外科与整形外科两专科为了达到内外共治的目标，又经历了较长时间的协调、交叉和融合的探索过程。实践证明，整复工作中的很多原则及技术，对临床各专科都具有普遍性的指导意义和应用价值，许多学科采用这些原则和技术得到了提高发展，正如耳鼻咽喉头颈再造外科学中的面部整复亦是如此。

15年前，出于患者的临床需求和学科的发展需要，我院张天宇教授专注于耳整复这一复杂领域。他和他所带领的团队经过多年的不断探索和艰苦努力，在耳鼻咽喉头颈外科领域内成功独立出了耳畸形整复分支。

《耳畸形整复外科学》一书是张天宇教授及其团队10多年来在大量耳畸形诊治工作中的精心总结、归纳和思考。此书牢固把握国内外的经典方案，涵盖耳的胚胎发育、遗传学、外科临床、人文关怀等全方面内容，是一部多学科在耳畸形领域高水平交叉融合的实用著作。

我推荐这部著作给致力于耳鼻咽喉头颈再造的外科同道，期望为推动学科走向更高水平共同作出贡献。

中国科学院院士

复旦大学附属眼耳鼻喉科医院 耳鼻喉科

2024年6月于上海

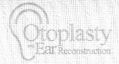

序 二

整形外科，又名整复外科，以重建形态、恢复功能为目标，是一门和多个学科相互交叉渗透、互为补充的新兴学科，在近一百年间得到了飞速发展。

对先天畸形的修复重建是整形外科最复杂、最重要的领域之一，既涉及形态的修复，又需考虑功能的重建，还得进行病因、发病机制的探讨。全耳郭再造技术已有百余年的发展历史，是整形外科中最具挑战性的器官重建手术，耳郭的复杂形态在一代代耳再造医生的努力探索中得到愈发精细、逼真的呈现。在另一个重要方面，外耳道再造技术和人工听觉植入技术同样经历着技术的更新迭代，整形外科和耳科专科的结合必将对先天耳畸形的修复重建起到巨大的推动作用。

张天宇教授带领其团队深耕于耳畸形领域多年，长期从事耳畸形患者的功能、形态重建等工作，探索出一条以专病为中心、多学科融合发展的新的医疗服务模式，多学科交融贯通的优势在这个团队得到了非常好的实践和体现。从耳郭再造，到外耳道再造，再到人工听觉植入，使"耳再造"实现了真正意义上的形态修复和功能重建。尽管我国学者在耳畸形修复发展中积累了丰富的经验，作出了显著的贡献，但是我国至今仍缺乏一部全面系统的耳畸形修复专著。

张教授的这本书全面总结了耳畸形修复相关的近半个世纪以来的经验，具有以下亮点。

1. 本书全面总结了耳再造领域的各种成熟技术及最新进展，内容翔实，图片丰富。邀请国内外知名专家学者对几种经典主流技术进行了详细介绍和注解。

2. 既往缺乏围绕小耳畸形伴发的外耳道畸形重建的探讨，外耳道重建仍是待解决的世界难题，外耳道是整形外科医生鲜有涉及的"禁区"。张教授在该领域进行了多年的探讨，有许多成功的尝试，积累了丰富、独到的经验，在本书中进行了宝贵经验的分享。

3. 既往外科医生多聚焦于修复技术，而对于发病机制、发育因素关注较少，医学的发展要求医生既能从临床角度治疗疾病，还能从胚胎发育学的角度更深入地认识疾病，以寻求更为有效的治疗方法，这本书从胚胎发育角度对耳畸形进行了丰富的阐释。

4. 近些年人工听觉植入技术发展迅速，这也是未来的发展方向，它同耳再造技术的有机结合在张天宇教授的团队得到了充分的实践，专科整形的优势得到充分的体现。耳科亚专科同整形外科的相互融合在本书中得到展示。

这本书是目前国内最全面、最系统地介绍耳畸形整复外科学的综合性学术专著，相信该书的出版，无论对于从事耳畸形修复的整形外科医生、耳科医生，还是相关领域的研究人员，均会起到本领域百科书式的参考作用。

上海交通大学医学院附属第九人民医院　整复外科

2024 年 6 月于上海

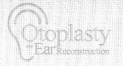

序 三

It is with great pleasure that I write the foreword for *Otoplasty and Ear Reconstruction*.

I am very excited about the professional book by Dr. Tianyu Zhang and his team members. The book highlights all of the critical aspects of ear malformation and I believe it will become the go-to reference guide for all the medical practitioners in related fields. This compact and yet surprisingly comprehensive book provides exactly what you need to know in sufficient depth and breadth to be highly valuable.

It presents a guide to reliable, effective techniques of ear malformation and the concomitant malformations. It also represents a good example of mutual interest and cooperation among a diverse group of physicians, including otolaryngologists, plastic surgeons, ophthalmologists, anesthetists, genetics experts and nurses.

The book covers all the major aspects of ear malformation, including the appearance, hearing, concomitant malformations, psychology, heredity and tissue engineering. The authors are individuals with exceptional knowledge and experience with ear malformation. They are some of the most prominent surgeons in their respective specialties.

As a plastic surgeon, I am really interested in the appearance part. In this book, Professor Zhang proposed for the first time an update "classification-type-degree" system to define a certain ear malformation. He pointed out that the severity of ear malformation follows the law from quantitative change to qualitative change, and also presented the corresponding treatment algorithms for all the subcategories. This classification system plays a huge role in standardizing the diagnosis and treatment of ear malformations. There are three typical techniques for the treatment of auricular malformations, as pointed in the book, ear molding, otoplasty and auricular reconstruction. Rather than presenting a menu of many possible techniques for each problem, the authors selected several techniques that have proven most effective and reliable in their hands.

The other highlight of the book is the meatoplasty and hearing reconstructive surgery. Although plastic surgeons will not do this kind of surgeries after reading the book, it is of vital importance to understand and remember the principles to avoid disastrous consequences.

I am sure you will find it an incredibly valuable resource to provide "just-in-time" information as you care for your patients.

Henry Stephenson Byrd, M.D., FACS
Southwestern Medical Center at Dallas, UTSW
University of Texas
September, 2023

前　言

　　耳畸形整复外科学是耳科学和整形外科学互学互鉴、融合发展的成果，它进一步丰富和拓展了耳鼻咽喉科学与整形外科学的内涵和外延。耳不仅是重要的感觉器官，也是构成面部美学的重要结构。先天性耳畸形是常见疾病，病人迫切要求专科医生在治疗畸形疾病恢复听力的同时，解决相关的耳郭美学问题。因此，在耳畸形性疾病治疗过程中，对外形的修复及功能的重建需要耳科和整形外科等多学科参与。这就使得耳科医生在治疗疾病中需要关注耳的形态美学修复，从而专注于专科疾病的治疗与整形。同时，整形外科医生也逐渐从整形聚焦于专科疾病。"整形外科专科化"或者"专科化整形"成为充满活力的多学科融合的新领域。其实，各个医学学科之间本无边界，随着新理论与新技术创新发展，必然出现多学科结合形成新的交叉学科。

　　本书围绕先天性耳畸形这一头面部最常见的出生缺陷（其包括耳郭形态畸形和结构畸形两大类）。近年来日益广泛应用的新方法"耳模矫正技术"，主要用于新生儿耳郭形态畸形的矫形治疗，是一种简单高效安全的非手术治疗方式，其最佳治疗时机为出生后 6 周内，越早治疗效果越好。不仅对多数轻度（Ⅰ度）耳郭结构畸形有效，对部分Ⅱ度耳郭结构畸形患儿也具有较为明显的美学提升价值，使得患者在后续耳整形或再造修复中有更多的选择机会和可能。同时，耳郭畸形的整形和再造技术取得巨大进步，整形再造的耳郭美学效果不断改善。但整形背景的医生在改善听力方面勉为其难，且患者术后狭窄的外耳道有感染与破坏等潜在风险；而耳科背景的医生"开耳洞"会对耳郭整形与再造需要的皮肤血供及质地产生不可逆的影响。因此，"功能性耳再造"的概念和技术应运而生，不断完善。通过协调整形外科困难的耳郭整形再造与耳科棘手的外耳道、中耳重建，同时达到耳郭再造与听觉功能重建的目标，成为"整形外科专科化"理念实践中的经典之一。随着耳畸形相关的国内外共识、指南陆续发布，形态修复与功能重建的专科化整形理念正在逐步完善，多学科诊疗技术也在不断交叉融合。

根据临床流行病学资料分析，先天性耳畸形发病率高，而目前的专科医生数量与其医疗技术能力远远不能满足患者的要求。尤其是患者日益提高的审美需求和听力康复要求，需要更多致力于该领域的多学科医生不断相互学习，提高诊治水平。同时，由于作为新兴交叉学科，耳整复领域无论从理论还是技术上都具有高度的复杂性和挑战性，学习曲线漫长，需要从事耳畸形整复领域的整形外科和耳鼻咽喉科医生相互学习与协作，充分发挥各自的专科技术理论优势，共同推进专科化整形理念完善与普及。在新技术新理念日新月异的形势下，耳整复的人才队伍培养和临床诊疗规范亟须相关的教材和专著，《耳畸形整复外科学》的出版恰逢其时。希望有助于"专科医生做整形，整形医生学专科"理念的完善与实践。

　　耳畸形整复外科学是一门崭新的交叉学科，本书结合我们的实践经验，邀请该领域的众多国内外知名专家共同编写，充分总结展示该领域数十年来最重要的临床技术和相关研究成果，供同道们参考借鉴。我们仍然面临多学科合作与融合的挑战，需要不断凝练学科发展方向，持续完善诊疗技术，把耳畸形整复向更高目标推进。本书虽力求全面反映该领域的全貌，但由于时间仓促，且书稿篇幅和作者水平有限，书中提及的观点和技术仍在发展、完善，敬请同道、前辈不吝指正。

张天宇

2024 年 5 月于上海

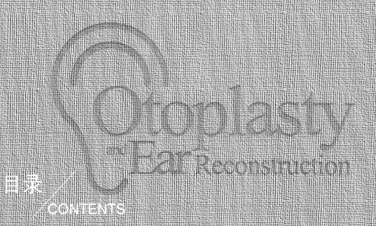

目录
CONTENTS

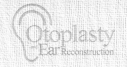

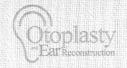

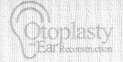

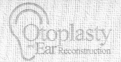

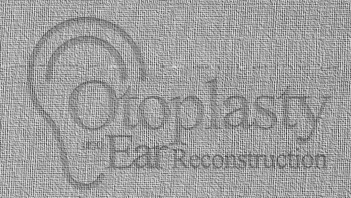

第一篇
基础篇

第一章
外中耳的形态与解剖生理基础

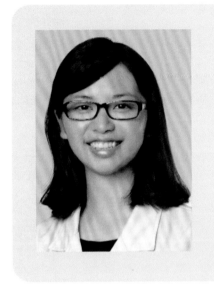

章负责人简介

傅窈窈

副主任医师。任复旦大学附属眼耳鼻喉科医院眼耳鼻整形外科主任助理，耳鼻面整形重建中心副主任。入选"上海市优秀青年医师资助培养计划"，获复旦大学"优秀青年医师"等荣誉称号。

医学意义上的耳是一个单独的器官，不仅有基本的听觉和平衡觉功能，而且具有重要的美学价值。外耳包括耳郭与外耳道。中耳重要结构包括鼓膜、三块听小骨、肌肉韧带及咽鼓管等。内耳包含听觉和平衡觉的外周感受器。本章主要聚焦于外耳与中耳的形态和解剖及其听觉生理学，同时对先天性外中耳畸形状态下形态与结构的变化规律及听觉特征进行概述。

在拉丁文中，耳郭以其视觉印象命名，"*pinna*"拉丁文意为翅膀，"*concha*"意指贝壳。耳郭外观在社会、文化、心理等方面都扮演着重要的角色，如果耳郭形态异常会非常引人注目，这种情况下就需要采用耳郭矫形、整形或再造技术，来恢复耳郭外形及其在面部的对称性。耳郭修复手术技术精细、要求极高，有赖于对耳郭解剖的准确理解及规范的技术训练。对耳郭解剖的理解和认识不仅包括对耳部的肌肉、神经和血管分布的认识，也包括对耳郭形态的每一个细节结构的理解。只有对耳郭凹凸有致的三维立体结构理解精确，同时对耳郭畸形的特征认识全面，才能在耳郭修复手术中游刃有余。

听觉是人类获取外界信息的重要来源之一。声音如何在耳内传递？轻微的声音又是如何被分辨清楚？这些问题的回答都有赖于对耳部解剖与听觉生理的深入研究。只有理解正常的听觉生理过程，才能对耳畸形状态下听觉的康复有更深入的认识。

本章对正常和畸形的外中耳形态与结构及听觉特征进行阐述。

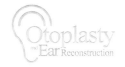

第一节　耳郭形态与解剖结构

正常成人的耳郭长 55~65mm，宽度为长度的 50%~60%（男性为 31~34mm，女性为 29~33mm）。耳轮最高点与眉上水平线基本齐平，耳垂最低点与鼻基底水平线基本齐平。

一、耳郭软骨及软组织

耳郭（auricle）由弹性软骨支架和外层皮肤软组织构成，正常发育的软骨可形成规律性的嵴状隆起和凹陷。这些亚单位结构的尺寸及位置的差异共同塑造了具有个体特性的耳郭外形（图 1-1-1），是耳郭美学的解剖基础。

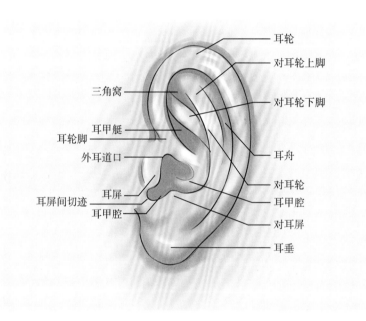

图 1-1-1　耳郭前侧面观表面标志示意图

（一）耳郭软骨

耳郭软骨为弹性软骨，由软骨细胞及细胞外基质构成。水、糖胺聚糖、胶原纤维和弹性纤维是构成软骨细胞外基质的主要成分。在耳郭前外侧面，嵴状结构有耳轮、对耳轮、耳屏（tragus）及对耳屏（antitragus）。耳郭前面边缘卷曲名耳轮（helix）。对耳轮（antihelix）平行于耳轮走行，并在顶部分叉为对耳轮上脚（superior crura of antihelix）和对耳轮下脚（inferior crura of antihelix）。耳轮与对耳轮之间的凹陷称为耳舟（scapha），对耳轮上脚与对耳轮下脚之间的凹陷称为三角窝（triangular fossa），对耳轮下脚与耳轮脚（crus of helix）之间的凹陷称为耳甲艇（cymba conchae），耳轮脚与对耳屏之间的凹陷称为耳甲腔（cavum conchae）（图 1-1-2）。先天性耳郭畸形的软骨具有多种形状和不同大小，是进行耳郭畸形分类、分型与分度的主要依据。

耳郭软骨的前后两面都被软骨膜紧密包裹，在耳轮缘和软骨折叠处软骨膜与软骨粘连最为紧密。耳郭依靠多条肌肉和韧带共同维持形态稳定。由于单纯切取耳甲软骨对软骨支架整体形态影响较小，因此是软骨移植的理想供区之一。耳甲软骨移植广泛应用于鼻尖、鼻翼、耳郭、眼睑等部位的修复，但切取时需要注意尽量保留一层软骨膜在原位、切取大小与范围、切取后进行局部加压等操作细节，避免耳郭变形及瘢痕增生。

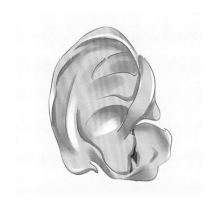

图 1-1-2　正常耳郭软骨形态示意图

（二）耳郭软组织

耳郭软骨支架及耳垂的前后两面被皮肤完整包裹，它在耳郭前外侧面与软骨的粘连最紧密，这一层极薄的皮肤没有毛发分布，但富含神经末梢。在皮肤和软骨之间的软骨膜层和皮下脂肪很薄，其中分布着许多滋养耳郭软骨的血管和神经。由于皮下软组织含量少，外伤引起该部位血肿后不易吸收，处理不及时容易发生血肿机化而出现菜花耳。

耳郭后内侧面覆盖着的皮肤则与前面不同，它较厚且活动度较大。在该部位皮肤下方有两个脂肪层，浅层脂肪包含垂直于皮肤走行的细小血管，深层脂肪紧贴软骨膜。在这两层脂肪之间是筋膜组织，神经及血管形成复杂网络在其中穿行（图 1-1-3）。由于该部位皮肤血液供应丰富，因此可以制作超过常规长宽比例的局部皮瓣用于邻近区域修复，需注意最佳的皮瓣剥离层次是在无血管分布的软骨膜表面。

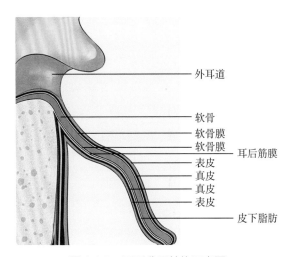

图 1-1-3　耳后分层结构示意图

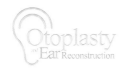

耳垂（auricular lobule）位于耳郭最下方，不含软骨，它的表面被覆薄而柔软的皮肤，皮下由脂肪组织构成，其中包含营养血管及少量神经末梢。在先天性小耳畸形患者中，多数有残留的耳垂，该部分组织对耳再造手术具有重要意义。外伤性或先天性耳垂严重缺损患者在行耳垂再造时可在重建耳垂的内部植入软骨支架，以获得形态稳定和美观的耳垂。

二、耳郭肌肉及韧带

人类的耳郭肌肉非常薄弱，大多数人无法产生耳郭的随意运动。耳郭肌肉分为耳外肌和耳内肌两类（图 1-1-4）。耳外肌起于耳郭周围颞颥区筋膜，止于耳郭软骨，主要作用是保持耳郭在颞部区域的位置稳定。耳内肌起点和终点均位于耳郭内部，以维持耳郭软骨的三维形态。

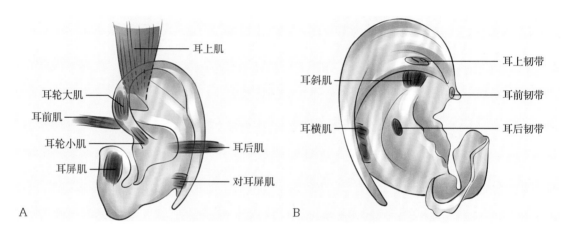

图 1-1-4　耳郭的肌肉及韧带示意图
A. 耳郭前侧面肌肉；B. 耳郭后内侧面肌肉及韧带。

（一）耳外肌

耳外肌（extra-auricular muscle）包括耳上肌、耳前肌和耳后肌。耳上肌（auricularis superior）为耳外肌中最大的肌肉，上端起源于颞筋膜深层，下端肌纤维垂直进入耳郭后侧面三角窝软骨隆起处。耳前肌（auricularis anterior）是耳外肌中最小的，起源于颧弓，通过肌腱连接于耳前棘突。耳后肌（auricularis posterior）起源于乳突，水平走行进入耳郭后内侧面。

（二）耳内肌

耳内肌（intra-auricular muscle）包括耳郭前外侧面的耳轮大肌、耳轮小肌、耳屏肌、对耳屏肌，以及耳郭后内侧面的耳横肌、耳斜肌。耳内肌与韧带共同作用，形成了耳郭表面凹凸起伏的特殊亚结构。耳内肌的起止点异常会引起耳郭扭曲变形，即为耳郭形态畸形。如耳斜肌异常嵌插和延长可以导致猿耳；耳横肌止点异位于耳甲前部与招风耳相关等等。部分学者认为在耳整形手术中应该打破相关耳内肌的异常起止点，以达到耳畸形矫正的作用。

三、耳郭脉管系统

充分掌握耳郭血供系统的解剖具有重要的临床意义，有助于外科医师灵活构建可靠的局部皮瓣，以修复先天性或创伤性缺损。

（一）动脉系统

供应耳郭前外侧的血管来源于颞浅动脉（superficial temporal artery），由耳前上、中、下支动脉组成。上支和下支为耳轮缘提供动脉血供，最终相互交通汇合形成耳轮缘血管网。耳前中支动脉提供耳屏、耳轮脚和外耳道上部的血供（图 1-1-5）。

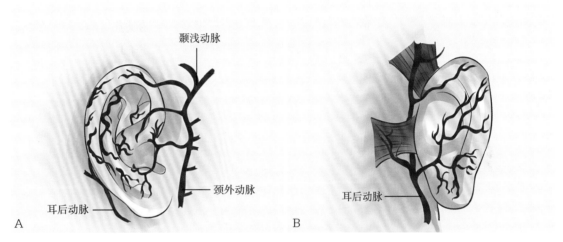

图 1-1-5　耳郭的动脉系统示意图
A. 耳郭前侧面血管；B. 耳郭后侧面血管。

耳郭后内侧的动脉血供有两个来源：提供浅层血供的耳后动脉和提供深层血供的颈外动脉分支。耳后动脉（posterior auricular artery，PAA）在乳突水平走行于皮下脂肪层，并沿耳郭后侧向上走行，行程中发出数量不等的横向分支，这些分支最终与耳轮缘毛细血管网相连。值得注意的是，耳后动脉还发出数条穿通血管，贯穿软骨并分布于耳郭前外侧皮肤。来源于颈外动脉分支的深层血管加强耳后软组织的血供，可提高耳后岛状皮瓣的存活率，该皮瓣已成为修复耳甲全层组织缺损的常用皮瓣。基于耳郭皮肤血管网丰富的特点，耳郭撕裂损伤时，即使仅残留细小的组织蒂与耳郭主体相连，急诊手术将撕裂部分原位缝合后也能取得较好的恢复效果。在先天性小耳畸形的耳再造过程中，需注意避免破坏乳突前缘位置的皮肤完整性。对这一区域深部血管网造成的任何损害都将极大影响再造耳郭皮瓣的成功存活。

先天性畸形小耳周围也分布颞浅动脉和耳后动脉分支。颞浅动脉分支只供应耳前区皮肤以及颞区的头皮，而不进入残耳内部。耳后动脉分支变异较大，主要供应耳后乳突区皮肤，也没有进入到残耳。目前研究认为，残耳的主要血供来自外耳道口周围的深部骨质的残耳动脉（图 1-1-6），外耳道闭锁时残耳动脉则位于该部位凹陷处的骨质。该部位来源的深部血管分支构成残耳软骨和皮肤的主要血供，并与耳后动脉的分支形成广泛的毛细血管网。残耳区域的深部血供特点是设计耳再造皮瓣中央血管蒂的解剖基础，耳再造术前对外耳道区域的手术处理会影响该区域的血供，因此在条件允许的情况下，耳再造手术的序贯治疗一般以耳再造手术为优先。

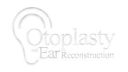
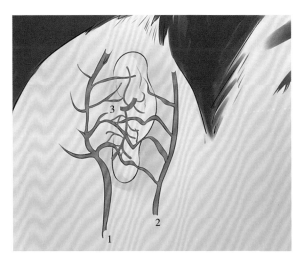

图 1-1-6　小耳畸形血供示意图
1. 耳后动脉；2. 颞浅动脉；3. 残耳动脉。

（二）静脉系统

耳郭的静脉系统主要伴随着上述动脉系统分布，但静脉数量多于动脉，每条动脉有 1～3 条静脉伴行。在耳郭的前外侧，静脉血通过耳郭前静脉-颞浅静脉回流至面后静脉。在耳郭后内侧，所有静脉血液汇流入耳后静脉。耳后静脉与面后静脉共同汇入颈外静脉。

（三）淋巴系统

耳郭区域的淋巴管汇聚成前、后、上、下四组淋巴结：①耳郭前外侧面前部及耳屏的淋巴管形成前分支，沿着耳轮脚走行并汇入耳前淋巴结（腮腺浅淋巴结）；②耳郭前外侧面后部及后内侧面的淋巴管为后分支，汇入耳后淋巴结（乳突淋巴结）；③上组淋巴管引流耳轮上缘区域，并沿着耳郭的后方到达耳下淋巴结；④下组淋巴结从耳垂开始，向下汇入耳下淋巴结。耳前淋巴结、耳后淋巴结、耳下淋巴结发出的淋巴管均汇入颈深淋巴结，最终通过颈淋巴干汇流入胸导管或右淋巴导管。

四、耳郭神经支配与分布

（一）感觉神经

耳郭的感觉神经包括耳大神经、迷走神经耳支、耳颞神经和枕小神经乳突支（图 1-1-7）。

1. 耳大神经　耳大神经（great auricular nerve，GAN）来源于颈丛神经（C_2 和 C_3 颈神经），为颈丛皮支中最大的分支，它在胸锁乳突肌后缘约中上 1/3 交界处由肌肉深面转而走行于浅面。在穿行腮腺内部时耳大神经分为前支和后支，这两个分支分别在耳郭前外侧和后内侧为耳郭下半部分及耳垂提供感觉。

2. 迷走神经耳支　迷走神经耳支（auricular branch of vagus nerve，ABVN）在耳郭前外侧面为对耳轮以及耳郭中部提供感觉。

3. 耳颞神经　耳颞神经三叉神经的下颌分支在颞下颌关节水平发出耳颞神经（auriculotemporal nerve，ATN），在耳郭前缘分出耳屏支和耳前支，为耳屏、耳轮前部、耳轮脚提供感觉。

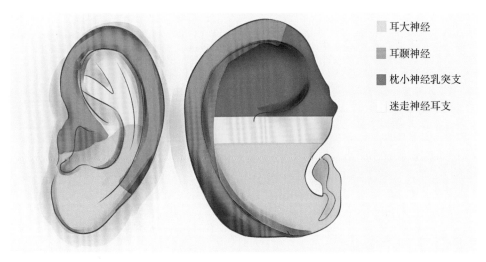

耳大神经
耳颞神经
枕小神经乳突支
迷走神经耳支

图 1-1-7 耳郭的感觉神经分布示意图

4. 枕小神经乳突支 枕小神经乳突支（mastoid branch of the lesser occipital nerve）来源于 C_2、C_3 颈神经，为耳郭后内侧上 1/3 提供感觉，其走行与耳大神经相似，但它是沿着胸锁乳突肌后缘上行，并分出耳前支、穿支及耳后支。前两支分布于耳郭前外侧面的耳轮、耳舟上部、对耳轮下脚和三角窝的一部分，耳后支分布于耳郭后内侧面上 1/3 的皮肤和乳突表面皮肤。

根据以上感觉神经的分布特点，依次注药阻滞耳大神经、耳颞神经、枕小神经乳突支以及迷走神经耳支，有助于实现最佳的耳郭局部麻醉效果。

（二）运动神经

耳后神经（posterior auricular nerve，PAN）和面神经颞支（temporal branch of facial nerve，TBFN）这两条运动神经均来自面神经，它们负责支配耳郭的所有运动。由于人类耳郭运动功能退化，支配耳郭肌肉的运动神经相对于感觉神经的重要性较小，神经纤维分布也较简单。耳后神经由面神经在茎乳孔后方分出，主要支配耳后肌。面神经颞支分支在颧弓表面横向走行进入耳郭，支配耳前肌和耳上肌。

五、耳周筋膜

耳周解剖层次复杂，耳周筋膜包含颞顶筋膜与耳后筋膜，彼此连续，与耳畸形整复有密切联系。耳郭软骨背面被覆固有耳后筋膜（intrinsic postauricular fascia，IPF）。乳突区有非固有耳后筋膜（extrinsic postauricular fascia，EPF），又称耳后浅筋膜，耳后肌走行其中。其深面为乳突深筋膜。耳后浅筋膜向颞部延伸为颞浅筋膜（superficial temporal fascia，STF）（图 1-1-8）。

颞浅筋膜血供丰富，含有位置比较恒定且有静脉伴行的颞浅动脉顶支，是耳整形手术、耳再造手术及耳修复手术中重要的材料。笔者用超声成像技术研究了颞浅动脉在 103 例小耳畸形患者中的走行规律：大部分颞浅动脉存在额支和顶支两个分支，但其中 7 耳存在颞浅动脉分支缺如现象；绝大多数分叉位置位于颧弓以上层面；大部分主干离残耳距离较近，分离残耳软骨时应该避免血管损伤（图 1-1-9）。

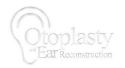
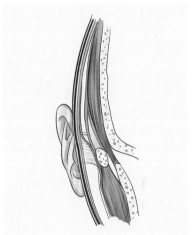

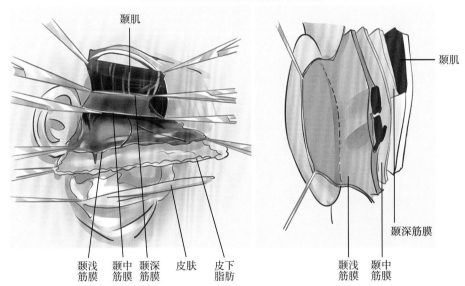

颞肌

颞肌

颞深筋膜

颞浅　颞中　颞深　皮肤　皮下
筋膜　筋膜　筋膜　　　　脂肪

颞浅　颞中
筋膜　筋膜

图 1-1-8　颞区及耳后解剖层次示意图

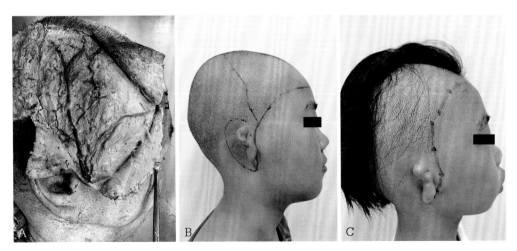

图 1-1-9　颞浅血管走行标本示例图及示意图
A. 颞浅动脉及伴行静脉的尸体解剖图；B. 颞浅动脉常规走行模式；C. 颞浅动脉单分支变异。

（童华　傅窈窈）

第二节　耳郭美学结构特征

耳郭是不规则形的、突出位于面部两侧颞骨水平的结构。耳郭长轴向后倾斜，存在 8°～15° 的后倾角。成人耳轮缘上极到乳突表面的距离约为 10mm，下极为 17～20mm，最大距离 >21mm 的一般有类似招风耳的表现。种族之间存在较大差异，一般亚洲人该距离较大。在儿童中，耳郭显得更宽更短。随着年龄增长，长宽比逐渐增加到 7：4。耳郭外形存在明显的个体差异，且同一个体的双耳之间也会存在差异。一个美观的耳郭需要具有以下基本特征。

1. 耳郭在头面部的位置适中　耳郭位于头颅的两侧，上界通常与眉齐平，下界与鼻底齐平，其在头面部的位置具有很大差异，不同的位置会呈现出不同的面部特征效果（图 1-2-1）。

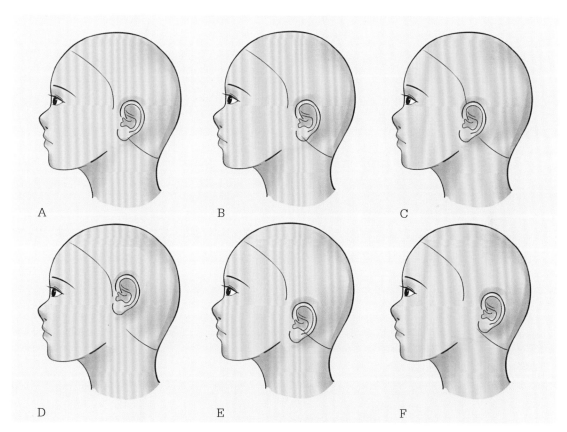

图 1-2-1　耳郭在头面部的不同位置示意图
A. 位置正常；B. 角度过于垂直；C. 位置过前；D. 位置过上；E. 位置过下；F. 位置过后。

2. 合适的颅耳角　耳郭背面（过耳舟最后凸的点）与颅侧壁之间形成的角度为颅耳角（cranioauricular angle）（图 1-2-2）。颅耳角在不同人种之间略有差异，一般来说亚洲人的颅耳角较大。颅耳角的正常范围为 25°～30°，如果颅耳角 >40°（或 45°），则为招风耳。颅耳角由颅耳甲角和耳舟耳甲角两部分构成。颅耳甲角指的是颅骨距耳甲最突出的地方的角度，一般 >45°。耳舟耳甲角指的是以对耳轮的位置为角顶点，连接耳甲最突出位置和耳舟所构成的角度，理想的角度应 <90°，这样耳舟的位置朝向侧面而非朝向前面。

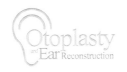

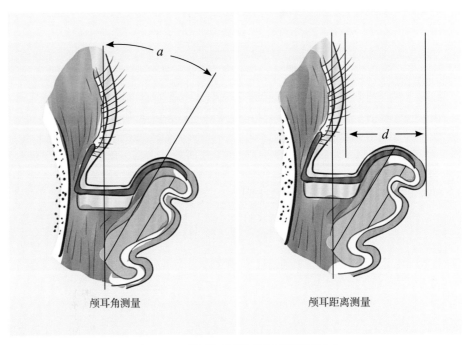

颅耳角测量　　　　　　　　　　　　　颅耳距离测量

图 1-2-2　颅耳角及颅耳距离测量示意图

3. 耳郭大小符合随年龄生长的规律　大部分研究认为，耳郭一生中都在长大。国外学者对 2 000 余例儿童耳郭大小进行测量，认为婴儿 3~6 月龄时期耳郭增长最为明显；出生时耳郭大小已经为成人的 52%~76%；5 岁时耳长已经达到成人的 82%~89%。国内学者对 2 200 名正常儿童耳郭的横断面研究显示，2 岁时容貌耳长为 18 岁时的 83%，6 岁时为 18 岁时的 93%，12 岁时容貌耳长基本达到 18 岁时的标准；耳宽在 6 岁时基本达到 18 岁水平。这就是我们把耳郭修复手术的手术年龄定在 6 周岁以后的原因。多数研究认为，男性耳郭大小比女性大（表 1-2-1），但生长规律一致。

表 1-2-1　耳郭长度与年龄性别的关系

研究学者	研究种族 / 国籍	年龄 / 岁	男性耳郭长度 ($\bar{x} \pm s$) /mm	女性耳郭长度 ($\bar{x} \pm s$) /mm
Alexander	高加索人	15 ~ 29	65.20 ± 4.20	60.40 ± 3.20
Sforza	印第安人	18 ~ 30	62.19 ± 4.08	56.36 ± 4.05
张天宇	中国	8 ~ 18	62.13 ± 4.10	60.36 ± 2.97

耳郭在成年以后仍然在不断长大。分析其原因，有学者认为耳垂是耳郭生长的重要贡献者，也有学者认为皮肤的弹性和皮下组织的回缩力下降也是导致耳郭增长的原因之一。还有学者认为成年后随年龄进一步增长，糖胺聚糖、弹性纤维、软骨细胞数量减少和体积变小，故耳郭增长被认为是一种退行性改变。

4. 耳郭基本亚结构正常　在第一节中我们提到了耳郭软骨正常的嵴状结构和凹陷，每一个亚结构同样是构成耳郭美学的要素。亚结构的部分缺失或过度发育都会影响耳郭美学，造成畸形感（图 1-2-3）。

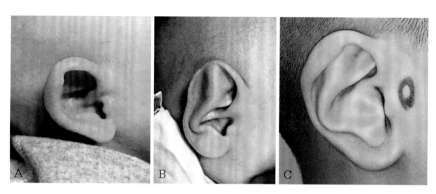

图 1-2-3　耳郭亚结构异常示例图
A. 对耳轮的缺失；B. 对耳轮多出上下脚以外的第三脚；C. 耳甲腔过度凸起。

（傅窈窈）

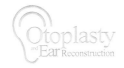

第三节　耳郭畸形的分类、分型与分度

　　耳郭畸形表现各异，不同程度的畸形是一个从量变到质变连续变化的过程。早在 1968 年 Roger 就尝试用渐变畸形的照片重现耳郭胚胎发育的过程。图 1-3-1 展示了从轻到重的耳畸形。

　　临床上耳畸形分类方法众多，各分类系统既有重叠又有矛盾之处。笔者通过大规模的临床调查，结合最新研究进展和临床新技术的应用情况，提出新的综合性分类、分型与分度系统标准。

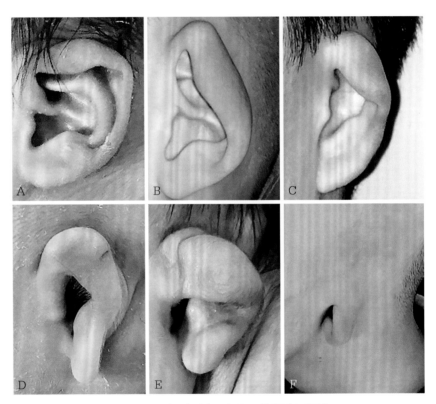

图 1-3-1　耳郭畸形表现各异，从量变到质变
A~B. 形态畸形；C~F. 不同程度的结构畸形。

一、分类——形态畸形与结构畸形

　　耳模矫正技术的出现和进步推动耳郭分类体系的形成。20 世纪 80 年代日本学者 Matsuo 和 Kurozumi 等发现婴儿期耳郭软骨的可塑形性，首先提出应用非手术方法矫正先天性耳郭畸形，颠覆了耳郭畸形仅靠手术治疗的传统模式。结合这一新进展，Tan 提出将耳郭畸形分为形态畸形与结构畸形两大类。整形外科医师 Byrd 发明了综合式耳模矫正器后，随着耳模矫正技术逐步推广使用，我们进一步丰富了耳郭畸形分类系统的内涵，提出形态畸形与结构畸形的主要判断标准为是否伴有软骨发育不全及其程度——仅表现为耳郭形态扭曲变形，不伴耳郭软骨明显发育不全的耳郭畸形为形态畸形（deformation）；伴有明显软骨发育不全的为结构畸形（malformation）（图 1-3-2）。其衡量标准有两个：①通过新生儿阶段的耳模矫正能否恢复耳郭正常外形；②耳整形手术是否需要额外移植软骨。

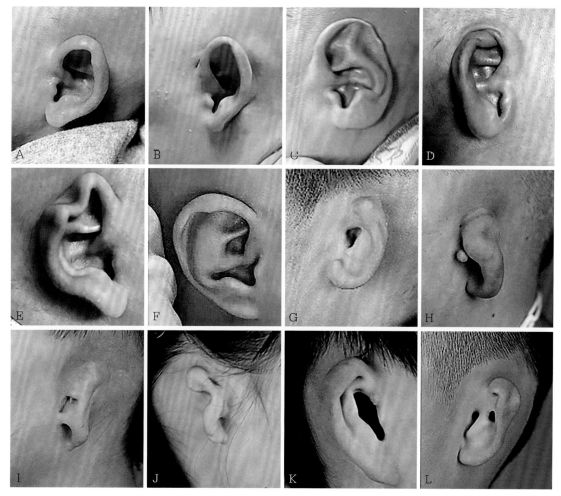

图 1-3-2　常见的耳郭形态畸形与结构畸形示例图
A~F. 形态畸形；G~L. 结构畸形。

二、分型和分度——耳郭畸形的十型三度

耳郭畸形的分型显示耳郭畸形的特点，分度则是特定类型的畸形严重程度的区分。根据分型分度标准决定相应的治疗策略。

（一）杯状耳

杯状耳（cup ear）的耳郭畸形特点：耳郭上 1/3 卷曲下垂、耳郭变小、耳郭前倾、耳郭位置偏低，平躺时形似盛水的杯子。

杯状耳型耳郭畸形分度：①Ⅰ度为垂耳（lop ear），表现为耳轮上缘遮盖对耳轮上脚；②Ⅱ度为耳轮和耳舟畸形，其中Ⅱa 度表现为耳郭边缘不缺软骨，Ⅱb 度表现为耳郭上方缺少软骨；③Ⅲ度表现为耳郭严重变小（图 1-3-3）。因此，杯状耳型耳郭畸形Ⅰ度、Ⅱa 度属于耳郭形态畸形，矫形治疗效果良好，整形手术不需要额外补充软骨；Ⅱb 度、Ⅲ度属于耳郭结构畸形，通常矫形治疗效果欠佳或无效，需要行部分（健侧复合组织移植术）或全耳郭再造术进行治疗。

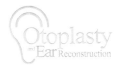
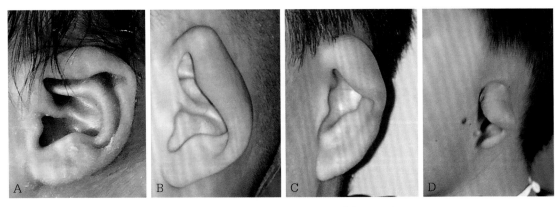

图 1-3-3 杯状耳畸形分度示例图
A. Ⅰ度杯状耳；B. Ⅱa度杯状耳；C. Ⅱb度杯状耳；D. Ⅲ度杯状耳。

（二）招风耳

招风耳（prominent ear）表现为耳甲过度发育、耳甲腔深大；耳郭上半部扁平、对耳轮发育不全、耳舟及对耳轮正常结构消失。定量测量颅耳角常＞30°，颅耳距离＞2.1cm。

招风耳按表型轻重程度分为3度：①Ⅰ度招风耳仅存在耳甲过度发育，对耳轮形态正常，手术要点为耳甲部分切除；②Ⅱ度招风耳表现为对耳轮形态不明显，耳甲正常，手术要点为对耳轮成形；③Ⅲ度招风耳表现为对耳轮不明显及耳甲过度发育同时存在，手术要点包括耳甲部分切除及对耳轮成形（图 1-3-4）。

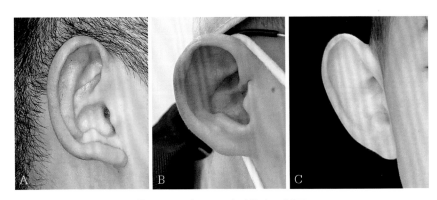

图 1-3-4 招风耳畸形分度示例图
A. Ⅰ度招风耳；B. Ⅱ度招风耳；C. Ⅲ度招风耳。

（三）隐耳

隐耳（cryptotia）是一种较常见的先天性耳郭畸形，主要表现为耳郭上半部分埋藏于颞部皮下，上极颅耳间沟缺失。隐耳畸形也分为3度：①Ⅰ度隐耳畸形特征为耳郭上极皮肤缺损，矫形治疗效果理想，手术要点为通过皮瓣成形解决耳郭上极皮肤量不足问题；②Ⅱ度隐耳畸形特征为耳郭上极皮肤量不足伴软骨粘连，矫形治疗有一定效果，手术要点除皮瓣成形解决耳郭上极皮肤量不足问题外，还需要行软骨粘连松解术或强化塑形术；③Ⅲ度隐耳畸形特征为耳郭上极皮肤量不足伴软骨发育不良，除解决皮肤不足的问题外还需要补充额外软骨，矫形治疗效果差（图 1-3-5）。

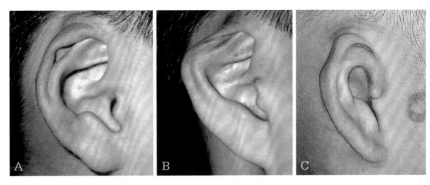

图 1-3-5　隐耳畸形分度示例图
A. Ⅰ度隐耳；B. Ⅱ度隐耳；C. Ⅲ度隐耳。

（四）小耳畸形

小耳畸形（microtia）全部属于耳郭结构畸形，表现为耳郭软骨发育不全，常伴随外耳道狭窄或闭锁、中耳发育异常。小耳畸形最常用的分度标准是由 Marx（1926）提出的，其标准如下：①Ⅰ度表现为耳郭轻度残缺，比正常耳郭略小，每部分结构能够被清晰地辨认；②Ⅱ度表现为耳郭的大小相当于正常的 1/2 到 2/3，部分结构保留；③Ⅲ度表现为耳郭严重畸形，通常表现为花生形状。一般来说Ⅰ度小耳畸形仅需要行局部整形手术，Ⅱ度小耳畸形需要行部分耳郭再造术，Ⅲ度小耳畸形需要行全耳郭再造术（图 1-3-6）。通常所说的环缩耳属于小耳畸形Ⅰ～Ⅱ度。小耳畸形患者的矫形治疗效果差。

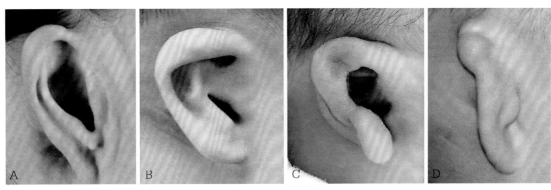

图 1-3-6　小耳畸形分度示例图
A. Ⅰ度小耳畸形；B. Ⅱ度小耳畸形；C. Ⅱ度小耳畸形；D. Ⅲ度小耳畸形。

（五）猿耳畸形

猿耳畸形（Stahl's ear）表现为耳舟部多出异常凸起的第三脚，从对耳轮一直延续到耳轮边缘，可导致耳轮缘不卷曲畸形。猿耳畸形可分为三度：①Ⅰ度猿耳畸形表现为异常凸起第三脚，正常对耳轮上脚存在；②Ⅱ度猿耳畸形表现为正常对耳轮上脚消失，但耳郭基本形态无明显改变；③Ⅲ度猿耳畸形表现为耳郭整体形态严重改变（图 1-3-7）。出生早期耳模矫正治疗效果理想，错过矫形时机的患者需要通过局部整形手术改善畸形，包括第三耳轮脚的切除或者对耳轮上脚、耳舟重塑。

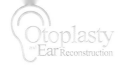
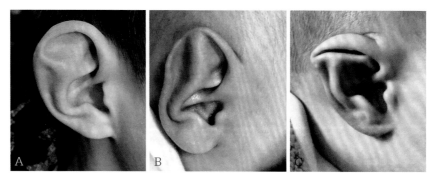

图 1-3-7　猿耳畸形分度示例图
A. Ⅰ度猿耳畸形；B. Ⅱ度猿耳畸形；C. Ⅲ度猿耳畸形。

（六）耳甲粘连畸形

耳甲粘连畸形（conchal adhesion）是由笔者所在团队首先提出的一类特殊类型的耳畸形表现形式。表现为耳甲后部的对耳轮或对耳屏与耳甲前部的耳轮脚或耳屏异常粘连，使耳甲腔前后相接、缩小。

按表型严重程度分为 3 度：①Ⅰ度表现为耳郭大小接近正常，其余结构基本正常，手术治疗仅需切除异常粘连部分；②Ⅱ度表现为耳郭缩小，但结构部分保留，手术要点除粘连松解，还包括部分耳郭再造或早期粘连松解手术结合牵引；③Ⅲ度表现为耳郭严重缩小，结构基本消失，需要全耳郭再造术，但不同于一般的小耳畸形Ⅲ度，有学者认为出生早期行软骨舒展结合早期牵引后可达到相对满意的外观效果（图 1-3-8）。

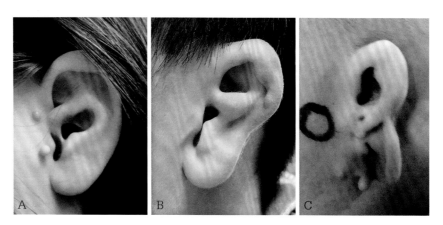

图 1-3-8　耳甲粘连畸形分度示例图
A. Ⅰ度耳甲粘连；B. Ⅱ度耳甲粘连；C. Ⅲ度耳甲粘连。

（七）耳垂畸形

耳垂畸形（lobule malformation）根据畸形严重程度分为单纯耳垂裂（Ⅰ度）、复合耳垂畸形（Ⅱ度）及耳垂缺如（Ⅲ度）：①Ⅰ度畸形为传统意义上耳垂裂，仅需要局部皮瓣成形，部分病例矫形治疗有效；②Ⅱ度畸形伴随耳垂组织量不足，需要分期手术或结合复杂的皮瓣设计，矫形治疗效果差；③Ⅲ度畸形需耳垂再造，矫形治疗无效（图 1-3-9）。

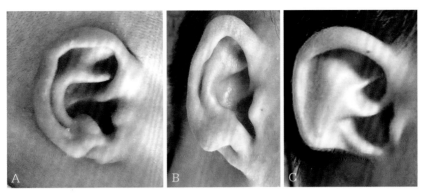

图 1-3-9 耳垂畸形分度示例图
A. Ⅰ度耳垂畸形；B. Ⅱ度耳垂畸形；C. Ⅲ度耳垂畸形。

（八）耳甲异常凸起畸形

耳甲异常凸起畸形（conchal crus）特征为耳甲腔出现耳轮脚延伸异常凸起，部分凸起可延伸至对耳轮。既往无文献对此型耳郭畸形进行分度。结合既往文献及临床表现特征，笔者所在团队认为耳甲异常凸起可分为 3 度：①Ⅰ度为轻度凸起，不影响对耳轮和耳轮脚正常结构；②Ⅱ度为中度凸起，影响正常耳轮脚结构，但不影响对耳轮正常结构；③Ⅲ度为重度凸起，耳轮脚凸起范围大，影响对耳轮、耳轮脚正常形态。这种类型的耳郭畸形均可通过出生早期耳模矫正治愈（图 1-3-10）。

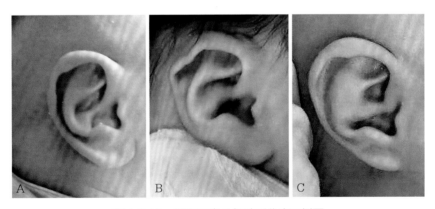

图 1-3-10 耳甲异常凸起畸形分度示例图
A. Ⅰ度耳甲异常凸起；B. Ⅱ度耳甲异常凸起；C. Ⅲ度耳甲异常凸起。

（九）耳轮畸形

耳轮畸形（helical malformation）较为常见，可分为 3 度：①Ⅰ度表现为耳轮局部凸起或凹陷，仅影响耳轮局部圆润度；②Ⅱ度为耳轮整体扁平不卷曲；③Ⅲ度为耳轮与对耳轮粘连。除Ⅲ度畸形耳模矫正治疗难度较高，容易产生粘连局部皮损外，其余耳模矫正治疗效果均良好（图 1-3-11）。

（十）耳屏 / 副耳畸形

耳屏 / 副耳畸形（accessory tragus）为耳郭发育的最常见畸形，副耳畸形常伴随有耳屏发育异常，可分为以下 3 度：①Ⅰ度畸形仅表现为单纯副耳畸形，不合并耳屏畸形，手术仅需简单切除耳前皮赘及下方的软骨小凸起；②Ⅱ度表现为副耳合并耳屏畸形，耳屏位置仍位于正常位置，

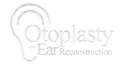
手术需要对耳屏软骨进行重新修整，并切除多余的皮肤和软骨；③Ⅲ度表现为重度耳屏畸形或镜像耳畸形，手术需要重建合适位置和大小的耳屏，这种类型耳郭畸形矫形治疗无效，必须通过手术治疗（图 1-3-12）。

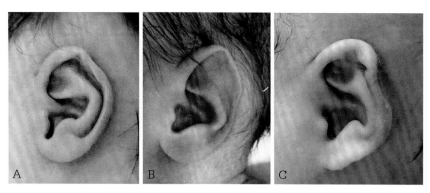

图 1-3-11　耳轮畸形分度示例图
A. Ⅰ度耳轮畸形；B. Ⅱ度耳轮畸形；C. Ⅲ度耳轮畸形。

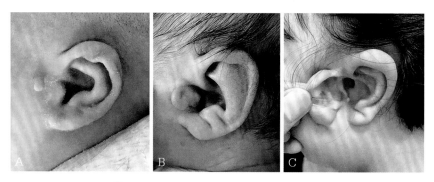

图 1-3-12　耳屏 / 副耳畸形及分度示例图
A. Ⅰ度耳屏 / 副耳畸形；B. Ⅱ度耳屏 / 副耳畸形；C. Ⅲ度耳屏 / 副耳畸形。

三、小结

耳畸形发病率高、形态各异，还存在两种及以上畸形并存的复合耳畸形的情况。国内外致力于耳畸形领域的专家对耳郭畸形的分类和手术方案提出各自的意见和建议，在实践中不断完善。我们对多达 200 余种耳畸形整形手术的方法和技术进行归类分析，核心在于解决皮肤重分配、软骨塑形和耳郭大小三类问题。随着新技术新方法的推广和应用，过去的分类系统逐步暴露出各自的特点和局限性。本文提出的耳郭畸形分类分型分度系统目的是全面描述和定义耳畸形状态，指导和规范化耳畸形的治疗策略，以期进一步推动耳畸形领域的诊治技术的完善和进步。由于耳畸形的复杂性，本文提出的分类分型和分度系统也需要不断地丰富和完善。

（傅窈窈　张天宇）

第四节 外耳道与中耳解剖

耳分为外耳（external ear）、中耳（middle ear）和内耳（internal ear）三部分（图 1-4-1）。外耳道的骨性部分、中耳、内耳都位于颞骨内。本节对外耳道及中耳部分解剖特征进行详细的介绍。

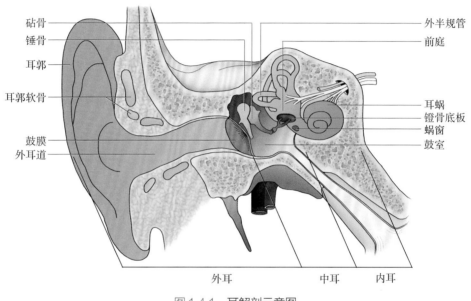

图 1-4-1 耳解剖示意图

一、颞骨的解剖

颞骨左右成对，位于头颅两侧（图 1-4-2）。其结构复杂，包括鼓部、乳突部、岩部和鳞部四部分，另有茎突附着于鼓部后下侧（图 1-4-3）。

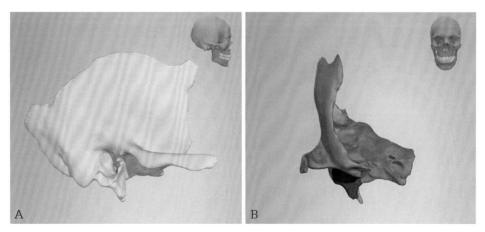

图 1-4-2 颞骨三维形态示意图（右）
A. 侧面观；B. 前面观。

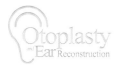

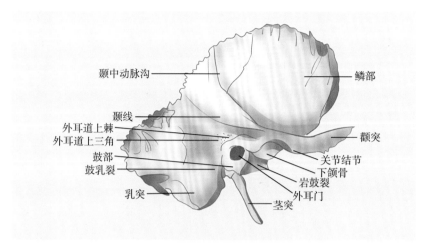

图 1-4-3　颞骨的解剖示意图（右）

1. 鳞部　鳞部（squamous portion）形似鱼鳞，外面光滑外凸，借颧突与颧骨相接。颧突横跨外耳门上方，前方参与形成颞下颌关节，后方移行为线性隆起即颞线，为颞肌的附着点，其解剖学意义为深部板障的提示线。

2. 乳突　乳突（mastoid portion）似乳状突起，故而得名。上方与鳞部以颞线为界，前下与鼓部融合成鼓乳裂，内侧与岩部相连。正常乳突部骨质中有许多含气小腔，称乳突气房（mastoid cells）。外耳道上三角（suprameatal triangle）又称 MacEwen 三角（MacEwen's triangle），是乳突部外表面的重要结构之一，为外耳道后壁向上延伸与颞线相交所成三角形区域，是乳突手术时指示鼓窦位置的重要标志，经此三角垂直磨除骨质 12 ~ 15mm 后可达鼓窦。乳突内侧面为颅后窝的前下方，有一弯曲的深沟，称乙状沟（sigmoid sulcus），乙状窦位于其中。乙状窦与外耳道后壁之间的距离个体差异极大，中耳乳突手术前应仔细阅读此部位的 CT 图像，避免损伤乙状窦而引起出血。面神经垂直段走行于乳突深部，中耳炎手术时需避免损伤。

3. 鼓部　鼓部（tympanic portion）为一扁曲的 U 形骨板，构成骨性外耳道的前壁、下壁与部分后壁，鼓部的前下方形成下颌窝的后壁。其发育不良可导致外耳道狭窄或闭锁。

4. 岩部　岩部（petrous portion）形似一横卧的三棱锥体，故又名岩锥，位于颅底，内耳位于其中。

5. 茎突　茎突（styloid process）为一细长突起，伸向前下方，远端有茎突咽肌、茎突舌肌、茎突舌骨肌、茎突舌骨韧带和茎突下颌韧带附着。

二、外耳道的解剖

1. 外耳道形态及特点　外耳道（external auditory canal）是指从外耳门至鼓膜的管道，直径约 8mm，长约 25mm，由外侧的软骨部与内侧的骨部构成，分别占 1/3 与 2/3。由于鼓膜位置向前、向内、向下倾斜，故外耳道前壁和下壁比上壁和后壁稍长。婴幼儿期外耳道较直，成年之后外耳道更趋向 S 形弯曲：首先向前，然后向后，最后再向前。

外耳道软骨部大小具有动态变化。当做咀嚼运动时外耳道软骨部随之改变，如当张口时，软骨部前后的宽度增大，这对外耳道内听力设备的佩戴有重要意义。基于解剖学研究，外耳道深部的骨部主要有3种形态：①直筒形，外耳道深部大小基本一致；②喇叭形，外耳道深部鼓膜处最狭窄；③漏斗形，外耳道峡部骨质突起明显，鼓膜前隐窝处深。外耳道骨部骨质也不是均匀一致的，峡部常为骨质最厚处，最薄处常位于鼓沟稍外的鼓膜前隐窝。颞骨鼓部在外耳道下壁较厚，在下颌骨的上方和下方很厚，但在这两点之间较薄。

2. 外耳道皮肤　覆盖在外耳道不同部位的皮肤特征不同：①外耳道软骨部皮肤比骨部皮肤厚 0.5~1.0mm，软骨部皮肤含有耳毛、皮脂腺和耵聍腺三种皮肤附件；②骨部皮肤很薄约为0.1mm，几乎为表皮组织，含有很少的真皮组织及皮肤附件，皮下缺乏疏松组织，同骨质粘连紧密，因此术中触碰容易出血；③皮肤的表层与鼓膜上皮层延续，鼓膜有生发中心，外耳道皮肤深层能够主动外移并伴有表层的被动外移，这可能是外耳道自洁功能的基础。

3. 耵聍腺及耵聍　作为一种特化的汗腺，耵聍腺（ceruminous gland）是外耳道皮肤非常重要的皮肤附件之一，是维持外耳道正常生理功能的重要基础。耵聍腺大部分位于软骨部皮肤，也有少数分布在耳郭皮肤上。耵聍（cerumen）由耵聍腺及皮脂腺的分泌物和脱落的上皮细胞构成，它在外耳道对多种物理损伤和病原侵入的保护中起着重要的作用。同时，外耳道的正常 pH 在4.2~5.6，并且含有一定的抗菌成分（如溶酶体），亦参与构成不适合病原体生长的环境。

三、中耳的解剖

中耳（middle ear）介于外耳和内耳之间，包括鼓室、咽鼓管、鼓窦和乳突四部分。

（一）鼓室

鼓室（tympanic cavity）借鼓膜与外耳道分隔，经咽鼓管与鼻咽部相通，以鼓窦入口与鼓窦和乳突气房相连。依鼓膜上下缘为界，分为上鼓室、中鼓室和下鼓室三部分。

1. 鼓室六壁　鼓室为具有六个壁的不规则腔隙。

（1）外壁：外壁大部分由鼓膜占据，呈向内凹陷的浅漏斗状。少部分为鼓膜上方上鼓室外侧壁构成。鼓膜（tympanic membrane）为一半透明的膜性结构，包括紧张部、松弛部两部分（图 1-4-4）。

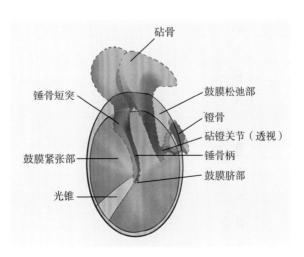

图 1-4-4　鼓膜解剖示意图（左耳）

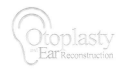

鼓膜结构分为3层，外为上皮层，与外耳道皮肤相延续；中为纤维组织层，松弛部缺乏此层；内为黏膜层，与鼓室黏膜相连续。

（2）**内壁：**鼓室内壁即内耳的外壁。中央较大膨隆为鼓岬（promontory），为耳蜗底周的位置。鼓岬后上方为前庭窗，为镫骨足板及其周围环韧带所封闭。鼓岬后下方凹陷称蜗窗，朝向后下，与前庭窗平面几成直角。前庭窗上方有面神经管凸及外半规管凸（图1-4-5）。

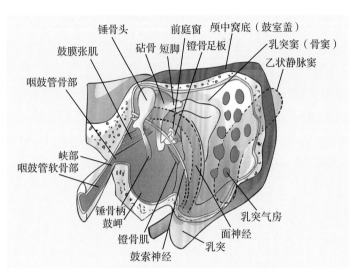

图1-4-5　鼓室解剖结构示意图（左耳）

（3）**后壁：**又称乳突壁，内有面神经垂直段通过。后壁上部有一孔为鼓窦入口，连通鼓窦与上鼓室。鼓膜后缘后方的鼓室腔隙称为后鼓室，以锥隆起与面神经垂直段为界限，浅部称为面神经隐窝（facial recess），后鼓室径路即经面神经隐窝入鼓室；深部称鼓室窦（tympanic sinus），是后鼓室病变易残留部位（图1-4-6）。

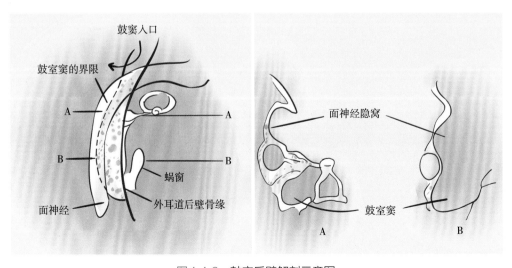

图1-4-6　鼓室后壁解剖示意图
左图中，AA. 锥隆起高度，BB. 蜗窗高度。右图中，A. 锥隆起高度的横切面，B. 蜗窗高度的横切面。

（4）**前壁：**上部有鼓膜张肌半管及其内的鼓膜张肌，下部有咽鼓管鼓室口，咽鼓管鼓室口之下以菲薄骨板与颈内动脉相隔。

（5）**上壁：**即鼓室盖（tympanic tegmen），毗邻颅中窝。鼓室盖上的岩鳞裂 2 岁以前尚未闭合，故成为儿童中耳炎时造成颅内感染的途径之一。

（6）**下壁：**又称颈静脉壁。通常情况有一薄骨板将鼓室与颈静脉球隔开。下壁如有缺失，颈静脉球可突入鼓室，透过鼓膜可见暗蓝色阴影，是鼓膜穿刺的禁忌证。

2. 鼓室内容物　鼓室内容物包括传递声音的三块听小骨（图 1-4-7）、维持听小骨稳定的韧带及调控听小骨运动的肌肉（图 1-4-8）。

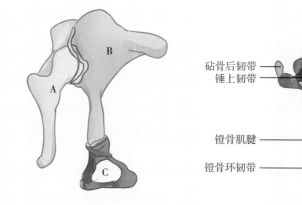

图 1-4-7　鼓室内的听小骨示意图
A. 锤骨；B. 砧骨；C. 镫骨。

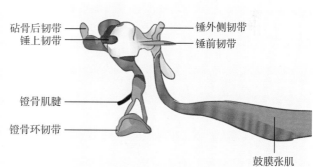

图 1-4-8　鼓室的韧带与肌腱示意图

（二）咽鼓管

咽鼓管（Eustachian tube，ET）为沟通鼓室与鼻咽部的管道，分为靠近鼓室端的骨部与靠近鼻咽部的软骨部。骨部管腔为开放性的，内径最宽处为鼓室口，越向内越窄；骨与软骨交界处最窄，称为峡，自峡向咽口又逐渐增宽；软骨部在静止状态闭合成一裂隙，张口、吞咽、打哈欠时可使咽口开放，以调节鼓室气压，使鼓膜内外压力平衡。儿童的咽鼓管接近水平，管腔短且宽，故儿童咽部感染较易经此途径传入鼓室。

（三）鼓窦

鼓窦（tympanic antrum）为鼓室后上方的含气腔，是鼓室和乳突气房相互交通的枢纽，出生时即存在。鼓窦的大小、位置与形态因人而异，并与乳突气化程度密切相关。幼儿鼓窦位置较浅较高，随着乳突的发展而逐渐向后下移位。

（四）乳突

出生时乳突（mastoid process）尚未发育，多自 2 岁后由鼓窦向乳突逐渐发展。随着乳突的发育，乳突内形成许多蜂窝状的小腔。而根据气房发育程度，乳突可分为 4 种类型（图 1-4-9）：①气化型（pneumatic type）乳突全部气化，气房较大而间隔的骨壁较薄；此型约占 80%；

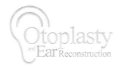
②板障型（diploetic type）乳突气化不良，气房小而多，形如头颅骨的板障；③硬化型（sclerotic type）乳突未气化，骨质致密，多由于婴儿时期鼓室受羊水刺激、细菌感染或局部营养不良所致；④混合型，上述 3 型中有任何 2 型同时存在或 3 型俱存者。畸形状态下乳突发育与中耳腔发育有一定的相关性。

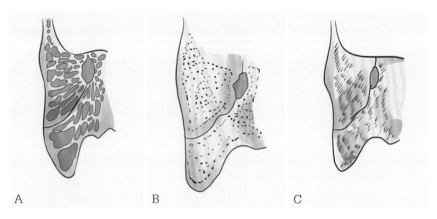

图 1-4-9　乳突气化分型示意图
A. 气化型；B. 硬化型；C. 板障型。

（傅窈窈）

第五节 外中耳的听觉生理

听觉的传入途径有气传导和骨传导，正常情况下以气传导为主（图 1-5-1）。气传导过程分为外耳集音、中耳传音和内耳感音。具体如下：声波→耳郭→外耳道集音→鼓膜振动→锤骨、砧骨、镫骨放大→前庭窗振动→淋巴波动内耳感音→听神经接受神经冲动→听觉中枢分析处理。当声波传入内耳外淋巴后转变成液波振动，后者引起基底膜振动，位于基底膜上的螺旋器毛细胞静纤毛弯曲，引起毛细胞电活动，毛细胞释放神经递质激动螺旋神经节细胞轴突末梢，产生轴突动作电位。神经冲动沿脑干听觉传导路径达大脑颞叶听皮层中枢进而产生听觉。

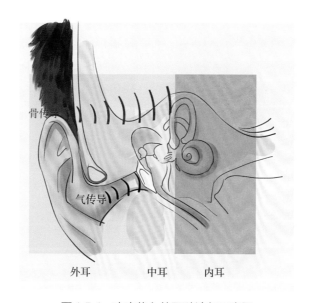

图 1-5-1 声音传入的两种途径示意图

一、耳郭的声学作用

耳郭起到收集声波，并对某些频率段（主要集中在言语频率范围）的声波有增压作用，双耳郭的协同作用有助于声源定位。

1. 对声波的增压作用 头颅犹如声场中的一个障碍物，可通过对声波的反射作用而产生声压增益效应，反射波在头的声源侧聚集而产生更强的声场，该现象称障碍效应。声压增益的大小既与头围和波长的比值有关，也与声波入射方位角度有关。耳郭的漏斗样结构不仅可收集声波到外耳道，还对声压有增益效应。有试验表明，耳甲可使频谱峰压点在 5 500Hz 提高 10dB 的增益。耳郭边缘部亦对较宽频谱范围的声波有 1~3dB 的增益效应。

2. 对声源的定位作用 在人类，声源定位最重要的线索是声波到达两耳时的耳间强度差（interaural intensity difference，IID）和耳间时间差（interaural time difference，ITD）。头颅可通过障碍效应和阴影效应（指波长与头颅大小相比相对较短的声波，从头颅侧方到达一耳时，该声波在头颅区域范围内被阻断，导致对侧耳声压减小的现象）而产生耳间强度差，协助声源定位。耳郭尚可通过对耳后声源的阻挡和耳前声源的集音而有助于声源定位。

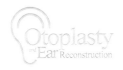

二、外耳道的声学作用

外耳道是声波传导的通道，其一端为鼓膜所隔断。外耳道则能对特定频率的声音起到共振作用，即增压作用。根据物理学原理，一端闭合的圆柱形管腔由传播波长为其管长 4 倍的声波具有最强共振作用。人的外耳道长约 2.5cm，其共振频率的波长为 10cm，按空气中声速 340m/s 计算，理论上人的外耳道共振频率应为 3 400Hz。刺激频率为 4 000Hz 时的增益受外耳道内部形状的影响，而刺激频率为 2 000Hz 时平均增益只受外耳道长度的影响。外耳道软骨部的大小具有动态性——当做咀嚼运动时外耳道软骨部的大小随之改变。例如张口时外耳道软骨部的前后宽度增大，这对外耳道内听力设备的佩戴有重要意义。实验表明，考虑到外耳道的弯曲度、声波的反射等影响，人的外耳道实际共振频率峰值在 2 500Hz，外耳道共振频率峰值增益效应可达 11 ~ 12dB。

三、鼓膜和听骨链的声学放大作用

中耳的主要生理功能是将空气中的声波振动高效地传入内耳淋巴中，其增益调节功能主要来源于听骨链的杠杆作用和鼓膜与镫骨足板的面积比。鼓膜的有效振动面积约为 55mm^2，镫骨足板面积约为 3.2mm^2，鼓膜与镫骨足板振动面积比是 17 : 1，即作用于鼓膜的声压传至前庭窗膜时，单位面积压力增加了 17 倍。听骨链形成杠杆结构，锤骨柄和砧骨长脚可视为杠杆的两臂，长度比为 1.3 : 1。因此，自锤骨柄至前庭窗，声压增加 1.3 倍（图 1-5-2）。结合以上两种作用，声波经过鼓膜、听骨链到达镫骨足板时，声压可提高 1.3 × 17=22.1 倍，相当于声压级 27dB，补偿了声波从空气至内耳淋巴时所衰减的约 30dB 的能量。

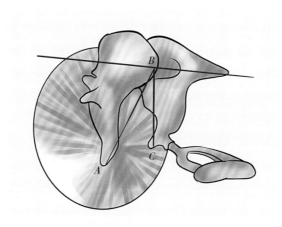

图 1-5-2　听骨链的声压杠杆原理示意图
AB : *BC*=1.3 : 1。

四、骨传导的生理学作用

骨传导是指声波振动通过颅骨使内耳淋巴发生相应的振动而引起基底膜振动，耳蜗毛细胞之后的听觉传导过程与上述气导途径相同。

（一）骨导听觉途径

骨导外周听觉涉及多个组织和结构，因此具有多个成分，但是从物理上无法明确地分离。因此，常根据解剖学进行分类，根据影响或涉及的主要耳部结构，分为外耳途径、中耳途径和内耳途径。

1. 外耳途径——外耳道声辐射 当颅骨受到骨导声刺激时，由于振动外耳道产生变形，部分能量进而辐射至外耳道内产生声压变化，引起鼓膜振动，进而通过气导途径传导至内耳。因此，这种途径亦受到外中耳状态的影响。当外耳道封闭时，外耳道声辐射的低频成分被大大加强，称为"堵耳效应"。堵耳效应与外耳道内封堵的空气体积有关，如果封堵器的位置足够深，封堵的空气体积较小，则堵耳效应不太明显。

2. 中耳途径——听骨链惯性 在骨传导刺激下，通过鼓膜、肌肉和韧带悬吊于中耳腔内的听骨链由于自身惯性可发生运动，导致听骨链和前庭窗之间的相对运动，进而引起耳蜗内淋巴压力变化而产生行波响应。研究表明，听骨链悬吊系统的共振频率在 1 500 ~ 2 000Hz，因而推测中耳听骨链惯性在该频率附近的骨导听觉感知起重要作用，这和临床中的卡哈切迹现象相符。

3. 内耳途径——耳蜗的运动 骨导刺激下可通过颅骨直接传导至耳蜗，这是骨导最重要、最直接、影响频率范围最广的传播途径。当颅骨在骨导刺激下运动时，耳蜗骨壁也同样发生了运动。我们通常将其分为两种形式——刚性运动和压缩膨胀运动。①当耳蜗骨壁发生刚性运动时，耳蜗内流体由于惯性作用，会推动镫骨足板和蜗窗膜，进一步造成基底膜两侧的压力变化，从而引起行波，该机制被称为"移动式骨导"；②当耳蜗骨壁发生压缩膨胀运动时，耳蜗内的淋巴亦会推动镫骨足板和蜗窗膜，同样最终引起行波，称为"压缩式骨导"。关于移动式和压缩式骨导所占比例尚未有准确的结论，但一般认为移动式骨导在中低频声波下更为显著和重要，而压缩式骨导在高频声波下更为重要。

值得注意的是，由于前庭窗和蜗窗顺应性较大，两窗是淋巴压力释放的窗口。但是在镫骨硬化的患者中，其骨导听阈并无显著变化。这是由于耳蜗内还存在着其他的顺应性通路，如前庭、蜗水管、神经纤维等，这些结构统称为"第三窗"。此外，通过脑脊液的声压传递亦是内耳途径的重要组成。但有学者认为该途径相较于其他途径并不重要。

（二）经颅传递和交叉听觉

单个骨振器的刺激可经过颅骨传递到对侧耳蜗，此时双侧耳蜗响应的差异称为经颅衰减。经颅衰减在低频下不显著，接近 0dB，即双侧耳蜗刺激强度一致；在高频下平均仅为 5 ~ 15dB。对于单侧听力损失患者，这种经颅传递是有益的，因此可在患侧佩戴骨导助听器，将声音传递至健侧耳蜗。但是，对于双侧佩戴骨导助听器的患者，这种现象可能成为干扰因素。

双耳信号在噪声下言语识别和声源定位中起到重要作用。骨导的经颅传递现象会形成交叉听觉，减少双侧耳蜗间的信号分离。已有大量研究表明，双侧骨导助听可使患者在声源定位和空间感知上都有获益。在正常人的听力研究也得到了类似结果，但是总体效果仍不如双侧气导刺激。骨导特有的交叉听觉现象可能是其中的重要干扰因素，研究证明其对双侧信号的时间差和强度差都有影响，但是其对声源定位、空间感知及噪声下言语识别的具体影响仍待深入研究。

已有证据表明，骨导引起的基底膜上的行波和气导行波具有同样的特征。但气导和骨导也具

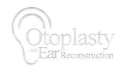

有一些差异。首先表现在响度感知上，在 1 000Hz 以下，骨导随刺激强度的响度增长比气导更为显著。此外，在骨导刺激下，随刺激强度上升或下降，ABR 的 V 波延时变化量强于气导，而其耳声发射强度变化亦强于气导。这些差异都可能与骨导外周听觉机制有关。相较气导，骨导听觉途径更加复杂，高频衰减更为显著。骨导的生理机制研究是骨导听觉装置临床应用的重要理论基础。骨导外周听觉途径的复杂性、传声过程中的高频衰减、交叉听觉等现象与骨导助听中的高频增益不足、声源定位困难等临床问题密切相关。

（李辰龙　任柳杰　傅窈窈）

第六节　外中耳畸形的解剖与听力学特征

先天性外中耳畸形不但有形态和结构异常，还常伴有显著听力损失，严重影响患者生活质量。因此，在修复外形的同时，还需进行听力重建，使得治疗方法更为复杂，需要医生在治疗过程中更有整体思路。而先天性外中耳畸形存在解剖结构的异位或畸形，表现多样、结构复杂，进一步增加了诊治的难度。此外，随着对骨传导机制的深入研究，我们发现先天性外中耳畸形患者不仅存在传导性听力损失，该类患者的骨传导同样受到影响。本节对先天性外中耳畸形相关解剖与听觉特征进行介绍，旨在加深对该疾病的认识，为临床诊治提供帮助。

一、外中耳畸形的解剖特征

（一）外耳道畸形

外耳道来源于外胚层，在母亲妊娠期第 21 周左右，原始耳道成管化并形成外耳道。若原始耳道成管化失败，则会导致外耳道闭锁畸形；若成管化不完全，则会导致外耳道狭窄。

关于外耳道畸形的分型与分度，目前有以下几种标准。

1. Altmann 外耳道中耳畸形分度　1955 年，基于解剖与病理学研究，Altmann 将外耳道中耳畸形分为三度：①轻度表现为外耳道、颞骨发育不良，鼓膜面积小于正常，鼓室腔基本正常或轻度畸形；②中度表现为外耳道完全闭锁，鼓室腔狭小伴不同程度的畸形，颞骨完全畸形呈板状，其中心通常为一层由结缔组织构成的膜状物；③重度表现为外耳道完全闭锁，中耳完全畸形或缺失，听小骨严重畸形或缺失。

2. Schuknecht 外耳道中耳畸形分型　1989 年，基于手术观察，Schuknecht 将外耳道中耳畸形分为四型：① A 型是外耳道狭窄局限于外耳道软骨部，常伴胆脂瘤形成和中耳传导性听力损失；② B 型是外耳道软骨部和骨部的狭窄屈曲，鼓膜缩小 / 可见分隔，锤骨柄缩短 / 弯曲，锤骨可附着于鼓环 / 外淋巴管壁上，常伴中重度听力损失；③ C 型是外耳道完全闭锁，仅在皮肤表面留一浅坑，锤骨小头轻微变形，和砧骨体融合，与闭锁板有纤维性连接，面神经可部分重叠于前庭窗，乳突气化良好；④ D 型是外耳道完全闭锁，面神经和 / 或迷路异常，伴中耳发育不全和乳突气化不全。其中 A 型和 B 型为外耳道狭窄，C 型和 D 型为外耳道闭锁。该分型标准作为手术选择的参考依据。

3. 《先天性外中耳畸形及功能性耳再造国际共识建议》　根据外耳道发育的不同，结合其临床特征和手术观察，2019 年《先天性外中耳畸形及功能性耳再造国际共识建议》将外耳道畸形分为外耳道狭窄、外耳道部分闭锁和外耳道完全闭锁三类（图 1-6-1）：①外耳道狭窄是指外耳道软骨部或骨部变窄，存在小鼓膜或鼓膜形态畸形；②外耳道部分闭锁是指外耳道软骨部或骨部部分存在，有骨性闭锁板，鼓膜缺失或发育不全；③外耳道完全闭锁是指外耳道软骨部和骨部完全闭锁，鼓膜缺失。

4. 其他分类标准　国内冷同嘉等学者将外耳道畸形分为外耳道狭窄和闭锁两类；《先天性外中耳畸形临床处理策略专家共识》将外耳道畸形分为外耳道狭窄和外耳道闭锁两类：①对于外耳道闭锁患者，施行外耳道再造术，术后有效改善听力的概率较小，且并发症多，故选择手术治疗

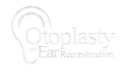

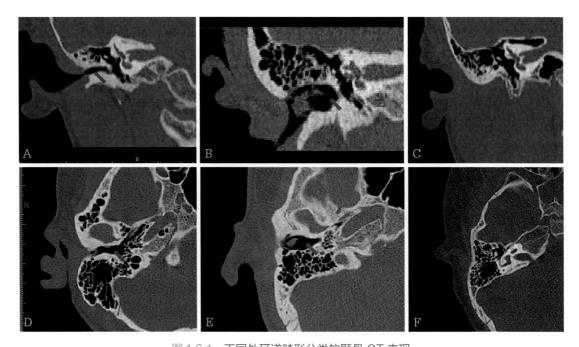

图 1-6-1　不同外耳道畸形分类的颞骨 CT 表现

A. 外耳道狭窄（冠状面）；B. 外耳道部分闭锁（冠状面）；C. 外耳道完全闭锁（冠状面）；D. 外耳道狭窄（横断面）；
E. 外耳道部分闭锁（横断面）；F. 外耳道完全闭锁（横断面）。红色箭头均示外耳道。

需要谨慎；②外耳道部分闭锁患者保留了部分外耳道结构，仍具有耵聍腺分泌耵聍的保护和一定的外耳道自净功能，其外耳道再造术后听力改善的概率较大，且并发症发生率低。

（二）中耳畸形

外中耳畸形患者可表现为中耳发育不良合并听力损失，通常外耳畸形程度越重，中耳发育也越差。

1. 中耳腔合并听骨链畸形　中耳腔合并听骨链畸形目前有以下几种分型、分度方法。

（1）**Mayer 方法**：Mayer 提出乳突气化程度、鼓室大小、锤砧复合体畸形、砧镫关节畸形等与耳郭畸形程度相关，而镫骨、蜗窗、前庭窗等畸形与耳郭畸形程度无明显相关。

（2）**De la Cruz 分型方法**：De la Cruz 对 Altmann 分型进一步细化，将中耳畸形分为轻度和重度：轻度表现为乳突气化正常，前庭窗、镫骨足板正常，面神经和镫骨足板关系正常，内耳正常；重度表现为乳突气化不良，前庭窗、镫骨足板畸形或缺如，面神经走行异常，内耳异常。轻度患者可以进行外耳道／鼓室成形术，重度患者不适合行听力重建手术，可考虑骨导助听器植入等听力解决方案。

（3）**Jahrsdoerfer 评分系统**：1992 年，Jahrsdoerfer 报道了一种依据颞骨高分辨率 CT 影像学表现的评分系统，共计 10 分，其中镫骨存在为 2 分，前庭窗开放、中耳腔存在、面神经正常、锤砧复合体正常、乳突气化好、砧骨镫骨连接正常、蜗窗开放、外耳道显露分别为 1 分。患者术前评分与手术成功率呈正相关，≤5 分的患者不适合行外耳道再造与听骨链重建手术。该评分系统有助于筛除那些不适合进行手术治疗的患者，并对手术难易程度、患者术后听力恢复情况进行一定的预测。

2. 单纯中耳腔畸形　Teunissen 对单纯中耳畸形进行了总结，将蜗窗或前庭窗的发育不全视为中耳畸形中最严重的畸形：①Ⅰ型，先天性镫骨固定；②Ⅱ型，镫骨固定合并其他先天性听骨链异常；③Ⅲ型，先天性听骨链异常但镫骨足板可活动，又分为听骨链不连续和鼓室上部固定2个亚型；④Ⅳ型，先天性前庭窗或蜗窗不发育或发育不良，又分为不发育和发育不良（面神经交叉、镫骨动脉稳定）2个亚型。

3. 单纯听骨链畸形　听骨链畸形可表现为听小骨融合、1块或多块听小骨畸形或缺如等。一般情况下，锤骨比砧骨畸形更严重，多表现为锤骨柄缩短或缺如，锤骨小头可与砧骨融合形成锤砧复合体，于锤骨颈部固定于闭锁板。镫骨畸形可表现为镫骨固定或砧镫关节畸形。Jahrsdoerfer 报道先天性外中耳畸形患者中大部分镫骨只有正常镫骨的 2/3 大小，且有 4% 的患者有镫骨环韧带固定。Keehyun Park 基于镫骨足板的状态也将单纯听骨链畸形的特征归为 5 类，用于指导听骨链重建术后听力的预测。

（三）面神经

由于先天性外中耳畸形的颞骨发育存在畸形，因而面神经畸形可表现为水平段或锥曲段骨壁缺损、水平段低垂、垂直段前移、水平段或垂直段存在双分支畸形、面神经遮挡前庭窗或蜗窗、面神经下移至前庭窗下缘、面神经水平段与前庭窗的最短距离变短等，而面神经外移并不常见。先天性外耳道狭窄常伴有面神经分支或短路畸形，发生率可达 60.9%。先天性外耳道闭锁伴发面神经畸形以垂直段前移最为常见，其移位程度越大，耳郭畸形表现越严重。

对外中耳畸形患者的面神经走行特点进行研究后发现，外中耳畸形患者面神经垂直段较正常对照组明显前移，常遮盖蜗窗，对振动声桥蜗窗植入的手术入路有一定的影响。通过对面神经垂直段骨管长度进行测量并统计分析，发现 12 岁以下和 12 岁以上两个组面神经垂直段长度畸形侧比正常侧分别缩短了 2.89mm 与 4.94mm，故提出小耳畸形患者面神经管垂直段长度的缩减可能与畸形侧颞骨鼓部未发育有关。面神经管鼓室段骨壁缺损、低垂移位遮盖前庭窗、鼓索缺如较为多见。

我们曾报道过 1 例先天性外中耳畸形患儿面神经水平段行走于鼓室腔外侧，即畸形听骨链的外侧。水平段面神经的双分支畸形在颞骨 CT 中易被忽视，在术前仔细辨认颞骨冠状面 CT，可在外半规管的下缘发现有两个圆形的软组织密度影呈上下排列。先天性外中耳畸形无论单侧还是双侧，面神经垂直段都较正常耳前移。患者面神经垂直段的走行深浅可能与伴或不伴发半侧颜面短小症、乳突气化程度、患者年龄等多因素有关，仍有待进一步研究。

一些综合征常合并外中耳畸形，累及面神经出现功能异常。有研究统计 339 例半侧颜面短小畸形患者中 23.9% 患侧出现面瘫。中、重度的半侧颜面短小畸形患者中面神经部分或全部发育不良，多为颊支或下颌缘支，亦可累及眼支或额支。伴先天性外中耳畸形的半侧颜面短小患者其额支最易累及。耳畸形伴发面神经畸形使得手术难度增大，并发症的发生风险增高。术者应熟知可能存在的面神经畸形，尽可能降低医源性面瘫的发生。

（四）其他

由于外耳、中耳与下颌骨的胚胎来源相同，耳畸形常伴发下颌骨发育不良，即半侧颜面短小。半侧颜面短小的发病基础是下颌骨发育不良，从轻度的髁突平坦到完全的髁突、升支及下

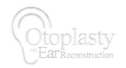

颌窝的发育不良，程度不等。先天性外中耳畸形还会伴发原始颧弓、双颧弓与浮动颧弓等几类颞下颌关节的畸形。Johnson 用三维重建的方法显示了半侧颜面短小患者中颧弓断裂现象。另外，Kitai 还用 MRI 观察半侧颜面短小患者的颞下颌关节，发现髁突有前移、后移、居于关节囊外等几种畸形情况，关节盘则有双平面型、缺失等表现。

外中耳畸形与内耳畸形多独立存在。先天性外中耳畸形各结构复杂多变，除以上结构的畸形之外，还可伴发咽鼓管等其他结构的畸形，需要进行综合评估和判断。

二、外中耳畸形的听觉特征

（一）单耳传导性听力损失的听觉特征

健康人接收外界声音主要通过气传导途径。外耳道狭窄或闭锁和 / 或听骨链固定时气导阈值显著提高，气 - 骨导差（air-bone gap，ABG）可达 50 ~ 60dB。若患者仅为单侧传导性听力损失，对侧耳的听力正常，其双耳在自由声场的听阈与正常人差距约为 10dB，对日常生活影响不大。但是在言语发育早期，对部分字词的发音仍有影响。

言语识别率是重要的听力学指标，通常使用安静环境下的言语识别率，或者噪声环境下的言语识别阈、不同信噪比（10dB HL、5dB HL、0dB HL 和 –5dB HL）下的言语识别率测算。单侧先天性外中耳畸形的患者与正常人在安静环境下的言语识别率通常接近 100%，证实差异无统计学意义。另外，言语识别能力还与患者的语言发育状况有关，语言发育状况不佳时，言语识别能力也较差。

声源定位是判断声音来源方位的能力，主要依赖于大脑对于声音到达两侧耳的时间差、强度差和频谱信号差异的分析。耳间时间差和耳间强度差依靠双耳耳蜗对声音到达两耳的时间差异和强度差异来判定声音的水平方位，分别对低频和高频声音敏感。外耳、头部和身体对声波的反射使不同方位来源的声音产生不同的频谱信号，用于垂直方位的判定。先天性外中耳畸形的患者在不同程度上表现有声源定位能力的下降。单侧先天性外中耳畸形的患者，即使是完全的外耳道骨性闭锁，也有一部分可以拥有一定的声源定位能力。

（二）双耳传导性听力损失的听觉特征

双侧先天性外中耳畸形的患者与正常人在安静环境下的言语识别率有显著差距。先天性外中耳畸形的患者噪声言语识别能力较差，其中双耳外耳道狭窄或闭锁的患者在 70dB 声音信号时，也无法测定准确阈值，使用言语识别率来判定更为合适。言语识别能力与患者的双耳听阈有相关性，听阈越好，对言语的识别能力越好。

声源定位能力是不断学习与适应的，后天的听力损伤发生后，听觉系统可以通过通路和中枢的共同学习而缓慢发生适应性变化。先天的听力问题也会使神经进行修正，发育出有别于常人的适应性能力。先天性外中耳畸形的患者在不同程度上表现有声源定位能力的下降，而双侧的先天性外中耳畸形患者，声源定位能力几乎不存在。

双侧先天性外中耳畸形患者的双侧听力都有严重障碍，需要尽早听力及言语评估，适时干预以改善听觉言语状况。尤其是在幼儿言语发育期，早期无创骨导助听干预和言语矫正非常重要。骨导助听后的双耳听觉优势明显，其基础是对双耳输入的精确处理，可以通过四方面进行改善：

①双耳响度总和，双耳感知到的声音总和叠加效应为 3 ~ 6dB。②有效利用头影效应对噪声语音识别，比如声源位于前方，左侧为噪声，头影效应的影响导致右耳会有较好的信噪比。选择性右耳聆听，忽略左耳，会产生较好的言语识别。③改进在水平定位，为准确定位声源，来自双耳对声源的不同位置所引起的听觉差异，这些耳间差异包括耳间强度差（ILD，主要为头影效应的影响，集中于＞1 500Hz 的高频段）和耳间时间差（ITD，声音到达两耳时间的差，低频声音定位的主要机制，感受变化范围从 0 ~ 0.7ms）。④双耳静噪，指中央去掩蔽，言语和噪声的耳间时间差的区别可以用来分离感知言语和噪声。

（三）骨传导的影响

骨导听力的传播途径包括外耳道的听辐射、中耳听骨链的惰性运动、内耳淋巴的惰性运动、耳蜗骨壁的形变和脑脊液的压力传递。外耳道闭锁时，失去外耳道的听辐射。听骨链固定时，活动度下降，惰性运动减少。这两种变化都可能使低频骨导减弱。研究发现，先天性外中耳畸形患者的骨导听阈在 1 000 ~ 4 000Hz 都有 10 ~ 20dB 的升高，在 2 000Hz 时骨导听力差异最大，这称为卡哈切迹，可以反映听骨链的固定情况。

骨传导可被认为颅骨接近无阻尼式传递骨导振动。因此，单侧佩戴骨导助听器不仅刺激同侧耳蜗，也刺激对侧耳蜗，即交叉听觉，这会导致骨传导刺激下双侧耳蜗在听觉上的分离性很差，难以形成有效的耳间差。Agterberg 等研究发现先天性单侧听力损失患者佩戴骨导助听器后声源定位能力没有显著提高。分析原因认为，出生后无干预的单侧听力损失会导致患者过度使用健侧耳，反而强化了健侧耳对声音响度和频率的敏感性，因此多数专家结论是：虽然大多数患者认为骨导助听器有一定的益处，但听力阈值上的改善难以带来对声源定位上的提升。而在双侧听力损失中应用双侧植入骨导助听器后发现，骨导助听器的双侧输入产生了双耳响度 3 ~ 6dB 增强效应，可以将交叉听觉效应挤至次要地位，并明显提升声源定位能力。但需要进一步指出的是，双侧助听通过总和叠加效应可能会出现过度刺激，通常情况下，每个安装设备的音量和最大输出应通过软件来自动降低增益和输出。

（李辰龙　傅窈窈）

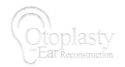

参考文献

[1] FU Y Y, DAI P D, ZHANG T Y. The location of the mastoid portion of the facial nerve in patients with congenital aural atresia. Eur Arch Otorhinolaryngol, 2014, 271(6):1451-1455.

[2] FU Y Y, GAO X L, LI C L, et al. The course of superficial temporal artery in patients with microtia and its relationship with the remnant. Aesthetic Plast Surg, 2022, 46(4):1706-1712.

[3] CHEN L L, LI C L, HE A J, et al. Changes of age-related auricular cartilage plasticity and biomechanical property in a rabbit model. Laryngoscope, 2023, 133(1): 88-94.

[4] 夏寅，林昶. 耳鼻咽喉头颈外科学. 北京：中国医药科技出版社，2016.

[5] JAHRSDOERFER R A, YEAKLEY J W, AGUILAR E A, et al. Grading system for the selection of patients with congenital aural atresia. Am J Otol, 1992, 13(1): 6-12.

[6] 张天宇，傅窈窈，郭英，等. 先天性耳廓畸形的分类、分型及分度进展. 中华耳鼻咽喉头颈外科杂志，2021，56（8）：871-875.

[7] 张天宇，李辰龙. 先天性外中耳畸形及功能性耳再造. 中华耳科学杂志，2021，19（3）：528-531.

[8] ZHANG T Y, BULSTRODE N, CHANG K W, et al. International consensus recommendations on microtia, aural atresia and functional ear reconstruction. Int Adv Otol, 2019, 15(2): 204-208.

[9] FU Y Y, LI C L, DAI P D, et al. Three-dimensional assessment of the temporal bone and mandible deformations in patients with congenital aural atresia. Int J Pediatr Otorhinolaryngol, 2017, 101:164-166.

[10] TEUNISSEN E B, CREMERS W R. Classification of congenital middle ear anomalies. Report on 144 ears. Ann Otol Rhinol Laryngol, 1993, 102(8 Pt 1): 606-612.

第二章
外中耳的发育

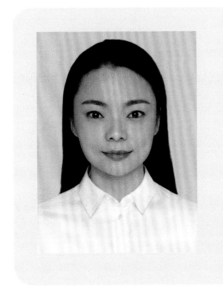

章负责人简介

马　竞

医学博士，副研究员。就职于复旦大学附属眼耳鼻喉科医院。兼任中华医学会医学遗传学分会青年委员会秘书长。主要研究方向为遗传病的病因、发病机制、早期干预和治疗。

　　哺乳动物的外中耳是在动物从水生向陆生进化过程中产生的复合解剖结构。它在听觉系统中扮演着至关重要的角色，负责将来自外部环境的声音转化成振动信号，并将这些信号放大并传递至内耳，使动物能够感知和理解周围的声音。外中耳起源于第 1 鳃弓和第 2 鳃弓，这个发育过程非常复杂而精密。如果在这个阶段出现发育异常，可能会导致外中耳的形态和结构畸形。这些发育异常可能是由遗传因素、环境因素或两者间相互作用引起的。一旦出现外中耳发育异常，可能会对传导性听觉功能产生重要影响，甚至导致一系列相关疾病，包括耳郭畸形、外耳道狭窄或闭锁以及听小骨的畸形等。了解外中耳的发育过程和相关疾病对于医学研究和临床实践都至关重要。研究人员和医生们努力探索引起这些发育异常的根本原因，以便采取相应的预防和治疗措施，帮助那些外中耳发育异常的患者及其家庭。

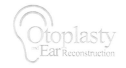

第一节　人类外中耳的发育过程及特点

人类的外中耳主要包括耳郭、外耳道、鼓膜、听骨链、咽鼓管、鼓室及乳突等。本节主要概述人类外中耳的胚胎起源和发育过程。

一、外中耳的胚胎起源

为了阐述外中耳的胚胎起源，首先要介绍鳃器。鱼类和两栖类幼体的鳃器演化为具有呼吸功能的鳃等器官。人胚的鳃器存在时间短暂，位于胚胎腹侧，包含左右对称的数对鳃弓（pharyngeal arch，PA），其从胚胎头端排列至尾端，依次为第 1 鳃弓至第 4 鳃弓及第 6 鳃弓，第 5 鳃弓出现不久即消失；在鳃弓横切面观中，每 1 鳃弓的结构类似。中胚层来源组织位于鳃弓的中心，周围包绕神经嵴细胞（neural crest cell，NCC）来源组织，NCC 外侧被覆外胚层，内侧被内胚层覆盖。外胚层向内侧凹陷而成的外侧间隙为鳃沟（pharyngeal cleft，PC），第 1 鳃弓、第 2 鳃弓间的鳃沟即为第 1 鳃沟。内胚层向外侧凸起形成的内侧间隙为咽囊（pharyngeal pouch，PP），与鳃沟相对应，第 1 鳃弓、第 2 鳃弓间的咽囊即为第 1 咽囊（图 2-1-1）。

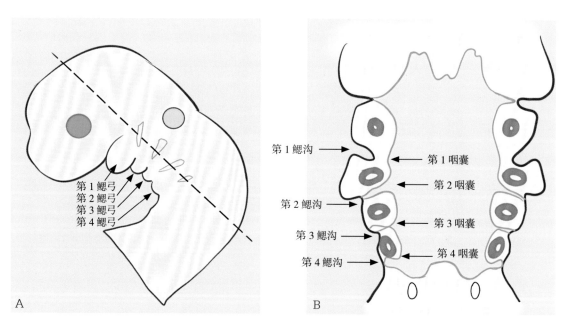

图 2-1-1　胚胎鳃器及其剖面示意图

A. 胚胎侧面观示意图：鳃弓由胚胎头端至尾端排列，分别为第 1 鳃弓至第 4 鳃弓；

B. 鳃器腹侧面剖面示意图：红色、蓝色和绿色分别代表外胚胎、中胚层和内胚层来源组织，蓝色组织内白色管腔代表弓动脉，黄色、紫色箭头分别标识相应鳃沟和咽囊。

鳃弓、鳃沟与咽囊统称鳃器。鳃弓参与颜面与颈的形成，其间充质分化为肌肉、软骨与骨组织。人类外中耳发育主要起源于胚胎时期的第 1 鳃弓、第 2 鳃弓，所以其胚胎来源涉及 3 个胚层及 NCC，而且各结构的胚胎来源也有区别。

1. 耳郭　人类耳郭包括耳轮、对耳轮、耳屏、对耳屏、耳甲、耳垂等多个结构。耳郭主要来源于第 1 鳃弓、第 2 鳃弓的间充质组织，由 6 个耳丘融合而成。耳郭各结构具体来源仍有争议，有学者认为来源于第 1 鳃弓的耳丘形成耳屏，其余耳丘则形成耳郭其余结构；也有学者指出第 1 耳丘至第 3 耳丘来源于第 1 鳃弓，分别形成耳屏、耳轮和耳甲艇，第 4 耳丘至第 6 耳丘来源于第 2 鳃弓，分别形成耳甲腔、对耳轮和对耳屏。

2. 外耳道 目前的研究显示外耳道由第 1 鳃弓内陷所形成，外耳道上皮来源于外胚层。

3. 鼓膜 鼓膜（tympanic membrane）包括上皮层、纤维层和黏膜层。外侧上皮层是外胚层来源的，中间纤维层为中胚层来源，而内侧黏膜层则为内胚层来源。

4. 鼓室 鼓室（tympanic cavity）黏膜有两种不同胚胎来源，以听骨链为界，鼓室上部黏膜是 NCC 来源，而下部主要是内胚层来源。

5. 听骨链 听骨链（ossicular chain）包括锤骨、砧骨和镫骨，其胚胎来源也仍有争议。在头部发育时，第 1 鳃弓的神经嵴间充质形成 Meckel 软骨，第 2 鳃弓的神经嵴间充质形成 Reichert 软骨。普遍认为锤骨和砧骨由 Meckel 软骨发育而来，由 NCC 发育而来；而镫骨则由 Reichert 软骨发育形成。小鼠模型研究发现镫骨小头、镫骨前后脚、镫骨足板中心部分为 NCC 来源，镫骨足板连接环状韧带的外周部分为中胚层来源。

6. 其他解剖结构 鼓膜张肌、镫骨肌等中耳骨骼肌，来源于中胚层；咽鼓管则为第 1 咽囊内陷而进一步发育而成，其上皮是内胚层来源。鼓环来源于第 1 鳃弓间质的 NCC。乳突气房、鼓窦的黏膜上皮为内胚层来源。

二、外耳的发育

（一）耳郭的发育

耳郭是收集声音的结构。人类耳郭发育始于耳丘的出现，大致发育过程如下：①母亲妊娠第 6 周时耳丘在第 1 鳃弓后缘和第 2 鳃弓的前缘形成，呈结节状隆起；②母亲妊娠第 7~9 周耳丘逐渐融合，融合而成的耳郭初期与头部相贴；③母亲妊娠第 18 周时耳郭逐渐立起，与头部成一定角度；④母亲妊娠第 22 周达成熟的形态。耳郭从胚胎颈部的位置，逐渐向头部的方向发育。出生后耳郭形态不变，但会继续长大，在 9 岁左右才基本停滞，此后仍缓慢增长，维持终身。

（二）外耳道、鼓膜和鼓环的发育

外耳道是起于外耳道口、止于鼓膜的盲管，是声波传导的通道。鼓膜位于外耳道最内侧，构成鼓室外壁的膜部，鼓环是鼓膜在颞骨的附着处。

1. 外耳道的发育过程 既往推测外耳道由第 1 鳃沟延伸发育而来，而近期在小鼠的研究中则发现初始耳道是第 1 鳃弓外胚层内陷进入 NCC 来源的间充质组织形成。

人类外耳道的发生发育基本过程如下：①母亲妊娠第 7~8 周始出现外耳道开放及延伸。②母亲妊娠第 10 周时可见原始外耳道呈现漏斗样的歪曲管腔结构，延伸至间充质组织中。③母亲妊娠第 8~15 周时出现外耳道的闭锁。在这个过程中，母亲妊娠第 11 周时管腔上皮细胞增殖活跃，形成紧实的上皮细胞团块，称为耳栓，充满外耳道管腔。其中，大约母亲妊娠第 12 周时鼓环开始骨化，此时耳栓水平切面呈靴子样，并且沿着鼓环的水平面变得扁平并逐渐扩大。④母亲妊娠第 12~21 周左右外耳道重新开放。其中，母亲妊娠第 13 周时，耳栓的最内侧边缘部分出

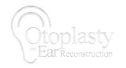

现细胞死亡，耳栓从内向外裂开；母亲妊娠第18周左右外耳道再通完成，耳道发育到足够的长度，但是管腔仍狭窄、弯曲，此时外耳道上皮出现角化；母亲妊娠第20周，外耳道发育成为成熟的形态。

2. 鼓环的发育过程 在外耳道的发生发育过程中伴随着鼓环的发生发育：①母亲妊娠第9～10周时，第1鳃弓间充质近端出现凝结，形成鼓环的原基，并以圆周的方式围绕第1鳃沟延长、伸展，并侵入第2鳃弓，由膜内成骨作用形成一个C形结构。在外耳道的发育过程中，耳栓始终与整个鼓环相接触；②约母亲妊娠第12周时鼓环开始骨化，此时耳栓水平切面呈靴状，并且沿着鼓环的水平面变得扁平并逐渐扩大；③鼓环在出生后仍持续发育，逐渐与颞骨融合，并持续增长、骨化，在7～10岁时，成为外耳道骨部的一部分。

3. 鼓膜的发育过程 外耳道及鼓环发生、发育过程中鼓膜也逐渐形成：①母亲妊娠第15周时，靴状耳栓延展成为盘状结构，其内侧面分离出薄层的外胚层上皮，即不成熟的鼓膜外层，后续发育成鼓膜的上皮层；②母亲妊娠第21～22周时，咽鼓管和鼓室沟的内胚层来源上皮形成黏膜层，与上皮层相邻，中间仅存极薄的中胚层组织，即为纤维组织层，完整的鼓膜就此形成。

三、中耳的发育

（一）听骨链的发育

听骨链通过韧带悬挂于鼓室腔中，连接鼓膜和内耳，将外耳收集的声音信号通过振动传入内耳。听骨链大部分结构由第1鳃弓、第2鳃弓的NCC来源组织经过软骨内骨化方式形成，其生发中心位于胚胎第1咽囊背侧，比邻发育中的内耳。

1. 锤骨、砧骨发育过程 基本过程如下：①母亲妊娠第8周时，已可见三个听小骨的原基独立存在，原始的锤骨小头和砧骨体是融合的，随后形成锤砧关节的雏形，二者逐渐分离；②母亲妊娠第9～10周时听骨链为软骨状态；③母亲妊娠第16～17周时砧骨、锤骨分别出现骨化中心，并且达到成人大小；④母亲妊娠第22～28周时骨化完成，锤砧关节也发育完成；⑤锤骨、砧骨的发育持续至出生后，新生儿的锤骨、砧骨内仍有骨髓，逐渐被骨组织替代。

2. 镫骨发育过程 镫骨的发育较复杂，其生发中心位于Reichert软骨，过程如下：①初始为环状形态，母亲妊娠第12周时变为马镫形；②母亲妊娠第20周时镫骨后脚出现首个骨化中心；③母亲妊娠第21周时镫骨足板和前脚再出现2个骨化中心；④母亲妊娠第26周时镫骨前后脚骨化完成；⑤母亲妊娠第29周左右镫骨前、后脚才与镫骨小头融合。镫骨足板大部分经过骨化、重塑，在新生儿时发育完毕，而靠近前庭窗处的一小部分足板直至新生儿期始终保持软骨形态。

（二）鼓室、咽鼓管和乳突的发育

鼓室是颞骨内最大的含气单体空腔，通过其前外侧壁的咽鼓管与鼻咽部相通，咽鼓管与平衡中耳腔压力、清除中耳病变有关。

1. 咽鼓管和鼓室发育过程 咽鼓管和鼓室均由第1咽囊发育而来：①母亲妊娠第3～4周时，第1咽囊伸入内胚层，向原始听骨链的方向扩展；②母亲妊娠第7～9周时出现瓶颈样收缩，收缩处的外侧部分继续扩大、破裂，内部充满的NCC来源的间充质组织通过再吸收过程，逐渐形成鼓室

腔；收缩处内侧部分则进一步发育为咽鼓管；③母亲妊娠第16~20周，周围的中胚层进一步发育成咽鼓管的软骨；④随着颞骨的骨化，母亲妊娠第28周时，咽鼓管骨部也逐渐骨化（图2-1-2）。

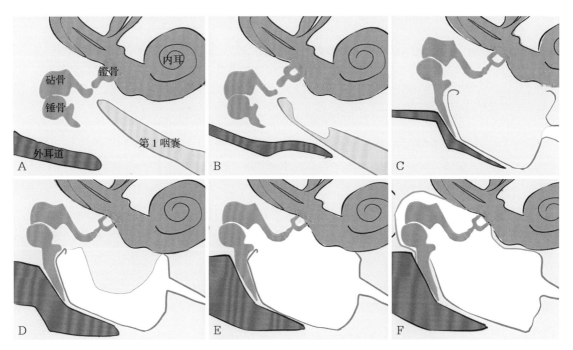

图2-1-2 中耳发育过程示意图

A. 第1咽囊向发育中的中耳结构延伸；B. 延伸中的鼓室咽鼓管隐窝（原始鼓室和咽鼓管）破裂，间充质进入鼓室腔区域的远端；C. 鼓室腔结构发育成熟，破裂的内胚层位于鼓室腔区域的边缘，腔内充满间充质；D. 中耳腔的间充质逐渐吸收；E. 间充质清除至听骨链部分；F. 鼓室腔内间充质清除完毕，NCC已发生间质向上皮转化，形成听骨链上方的鼓室黏膜。

2. 鼓窦、乳突发育过程 乳突是颞骨乳突部的圆锥形突起。颞骨乳突部内的许多含气小腔隙，称为乳突气房，乳突气房通过鼓窦与中耳鼓室腔相通。

（1）**鼓窦发育过程**：①母亲妊娠第21周时，上鼓室的间充质细胞向鼓窦形成区域伸展、气化；②母亲妊娠第34周时，有一定大小空腔的鼓窦形成；③在胎儿期至婴幼儿时期，鼓窦继续发育扩大。

（2）**乳突发育过程**：乳突气房是由鼓窦继续发展而来，含气小腔从鼓窦伸展到发育中的颞骨，伴随乳突内部骨质的吸收，形成含气、相互连通的乳突气房，其发育在2岁时才初具雏形，3岁时基本成形，但持续到成年时期才发育完毕。

人类胚胎外中耳的发育过程受环境因素与遗传因素的调控，无论哪一个因素出现异常，都会影响发育的某一个或者某些环节，导致外中耳发育不良，引起外中耳畸形。那么，对外中耳发育的研究就可促进对与外中耳发育不良相关疾病的病因和发病机制的认识，为疾病的防治提供理论基础。

（马竞 陈颖）

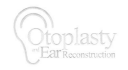

第二节　外中耳发育不良相关疾病

人类外中耳发育不良相关疾病主要是小耳畸形。根据是否合并其他的器官结构和功能的异常，小耳畸形又分为非综合征型小耳畸形和综合征型小耳畸形。

遗传因素在小耳畸形发病中起到一定的作用，证据如下：①同卵双胎（38.5%）比异卵双胎（4.5%）的小耳畸形的表型一致性更高。②小耳畸形虽然多以散发病例出现，但也存在家族性遗传的特征。Ellwood 等人于 1968 年首次发现了具有小耳畸形表型的家系，该家系中患者占比在 3%~34% 之间。③小耳畸形家系遵循常染色体隐性（autosomal recessive，AR）遗传或常染色体显性（autosomal dominant，AD）遗传方式特点。Konigsmark 等于 1972 年报道了符合 AR 遗传方式特点的小耳畸形家系，两个同胞患儿父母的表型正常。后有 Orstavik 等人于 1990 年报道了符合 AD 遗传特点的家系。两个家系的患者除了有小耳畸形、外耳道闭锁及听力损失外并无其他先天缺陷。此外，小耳畸形家系患者表型异质性很高，同一家族的患者可以具有不同的临床表型。④已发现近百种单基因突变或染色体突变引发的小耳畸形相关综合征。⑤小鼠模型显示，特定基因的突变可导致小耳畸形的发生。

本节分别围绕非综合征型小耳畸形和常见的综合征型小耳畸形进行介绍。

一、非综合征型小耳畸形

非综合征型小耳畸形（non-syndromic microtia，NSM）是一类由遗传因素和环境因素共同作用而导致的外耳和中耳发育异常的遗传相关性疾病，不伴随其他器官的先天缺陷。全球范围内新生儿小耳畸形发病率为 0.8/10 000~17.4/10 000，不同国家中，NSM 的占比差异较大，为 25%~85%。我国小耳畸形发病率高达 3.06/10 000，近年呈明显上升趋势，其中 73.41% 为 NSM。患者小耳畸形程度不一，轻者仅表现为轻微的耳郭结构异常，重者则表现为耳郭结构完全缺失，即无耳畸形（anotia）。男性患者多于女性患者，患耳可为单侧或双侧，单侧多见，且右耳受累较常见。在严重的耳畸形中，外耳道、中耳听骨链的畸形发生率逐步递增，90% 以上的患者合并有传导性听力损失。

【病因 / 分类、遗传方式和发病机制】

1. 遗传性因素　外中耳由第 1 鳃弓、第 2 鳃弓的内、中、外胚层发育及 NCC 分化而来，影响这一过程的任何遗传因素均可导致外中耳畸形的发生。目前已知和 NSM 发病比较相关的基因见表 2-2-1。

表 2-2-1　NSM 相关基因及其编码蛋白功能

基因名称	染色体定位	编码蛋白质功能
HOXA2	7p15.2	第 2 鳃弓发育过程中的关键转录因子，调节 NCC 迁移和分化
GSC	14q32.1	调控 NCC 迁移及 TGF-β 信号通路，参与颅面部及骨关节的发育过程
BMP5	6p12.1	骨发育的关键信号以及软骨细胞增殖和分化的重要调节因子，促进软骨基质的合成
HOXA1	7p15.2	调控胚胎早期后脑发育模式以及心脏、耳的发育

（1）**同源异型框 A2（homeobox A2，*HOXA2*）基因：** *HOXA2* 基因是研究较为深入的小耳畸形相关基因，位于染色体 7p15.2，包含 2 个外显子，其编码蛋白是具有 376 个氨基酸的转录因子。*HOXA2* 可调节胚胎时期 NCC 的迁移和分化。*Hoxa2* 在小鼠第 2 鳃弓发育过程中的发挥关键作用，不仅 *Hoxa2* 敲除小鼠表现为小耳畸形，*Hoxa2* 纯合突变小鼠也会出现成锤骨、砧骨原基骨化中心的重复和镫骨的缺失。同时，*HOXA2* 在软骨细胞中的持续表达会导致软骨发育不良和软骨细胞分化异常。2013 年，Brown 等首次证实了 *HOXA2* 基因与 NSM 的相关性，并将 *HOXA2* 突变导致的单倍体剂量不足认定为 AD 遗传方式 NSM 的第一个遗传因素。2020 年，Jiang 等在两个中国 NSM 家系中鉴定出 *HOXA2* 功能丧失性突变。

（2）**Goosecoid 同源异型框（Goosecoid homeobox，*GSC*）基因：** *GSC* 基因位于染色体 14q32.1，包含 3 个外显子，编码蛋白是具有 257 个氨基酸的转录因子。*GSC* 在胚胎发育过程中的表达具有时相性，可通过调节 NCC 的迁移影响哺乳动物中胚层的发育。此外，*GSC* 还参与对软骨发育相关的转化生长因子 β（transforming growth factor-β，TGF-β）信号通路的调控。*Gsc* 基因纯合突变小鼠出现颅面部畸形及骨发育异常，出生后即死亡。耳发育异常主要表现为外耳道、锤骨、鼓室的缺陷。2009 年 Zhang 等首次在 NSM 患者中发现了 *GSC* 基因的错义突变。

（3）**骨形态发生蛋白 5（bone morphogenetic protein 5，*BMP5*）基因：** *BMP5* 基因位于染色体 6p12.1，包含 9 个外显子，其编码蛋白具有 454 个氨基酸，属于 TGF-β 超家族，是骨发育关键信号、软骨细胞增殖和分化的重要调节因子，还可促进软骨基质的合成。*Bmp5* 突变小鼠因耳软骨骨架缺陷表现为小耳畸形。2009 年 Zhang 等首次在 NSM 畸形患者中发现了 *BMP5* 基因的错义突变；2022 年，Jiang 等发现了 NSM 同卵双胎中 *BMP5* 的错义突变。研究还发现 *BMP5* 在小耳畸形患者耳郭软骨组织中表达下调。

（4）**同源异型框 A1（homeobox A1，*HOXA1*）基因：** *HOXA1* 基因位于 7p15.2，包含 3 个外显子，编码含有 335 个氨基酸的转录因子。*HOXA1* 在胚胎早期后脑发育模式以及心脏、耳发育中发挥重要的调控作用。早在 1998 年，Gavalas 等人发现 *Hoxa1* 的失活会导致小鼠外耳的发育不良和中耳、内耳的畸形，*Hoxa1/Hoxb1* 复合突变体小鼠表现为无耳畸形；2015 年 Ren 等人发现小耳畸形的猪携带 *HOXA1* 截短突变；2017 年 Wang 等人首次在一名 NSM 患者中发现了 *HOXA1* 基因的错义突变。

（5）**其他基因：** 除上述基因外，SIX 同源异型框 2（SIX homeobox 2，*SIX2*）、眼缺乏同源物 1（eyes absent homolog 1，*EYA1*）、H6 家族同源异型框 1（H6 family homeobox 1，*HMX1*）、外胚层发育不良 A 受体（ectodysplasin A receptor，*EDAR*）、成纤维细胞生长因子 3（fibroblast growth factor 3，*FGF3*）、成纤维细胞生长因子 10（fibroblast growth factor 10，*FGF10*）等基因的变异也可导致动物模型出现小耳畸形的表型或耳发育的异常，但临床数据不足。2014 年，Li 等人对一个 NSM 家系进行了连锁分析研究，发现一段位于染色体 4p15.32-4p16.2 的 10Mb 片段与小耳畸形发病高度相关。

2. 环境因素　NSM 发生也与许多体内外环境因素有关，例如产妇分娩年龄及分娩次数、妊娠期病史（流感、腹泻、皮炎、湿疹、感染、糖尿病）、用药史（沙利度胺、丙戊酸、异维 A 酸）、待产环境（在城市或受污染的环境中待产）、毒性物质接触史（杀虫剂、农药、有机溶剂）、

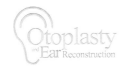

宠物接触史、父母受教育程度、患儿性别等。

【临床表现】

小耳畸形的临床表现主要包括外耳畸形、中耳畸形及听力损失。

1. 外耳畸形　包括耳郭、外耳道畸形。耳郭畸形严重程度不一，轻者近似正常耳郭外形，但明显偏小；重者耳郭缺如。外耳道畸形表现为外耳道狭窄或闭锁。外耳道狭窄患者可继发外耳道胆脂瘤且容易引起反复感染。

2. 中耳畸形　表现为听骨链畸形及中耳腔缩小等，极少数伴发先天性中耳胆脂瘤。

3. 听力损失　小耳畸形患者因外中耳畸形程度不同伴或不伴轻到中重度传导性听力损失。

【诊断】

NSM 的诊断尚无统一标准，一般需要综合考虑以下几个方面。

1. 病史询问　需要重点询问先证者的直系亲属及近亲有无小耳畸形病史；详细询问先证者母亲妊娠期病史、用药史、有毒性药物接触史、待产环境、与宠物接触史等方面，特别关注母亲的分娩年龄及分娩次数。

2. 全身系统检查　通过内脏超声、脊柱 X 线或 CT 等影像学检查方法，判断是否合并其他器官和系统的结构畸形和 / 或功能异常。

3. 专科检查　主要包括耳部一般检查、听力评估检查和耳部影像学检查：①耳部一般检查可发现单侧或双侧耳郭畸形、外耳道狭窄或闭锁等异常、可伴发外耳道胆脂瘤，并且根据耳郭畸形严重程度分型（详见第一章第三节）；②听力评估检查可明确听力是否受损，听力损失的性质（传导性、感音神经性、混合性）、程度（轻、中、重度、极重度）及听觉通路损失的部位（外中耳、内耳、听觉中枢）。一般检查项目包括纯音听阈、声导抗、耳声发射及听觉诱发电位等测试；③耳部影像学检查主要应用颞骨高分辨率 CT 进行检查，颞骨高分辨率 CT 可清晰显示外耳道狭窄或闭锁，中耳发育异常（听骨未发育或发育不全、鼓室腔狭小、面神经位置变异）。

【治疗、遗传咨询和预防】

1. 治疗　对小耳畸形患者的治疗需要耳鼻咽喉科、整形外科、听觉言语康复科及儿童保健等多学科的合作。小耳畸形的治疗包括耳郭整形或再造及听觉功能重建。耳郭整形根据耳郭畸形不同，可采用无创矫形、耳郭整形术、全耳郭再造术等。行全耳郭再造术者，通常先行全耳郭再造，再行听觉功能重建相关手术。听觉功能重建包括外耳道成形术、鼓室成形术、听骨链重建术、骨导助听设备植入术等。如果合并胆脂瘤，则根据是否并发感染、胆脂瘤破坏等情况，优先考虑行胆脂瘤切除及外耳道成形。此外需要定期评估患者的听力及言语发育情况。

小耳畸形患者在心理特征上有其特殊性，医生需要充分考虑并全面评估患者心理，和患者及家属进行有效的沟通了解，必要时行心理干预。

2. 遗传咨询和预防　由于 NSM 遗传机制复杂，绝大部分是多基因共同作用，而且目前还没有明确的致病基因，不适合开展基因检测诊断。对于 NSM 患者，尤其是有家族史的，后代患病风险增加，产前超声检查时需要重点关注耳部，及时发现耳郭相关畸形，并根据情况对家属给予建议和指导。

二、综合征型小耳畸形

目前和小耳畸形相关的综合征近百种，我们选择发病率及小耳畸形表型发生率相对较高的三种 SM 重点介绍，五种 SM 简略介绍。

（一）眼 - 耳 - 脊椎畸形谱系

眼 - 耳 - 脊椎畸形谱系（oculoauriculovertebral spectrum，OAVS）[OMIM# 164210] 是胚胎时期第 1 鳃弓和第 2 鳃弓发育不良导致的一组以眼、耳及颅面部、脊柱畸形为主要临床症状的先天性综合征。最早被称为"眼耳脊椎畸形发育不良"，后因其表型不一，故有许多术语定义此类疾病，如半侧颜面短小畸形、第 1/2 鳃弓综合征、眼 - 耳 - 脊椎综合征和 Goldenhar 综合征等。1989 年，Cohen 等人将其命名为 OAVS。该疾病发病率在不同种族和地域中存在差异，整体来说为 1/45 000 ~ 1/3 500。

【病因和发病机制】

OAVS 病因尚不明确。该疾病可能与胚胎时期即将分化为鳃弓的组织局部出血从而造成的面部血供不足有关，也可能与 NCC 的迁移、增殖异常有关，但这些均不能解释 OAVS 的所有临床表现。第 1 鳃弓、第 2 鳃弓发育形成的结构包括耳郭、外耳道、中耳、面神经及面部的骨骼结构等，各种导致胚胎期第 1 鳃弓、第 2 鳃弓发育异常的因素都有可能引起相应结构的异常，成为 OAVS 的病因。其中就包括环境因素（如妊娠糖尿病、镇静类药物、血管活性药物、吸烟、多胎妊娠和使用辅助生殖技术等）和遗传因素。目前大多数学者还是认为这二者的共同作用导致了 OAVS 的发生。

OAVS 绝大多数为散发病例，2% ~ 12% 患者有家族史，遵循 AD 或 AR 遗传方式。染色体异常是 OAVS 最常见的遗传因素，包含数种基因组片段的缺失。目前鉴定出其两个明确的致病基因，髓鞘转录因子 1 基因（myelin transcription factor 1，*MYT1*）为首个发现的 OAVS 致病基因。*MYT1* 定位于染色体 20q13.33，包含 23 个外显子，编码的蛋白含有 1 121 个氨基酸，属于神经特异性含锌指的 DNA 结合蛋白家族成员，可与中枢神经系统脂蛋白的编码基因启动子区域结合，在神经系统发育中发挥重要作用。Lopez 等在 2016 年首次在 OAVS 患者中鉴定出 2 种不同的 *MYT1* 突变，且发现敲除同源基因 *myt1a* 的斑马鱼表现特定的颅面软骨改变。Berenguer 等随后也在 OAVS 患者中发现了一个新的 *MYT1* 错义突变，体外功能研究显示 *MYT1* 突变会影响所有视黄酸受体基因的表达，可通过干扰视黄酸通路导致 OAVS。剪接因子 3b 亚基 2（splicing factor 3b Subunit 2，*SF3B2*）为 2021 年 Timberlake 等在散发病例及多个家系中发现的另一个 OVAS 致病基因，定位于染色体 11q13.1，包含 22 个外显子。该基因编码的蛋白含 895 个氨基酸，作为剪接因子 SF3B 复合物的组成部分参与不均一核 RNA 的剪接。敲除 *Sf3b2* 会影响非洲爪蟾的神经嵴发育，从而导致其颅面部缺陷。此外，Tingaud-Sequeira 等 2020 年在一个 OAVS 散发病例中发现存在 Zyg-11 家族成员 B（Zyg-11 family member B，*ZYG11B*）基因突变。*ZYG11B* 定位于染色体 1p32.2，包含 16 个外显子，编码蛋白为一种含有 744 个氨基酸的细胞周期调节因子。敲除 *zyg11* 基因的斑马鱼出现颅面部软骨发育不良及小眼畸形。2021 年他们又在一个 OAVS 家系中发现 EYA 转录辅激活剂和磷酸酶 3（EYA transcriptional coactivator and phosphatase 3，*EYA3*）存在突变。*EYA3* 位于染色体 1p35.3，含有 22 个外显子，编码含 573 个氨基酸的转录共激活因子，参

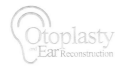
与胚胎发育过程。体外功能研究显示突变造成 EYA3 蛋白半衰期延长，并且 *eya3* 敲除的斑马鱼出现颅面部发育异常。

其他在 OAVS 患者中筛查出变异的可能致病基因还包括 *SALL1*、*AMIGO2*、*YPEL1*、*CRKL*、*OTX2* 等，但这些基因的致病性尚待证实。

【临床表现】

OAVS 临床表现多样，特征性表型是耳部、眼部、面部和脊椎畸形（图 2-2-1），约 50% 的患者伴随其他多个系统的畸形。

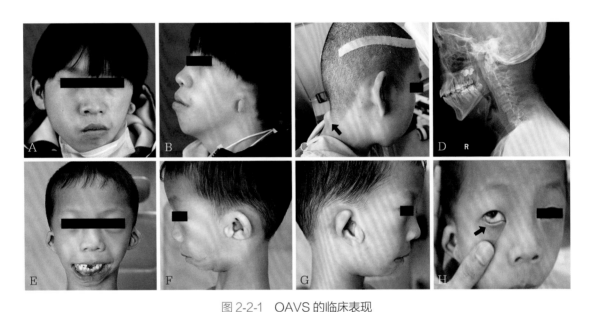

图 2-2-1　OAVS 的临床表现

A~D 为同一患者；A、B. 左侧半侧颜面短小，左侧耳郭畸形伴外耳道闭锁，小颌畸形；
C、D. 颈椎及上段胸椎畸形（黑色箭头）；E~H 为同一患者；E~G. 双侧半侧颜面短小，双侧耳郭畸形伴副耳，小颌畸形；
H. 右眼球表皮样囊肿（黑色箭头）。

1. 耳部异常　耳部异常包括外、中、内耳畸形及听力损失等。①外耳畸形是 OAVS 常见表现，包括耳郭畸形、外耳道狭窄 / 闭锁、副耳及耳前瘘管等；②中耳畸形表现为听骨链畸形、中耳腔狭小及乳突发育不良等；③内耳畸形如耳蜗发育不良等较少见；④大多数受影响者都有一定程度的听力损失，可表现为传导性听力损失、感音神经性听力损失或混合性听力损失。

2. 眼部异常　最为常见的眼部异常表型是眼球表皮样囊肿。小眼畸形、内眦赘皮、斜视、眼睑缺损、眼睑闭合不全等表型也可出现，但很少见。

3. 面部异常　OAVS 患者大多有不同程度的单侧面部畸形，如半侧颜面短小畸形；也有约 10% 患者双侧面部受累，可不对称；还有部分患者中可见巨口畸形、唇裂或腭裂；此外，面瘫、眼外肌运动受限以及三叉神经麻痹等表型也可出现。

4. 脊椎异常　可表现为脊柱侧弯、骨质融合、脊柱裂等脊椎畸形，其中颈椎融合的发生率约为 60%。

5. 其他异常　先天性心脏病（如法洛四联症、大血管错位、主动脉弓畸形、右旋心等）最为常见。泌尿生殖系统异常（单侧肾发育不全、肾异位伴输尿管异位、肾盂积水、尿道下裂、隐睾、阴道发育异常等）、神经系统异常（脑膜脑膨出、小头畸形、脑积水、胼胝体发育不全等）、消化系统异常（食管闭锁、气管食管瘘等）、呼吸系统异常（肺发育不全、一侧肺缺如、外部血管压迫造成气管软化等）等也有报道。存在小眼畸形表型的患者常伴有智力障碍（约13%的患者智商低于85）。此外，部分患者因小颌畸形、软腭功能障碍等伴发阻塞性睡眠呼吸暂停。

【诊断、鉴别诊断与产前诊断】

1. 诊断　根据临床表现及病史进行初步诊断，结合遗传学检测确诊。

（1）诊断标准：由于临床表现复杂多样，目前OAVS诊断尚无统一标准。Iasse等建议将小耳畸形和/或半侧面部发育不良表型，同时伴有副耳作为诊断该疾病的最低标准；也有学者提出了目前比较普遍接受的诊断标准，同时具备以下畸形中的两项或两项以上：①耳畸形（包括小耳畸形和副耳）；②半侧面部或肢体发育不良（包括小颌畸形）；③眼球表皮样囊肿或脂质皮样囊肿；④脊椎异常。

（2）诊断方法：①体格检查，行全面的体格检查以发现眼部异常（如眼球表皮样囊肿、小眼畸形等）、耳部异常（如小耳畸形、耳前瘘管、耳前赘等）、面部异常（如面部不对称、巨口畸形等）、脊椎异常（如脊柱侧弯等）和某些其他系统的异常表型；②听力评估，利用常用听力检测手段（如纯音听阈测试、声导抗测试等）以评估听力是否受损、听力损失的性质（传导性、感音神经性、混合性）、程度（轻、中、重度、极重度）及听觉通路损失的部位（外中耳、内耳、听觉中枢）；③CT检查，头颅CT可发现脑膜脑膨出、脑积水等神经系统异常及下颌骨发育不良等，颞骨CT可发现外、中内耳畸形，如外耳道狭窄或外耳道闭锁、听骨链畸形及耳蜗发育不良等，脊椎CT可发现脊柱侧弯、颈椎融合等异常，胸部CT可发现肺发育不良、肺缺如等异常；④其他检查，泌尿系统超声及静脉肾盂造影可发现肾结构异常，超声心动图可发现先天性心脏病等；⑤病史询问，详细询问先证者直系亲属及近亲是否有OAVS病史及相关既往史和个人史，绘制家系图；⑥遗传学检测，可通过染色体核型分析或基因芯片检测染色体异常，基因测序技术分析*MYT1*或*SF3B2*基因突变，包括外显子、剪切位点、调控序列和重复片段。对于上述检测结果呈阴性的患者，可检测其他可能的致病基因，或者直接行全外显子或全基因组测序筛查新的候选致病基因。

2. 鉴别诊断　OAVS需要与Treacher Collins综合征、Townes-Brocks综合征、CHARGE综合征、鳃-耳-肾综合征等涉及第1鳃弓和第2鳃弓发育异常的伴有耳异常或颅面畸形的综合征相鉴别。

3. 产前诊断　针对有OAVS家族史或者生育史的夫妻，通过染色体核型分析和基因芯片或者基因测序技术如果能检测出染色体异常或者*MYT1/SF3B2*的致病突变，就能够对胎儿进行产前遗传学诊断。目前在临床上广泛应用的是传统的侵入性绒毛取样、羊膜腔穿刺和脐带穿刺取材方法。产前超声还可发现怀有OAVS胎儿的孕妇羊水过少以及耳畸形、脊椎畸形和其他器官系统的发育异常。

【治疗】

对OAVS患者的治疗需要整形外科、耳鼻咽喉科、眼科、口腔科、泌尿外科、心血管科、胸外科、听觉言语康复科及儿童保健科等多学科的合作。

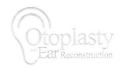

OAVS 主要通过手术对症处理，如眼球表皮样囊肿切除术、脊椎正畸术、耳整形手术（包括耳再造手术、耳郭矫形手术、副耳切除术等）、面裂修补术、下颌牵引成骨术、正颌手术、面部软组织填充等；听力重建手术包括外耳道成形、鼓室成形术、听骨链重建术、骨导助听设备植入术、人工耳蜗植入术等。此外需要定期评估患者的听力及言语发育情况。

【预防】

目前已知 OAVS 的遗传方式是 AD 或 AR。如果夫妻有一方是杂合子患者，那么他们生育 OAVS 患儿概率为 50%，另有 50% 概率生育正常子代。如果夫妻均无异常，但生育过 OAVS 患儿，那么他们再次生育的 OAVS 患儿的概率是 25%。对于这些情况，如果这个家庭中检测出染色体异常或者 *MYT1/SF3B2* 的致病突变，那么就可以在妊娠期间对胎儿做产前遗传学诊断，也可以考虑借助辅助生殖的手段，通过植入前遗传学诊断筛查选择正常的胚胎，从而避免患儿的出生。

（二）Treacher Collins 综合征

Treacher Collins 综合征（Treacher Collins syndrome，TCS）是一种由于胚胎第 1 鳃弓、第 2 鳃弓发育异常导致的颅面畸形，以 1900 年首次报道该疾病的英国眼科医生 Edward Treacher Collins 名字命名。TCS 属于下颌面骨发育不全（mandibulofacial dysostosis，MFD）谱系疾病的一种，其主要表型为第 1 鳃弓、第 2 鳃弓衍生而来的相关结构如颧骨、上颌骨、下颌骨等的发育不良。TCS 发病无性别差异，在欧美活产儿中的发病率估计为 1/50 000，我国发病率暂无统计数据。

【遗传方式、致病基因和分型】

1. 遗传方式　TCS 是一种单基因遗传病，可以 AD 及 AR 两种方式遗传，具有高度的表型和遗传异质性。不同 TCS 家系可表现出不同的表型，同一家系的患者表型及各个表型表现程度也可不尽相同。

2. 致病基因　TCS 已知的致病基因有 4 个：Treacle 核糖体生物发生因子 1 基因（Treacle ribosome biogenesis factor 1，*TCOF1*）、RNA 聚合酶 I 和 III 亚基 D 基因（RNA polymerase I and III subunit D，*POLR1D*）、RNA 聚合酶 I 和 III 亚基 C 基因（RNA polymerase I and III subunit C，*POLR1C*）和 RNA 聚合酶 I 和 III 亚基 B 基因（RNA polymerase I and III subunit B，*POLR1B*）。

3. 分型　根据遗传学病因，在线人类孟德尔遗传数据库（Online Mendelian Inheritance in Man，OMIM）将 TCS 分为 4 型：由 *TCOF1* 突变导致的 TCS1 ［OMIM# 154500］，由 *POLR1D* 突变导致的 TCS2 ［OMIM# 613717］，由 *POLR1C* 突变导致的 TCS3 ［OMIM# 248390］，及由 *POLR1B* 突变导致的 TCS4 ［OMIM# 618939］。

【发病机制】

具有典型面部特征的 TCS 患者中有 80%～85% 携带 *TCOF1* 突变，而 *POLR1C*、*POLR1D* 和 *PRLR1B* 突变携带者约 10%。TCS 致病基因突变导致 NCC 核糖体生物合成减少和核仁应激，引发 NCC 迁移异常及凋亡增加，导致迁移至胚胎鳃弓间充质的 NCC 数量减少，造成颅面部畸形。因此，TCS 也被称为神经嵴病（neurocristopathy）。已知的 TCS 致病基因相关信息见表 2-2-2。

表 2-2-2　TCS 的致病基因

基因名称	染色体定位	遗传方式	编码蛋白
TCOF1	5q32	AD	核仁蛋白
POLR1D	13q12	AD/AR	RNA 聚合酶 I 和 RNA 聚合酶Ⅲ复合物的亚基
POLR1C	6p21	AR	RNA 聚合酶 I 和 RNA 聚合酶Ⅲ复合物的亚基
POLR1B	2q14.1	AD	RNA 聚合酶 I 和 RNA 聚合酶Ⅲ复合物的亚基

在核糖体的生物合成过程中，RNA 聚合酶 I 将核糖体 DNA 转录为 18S、5.8S 和 28S rRNA 的前体 rRNA，随后被小核仁 RNA 剪接为 rRNA。同时，RNA 聚合酶Ⅲ将核糖体 DNA 转录为 5S rRNA。4 种 rRNA 与蛋白质共同构成核糖体。TCS 的已知致病基因编码蛋白均参与了上述核糖体合成过程。

1. **TCOF1 基因**　首个被确认的 TCS 致病基因，包含 29 个外显子，编码的 Treacle 蛋白由 1 488 个氨基酸构成，是参与核糖体合成的一种核仁磷酸蛋白。Treacle 与上游结合因子相互作用，参与由 RNA 聚合酶 I 催化的核糖体 DNA 的转录及转录后修饰过程。TCS 患者携带的 TCOF1 突变中，40% 为家系遗传突变，60% 为新发突变。Tcof1 杂合突变可导致小鼠 NCC 的核糖体合成减少，内源性凋亡通路激活以及 NCC 向颅面区域迁移的能力减弱，进而出现严重的颅面畸形。

2. **POLR1D、POLR1C 和 POLR1B 基因**　POLR1D 包含 6 个外显子，编码蛋白由 122 个氨基酸构成；POLR1C 包含 12 个外显子，编码蛋白由 346 个氨基酸构成；POLR1B 包含 18 个外显子，编码蛋白由 1 135 个氨基酸构成。POLR1D、POLR1C 和 POLR1B 均为 RNA 聚合酶 I 和 RNA 聚合酶Ⅲ的组成部分，参与核糖体合成，且 POLR1D 与 POLR1C 存在相互作用。在 TCOF1 突变阴性的 TCS 患者中发现了 POLR1D 或 POLR1C 的多种致病突变。POLR1D 突变导致该基因单倍体剂量不全，POLR1C 突变导致其编码蛋白质功能丧失，二者均可引起胚胎发育关键时期神经上皮细胞及 NCC 中的核糖体数量减少，激活细胞死亡通路，引发颅面畸形。polr1c 和 polr1d 的纯合突变可导致斑马鱼软骨发育不全和颅骨异常。polr1b 敲除的斑马鱼存在 RNA 聚合酶 I 特异性的核糖体 RNA 转录缺陷，且具有与 TCS 患者相似的颅面部异常表型。

Treacle 蛋白、RNA 聚合酶 I 和 RNA 聚合酶Ⅲ的功能丧失均可导致核糖体生物合成障碍，使神经嵴前体细胞的 P53 基因激活，引起神经上皮细胞的细胞周期阻滞并凋亡，导致 NCC 的迁移、分化障碍，造成 TCS 患者的颅面部发育异常。

【临床表现】

1. **面部异常**　TCS 患者面部的特点是中、下面部发育不良形成的特殊面容，俗称"鸟面"（图 2-2-2）。中面部的畸形由颧骨发育不良导致，主要表现为颧骨变窄，眼眶两侧不对称，面颊部的骨性突起消失。下面部的畸形由下颌骨发育不良导致。约 78% 的患者具有下颌骨畸形，最显著的特点是下颌骨体积缩小（小颌畸形）。其他异常包括下颌后缩、下颌角消失，造成患者中面部前突，形似鸟面。下颌骨髁状突发育不良可导致的颞下颌关节功能异常。

眼部最常见的异常表现为睑裂下斜及睑裂偏小，其他还可见下眼睑和虹膜的缺损、睑外翻、睑内侧睫毛缺如、泪腺功能障碍或泪腺不发育，从而引起溢泪、角膜损伤、斜视、弱视、先天性

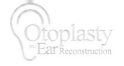
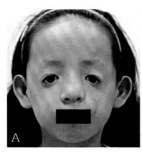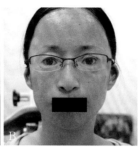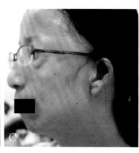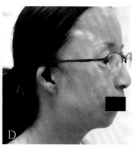

图 2-2-2 TCS 的临床表现

A. 典型"鸟面"面容，双侧睑裂下斜，双下眼睑外侧 1/3 缺损，颧骨与下颌骨发育不全，双侧耳郭畸形（招风耳）；
B ~ D 为 A 中患者母亲；B. 颧骨与下颌骨发育不全，双侧小耳畸形；C. 左侧小耳畸形，小颌畸形；
D. 右侧小耳畸形，小颌畸形。

白内障、屈光不正、视力下降等。

2. 耳部异常 TCS 患者耳异常的发生率高达 87%。60% ~ 80% 的患者具有小耳畸形，其中外耳畸形主要表现为耳郭畸形，常伴有外耳道狭窄或闭锁；中耳畸形可表现为听小骨发育不全及缺如、乳突气化不良；内耳通常不受影响。约 50% 患者有听力损失，多为传导性听力损失，混合性及感音神经性听力损失较罕见，听力损失的严重程度与外中耳畸形的严重程度相关。48% 的患者有低位耳伴低发际线的表型。

3. 口腔异常 大约 94% 的 TCS 患者出现错颌畸形。最常见的是前牙开颌伴牙位不正，导致牙列不齐、牙间距增大及咬合不良。大约 1/3 的患者出现腭裂，还可表现为腭弓高拱。此外，TCS 患者可有唾液腺病变，导致口腔干燥和龋齿。

4. 呼吸系统异常 TCS 导致的呼吸功能障碍可在患者出生后早期危及生命。气道异常引起的呼吸功能障碍通常是由于妊娠早期胚胎舌体未下降，导致腭裂合并下颌生长延迟，引发舌后坠和气道狭窄，这一系列表现也被称为 Pierre Robin 综合征（Pierre Robin sequence）。鼻中隔偏曲、后鼻孔闭锁也可引起呼吸困难。54% ~ 95% 的患者具有不同程度的阻塞性睡眠呼吸暂停低通气综合征，大多为中度。

5. 其他异常 除个别有大片段基因缺失的患者外，TCS 患者智力通常不受影响。由于喂养困难，患者的生长发育可能受影响，通常体型较为瘦弱。此外，面部外形异常和听力损失对患者的社会交往及心理可产生不良影响。

【诊断、鉴别诊断与产前诊断】

1. 诊断 一般通过临床表现结合影像学检查即可诊断。基因诊断是金标准，尤其对于临床表现较轻、无法与其他疾病鉴别的患者。

通过 Teber 评分系统可评价 TCS 患者畸形的严重程度。5 种主要特征（睑裂下斜、下眼睑缺损、颧骨发育畸形、下颌骨发育畸形、小耳畸形）每项计 2 分，7 种次要特征（传导性听力损失、后鼻孔狭窄 / 闭锁、发际线下移、外耳道闭锁、腭裂、需要气管造口、智力低下或运动发育迟缓）每项计 1 分，总分 17 分，评分 ≤8 分为轻度畸形，≥9 分为重度畸形。

具有两个及以上主要特征或三个及以上次要特征的患者进行致病基因的检测以确诊。

2. 鉴别诊断 TCS 属于下颌面骨发育不全谱系疾病的一种，需与其他面骨发育不全疾病相鉴别，如 Cincinnati 型肢端面骨发育不全、Nager 综合征（轴前性肢端面骨发育不全）、Miller 综合征（轴后性肢端面骨发育不全）等。还需与 TCS 存在重叠表型的疾病相鉴别，如 OAVS 等。

3. 产前诊断 包括产前超声筛查和产前基因诊断。产前超声能识别 TCS 胎儿的特征性表型，如孕妇羊水过多，胎儿的异常吞咽、小头畸形、面部发育不良等，但非确诊手段。有 TCS 生育史或者 TCS 患者已经怀孕，可通过产前基因诊断的方法确定胎儿是否患病。首先确定这个家系 TCS 患者所携带的致病基因突变位点，然后对胎儿进行该突变位点的检测。目前在临床上广泛应用的是侵入性绒毛取样、羊膜腔穿刺和脐带穿刺取材法。

【治疗】

由于 TCS 患者的表型涉及身体的多个系统，治疗需要整形科、耳鼻咽喉科、口腔科、儿童保健科、心理科等多学科的合作。

1. 新生儿期治疗 新生儿期应注意对通气功能的检查和治疗，必要时行气管切开改善呼吸困难。

2. 学龄期及其之后的治疗 学龄期及其之后可在各相关科室进一步诊治：①整形科可行下颌牵引成骨术（延长下颌骨）、正颌手术（纠正偏颌）、面部软组织填充等；②耳鼻咽喉科可行听力重建手术（外耳道成形、鼓室成形术、听小骨植入）、骨导助听器植入、耳郭重建、听觉和言语训练、助听器验配（6 月龄起）等；③口腔科可行正畸、腭裂修补等；④儿童保健科可评估是否合并智力障碍、生长迟缓；⑤心理科可帮助患者纠正自卑情绪、改善交流能力。

【预防】

对于遗传方式为 AD 的 TCS 患者，如果夫妻有一方是患者，生育 TCS 子代的概率为 50%，另有 50% 概率生育正常胎儿。对于遗传方式为 AR 的 TCS 患者，如果夫妻都是致病基因携带者，生育 TCS 子代概率为 25%，另有 75% 概率生育正常胎儿。那么有必要在孕妇妊娠期间对胎儿做产前基因诊断，也可以考虑通过植入前遗传学筛查选择不携带 TCS 致病基因突变的胚胎完成妊娠，避免患儿的出生。

（三）鳃 - 耳 - 肾谱系疾病

鳃 - 耳 - 肾谱系疾病（branchio-oto-renal spectrum disorder，BORSD）是一类由于胚胎发育时期基因突变所导致的鳃器（鳃弓、鳃沟与咽囊）、耳及肾脏发育异常的单基因遗传病，是导致先天性听力损失、耳畸形的主要疾病之一。该病又称鳃 - 耳 - 肾发育不全（branchio-oto-renal dysplasia）、耳前瘘管 - 耳聋综合征（earpits-deafness syndrome），或以首先描述本病的两位学者的姓氏命名的 Melnick-Fraser 综合征。该病的全球发病率为 1/40 000，我国发病率暂无统计数据。

【遗传方式、致病基因和分型】

1. 遗传方式 BORSD 的遗传方式为 AD，具有高度的表型和遗传异质性，合并肾脏异常者称为鳃 - 耳 - 肾综合征（branchio-oto-renal syndrome，BOR），无肾脏异常者称为鳃 - 耳综合征（branchio-oto syndrome，BOS）。不同 BORSD 家系可表现出不同的表型，同一家系的患者表型及各个表型严重程度也可不尽相同。

2. 致病基因 该疾病的已知致病基因包括：眼缺乏同源物 1（Eyes absent homolog 1，*EYA1*）、SIX 同源异型框 1（SIX homeobox 1，*SIX1*）和 SIX 同源异型框 5（SIX homeobox 5，*SIX5*）。

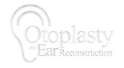

3. 分型　根据遗传学病因，OMIM 将 BOR 分为 2 型——由 *EYA1* 突变导致的 BOR1〔OMIM# 113650〕和由 *SIX5* 突变导致的 BOR2〔OMIM# 610896〕。将 BOS 分为 3 型——由 *EYA1* 突变引起的 BOS1〔OMIM# 602588〕，遗传学病因未知的 BOS2〔OMIM%120502〕，及由 *SIX1* 突变导致的 BOS3〔OMIM# 608389〕。

【发病机制】

已知的 BORSD 致病基因具体信息见表 2-2-3。其中，40% 的 BORSD 患者携带 *EYA1* 突变，2% 携带 *SIX1* 突变，2.5% 携带 *SIX5* 突变。

表 2-2-3　BORSD 相关基因及其编码蛋白质功能

基因名称	染色体定位	遗传方式	编码蛋白质的功能
EYA1	8q13.3	AD	酪氨酸磷酸酶和转录辅助激活剂，参与肾脏、鳃弓、眼部及内耳发育
SIX1	14q23.1	AD	作为转录因子调控细胞增殖、凋亡和胚胎发育，参与肾脏、肌肉、耳发育
SIX5	19q13.32	AD	作为转录因子调控器官发生及视网膜形成

1. *EYA1* 基因　是首个被确定的 BORSD 致病基因，包含 25 个外显子，编码产生包含 592 个氨基酸的眼缺失同源物 -1 蛋白，具有酪氨酸磷酸酶和转录辅助激活剂的作用。Abdelhak 等于 1997 年首次在 BORSD 患者中鉴定出 *EYA1* 的突变并阐述 EYA1 与肾脏、鳃弓、耳发育的关系。体外实验发现 *EYA1* 突变可促进其表达的蛋白通过蛋白酶体途径降解，*Eya1* 敲除杂合小鼠表现为传导性听力损失和肾脏异常。

2. *SIX1* 基因　其是第二个被鉴定的 BORSD 致病基因，又名常染色体显性遗传性聋 23（deafness，autosomal dominant 23，*DFNA23*），包含 2 个外显子，编码 284 个氨基酸的 SIX 同源异型框 -1 蛋白，作为转录因子介导 EYA1 的核转移过程，影响细胞周期及凋亡途径，调控耳的发育。Ruf 等于 2004 年首次在 BORSD 患者中发现了 *SIX1* 的突变，并证实突变影响 EYA1 与 SIX1 的相互作用。基因敲除小鼠模型证实了 *Six1* 缺乏可导致内耳、肾脏的发育缺陷。

3. *SIX5* 基因　该基因是第三个被鉴定的 BORSD 致病基因，包含 3 个外显子，编码含有 739 个氨基酸的 SIX5 同源框蛋白，属于转录因子。Hoskins 等于 2007 年首次在 BORSD 患者中发现了这一基因的突变，并证明突变影响 SIX5 以及 SIX5-EYA1 蛋白复合体的转录激活作用。目前认为，*SIX5* 突变与 *SIX1* 突变的致病机制类似。

其他在 BORSD 患者中筛查出突变的候选致病基因还包括：Spalt 样转录因子 1 基因（spalt like transcription factor 1，*SALL1*）、SHANK 相关 RH 结构域作用物基因（SHANK associated RH domain interactor，*SHARPIN*）、成纤维细胞生长因子 3 基因（fibroblast growth factor 3，*FGF3*）、同源框 A 基因簇（homeobox A cluster，*HOXA* Cluster）、苯胺素肌动蛋白结合蛋白基因（Anillin actin binding protein，*ANLN*）。这 5 个基因是否能够导致 BORSD 尚有待研究。

【临床表现】

1. 鳃裂畸形　鳃裂畸形包括鳃裂瘘管、窦道或囊肿，可单侧或双侧发生（图 2-2-3A）。鳃裂瘘管有两个开口，外瘘口常位于颈部胸锁乳突肌前缘，呈针尖大小。根据内口位置不同，可分为第2鳃裂瘘管、第3鳃裂瘘管、第4鳃裂瘘管，最常见的是内口位于扁桃体窝的第2鳃裂瘘管，第3鳃裂瘘管内口位于梨状窝，第4鳃裂瘘管内口位于食管上段。鳃裂窦道仅有一个开口。瘘口可有白色皮脂样分泌物或清亮液体流出，感染后可出现红肿。鳃裂囊肿常表现为颈部胸骨锁乳突肌下方的肿块。

2. 耳异常 耳异常包括内、中、外耳结构异常及听力异常。①外耳畸形包括耳郭畸形、耳前瘘管、副耳及外耳道畸形（图 2-2-3B）。耳郭畸形可表现为垂耳、杯状耳、招风耳、低位耳等。BOR 患者小耳畸形的发生率为 30%~60%，BOS 患者小耳畸形的发生率为 80%~90%。70%~80% 的 BOR 患者有耳前瘘管。此外，还可见患者具有外耳道狭窄、外耳道闭锁及副耳等表型；②中耳畸形主要表现为听骨链畸形、错位、脱位或固定及中耳腔狭小等，还可见中耳胆脂瘤、中耳涎腺迷芽瘤等；③内耳畸形主要包括耳蜗发育不全、耳蜗增大、前庭导水管扩大、外半规管发育不全、内耳道扩大等；约 90% 的 BORSD 患者有传导性、感音神经性或混合性听力损失。其中约 70% 患者的听力损失不会进展，其余 30% 为渐进性，且常伴有前庭导水管的扩大。也有个别 BOR 患者耳科检查可完全正常。

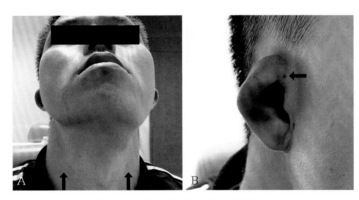

图 2-2-3 BOR 的临床表现示例图
A. 明显的双侧耳郭畸形，伴有颈部鳃裂瘘管开口（黑色箭头）；
B. 右侧小耳畸形，伴有耳前瘘管（黑色箭头）。

3. 肾异常 12%~20% 的 BOR 患者存在肾脏结构异常，约 6% 的患者存在严重的肾脏缺陷。严重的肾缺如及肾发育不全可以使胎儿早夭，或在患者出生后 20 年内导致慢性肾功能衰竭，并逐渐进展为终末期肾病。肾发育不全的组织学特征是肾单位数目减少、肾脏体积缩小。其他肾集合系统异常包括肾盂输尿管连接处梗阻、肾盏扩大、肾盂扩张、肾盂积水、肾盏囊肿或肾盂憩室等。此外，有膀胱输尿管反流及肾异位的个例报道，罕见表型还包括低肾素、低醛固酮血症。

4. 其他异常 包括面部不对称、泪道异常（泪小管发育不全、泪道狭窄、泪道附近瘘口形成）、腭弓异常（软腭短小或腭裂）、小下颌、单纯性甲状腺肿、面神经麻痹、鳄鱼泪综合征等。部分病例可伴有神经、运动发育迟缓，远端关节弯曲及骨骼畸形，二尖瓣脱垂以及阻塞性睡眠呼吸暂停。

【诊断、鉴别诊断与产前诊断】

1. 诊断 根据临床表现及病史进行临床诊断，结合基因检测进行诊断。

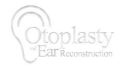

（1）**临床诊断主要标准**：若患者无家族史，需要至少符合 3 条主要标准，或符合 2 条主要标准及 2 条次要标准，才能临床诊断 BORSD。若患者有家族史，只需符合 1 条主要标准即可诊断（表 2-2-4）。在 BORSD 中，若累及肾脏则诊断为 BOR，若无则诊断为 BOS。

表 2-2-4　BORSD 的临床诊断标准

主要标准	次要标准
鳃裂畸形	外耳畸形
听力异常	中耳畸形
耳前瘘管	内耳畸形
肾脏畸形	副耳
	其他

（2）**诊断流程**：①询问病史，询问直系亲属及近亲是否有 BORSD 病史或者听力损失及鳃、耳、肾畸形，绘制先证者家系谱图；②体格检查，行全面体格检查以发现面颈部鳃裂瘘口、耳前瘘管、副耳、外耳畸形、面部不对称、腭弓畸形、泪道闭锁等；③听力学评估，利用常用听力检测手段（如纯音听阈测试、声导抗测试等）明确听力损失存在与否、听力损失的性质和程度；④颞骨高分辨 CT，以发现中耳、内耳发育异常，BORSD 患者颞骨 CT 的特征表现包括耳蜗顶转的发育不全、面神经向耳蜗内侧偏移、漏斗状内耳道和咽鼓管扩张，颞骨 CT 有助于外中耳手术及人工耳蜗植入的术前评估；⑤泌尿系统超声及静脉肾盂造影，重点关注有无肾结构异常；⑥血清肌酐、尿素氮及肾小球滤过率的测定，以发现肾功能异常；⑦基因诊断，对 BORSD 致病基因 *EYA1*、*SIX1*、*SIX5* 的外显子、剪切位点、调控序列进行测序；对于上述基因检测结果呈阴性的患者，可检测其他可能的致病基因，或行全外显子或全基因组测序筛查，通过家系共分离寻找新致病基因。

2. 鉴别诊断　BORSD 需要与鳃-眼-面综合征、耳-面-颈综合征、OAVS、TCS、CHARGE 综合征、Townes-Brocks 综合征等伴有耳异常或颅面畸形的综合征相鉴别。此外，还需要鉴别单纯性听力损失伴耳前瘘管或鳃裂瘘管（伴或不伴小耳畸形）、可同时存在肾功能和听力异常的 Alport 综合征，以及合并听力损失肾脏损害的甲状旁腺功能减退等疾病。

3. 产前诊断　针对有 BORSD 家族史的夫妇，首先通过基因诊断确定致病突变，然后对胎儿进行产前基因诊断。目前在临床上广泛应用的是侵入性绒毛取样、羊膜腔穿刺和脐带穿刺取材方法。产前超声还可发现怀有 BORSD 胎儿的孕妇羊水过少、胎儿泌尿系统发育异常及耳畸形。

【治疗】

对 BORSD 患者临床表现的治疗需要耳鼻咽喉科、整形外科、口腔科、肾内科、泌尿外科、听觉言语康复科及儿童保健等多学科的合作。

发生感染的耳前瘘管、鳃裂瘘管（囊肿）需要进行手术切除。整形手术包括耳再造手术、耳郭畸形矫正手术、副耳切除术、腭裂修补术等。听力重建手术包括外耳道成形、鼓室成形术、听小骨松解或听骨链重建术、骨导助听设备植入术、人工耳蜗植入术等。此外，需要定期评估患者的听力及言语发育情况。

对肾脏疾病的早期干预及肾功能的检测，可有效防止肾脏异常进展为需要肾透析或肾移植的终末期肾病。具有肾脏异常的患者应避免使用肾毒性药物，并每半年至一年定期检测肾功能，由肾内科医师进行评估。

【预防】

目前已知的 BORSD 遗传方式是 AD，夫妻只要有一方是患者，生育 BORSD 患者概率为 50%，另有 50% 概率生育正常胎儿。所以应在妊娠期间对胎儿做产前基因诊断，或考虑通过植入前遗传学筛查选择不携带 BORSD 致病基因突变的胚胎完成妊娠，避免患儿的出生。

（四）其他综合征

除 OAVS、BORSD 及 TCS 外，其他具有耳畸形表现，但发病率相对较低的综合征包括 Nager 综合征、Miller 综合征、Meier-Gorlin 综合征、CHARGE 综合征及 22q11.2 微缺失综合征等。

【疾病概述、病因与发病机制】

（1）**Nager 综合征：** Nager 综合征（Nager syndrome），又称 Nager 轴前性肢端面骨发育不全（Nager preaxial acrofacial dysostosis），是由第 1 鳃弓、第 2 鳃弓发育异常引起面骨发育不全并伴发肢端桡侧畸形的罕见疾病，属于肢端面骨发育不全疾病中的一个亚型。迄今约有 100 例患者被报道，患者耳畸形发生率高达 80%，主要包括外耳道狭窄及低位耳，可伴发传导性听力损失。

绝大多数 Nager 综合征病例是散发的，但 AD 和 AR 遗传方式的家系也都有报道。目前明确的致病基因是剪接因子 3b 亚基 4 基因（Splicing factor 3b subunit 4，*SF3B4*），遗传方式为 AD。*SF3B4* 位于染色体 1q21.2，编码的蛋白是前体 mRNA 剪接体复合物的组成部分。大约 2/3 的 Nager 综合征患者有 *SF3B4* 基因的突变，其中突变导致的单倍体剂量不足是主要的致病因素。*SF3B4* 突变可造成肢体和颅面发育相关基因的异常剪接以及抑制骨软骨细胞的分化，从而导致患者表现出显著的骨骼异常。

（2）**Miller 综合征：** Miller 综合征（Miller syndrome），又称轴后性肢端面骨发育不全（postaxial acrofacial dysostosis，POADS）或 Genee-Wiedemann 综合征（Genee-Wiedemann syndrome），是由第 1 鳃弓、第 2 鳃弓发育异常引起面骨发育不全并伴发肢端尺侧畸形的罕见疾病，属于肢端面骨发育不全疾病中的一个亚型。迄今约有 30 例患者被报道，几乎所有患者都有以杯状耳为特点的小耳畸形，伴有耳郭解剖标志的消失，极少数患者还伴发外耳道狭窄及中耳发育不全，合并传导性听力损失。

目前已知的致病基因是二氢乳清酸脱氢酶（dihydroorotate dehydrogenase，*DHODH*），遗传方式为 AR。*DHODH* 位于染色体 16q22.2，定位于线粒体内膜，参与嘧啶的从头合成途径。*DHODH* 突变可造成胚胎鳃弓和肢芽在发育关键阶段的嘧啶合成能力降低，影响组织细胞的有丝分裂，从而导致患者的面部及肢体畸形。

（3）**Meier-Gorlin 综合征：** Meier-Gorlin 综合征（Meier-Gorlin syndrome，MGS），又称耳 - 髌骨 - 矮小综合征，是以耳畸形、髌骨畸形及身材矮小为特征的罕见疾病。患者多有小耳畸形，可有低位耳、外耳道狭窄等表型，并可导致传导性听力损失。迄今约有 100 例患者被报道。

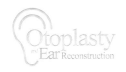

目前明确的致病基因共 9 个，分别为起始识别复合物亚基 1 基因（Origin recognition complex subunit 1，*ORC1*），位于染色体 1p32.3；起始识别复合物亚基 4 基因（Origin recognition complex subunit 1，*ORC4*），位于染色体 2q23.1；起始识别复合物亚基 6 基因（Origin recognition complex subunit 1，*ORC6*），位于染色体 16q11.2；染色质许可和 DNA 复制因子 1 基因（Chromatin licensing and DNA replication factor 1，*CDT1*），位于染色体 16q24.3；细胞分裂周期 6 基因（Cell division cycle 6，*CDC6*），位于染色体 17q21.2；细胞分裂周期 45 基因（CDC45 cell division cycle 45-like，*CDC45*），位于染色体 22q11.21；微小染色体维持蛋白 5 基因（Minichromosome maintenance complex component 5，*MCM5*），位于染色体 22q12.3；Geminin DNA 复制抑制因子基因（Geminin DNA replication inhibitor，*GMNN*），位于染色体 6p22.3；以及 SON 下游相邻基因（Downstream neighbor of SON，*DONSON*），位于染色体 21q22.11。除 *GMNN* 通过 AD 模式遗传外，其他基因均通过 AR 模式遗传。*ORC1*、*ORC4*、*ORC6*、*CDT1* 和 *CDC6* 编码的蛋白组成复制前复合体，参与启动基因组 DNA 复制。*MCM5* 编码的蛋白构成 DNA 解旋酶复合物，*GMNN* 编码的蛋白是 CDT1 的负调节因子，*CDC45* 编码的蛋白与 MCM 解旋酶相互作用。*DONSON* 编码的蛋白是 DNA 复制叉监视因子。以上致病基因均参与 DNA 复制的起始或监控，患者的生长发育迟缓正是由于基因突变抑制 DNA 复制，而小耳畸形和髌骨畸形的发病机制尚不明确。

（4）CHARGE 综合征：CHARGE 综合征（CHARGE syndrome）是一种主要涉及眼部缺损（coloboma，C）、先天性心脏病（heart disease，H）、后鼻孔闭锁（atresia of choanae，A）、精神及生长发育迟滞（retardation of mental and somatic development，R）、生殖器发育不全（genital hypoplasia，G）、耳畸形（ear anomalies，E）的先天性发育缺陷。其中，外耳畸形表现为小耳畸形、招风耳、耳郭解剖标志消失等；中耳畸形表现为听小骨发育不良；内耳畸形包括耳蜗、前庭及半规管发育不良。80% 的患者存在听力损失。该病在活产儿中的发病率为 1/12 000 ~ 1/8 500。

虽然绝大多数 CHARGE 综合征病例是散发的，但也有以 AD 方式遗传的家系报道。目前已知的致病基因是染色质域解旋酶 DNA 结合蛋白 7 基因（Chromodomain helicase DNA binding protein 7，*CHD7*）和人信号素 3E 基因（Semaphorin 3E，*SEMA3E*）。*CHD7* 位于染色体 8q12.2，在人类 NCC 的重编程过程中激活多个基因，促进 NCC 向各个组织器官的迁移，*CHD7* 突变可导致 NCC 发育而来的组织畸形。*SEMA3E* 位于染色体 7q21.11，编码蛋白参与胚胎发育，也可作为神经元轴突迁移的引导分子。该基因的缺陷通过抑制 NCC 的迁移导致疾病的发生。

（5）22q11.2 微缺失综合征：22q11.2 微缺失综合征（22q11 deletion syndrome，22q11 DS）是染色体 22q11.21-22q11.23 区域片段缺失引起的一系列临床表现各异的综合征的统称。该病在活产儿中的发病率约为 1/4 000，在婴儿中的致死率约为 4%，死因主要是心脏畸形、低钙血症及气道畸形。22q11 DS 包括以心脏畸形、免疫缺陷及低钙血症为特征性表型的 DiGeorge 综合征（DiGeorge syndrome，DGS）；以腭裂、面部畸形、心脏畸形及学习障碍为特征性表型的腭 - 心 - 面综合征（velo-cardio-facial syndrome，VCFS）；以及以心脏畸形、面部畸形为特征性表型的椎干异常面容综合征（conotruncal anomaly face syndrome，CAFS）等。面部畸形的患者具有小耳畸形、低位耳、耳前瘘管、副耳、耳屏肥大等耳畸形表型。位于 22q11.2 的致病基因包括 T-box 转录因子 1（T-Box transcription factor 1，*TBX1*）、CRK 样促癌基因（CRK like proto-oncogene， adaptor protein，*CRKL*）及线粒体激活蛋白酶 1（mitogen-activated protein kinase 1，*MAPK1*），以 AD 方式遗传。*Tbx1* 纯合敲除小鼠表现为胸腺和甲状腺发育不良、心脏流出道异常、面部结构异常、椎体异常及腭裂。

【诊断】

根据病史、临床表现结合实验室和影像学检查进行诊断，染色体分析和致病基因检测是诊断的金标准。

【治疗和预防】

上述综合征目前都尚无根治的方法，一般都是进行多学科的对症治疗。尤其对于可能造成呼吸功能障碍的畸形，需要注意新生儿期的气道管理。耳鼻颌面部及肢体畸形可通过手术矫正。听力受损者可以选配助听器，此外需要配合语言和语音治疗。既往研究表明，由于综合征型的外中耳畸形程度往往较重，患者使用骨导助听器进行听觉康复效果大多优于行外耳道及听骨链手术重建，故功能性外中耳手术前需详细评估，慎重决策，严格把握手术适应证范围。

对于 AR 方式遗传的疾病，患儿父母往往都是致病基因的携带者，再次生育患儿的概率为 25%，另有 50% 概率生育致病基因携带者，25% 概率生育正常胎儿。对于 AD 方式遗传的疾病，夫妻有一方是患者，那么他们生育患儿的概率为 50%，另有 50% 概率生育正常胎儿。通过胚胎植入前遗传学筛查和产前诊断能够避免患儿的出生。

（五）总结和展望

SM 是一类胚胎发育过程中由于基因突变所致的外中耳畸形伴发其他器官结构或功能异常的遗传性疾病。近年来，致病基因的确定及遗传学检测手段的发展极大提高了疾病的诊断率，扩展了临床表型谱。但仍有许多病例无法用现有的致病机制解释，需要通过更多手段探索新的致病基因。

当发现新生儿存在耳畸形，尤其是合并其他器官的异常，都应进行基因检测。由于不同 SM 间的表型相互交叉，且大部分 SM 都存在不完全外显性、表型高度异质性的特点，同一家系中的不同患者的受累程度也各不相同，因此，基因检测是明确病因、辅助优生优育的唯一手段。由于高通量测序的数据庞大，使用表型 - 基因型分析软件对基因和疾病表型的相关性评分，提高数据分析的效率和准确性，有助于致病突变的高效筛选。由于 SM 涉及的器官发育都于人类胚胎发育早期完成，产前诊断是预防此类出生缺陷的重要手段，但目前成熟的单基因疾病产前诊断方法均有创伤性。无创产前检测（noninvasive prenatal testing，NIPT）可通过取材母体血浆游离 DNA，结合二代测序、相对单倍型剂量、液滴数字 PCR 等方法，检测母亲妊娠第 8 周后的胎儿是否携带致病基因突变。目前已有对表现为低位耳、小耳畸形的胎儿行 NIPT，发现其携带 Nager 综合征致病基因突变的临床案例。随着检测方法不断优化，临床上通过 NIPT 进行更多 SM 产前基因诊断将成为可能。此外，目前已有不少通过基因编辑技术治疗单基因遗传病的基础和临床前研究，这也是 SM 极具前景的研究方向。

（马竞　陈鑫　杨润　吴培瑄）

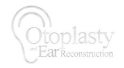
参考文献

[1] ANTHWAL N, THOMPSON H. The development of the mammalian outer and middle ear. J Anat, 2016, 228 (2): 217-232.

[2] THOMPSON H, TUCKER A S. Dual origin of the epithelium of the mammalian middle ear. Science, 2013, 339 (6126): 1453-1456.

[3] ZHANG T Y, BULSTRODE N, CHANG K W, et al. International consensus recommendations on microtia, aural atresia and functional ear reconstruction. J Int Adv Otol, 2019, 15(2): 204-208.

[4] LUQUETTI D V, HEIKE C L, HING A V, et al. Microtia: epidemiology and genetics. Am J Med Genet A, 2012，158A(1): 124-139.

[5] 马竞，周文浩. 新生儿常见小耳畸形相关综合征的遗传特征. 中国当代儿科杂志，2022，24（6）：614-619.

[6] BROWN K K, VIANA L M, HELWIG C C, et al. HOXA2 haploinsufficiency in dominant bilateral microtia and hearing loss. Hum Mutat, 2013, 34(10): 1347-1351.

[7] 张天宇，陈鑫，马竞. 先天性外中耳畸形（14）：遗传学和表观遗传学研究进展. 听力学及言语疾病杂志，2021，29（03）：358-360.

[8] BERENGUER M, TINGAUD-SEQUEIRA A, COLOVATI M, et al. A novel de novo mutation in MYT1，the unique OAVS gene identified so far. Eur J Hum Genet, 2017, 25(9): 1083-1086.

[9] LOPEZ E, BERENGUER M, TINGAUD-SEQUEIRA A, et al. Mutations in MYT1，encoding the myelin transcription factor 1, are a rare cause of OAVS. J Med Genet, 2016, 53(11): 752-760.

[10] BELEZA-MEIRELES A, CLAYTON-SMITH J, SARAIVA J M, et al. Oculo-auriculo-vertebral spectrum: a review of the literature and genetic update. J Med Genet, 2014, 51(10): 635-645.

[11] SANCHEZ E, LAPLACE-BUILHÉ B, MAU-THEM F T, et al. POLR1B and neural crest cell anomalies in Treacher Collins syndrome type 4. Genet Med, 2020, 22(3): 547-556.

[12] 杨润，朱雅颖，马竞，等. 鳃 - 耳 - 肾谱系疾病的临床与遗传学进展. 中国眼耳鼻喉科杂志，2022，22（4）：427-431.

[13] RUF R G, XU P X, SILVIUS D, et al. SIX1 mutations cause branchio-oto-renal syndrome by disruption of EYA1-SIX1-DNA complexes. Proc Natl Acad Sci U S A, 2004, 101(21): 8090-8095.

[14] HOSKINS B E, CRAMER C H, SILVIUS D, et al. Transcription factor SIX5 is mutated in patients with branchio-oto-renal syndrome. Am J Hum Genet, 2007, 80(4): 800-804.

[15] BROPHY P D, ALASTI F, DARBRO B W, et al. Genome-wide copy number variation analysis of a Branchio-oto-renal syndrome cohort identifies a recombination hotspot and implicates new candidate genes. Hum Genet, 2013, 132(12): 1339-1350.

[16] RAINGER J, BENGANI H, CAMPBELL L, et al. Miller (Genee-Wiedemann) syndrome represents a clinically and biochemically distinct subgroup of postaxial acrofacial dysostosis associated with partial deficiency of DHODH. Hum Mol Genet, 2012, 21(18): 3969-3983.

[17] DE MUNNIK S A, HOEFSLOOT E H, ROUKEMA J, et al. Meier-Gorlin syndrome. Orphanet J Rare Dis, 2015, 10: 114.

[18] LALANI S R, SAFIULLAH A M, MOLINARI L M, et al. SEMA3E mutation in a patient with CHARGE syndrome. J Med Genet, 2004, 41(7): e94.

[19] JEROME L A, PAPAIOANNOU V E. DiGeorge syndrome phenotype in mice mutant for the T-box gene, Tbx1. Nat Genet, 2001, 27(3): 286-291.

第三章
外中耳畸形的影像学

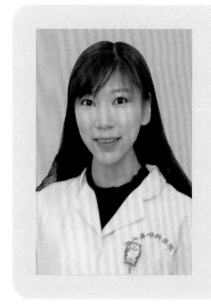

章负责人简介

林奈尔

复旦大学附属眼耳鼻喉科医院放射科主治医师，放射科主任助理。兼任上海市中西医结合学会医学影像专业委员会头颈学组秘书，上海市医学会放射科专委会人工智能影像学组组员，擅长耳、颅底及颌面畸形的影像诊断。

　　颞骨的解剖结构细微而复杂，影像学检查是诊断外耳道、中耳及其相关面神经等结构的主要手段。随着影像检查技术的不断发展及检查设备的不断进步，传统的 X 线摄影已基本被取代，目前国内外普遍认可的外中耳影像检查的首选方式为高分辨率 CT。

　　高分辨率 CT（high resolution computed tomography，HRCT）基本的扫描方位为横断面扫描，即扫描基线采用眶下缘与外耳孔的连线（以尽量减少眼球受照射的剂量），扫描范围的上界达颞骨岩部上缘，下界至少达外耳道底。因耳部解剖结构细小复杂，临床上通常用横断面联合冠状面一同观察互为补充，以更好地判断解剖结构形态和病变的部位及范围。冠状面的扫描基线大致与听眦线垂直，以外耳道孔为中心，前部需全部包括耳蜗及面神经膝神经节，向后需全部包括后半规管。为保证图像质量，一般采用较小的扫描野，图像矩阵常≥512×512，层厚则采用≤1mm 的薄层扫描。此外，还应采用高分辨率算法（即骨算法），并采用骨窗观察，通常窗宽 4 000HU，窗位 700HU。

　　除了常规 CT 扫描外，各种各样的影像后处理技术，如多平面重组（multiplanar reformation，MPR）、最大密度投影（maximum intensity projection，MIP）及容积再现（volume rendering，VR）等，可获得多角度、多方位的二维图像及信息丰富的三维后处理图像，帮助临床直观明确地显示耳部结构发育情况，判断外中耳畸形的程度，并对解剖细节进行精确的测量。其中，MPR 是目前临床工作中最常用的后处理技术，例如当横断面扫描的图像双侧结构不对称时，可以通过 MPR 调整水平位置的角度而显示出双侧对称的图像进行观察，通过各个听小骨长轴的 MPR 重建图像可以清晰直观地显示出诸听小骨的全貌。

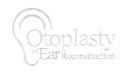

HRCT 检查除了显示外中耳结构外，还可以帮助临床观察与手术相关的邻近颞骨相关解剖结构，包括：面神经管位置及走行情况（如鼓室段是否低位遮盖前庭窗，鼓室段与镫骨足板的关系、乳突段是否前移等）、颅中窝、乙状窦、颈静脉窝等重要解剖结构的位置，观察颞骨与颧弓的关系及颞下颌关节形态是否正常，上述这些结构对外中耳手术过程及方案选择至关重要。此外，CT 还有助于观察有无合并其他耳部的病变，如是否伴有内耳结构的畸形，是否有并发胆脂瘤、中耳乳突炎等病变。

锥形束计算机断层扫描（cone-beam computer tomography，CBCT）因具有放射剂量小、成像质量高等优点，近年来在耳科影像学方面展现出较大的应用潜力。尤其是在甄别微小的听小骨及面神经管病灶方面，其通过小视野高清成像和薄层扫描可确保获得各向同性的图像，从而显著提高空间分辨率、降低部分容积效应伪影干扰。此外，它使用了平面探测器，扫描时间明显缩短，累积辐射剂量亦低于 HRCT，故在耳科患者术后的长期随访中有较大优势。但 CBCT 的弊端在于其软组织分辨率较低，在评估耳颞部软组织病变方面不如 HRCT，另外 CBCT 的射线散射率较高，当选用小视野扫描时常需多次曝光以准确定位，故目前临床上尚未在外中耳病变的诊断中常规使用。

除了 CT 扫描，磁共振成像（magnetic resonance imaging，MRI）也是重要的影像检查手段。但由于 MRI 对骨质的显示不佳，目前较少用于外中耳畸形的影像学诊断中。事实上，MRI 最突出优势在于其软组织分辨率高，且具有多种多样的功能成像技术，故如果患者同时伴有软组织病变（如胆脂瘤、炎性肉芽组织形成）、内耳迷路发育异常及内耳道内神经异常时，MRI 联合弥散加权成像或水成像技术等可为临床提供补充和帮助。

第一节 外中耳结构的影像断层解剖

一、HRCT 断层影像解剖

（一）横断面 HRCT 解剖

耳部横断面 HRCT 断层图像，从上到下将其典型层面列举如下。

1. Korner 隔层面 Korner 隔系岩鳞缝结合而成的岩鳞板，该解剖结构发育较长者将乳突气房分为深浅两组。此层面位于上鼓室顶部，可见上鼓室及鼓窦呈 8 字形，前方为鼓室，后方为鼓窦。鼓室的内侧可见面神经管迷路段。内耳可见前半规管及后半规管，内耳道顶部结构图 3-1-1。

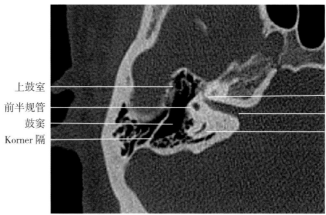

图 3-1-1 Korner 隔层面横断面 HRCT 表现

2. 锤砧关节层面 此层面听小骨出现，鼓室内见扁圆形的锤骨小头及三角形的砧骨短脚横断面，锤骨和砧骨之间见光滑的锤砧关节间隙。在鼓室的前内侧见膝神经节窝及面神经鼓室段前部。鼓室向后内侧还可见内耳结构，包括前庭、外半规管和耳蜗顶周（图 3-1-2）。

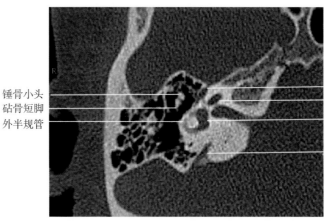

图 3-1-2 锤砧关节层面横断面 HRCT 表现

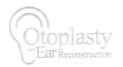

3. 前庭窗层面　此层面可见镫骨足板附着于开放的前庭窗上，镫骨的前后脚呈八字形。鼓室内还可见锤骨颈及砧骨长脚的起始段。面神经鼓室段向后外方走行。内耳结构可见耳蜗、前庭及后半规管（图 3-1-3）。

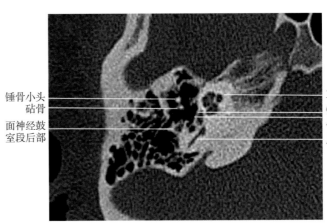

图 3-1-3　前庭窗层面横断面 HRCT 表现

4. 蜗窗层面　此层面最外侧出现外耳道上壁。鼓室内见锤骨柄与砧骨长脚平行的地向后内侧走行。鼓室内侧壁偏下方鼓岬的蜗窗凹及周围骨壁组成的龛状结构为蜗窗龛。鼓室后壁可见锥隆起。面神经移行为锥段。内耳结构可见耳蜗底周（图 3-1-4）。

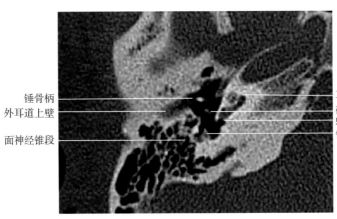

图 3-1-4　蜗窗层面横断面 HRCT 表现

5. 鼓岬层面　此层面最外侧可见外耳道，鼓室内见细长的锤骨柄，鼓室内侧壁耳蜗底周最突出处即为鼓岬。乳突气房内侧可见面神经乳突段横断面（图 3-1-5）。

6. 咽鼓管层面　此层面可显示咽鼓管骨部和下鼓室，在鼓室前壁可见岩鼓裂，其开口于听骨链的前方，是连接鼓室与下颌骨关节盂之间的一宽约 2mm 的裂隙。岩鼓裂前方为颞下颌关节窝顶（图 3-1-6）。岩鼓裂一般在 5 岁时骨性闭合，外中耳畸形患者多有延迟闭合。

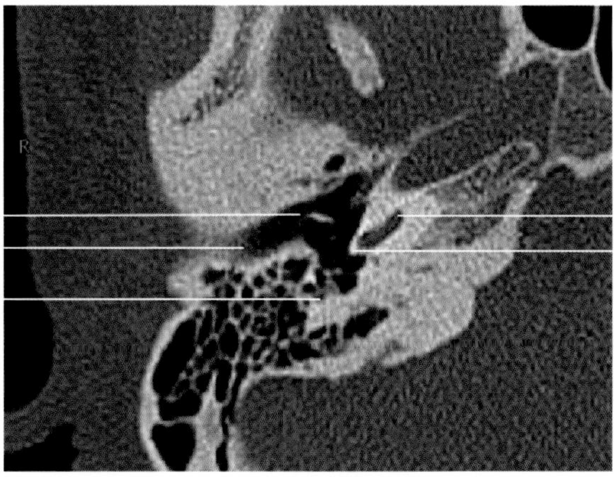
锤骨柄
外耳道
面神经乳突段
耳蜗底周
鼓岬

图 3-1-5 鼓岬层面横断面 HRCT 表现

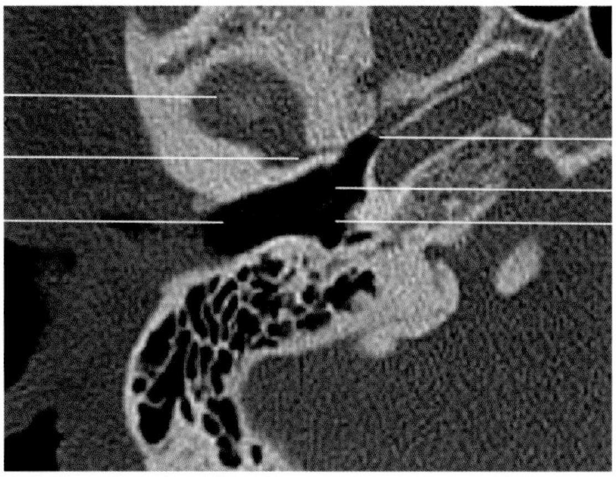
颞下颌关节
岩鼓裂
外耳道
咽鼓管
鼓膜
鼓室

图 3-1-6 咽鼓管层面横断面 HRCT 表现

（二）冠状面 HRCT 解剖

耳部冠状面 HRCT 系列图像，从耳蜗至后半规管，其典型的层面如下。

1. 面神经膝状窝层面 此层面位于鼓室前极，鼓室内见结节状的锤骨小头。鼓室内上方可见面神经管膝状窝断面，其内下方为耳蜗前部及颈内动脉横断面（图 3-1-7）。

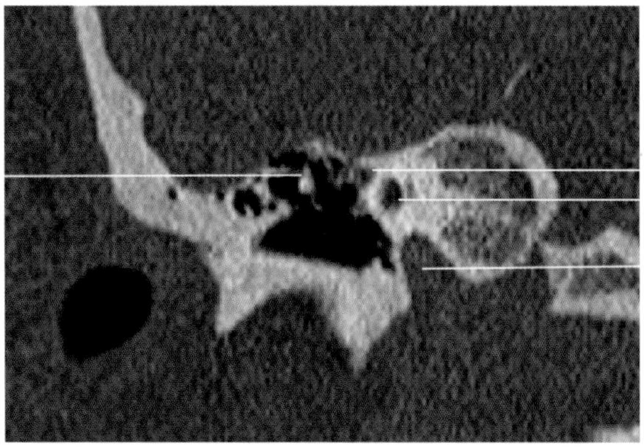
锤骨小头
面神经膝状窝
耳蜗前部
颈内动脉管

图 3-1-7 面神经膝状窝层面冠状面 HRCT 表现

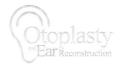
2. 鼓膜嵴层面 此层面可清晰显示鼓膜嵴（上鼓室外侧壁）结构，正常情况下鼓膜嵴清晰锐利。锤骨颈部与上鼓室外侧壁之间的间隙为 Prussak 间隙，该间隙为外耳道及上鼓室胆脂瘤最易累及部位，且该部位的胆脂瘤常伴鼓膜嵴吸收变钝或消失。鼓室的内侧可见面神经鼓室段横断面（图 3-1-8）。

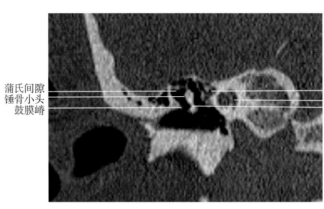

图 3-1-8 鼓膜嵴层面冠状面 HRCT 表现

3. 前庭窗层面 该层面上前庭窗结构清晰可见，鼓室内见砧骨长脚及镫骨呈 L 形向内附着于前庭窗上。鼓室内下壁由鼓岬形成。内耳结构可见外半规管、前半规管、耳蜗底周，面神经鼓室段位于外半规管下方，应注意观察其有无低位或脱垂（图 3-1-9）。

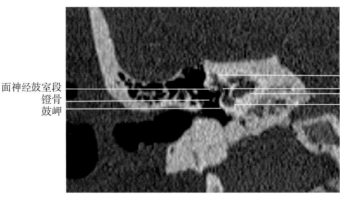

图 3-1-9 前庭窗层面冠状面 HRCT 表现

二、HRCT 特殊后处理成像

由于耳部解剖结构细小，常规横断面及冠状面 CT 容易受到层厚及扫描角度的影响而对某些结构显示不够全面、直观，实际工作中常常需要用到多种后处理成像，主要应用有以下几种。

（一）听小骨重建

由于听小骨所在平面既不与标准横断面、冠状面平行，也不与矢状面平行，故需利用 MPR 技术在多个平面内调整重组基线，直到使重组平面与听小骨所在的解剖结构空间分布平面一致，即听小骨重建。听小骨重建成像主要用于听小骨畸形及听骨链是否完整的诊断。

1. 锤骨全貌重建 重建图可完整显示锤骨小头、锤骨颈及锤骨柄形态（图 3-1-10）。

【**操作技术点**】将横断面扫描基线调整为锤骨柄或砧骨长脚走行方向的重组斜冠状面。

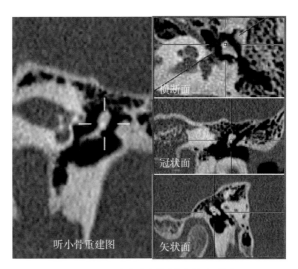

图 3-1-10　锤骨全貌斜冠状面重建

2. 砧镫骨及前庭窗重建 重建图可显示鼓室内的砧骨长脚及镫骨呈 L 形向内附着于前庭窗上，对前庭窗狭窄或闭锁的观察更为准确（图 3-1-11）。

【**操作技术点**】将横断面扫描基线调整为锤骨柄或砧骨长脚方向的重组斜冠状面图，该平面平行于前述锤骨全貌的斜冠状面。

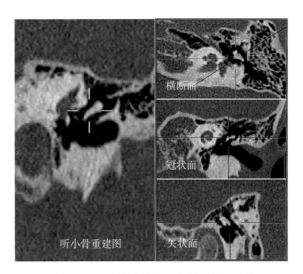

图 3-1-11　砧镫骨及前庭窗斜冠状面重建

3. 锤砧关节重建 重建图可显示砧骨长脚、砧骨短脚、锤骨小头、锤骨柄、锤砧关节等解剖结构（图 3-1-12）。

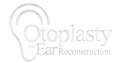

【**操作技术点**】将横断面扫描基线调整为砧骨短脚方向、冠状面基线调整为锤骨柄或砧骨长脚方向的重组斜矢状面图。

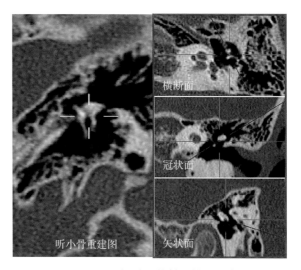

图 3-1-12　锤砧关节斜矢状面重建

4. 镫骨全貌重建　重建图可显示锤骨前后脚（8 字形）、前庭窗及砧镫关节（图 3-1-13）。

【**操作技术点**】将冠状面扫描基线调整为镫骨走行方向的重组斜横断面图。

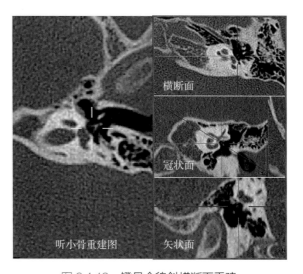

图 3-1-13　镫骨全貌斜横断面重建

（二）面神经管重建

面神经管成像主要用于面神经管全貌的诊断。由于面神经管在颞骨内走行曲折，只有采用曲面重组才能将其不同段显示在一个平面内。实际工作中，通常采用 2 个 MPR 层面联合来观察面神经管全貌，即通过斜横断面（图 3-1-14）来显示迷路段、膝部和鼓室段，其中面神经迷路段与鼓室段间的夹角为第一膝角度；再通过斜矢状面（图3-1-15）来显示鼓室段和乳突段，两段间的移行部分为锥段，两段之间的夹角为第二膝角度。重建后的面神经管图像有助于面神经解剖结构的数据测量。如国内张媛、鲜军坊等报道，通过曲面重建测量的面神经乳突段长度在成人（13.68±1.05）mm明显大于儿童（9.98±0.92）mm，而面神经管乳突段宽度、迷路段及鼓室段长度和宽度、第一膝角度、第二膝角度在成人和儿童之间无统计学意义差异。

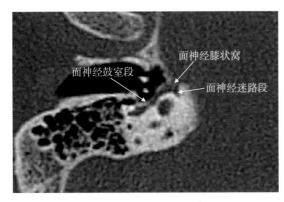

图3-1-14　面神经管斜横断面重建

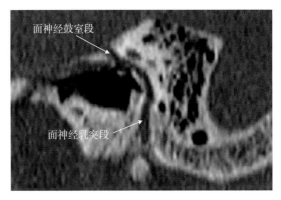

图3-1-15　面神经管斜矢状面重建

（林奈尔　沙炎）

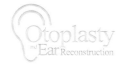

第二节　先天性外中耳畸形的影像学表现

一、外耳畸形的影像学表现

在先天性外中耳畸形中，患者可单侧或双侧发病，单双侧发病率之比约为 3∶1，单侧多见。由于耳郭位置表浅，可直接观察，通常无须影像学检查。外耳道畸形在常规横断面及冠状面图像可清晰显示。通常根据鼓室外侧与外界之间的组织构成将外耳道畸形分为以下两类。

1. 外耳道狭窄　其指外耳道前后径或者上下径＜ 4mm（图 3-2-1），同时可见外耳道形状短小、走行方向异常，临床上常伴有小鼓膜。

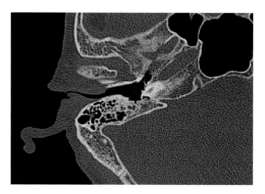

图 3-2-1　外耳道狭窄颞骨横断面 HRCT 表现

2. 外耳道闭锁　影像上表现为外耳道结构异常或缺如。其中，骨性闭锁表现为外耳道的管形结构消失，原外耳道口处骨板凹陷或为一平整骨板，原鼓膜部位表现为一骨性闭锁板状结构，外耳周围骨性结构（如岩部、乳突、茎突等）有不同程度的增厚肥大、移位，填充鼓膜嵴位置，构成鼓室外侧壁（图 3-2-2）。外耳道骨性闭锁多伴有颞骨鼓部发育不良、鼓室狭小、面神经管乳突段前移及听小骨畸形等。此外，还有一种特殊情况表现为外耳道骨管虽已发育，但在鼓室外下方髁突与乳突间为软组织影充填，即外耳道为软组织结构封闭（图 3-2-3）。

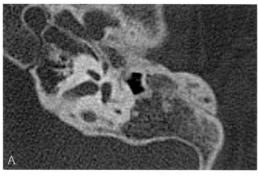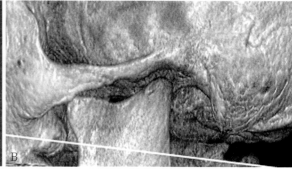

图 3-2-2　左侧外耳道骨性闭锁的影像学表现

A. 颞骨横断面 HRCT 示左侧外耳道为骨质密度替代，左侧鼓室鼓窦极度狭小；B. 3D VR 骨窗重建示左外耳道口消失。

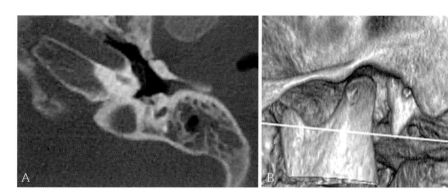

图 3-2-3 左侧外耳道骨部狭窄伴软组织闭锁的影像学表现

A. 颞骨横断面 HRCT 示左侧外耳道骨部虽发育，但明显狭窄，其内充满软组织影；

B. 3D VR 骨窗重建示左外耳道开口明显狭小。

二、中耳及面神经畸形的影像学表现

中耳畸形可以单独发生，也可与外耳道畸形伴随发生（如骨性外耳道闭锁畸形时常伴随锤骨、砧骨畸形甚至镫骨畸形）。主要包括以下几种类型。

1. 鼓室腔畸形 表现为鼓室缩小或形态异常。影像上将鼓室狭小的程度分为稍狭小（正常的 1/2 以上）（图 3-2-4）、极狭小（正常的 1/4 ~ 1/2）（见图 3-2-2，图 3-2-5）及未发育（图 3-2-6）。鼓室狭小主要见于合并先天性外耳道闭锁的患者。

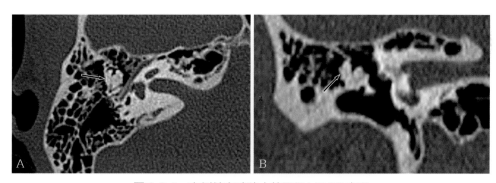

图 3-2-4 右侧鼓室稍狭小的颞骨 HRCT 表现

A. 横断面示右侧上鼓室外侧壁骨质增生硬化（箭头）；

B. 冠状面示右侧上鼓室外侧壁骨质增生硬化（箭头），伴锤骨固定于上鼓室外侧壁。

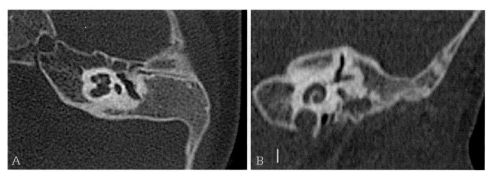

图 3-2-5 左侧鼓室鼓窦极狭小的颞骨 HRCT 表现

A. 颞骨横断面 HRCT；B. 颞骨冠状面 HRCT。可见左侧鼓室鼓窦极狭小伴软组织影，听小骨完全缺如。

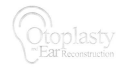
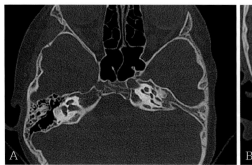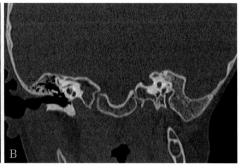

图 3-2-6　左侧鼓室、鼓窦未发育的颞骨 HRCT 表现

A. 颞骨横断面 HRCT；B. 颞骨冠状面 HRCT。

2. 听小骨畸形　听小骨畸形在中耳畸形中最多见，包括以下几类。

（1）**听小骨位置异常**：如听小骨外移、听小骨与鼓室侧壁发生粘连或融合固定等异常。多见于鼓室狭小变形时（见图 3-2-4）。

（2）**听小骨形态异常**：听小骨可部分或完全未发育导致形态异常（见图 3-2-5、图 3-2-6）：①锤骨畸形主要表现为锤骨小头变小、锤砧关节面消失、锤骨柄变短、变细或缺如（图 3-2-7）；②砧骨畸形以砧骨长脚发育不良多见，包括砧骨长脚增厚（图 3-2-8）、砧骨长脚变细或缺失（图 3-2-9）；③镫骨畸形包括镫骨小头畸形、镫骨前后脚未发育、镫骨前后脚呈单柱状及镫骨前后脚弯曲纤细等（平行于镫骨前后脚层面的多平面重建对于显示镫骨畸形效果较好）。

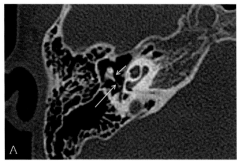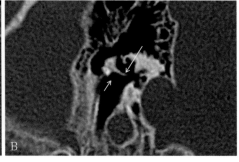

图 3-2-7　右侧锤骨、镫骨形态异常的影像学表现

A. 颞骨 HRCT 横断面；B. 听小骨多平面重建。可见右侧锤骨柄缺如（短箭），
镫骨脚变细伴末端向后弯斜（长箭）。

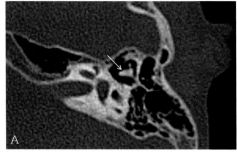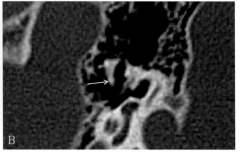

图 3-2-8　左侧锤骨、砧骨形态异常的影像学表现

A. 颞骨横断面 HRCT；B. 听小骨多平面重建。可见左侧锤骨小头变小，砧骨长脚粗大畸形（箭头）。

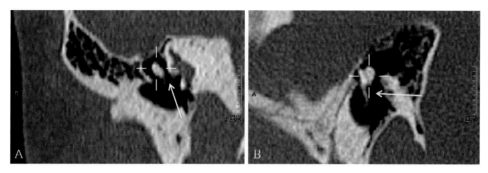

图 3-2-9　右侧砧骨、镫骨形态异常的影像学表现

A. 颞骨 HRCT；B. 听小骨多平面重建。可见右侧砧骨长脚及镫骨缺失（箭头）。

（3）听小骨之间的关节间隙异常：可表现为听小骨之间的关节融合固定或分离脱位，如锤砧关节融合（图 3-2-10）。上述听小骨畸形中，尤以锤骨柄、砧骨长脚发育不全最多见。

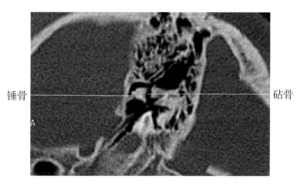

锤骨　　　　　　　　　　　　　　砧骨

图 3-2-10　颞骨 HRCT 听小骨重建

可见左侧锤砧关节融合畸形、锤砧间隙消失。

3. 咽鼓管畸形　最常见的咽鼓管畸形表现为咽鼓管的异常宽大（图 3-2-11），常伴随岩尖及颅底骨质的发育不良。

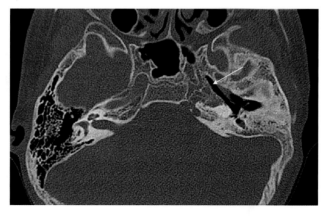

图 3-2-11　颞骨 HRCT 横断面示左侧咽鼓管宽大畸形（箭头）

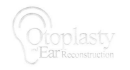

4. 两窗畸形

（1）**前庭窗畸形**：镫骨缺如常有前庭窗畸形，表现为前庭窗狭小（呈＜1mm的裂隙状，图3-2-12）或完全闭锁。与横断面相比，冠状面对前庭窗形态的显示更为清晰，当冠状面上见前庭和中耳之间存在闭锁骨板时即提示前庭窗闭锁未发育。

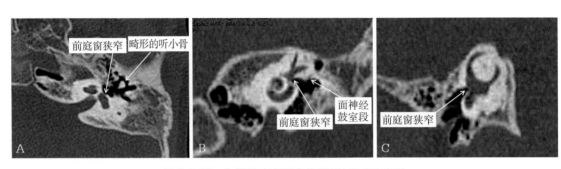

图 3-2-12　左侧前庭窗狭窄的颞骨 HRCT 表现
A. 横断面；B. 冠状面；C. 矢状面。均显示左侧前庭窗狭窄伴左侧听小骨畸形。

（2）**蜗窗畸形**：蜗窗畸形非常少见，常发生在较严重的外中耳畸形患者中，HRCT上表现为蜗窗结构消失，为骨质密度代替（图3-2-13）。

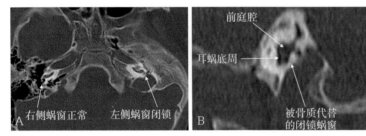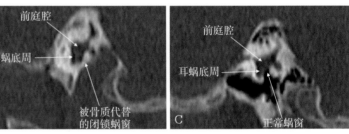

图 3-2-13　蜗窗畸形 HRCT 表现
A. 颞骨 HRCT 横断面示左侧蜗窗闭锁，右侧蜗窗正常；B. 多平面重建示蜗窗闭锁；C. 多平面重建示正常的蜗窗。

5. 面神经畸形
先天性外中耳畸形的面神经形态、位置及走行异常发生率很高。面神经的畸形主要包括以下几类。

（1）**位置异常**：最为多见。

1）鼓室段（水平段）低位：表现为面神经鼓室段在前庭窗下方横越鼓岬，或在镫骨前后脚间穿越，或遮盖前庭窗区，常伴前庭窗闭锁或狭窄，以及镫骨脚的发育异常（图3-2-14）。

2）乳突段（垂直段）前移或不经茎乳孔出颅：正常情况下，冠状面显示面神经乳突段位于半规管总脚层面或后半规管层面，而其乳突段前移时，可在蜗窗层面、前庭窗层面等前部层面见到乳突段，横断面也可见乳突段向前方移位。

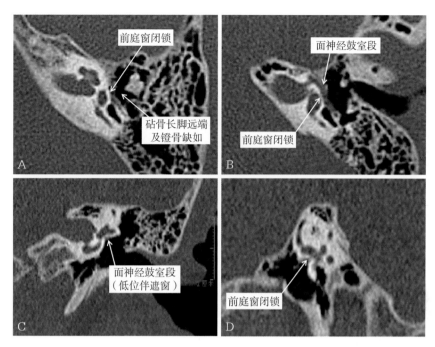

图 3-2-14 左侧前庭窗、砧骨、镫骨及面神经鼓室段发育畸形的颞骨 HRCT 表现

A. 横断面示左侧前庭窗闭锁,砧骨长脚、豆状突及镫骨缺如;B. 斜横断面示左侧面神经鼓室段低位伴遮窗;
C. 冠状面示左侧面神经鼓室段低位伴遮窗;D. 矢状面进一步证实前庭窗闭锁。

(2)面神经异常分支:面神经畸形除了位置异常,还会表现为面神经的异常分支,甚至管壁缺损(图 3-2-15,图 3-3-16)。

在上述种种中耳畸形中,尤其需注意的是由于前庭窗、镫骨及面神经在胚胎发育中休戚相关,故先天性前庭窗闭锁或狭窄多伴随镫骨畸形和面神经鼓室段的发育异常(见图 3-2-14)。其中镫骨畸形包括:镫骨足板缺失、环状镫骨、镫骨与面神经管之间纤维连接、镫骨包埋于无面神经管的面神经之中等。而面神经鼓室段发育异常最常表现为面神经鼓室段低位、遮盖前庭窗区。HRCT 的横断面及斜横断面重建虽然也可观察前庭窗形态及面神经管的走行及完整性,但其最主要的优势是评估镫骨足板的结构情况,对于面神经鼓室段低位遮窗时,应从冠状面图像上进行辨认。

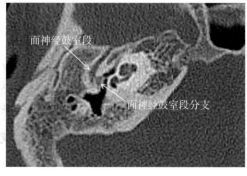

图 3-2-15 右侧面神经异常分支的颞骨横断面
HRCT 表现

可见右侧面神经鼓室段小分叉畸形。

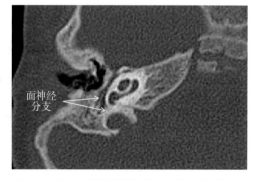

图 3-2-16 右侧面神经异常分支的颞骨横断面
HRCT 表现

可见右侧面神经鼓室段低位伴两根较大分支,右侧听小骨发育异常。

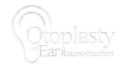
三、外耳道及中耳畸形程度分类的影像学表现

（一）Jahrsdoerfer 评分

Jahrsdoerfer 评分是先天性外中耳畸形术前颞骨发育影像学评分常用的方法及选择手术方式的重要参考，由 Jahrsdoerfer 于 1992 年提出并得到广泛的应用。该系统除外耳形态以外，还选取了镫骨（图 3-2-17）、砧镫关节（图 3-2-18）、锤砧复合体（图 3-2-19）、蜗窗（图 3-2-20）、前庭窗（图 3-2-21）、面神经（图 3-2-22）、中耳腔体积（图 3-2-23）和乳突气化度（图 3-2-24）共 9 项重要的中耳标志作为评分的依据，其中镫骨 2 分，其余结构均 1 分，满分 10 分，评分 5 分以下提示严重的中耳畸形。目前该评分主要适用于先天性外耳道闭锁患者，当评分≥6 分时，可考虑行听力重建。评分越高，其术后获得满意听力的概率也越大。

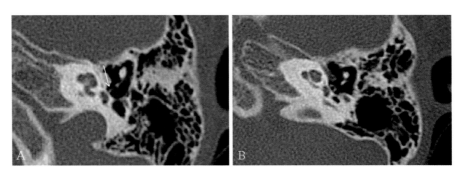

图 3-2-17 先天性外中耳畸形 HRCT 示镫骨评分
A. 颞骨 HRCT 横断面示镫骨发育不良呈短线状（箭头），Jahrsdoerfer 评分予 0 分；
B. 颞骨 HRCT 横断面镫骨前、后脚显示清晰，Jahrsdoerfer 评分予 2 分。

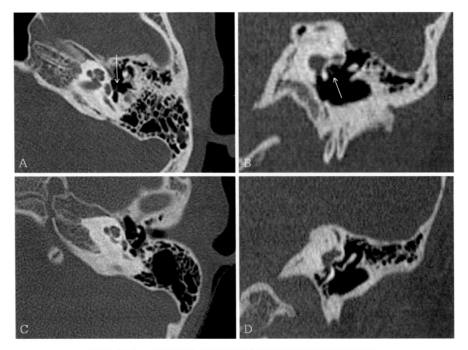

图 3-2-18 先天性外中耳畸形的 HRCT 示砧镫关节评分
A 和 B. 颞骨横断面及冠状面 HRCT 示砧镫关节缺如（箭头），Jahrsdoerfer 评分予 0 分；
C 和 D. 砧镫关节正常，Jahrsdoerfer 评分予 1 分。

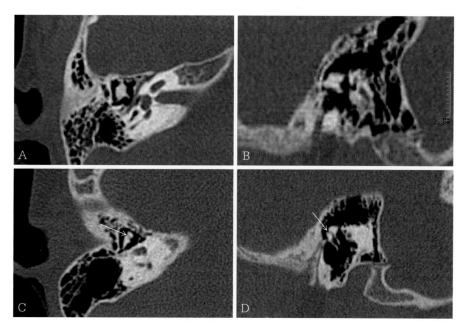

图 3-2-19　先天性外中耳畸形 HRCT 示锤砧复合体评分

A 和 B. 颞骨 HRCT 横断面及冠状面示锤砧复合体形态不良、关节间隙消失，Jahrsdoerfer 评分予 0 分；C 和 D. 锤骨及锤砧复合体形态正常，关节间隙正常（箭头），Jahrsdoerfer 评分予 1 分。

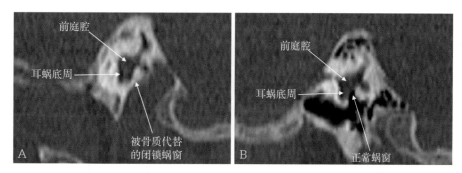

图 3-2-20　先天性外中耳畸形 HRCT 的 MPR 示蜗窗评分

A. 示蜗窗开口消失，Jahrsdoerfer 评分予 0 分；

B. 蜗窗开口直径>1mm，Jahrsdoerfer 评分予 1 分。

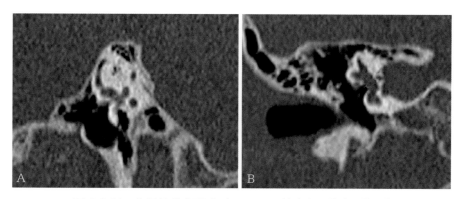

图 3-2-21　先天性外中耳畸形 HRCT 示前庭窗评分（冠状面）

A. 示前庭窗开口消失，Jahrsdoerfer 评分予 0 分；

B. 示前庭窗开口直径（红色标记处）约为 0.95mm，Jahrsdoerfer 评分予 1 分。

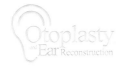
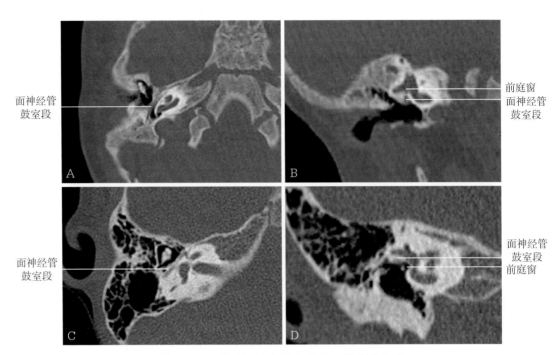

图 3-2-22　先天性外中耳畸形 CT 示面神经评分

A、B. 横断面及冠状面示面神经低位，遮挡前庭窗，Jahrsdoerfer 评分予 0 分；

C、D. 面神经低位结构正常，Jahrsdoerfer 评分予 1 分。

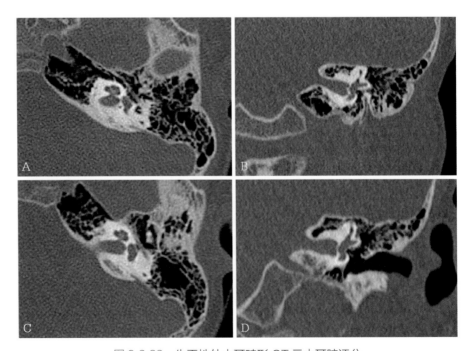

图 3-2-23　先天性外中耳畸形 CT 示中耳腔评分

A、B. 横断面及冠状面示鼓室鼓窦体积狭小，Jahrsdoerfer 评分予 0 分；

C、D. 鼓室鼓窦结构正常，呈 8 字形，Jahrsdoerfer 评分予 1 分。

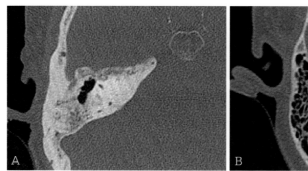
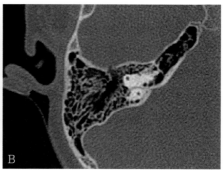

图 3-2-24　先天性外中耳畸形 CT 示乳突评分
A. 颞骨 HRCT 横断面示乳突气化差，Jahrsdoerfer 评分予 0 分；
B. 颞骨 HRCT 横断面乳突气化好，Jahrsdoerfer 评分予 1 分。

（二）先天性外耳道狭窄的分度

　　先天性外耳道畸形分为外耳道狭窄、外耳道部分闭锁和外耳道完全闭锁三类。Jahrsdoerfer 评分系统主要适用于先天性外耳道闭锁患者，在先天性外耳道狭窄患者的术后听力预测方面不够理想。1990 年国外学者最先将外耳道狭窄的标准定义为外耳道直径＜4mm。但随着人们对外耳道狭窄的认识加深，外耳道狭窄的测量方法也在不断变化，先天性外耳道狭窄不仅表现为外耳道形态变窄，还伴有传导性听力损失以及易形成外耳道胆脂瘤的特点，仅通过外耳道直径的大小来量化先天性外耳道狭窄并不合理、全面。我们通过对大量先天性外中耳畸形病例的影像及临床资料分析，最终将先天性外耳道狭窄分为三度。

　　1. Ⅰ度　Ⅰ度患者外耳道软骨部狭窄、鼓膜形态发育良好，听骨链结构完整，中耳乳突发育好，患者的听力在正常范围内（图 3-2-25）。

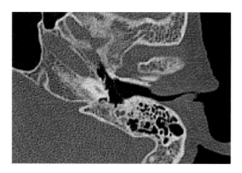

图 3-2-25　左侧外耳道Ⅰ度狭窄颞骨横断面 HRCT 表现

　　2. Ⅱ度　Ⅱ度外耳道狭窄又分为Ⅱa 度和Ⅱb 度，其中Ⅱa 度表现为外耳道狭窄并存在小鼓膜畸形，听骨链结构完整，患者的听力下降（图 3-2-26）；Ⅱb 度表现为外耳道狭窄并存在小鼓膜畸形，听骨链结构不完整，患者的听力下降（图 3-2-27）。

　　3. Ⅲ度　Ⅲ度患者外耳道狭窄且鼓室未发育，面神经低位遮窗等，不适合行听力重建手术（图 3-2-28）。

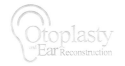
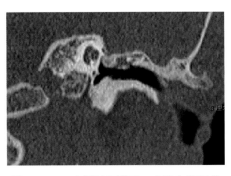

图 3-2-26　左侧外耳道 Ⅱa 度狭窄的冠状面 HRCT 表现

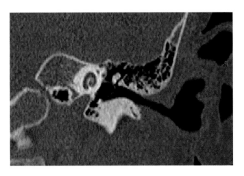

图 3-2-27　左侧外耳道 Ⅱb 度狭窄的冠状面 HRCT 表现

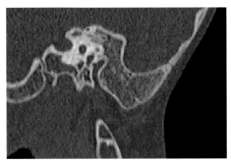

图 3-2-28　左侧外耳道 Ⅲ 度狭窄颞骨冠状面 HRCT 表现

四、先天性外中耳畸形的影像诊断要点

1. 注意影像学检查手段的选择　HRCT 检查可对外中耳畸形的性质、程度进行良好诊断，是本病最重要的影像学评估手段。对于外中耳畸形所伴发的软组织病变，如胆脂瘤、先天性瘘管等，可进一步结合 MRI 成像技术（包括 MRI 平扫、弥散加权成像及增强扫描技术）进一步明确。

2. 注意面神经形态及走行　在诊断外中耳畸形时，尤其需要注意面神经的形态和走行，尤其是面神经管鼓室段低位时，不仅可遮盖前庭窗，影响对前庭窗手术的操作，且常常伴发前庭窗闭锁、狭窄及镫骨的发育异常。因此术前需要重点关注患者面神经的影像学表现，从而选择最佳的手术方案。

3. 注意其他系统结构的观察　对于先天性外中耳畸形患者术前阅片时除重点观察耳颞部畸形结构外，还应注意其他系统结构的观察，如颞下颌关节、颌面部咀嚼肌、腮腺、口腔、颅颈交界区骨质等，这些对选择手术径路、暴露听小骨等目标结构具有重要意义。同时注意除外其他及多系统疾病的伴发，尤其是综合征型外中耳畸形所致的多系统发育异常。

4. 注意检查中的放射防护　先天性外中耳畸形患者中幼儿较多，需注意对患儿的放射防护，尽量优化扫描方案，减少辐射剂量，保护患者脑、晶状体、甲状腺等重要组织器官。

5. 注意明确外伤史及既往史　耳颞部外伤后亦可造成听小骨及鼓室的形态异常及传导性听力损失，因此需要询问患者是否有明确外伤史及既往听力情况，并结合颞骨鳞部或乳突骨折线及中耳乳突积液等征象进行鉴别。

（林奈尔　沙炎）

第三节　后天性外中耳畸形的影像学表现

后天性外中耳畸形又称为继发性或获得性外中耳畸形。多由炎症性病变、外伤、化学性损伤、烧伤引起的瘢痕组织增生或挛缩所致，也可由异物、肿瘤性病变、外耳道邻近结构病变或外中耳术后阻塞所致。

一、炎症性病变导致外中耳畸形的影像学表现

各种急、慢性外耳道炎症及慢性中耳炎累及外耳道反复发作，均会导致外耳道炎症后狭窄或闭锁。当炎症未得到控制时，可向周围组织结构蔓延，CT 影像上可见外耳道内被软组织病灶填充，乳突透亮度减低，部分可致外耳道骨质吸收、破坏或硬化。MRI 检查有助于病灶范围的显示及成分的进一步明确，通常在 T_1WI 上呈等信号，T_2WI 上呈较高信号，当伴有积液时可出现明显液性高信号影，DWI 上明显弥散受限提示伴脓肿形成。病灶增强后明显强化，此时可清晰显示病灶对耳部及周围组织的浸润情况（图 3-3-1）。

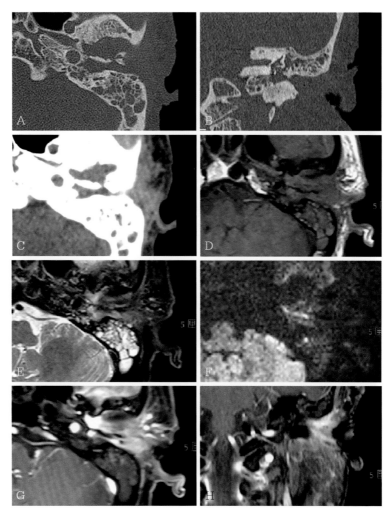

图 3-3-1　左侧外耳道弥漫性炎症致外耳道闭锁的影像学表现

A. 颞骨横断面 HRCT 骨窗；B. 颞骨冠状面 HRCT 骨窗均显示左侧外耳道被弥漫性软组织填充，外耳道及听小骨骨质破坏；
C. 颞骨 HRCT 软组织窗横断面示病灶呈等密度；D. 颞骨横断面 MRI T_1WI 示病灶等信号；
E. 颞骨横断面 MRI 脂肪抑制 T_2WI 示病灶稍高信号；F. 颞骨 MRI 弥散加权成像示病灶略高信号；
G~H. 横断面（G）及冠状面（H）MRI 增强扫描示病灶明显强化，累及周围耳颞部。

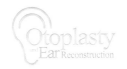
二、外伤性病变导致外中耳畸形的影像学表现

患者有明确的外伤史，外伤后出现外耳道狭窄、听力下降、耳鸣甚至面瘫。HRCT可清晰显示颞骨骨折线的走向和累及范围。根据骨折线与岩锥的关系，可将颞骨骨折分为纵行骨折、横行骨折以及混合型骨折三类。纵行骨折时，骨折线与岩锥长轴大致平行，并由外向内波及颞骨鳞部、乳突、外耳道、中耳腔等结构，面神经管膝状神经窝和面神经鼓室段也为易受累部位；颞骨横行骨折时，骨折线大致与岩锥长轴垂直，常穿行内耳，易引起面神经迷路段、内耳等损伤。颞骨混合型骨折则引起颞部多部位骨折。临床上以纵行骨折最常见。

1. 外中耳骨折　外耳道骨折在HRCT上表现为外耳道壁的骨折透亮线，部分可因外耳道粉碎性骨片的移位而产生外耳道狭窄甚至是闭锁，临床上所见的外耳道骨折尤以颌面外伤导致的外耳道前下壁骨折最多（图3-3-2），部分可继发前方的颞下颌关节窝及下颌骨损伤。中耳的骨折包括鼓室壁断裂、乳突气房骨折、听小骨骨折等。其中，最易受累的是听骨链，包括听小骨关节间隙的脱位（图3-3-3）及骨质中断、变形（图3-3-4）。

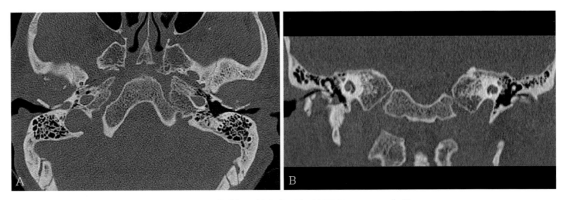

图 3-3-2　双侧外耳道多发骨折的颞骨 HRCT 表现
A 和 B. 分别为横断面和冠状面骨窗。显示双侧外耳道前壁、底壁多发骨折伴断端移位，致双侧外耳道弥漫性明显狭窄。

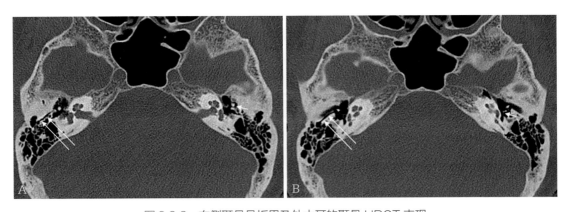

图 3-3-3　右侧颞骨骨折累及外中耳的颞骨 HRCT 表现
A. 横断面骨窗示右侧颞部纵行骨折线，累及乳突气房（长箭头），右侧砧骨及锤砧关节消失，而对侧的锤砧关节正常（短箭头）；B. 横断面骨窗示右侧颞部骨折线累及外耳道顶壁（长箭头），右侧砧骨长脚及砧镫关节消失，而对侧的砧镫关节正常（短箭头）。

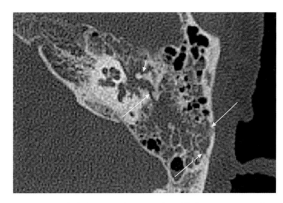

图 3-3-4　左侧颞骨骨折累及中耳横断面 HRCT 表现
骨窗示左侧颞骨多发骨折线，累及颞骨乳突气房（长箭头）及鼓室，伴砧骨骨折、形态畸形（短箭头）。

2. 面神经管骨折及面神经损伤导致外中耳畸形　HRCT 横断面、冠状面及 MPR 可多角度清晰显示面神经管外伤骨折的部位。其中，面神经管骨折的直接 CT 征象为透亮的骨折线穿过面神经管骨壁，部分伴有骨折的断端成角或移位（图 3-3-5）。但部分外伤性面瘫患者可能因骨折线细小难以显示面神经管的直接骨折线，这时应通过与健侧对比，仔细观察面神经管损伤的 CT 间接征象，包括面神经鼓室段增宽、面神经管膝状神经窝扩大（图 3-3-6）、膝状窝外侧积液、中耳腔积液及听骨链脱位等。

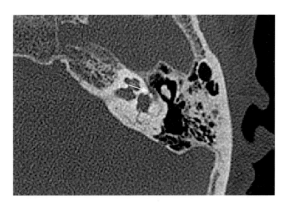

图 3-3-5　左侧面神经管骨折的横断面 HRCT 表现
显示左侧颞骨横行骨折，骨折线累及左侧前庭及面神经管鼓室段（白色箭头）。

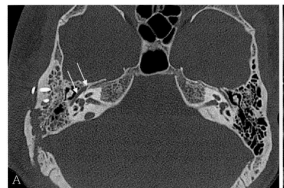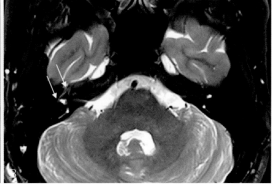

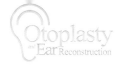
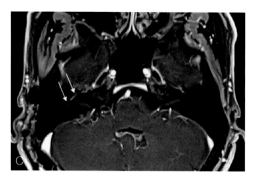

图 3-3-6 右侧颞骨骨折累及面神经管的影像学表现
A. 颞骨 HRCT 横断面示右侧面神经管膝状窝及鼓室段较对侧增粗（箭头），未见直接面神经管壁的骨折线；
B. 颞部 MRI 脂肪抑制 T_2WI 横断面示右侧受损的面神经呈稍高信号（箭头）；
C. 颞部 MRI 增强横断面示受损的面神经明显强化（箭头）。

对于部分临床面瘫症状明显、CT 上怀疑面神经损伤的患者，还可以进一步行 MRI 检查帮助诊断。由于 MRI 对软组织分辨率很高，它可以直接显示受损的面神经水肿增粗，甚至出血断裂。面神经水肿在 MRI 上表现为 T_2WI 高信号，增强后伴有轻度强化，而当 T_1WI 上出现异常高信号时，则高度提示合并有面神经出血。

三、耳颞部其他病变所致外中耳畸形的影像学表现

1. 耳颞部局限性病变 临床上常见的外耳道局限性病变为骨疣，又称骨软骨瘤，它是最常见的外耳道良性肿瘤，生长缓慢。典型的小病灶在 CT 上表现为致密的小结节影突入外耳道腔（图 3-3-7），边缘清晰，以宽基底连于外耳道骨壁；部分较大病灶可表现为多发高密度骨嵴沿外耳道壁排列，相应外耳道变窄。

2. 耳颞部弥漫性病变 耳颞部弥漫性病变，如骨纤维异常增殖症等肿瘤或肿瘤样疾病亦可见累及外中耳，从而使外耳道的骨质形态发生异常改变，甚至导致外耳道的狭窄和闭锁（图 3-3-8）。

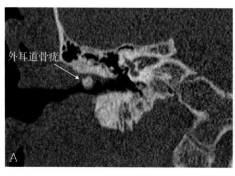
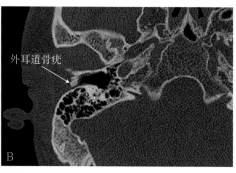

图 3-3-7 右侧外耳道骨疣 HRCT 表现
A. 横断面骨窗；B. 颞骨 HRCT 骨窗冠状面均显示右侧外耳道前顶壁一结节状骨性致密影隆起，致外耳道局部狭窄。

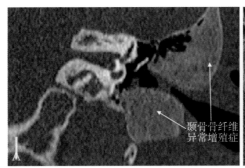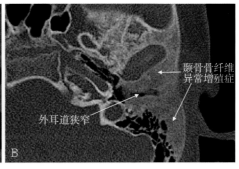

图 3-3-8　左侧颞骨纤维异常增殖症 HRCT 表现

A. 颞骨 HRCT 骨窗横断面；B. 颞骨 HRCT 骨窗冠状面均显示左侧颞骨弥漫性骨质增生肥厚伴磨玻
璃密度改变（箭头），相应左侧外耳道弥漫性狭窄。

（林奈尔　沙炎）

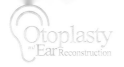

参考文献

[1] 中华放射学杂志编委会. 头颈部 CT 和 MRI 扫描规范指南（修改稿）. 中华放射学杂志，2007，41（9）：996-999.

[2] 李幼瑾，杨军，吴皓，等. 儿童先天性外中耳畸形的高分辨率 CT 及 MPR 重建的影像学分析. 中华耳科学杂志，2010，8（4）：441-445.

[3] 王振常，鲜军舫，兰宝森. 中华影像医学：头颈部卷. 2 版. 北京：人民卫生出版社，2011.

[4] KEMP P, STRALEN J V, DE GRAAF P, et al. Cone-beam CT compared to multi-slice CT for the diagnostic analysis of conductive hearing loss: a feasibility study. J Int Adv Otol. 2020, 16(2): 222-226.

[5] PELTONEN L I, AARNISALO A A, KORTESNIEMI M K, et al. Limited cone-beam computed tomography imaging of the middle ear: a comparison with multislice helical computed tomography. Acta Radiol, 2007, 48(2): 207-212.

[6] 杨正汉，冯逢，王霄英. 磁共振成像技术指南：检查规范、临床策略及新技术应用（修订版）. 北京：人民军医出版社，2010.

[7] 张媛，鲜军舫，陈光利. 颞骨内面神经影像解剖研究进展. 中国医学影像技术，2008，24（12）：2030-2032.

[8] 肖家和，罗敏，刘畅，等. 外中耳先天畸形的 HRCT 研究. 临床放射学杂志，2007，2（1）：21-25.

[9] ZEIFER B, SABINI P, SONNE J. Congenital absence of the oval window: radiologic diagnosis and associated anomalies. AJNR Am J Neuroradiol, 2000, 21(2): 322-327.

[10] JAHRSDOERFER R A. Clinical aspects of temporal bone anomalies. AJNR Am J Neuroradiol, 1992, 13(2): 821-825.

[11] 王振常，王冰. 先天性外中耳畸形的影像学检查与诊断. 中国医学文摘（耳鼻咽喉科学），2012，27（1）：5-7.

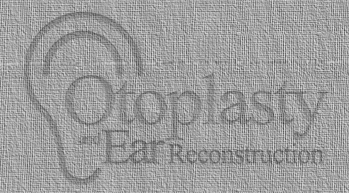

第二篇
治疗篇

第四章
耳模矫正技术

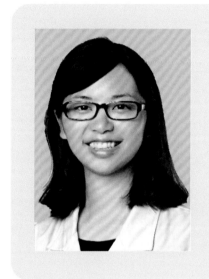

章负责人简介

傅窈窈

副主任医师。任复旦大学附属眼耳鼻喉科医院眼耳鼻整形外科主任助理，耳鼻面整形重建中心副主任。入选"上海市优秀青年医师资助培养计划"，获复旦大学"优秀青年医师"等荣誉称号。

案例导引

男婴，2月龄，家长发现其右耳郭局部凹陷畸形（如右图所示）。

问题：

1. 这种耳郭畸形能治疗吗？可以通过非手术方式治疗吗？

2. 治疗需要多长时间？能达到什么样的治疗效果？

3. 治疗过程中有什么风险？需要注意什么？

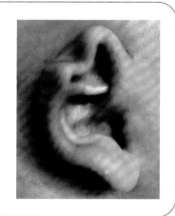

应用非手术治疗方式矫正先天性耳郭畸形是20世纪80年代由Matsuo和Kurozumi等人率先提出的，从根本上改变了耳郭畸形仅依靠手术治疗的模式。最初采用牙科的热塑材料和胶布等治疗先天性耳郭畸形，获得良好效果。之后产品不断更新改进，从胶带固定、到弧形矫形器与夹子式耳模，再到目前的综合式矫正器，耳模矫正技术日趋成熟，疗效与安全性渐趋稳定。从最初"持续牵拉"的朴素想法，到"出生后早期婴儿体内雌激素水平高导致耳郭软骨透明质酸含量高，因而耳郭可塑性强"的假说，再到目前耳郭软骨细胞外基质含量及力学强度变化的实验证据，相关领域的专家学者在耳郭可塑形机制方面不断探索。

本章我们将对耳模矫正技术规范、形态畸形耳模矫正治疗、结构畸形耳模矫正治疗进行系统性的阐述。

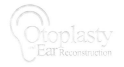
第一节　耳模矫正技术规范

耳郭畸形若不能在出生早期（一般为出生后 2～3 个月内）得到及时矫正，则常常需要等到 5～6 岁以后进行手术治疗，并且存在术后感染、血肿形成、明显疼痛感、甚至二次畸形等手术风险。同时患儿在等待手术的成长过程中会因为他人的异样目光影响心理健康，因此早期耳模矫正（ear molding）极为重要。

近年来随着新一代综合式矫正器的广泛应用，越来越多的医生开始关注并认识到耳郭畸形早期治疗的有效性及重要性。为进一步推进耳郭畸形耳模矫正技术在国内的规范化应用，笔者组织国内相关领域的数十位专家对耳郭畸形耳模矫正技术进行了广泛讨论和反复修改，最终形成《先天性耳郭畸形耳模矫正技术专家共识》。在本节内容中，我们对耳郭矫正器进行简要的介绍，并对共识所涉及的耳模矫正技术的规范进行提纲挈领地总结。

首先，综合式耳模矫正器可以适应于各种耳郭畸形类型。其最早由美国得克萨斯大学西南医学中心整形外科临床教授 Dr. Steve Byrd 研发。该类矫形器由 1 个支架（包含底架和外盖）、1～2 个耳轮牵引器以及 1 个耳甲矫正器组成（图 4-1-1）。其优点为可恢复耳郭上 1/3 重要的解剖结构，同时又能依靠特殊的耳甲矫正器重塑耳甲腔形态并维持正常的颅耳角且防止耳垂上翘。目前临床上的耳郭畸形矫正以应用该类矫形器为主。

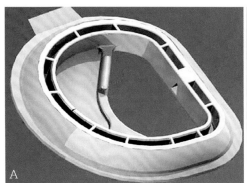
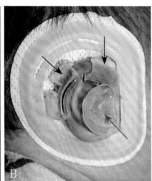
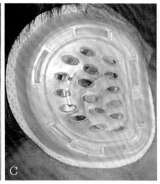

图 4-1-1　综合式矫形器配件
A. 底座，红色椭圆形标注的为对耳轮上脚成形器；B. 牵引钩（黑色箭头）与耳甲矫正器（蓝色箭头）；C. 外盖。

一、耳模矫正治疗的适应证和禁忌证

很多耳郭畸形都可以通过耳模矫正技术得到外形上的改善，但严重的耳郭畸形则只能通过手术治疗才能达到治疗效果。

1. 适应证　耳模矫正治疗适应证包括耳郭形态畸形和部分耳郭结构畸形。

（1）耳郭形态畸形：包括招风耳、猿耳、杯状耳（包含垂耳）、隐耳、耳甲异常凸起、耳轮畸形、合并两种及两种以上畸形的复合耳畸形（mixed ear deformity）以及其他耳郭扭曲变形都可以应用耳模矫形治疗。

（2）部分耳郭结构畸形：部分轻度耳郭结构畸形（Marx II 分级）也是相对适应证，具体评估和治疗需要慎重。

2. 禁忌证　耳模矫正治疗禁忌证包括相对禁忌证和绝对禁忌证。

（1）**相对禁忌证：**Ⅱ度小耳畸形和耳周皮炎急性期是相对禁忌证。婴儿因伴发重要脏器畸形或其他影响生长发育更为急迫的问题时，建议慎重考虑是否短期内进行耳模矫正。

（2）**绝对禁忌证：**Ⅲ度耳郭结构畸形。

二、耳模矫正治疗的基本步骤

（一）准备工作

使用前先剃掉耳周毛发，操作时应避免损伤皮肤，用异丙醇棉片轻拭耳周皮肤去除油脂，以便将底架黏附在耳周。大多数耳郭形态畸形表现为耳郭上 1/3 的异常，需要特别注意耳轮、对耳轮、对耳轮上脚及耳舟等部位的塑形。

（二）佩戴耳模矫形器

大部分耳郭畸形患者可以直接佩戴耳模矫形器，但是当塑形张力较大、软骨可塑性较差或同时存在多种畸形时建议分阶段治疗，具体包括以下两个阶段。

1. 第一阶段　该阶段主要采用简易装置进行初步塑形。先将 3M 双面敷贴定位于耳后，黏合于乳突区皮肤，使软骨和皮肤逐渐伸展，为进一步矫正做准备；一般持续牵引时间约 2 周，个别患者软骨弹性差或环缩耳等牵引力量比较大时可适当缩短复诊时间，以防压疮。

2. 第二阶段　该阶段则为佩戴耳模矫形器，大多数耳郭畸形可直接进入第二阶段。主要分为以下几步：①先根据耳郭大小选择尺寸合适的矫形器，调整支架的位置使得对耳轮上脚成形器对准对耳轮上脚的下方，且耳郭上缘需保留适当的空间用于安装牵引钩；②选择大小合适的牵引钩放置于耳轮处，牵拉耳轮使其塑形，通常牵引器在耳轮处容易滑脱，有报道采用液体胶增加牵引器和耳舟之间的黏合性，避免滑脱风险；③根据需要选择合适的耳甲矫正器以对抗耳郭上部的牵引力，使耳甲、耳垂形态保持正常；④盖上外盖保持塑形，必要时可使用弹力头套或胶布进行外部固定（图 4-1-2）。

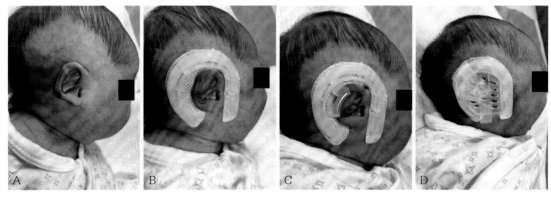

图 4-1-2　矫形器安装步骤图解

A. 剃掉耳周大致范围毛发，并清洁耳周皮肤；B. 调整支架的位置使得对耳轮上脚成形器对准对耳轮上脚的下方，且耳郭上缘需保留适当的空间用于安装牵引钩；C. 选择大小合适的牵引钩放置于耳轮处，牵拉耳轮使其塑形，一般使用 1 个牵引钩，少数情况需要 2 个牵引钩联合使用，耳甲矫正器根据情况决定是否需要安装，安装位置位于耳甲腔和耳甲艇内。可以在牵引钩和耳甲矫正器的受力部位垫称棉球或胶布，减少皮损发生率；D. 盖上外盖。

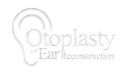

三、耳模矫正治疗的时机、时长和随访

耳模矫正治疗还需要关注治疗的时机、治疗的时长及治疗后的随访，这些都会对治疗效果产生影响。

1. 耳模矫正治疗时机 目前研究认为，先天性耳郭畸形耳模矫正的治疗时间窗是出生后2~3个月以内，越早治疗效果越好，随着开始治疗时间的推迟成功率会有所下降；不同类型的畸形治疗时间窗也不一样，杯状耳、招风耳容易复发，有效治疗时间窗更短；隐耳属于特殊类型的耳郭畸形，仅涉及皮肤不足问题的隐耳，目前也有不少成人治疗成功的案例，但伴发软骨畸形的隐耳，超过治疗时间窗是无法获得理想矫形效果的；结构畸形的治疗时间窗则相对更短。尽管矫治越早效果越佳，但考虑到耳郭畸形有30%左右的自愈倾向，轻微畸形建议出生后先观察5~7d，无好转则尽早开始耳模矫正治疗，若有改善则继续密切观察。如有家族史或畸形较重，则越早矫治越好。

2. 耳模矫正治疗时长 耳模佩戴时间长短主要取决于开始佩戴耳模的时间及耳郭畸形类别。出生1周内治疗效果最佳，治疗时长一般为2~3周；出生1~6周的婴儿治疗时长为1~2个月；出生6周以上的婴儿治疗时长可长达2~3个月。杯状耳及招风耳患儿易反弹，治疗时长需适当延长。

3. 耳模矫正治疗期间的随访 治疗期间，要求患儿持续佩戴矫形器，每1~2周复诊一次，嘱家长密切观察有无胶布变色、耳罩异味等情况。如有并发症发生，须立即就诊，以免延误病情。

四、耳模矫正治疗的并发症

新生儿代谢旺盛，佩戴部位清洗困难或护理不当，易导致分泌物污染。局部粘贴、压迫等诱因可引起以下并发症。

1. 皮肤红肿及皮损 皮肤红肿及皮损为最常见的并发症，一般由局部牵拉、挤压或摩擦皮肤引起。

（1）**发生率**：该并发症的发生率与患儿接受耳模矫正的月龄及皮肤基础条件相关。一般月龄越小，耳郭可塑性越强，耳郭局部皮肤红肿或皮损的发生率越低。患儿的皮肤基础条件越好，局部红肿或皮损的概率就越低。相反，大龄或湿疹患儿，皮损发生率明显增高。

（2）**好发部位**：皮损好发部位多为耳郭矫形器的受力部位，如耳甲腔凸起部位、耳轮缘和颅耳间沟等。

（3）**处理方法**：若出现皮肤破损，应停止佩戴矫形器直至愈合，并注意局部清洁。皮肤破损或渗液严重者，可局部用生理盐水清洁或湿敷后涂抹抗生素软膏。在牵引钩和耳甲矫正器的受力部位、耳郭后沟等处垫称棉花絮或胶布可以大幅度降低皮损发生率（图4-1-3）。

2. 过敏反应 某些患儿还会出现过敏现象，主要是对胶带或硅胶过敏，表现为耳周皮疹、分泌物增多，有时还伴有皮肤破溃。

对于过敏的处理一般需要根据过敏情况来确定：①轻度过敏可将耳模取下，彻底清洁消毒外耳，观察1~2h，如皮肤发红症状消失即可重新佩戴；②对严重过敏者，除卸下耳模清洗外耳外，需暂停佩戴耳模 1 ~ 2d，或直至症状全部消失后再重新佩戴（图4-1-4）；③过敏无特殊预防方法，发现过敏后暂停佩戴的间歇期可以涂抹润肤霜或湿疹药膏以降低过敏再次发生的概率。

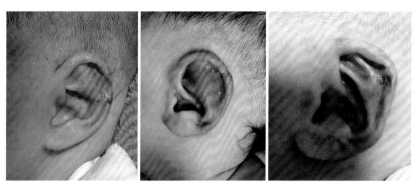

图 4-1-3　耳模佩戴过程中皮损的发生

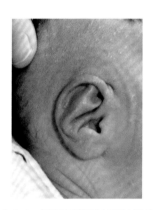

图 4-1-4　佩戴耳模后皮肤过敏表现

3. 感染　偶见皮肤损伤后局部合并感染，尚无文献报道并发软骨感染，但需要引起高度重视。有皮损发生后需要及时停止佩戴耳模矫正器直至伤口愈合。

（傅窈窈　张天宇）

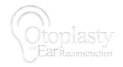

第二节　形态畸形耳模矫正治疗

形态畸形表现为耳郭扭曲变形，不伴软骨量缺失，是耳模矫正的最佳适应证。现结合每一类型耳郭形态畸形的畸形特点和对应的耳模矫正要点进行逐一阐述。

一、杯状耳的耳模矫正治疗

Ⅰ度和Ⅱa度杯状耳均可以应用耳模矫形进行治疗。

1. Ⅰ度杯状耳的耳模矫正治疗　杯状耳Ⅰ度为垂耳，表现为耳轮上缘遮盖对耳轮上脚；矫正要点是重塑对耳轮上脚（图4-2-1）。

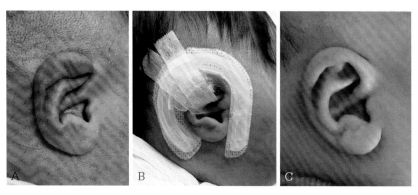

图4-2-1　Ⅰ度杯状耳的矫形过程
A. 矫形前；B. 矫形中；C. 矫形后。

2. Ⅱa度杯状耳的耳模矫正治疗　Ⅱa度杯状耳即传统所指的杯状耳，表现为耳郭变小、前倾、位置偏低，平躺时形似盛水的杯子，兼具招风耳对耳轮结构不清晰的特征。Ⅱa度杯状耳畸形矫正要点是重塑整体的对耳轮及对耳轮上脚，并用胶布或耳甲矫正器牵拉耳垂以免耳郭上部的牵拉造成耳垂上翘或对耳轮下部结构显示不清（图4-2-2）。有反弹倾向的患儿，需要延长巩固期。

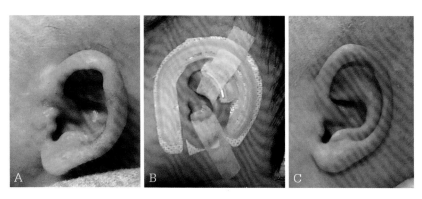

图4-2-2　Ⅱa度杯状耳的矫形过程
A. 矫形前；B. 矫形中；C. 矫形后。

二、猿耳的耳模矫正治疗

猿耳表现为异常凸起的对耳轮第三脚,伴或不伴对耳轮上脚的缺失。猿耳矫形要点是找准对耳轮上脚的位置,用底座的凸起部分重塑正常位置的对耳轮上脚,用牵引钩压迫使异常的第三脚消失(图 4-2-3)。

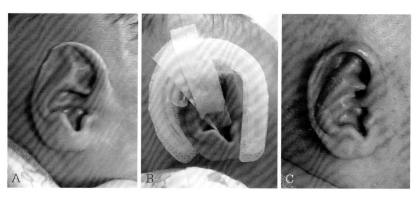

图 4-2-3 猿耳矫形过程
A. 矫形前; B. 矫形中; C. 矫形后。

三、招风耳的耳模矫正治疗

招风耳在婴儿期不容易被发现,因为耳轮缘与乳突区的距离会随着月龄增大而不断增大,可以通过观察对耳轮是否明显作为判断依据之一,也可以将新生儿阶段耳轮缘与头皮距离超过 7mm 定义为招风耳。矫形的主要目是重塑对耳轮,并尽可能减小颅耳角(图 4-2-4)。此类畸形有复发倾向,除了强调尽早治疗外,还需要延长治疗时间。

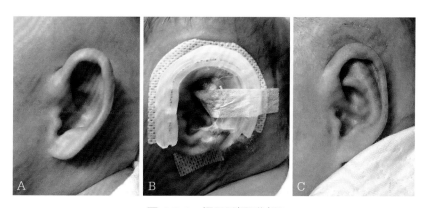

图 4-2-4 招风耳矫形过程
A. 矫形前; B. 矫形中; C. 矫形后。

四、耳甲异常凸起的耳模矫正治疗

耳甲异常凸起不仅包括耳轮脚异常延伸与对耳轮相接,也包括对耳屏过于凸起等。这个位置的矫形较有难度。根据情况可采用耳甲矫正器(需要垫棉花,否则异常凸起容易有压疮)或耳垂反折压迫的方法进行治疗(图 4-2-5、图 4-2-6)。

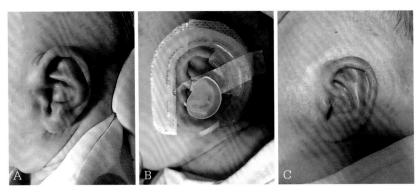

图 4-2-5　耳甲异常凸起矫形过程
A. 矫形前；B. 矫形中；C. 矫形后。

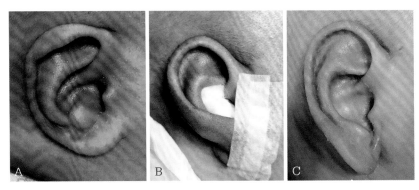

图 4-2-6　耳甲异常凸起矫形过程
A. 矫形前；B. 矫形中；C. 矫形后。

五、隐耳的耳模矫正治疗

隐耳是耳郭畸形中唯一一类超龄治疗也能部分有效的形态畸形（图 4-2-7）。因为隐耳主要在于耳郭后沟上部分皮肤量不足，而皮肤的可延展性终生存在，因此，很多学者报道了 6 岁甚至 30 余岁隐耳患者通过耳模治疗或牵引治疗成功的案例（图 4-2-8）。但对比婴儿期治疗与超龄治疗的效果，我们发现超龄治疗只能矫正耳郭后沟皮肤不足的问题，无法矫正隐耳伴发的软骨畸形。而且，超龄隐耳治疗会容易出现皮肤破损。

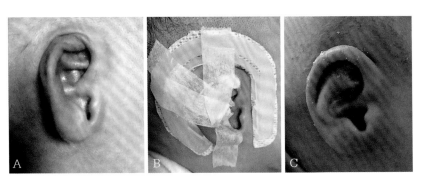

图 4-2-7　隐耳矫形过程
A. 矫形前；B. 矫形中；C. 矫形后。

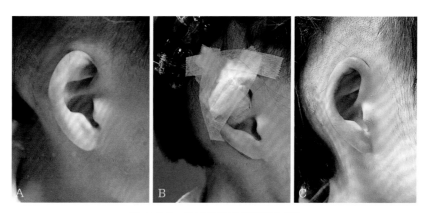

图 4-2-8　6 岁儿童隐耳矫形过程
A. 矫形前；B. 矫形中；C. 矫形后。

六、耳轮畸形的耳模矫正治疗

耳轮畸形从轻到重表现为耳轮局部不圆润，耳轮不卷曲及耳轮粘连。矫正要点为重新恢复耳轮圆润流畅的外观（图 4-2-9）。耳轮不卷曲可以用胶布折叠黏性面朝外的方法重塑耳轮。耳轮粘连通过持续重塑粘连折叠的位置亦可达到理想塑形效果。

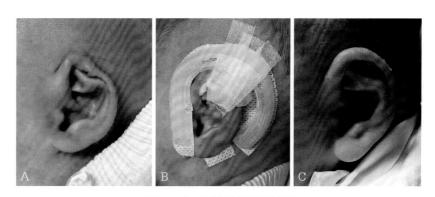

图 4-2-9　耳轮粘连矫形过程
A. 矫形前；B. 矫形中；C. 矫形后。

（傅窈窈　李辰龙　张天宇）

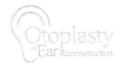
第三节　结构畸形耳模矫正治疗

耳模矫正在常规耳郭形态畸形中取得了良好的治疗效果。结构畸形是较形态畸形更为严重的畸形类型，表现为耳郭软骨发育不全。一些学者开始探索耳模矫正在轻中度耳郭结构畸形中的应用，临床上初步有效的结果势必推动耳软骨相关基础研究的进一步深入。

一、Ⅰ度耳郭结构畸形的耳模矫正治疗

轻度耳郭结构畸形表现为软骨轻度发育不全，组织量相对不足。矫正要点为尽可能牵拉，尽量重塑正常亚结构。需要出生后尽早治疗，并延长巩固治疗期（图4-3-1、图4-3-2）。

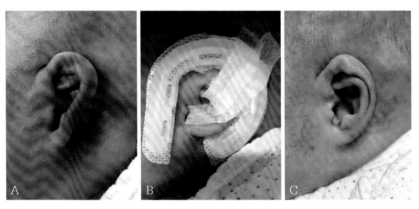

图 4-3-1　Ⅰ度耳郭结构畸形矫形过程
A. Ⅰ度耳郭结构畸形矫正前；B. Ⅰ度耳郭结构畸形矫正中；C. Ⅰ度耳郭结构畸形矫正后。

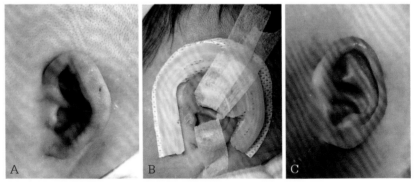

图 4-3-2　Ⅰ度耳郭结构畸形矫形过程
A. Ⅰ度耳郭结构畸形矫正前；B. Ⅰ度耳郭结构畸形矫正中；C. Ⅰ度耳郭结构畸形矫正后。

二、Ⅱ度耳郭结构畸形的耳模矫正治疗

Ⅱ度耳郭结构畸形为耳模矫形的相对禁忌证。但鉴于患儿家长强烈的意愿及耳模矫正的非侵入性，在获得知情同意的基础上，我们尝试应用耳模矫正探索性治疗Ⅱ度小耳畸形，并观察其远期疗效。部分Ⅱ度耳郭结构畸形表现出较为理想的远期疗效（图4-3-3、图4-3-4）。治疗要点为出生7天内开始治疗并且需要延长治疗时间。

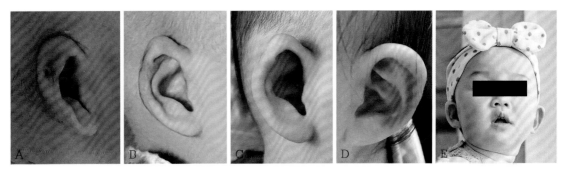

图 4-3-3　出生 3 天后开始矫形的 Ⅱ 度耳郭结构畸形的治疗前后对比及远期疗效

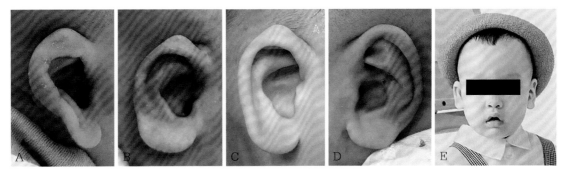

图 4-3-4　出生 5 天后开始矫形的 Ⅱ 度耳郭结构畸形的治疗前后对比及远期疗效

通过总结 16 例 Ⅱ 度小耳畸形患者使用耳模矫形治疗前后对比及远期疗效，我们发现耳模矫正技术对 Ⅱ 度耳郭结构畸形有一定美学改善作用，但达不到临床治愈的效果，且远期疗效较治疗结束时有所反弹（图 4-3-5、图 4-3-6）。因此对这类患儿的耳模矫正治疗，需要与家长详细交流后慎重开展。

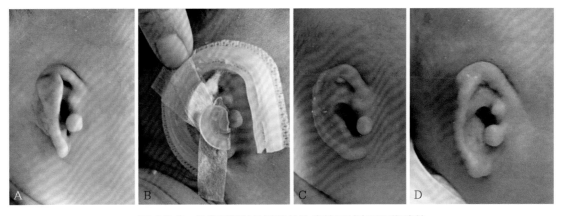

图 4-3-5　Ⅱ 度耳郭结构畸形的治疗前后对比及远期疗效
A. 治疗前；B. 治疗中；C. 治疗结束后即刻；D. 治疗结束后半年。

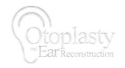

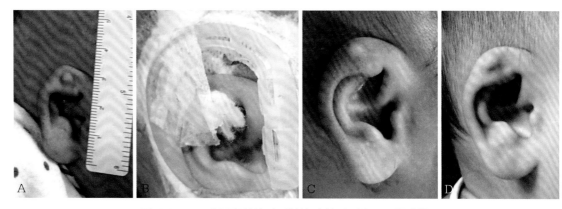

图 4-3-6　Ⅱ度耳郭结构畸形的治疗前后对比及远期疗效
A. 治疗前；B. 治疗中；C. 治疗结束后即刻；D. 治疗结束后 7 月。

三、耳甲粘连畸形早期手术联合耳模矫正序贯治疗策略

初步研究发现采用出生早期手术松解联合耳模矫正序贯治疗策略，可使耳甲粘连畸形达到相对理想的形态效果，但其远期疗效与安全性需要进一步验证（图 4-3-7）。

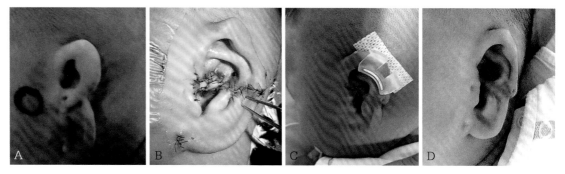

图 4-3-7　出生早期手术松解联合耳模矫正序贯治疗耳甲粘连畸形
A. 术前；B. 粘连松解手术后即刻；C. 术后半月联合耳模矫正；D. 远期疗效。

（傅窈窈　李辰龙　张天宇）

参考文献

[1]　ZHANG J L, LI C L, FU Y Y, et al. Newborn ear defomities and their treatment efficiency with Earwell infant ear correction system in China. Int J Pediatr Otorhinolaryngol, 2019, 124: 129-133.

[2]　傅窈窈，赵普，李辰龙，等. 耳模矫正技术对Ⅱ度耳郭结构畸形矫治的远期疗效分析. 中国眼耳鼻喉科杂志，2021，21（2）: 95-98.

[3]　BYRD H S, LANGEVIN C J, GHIDONI L A. Ear molding in newborn infants with auricular deformities. Plast Reconstr Surg, 2010, 126(4): 1191-1200.

[4]　DANIALI L N, REZZADEH K, SHELL C, et al. Classification of newborn ear malformations and their treatment with the EarWell infant ear correction system. Plast Reconstr Surg, 2017, 139(3): 681-691.

[5]　中华医学会耳鼻咽喉头颈外科学分会小儿学组. 先天性耳廓畸形耳模矫正技术专家共识. 中华耳鼻咽喉头颈外科杂志，2019，54（5）: 330-333.

[6]　LENNON C, CHINNADURAI S. Nonsurgical management of congenital auricular anomalies. Facial Plast Surg Clin North Am, 2018, 26(1): 1-8.

[7]　CHAN S L S, LIM G J S, POR Y C, et al. Efficacy of ear molding in infants using the earwell infant correction system and factors affecting outcome. Plast Reconstr Surg, 2019, 144(4): 648e-658e.

[8]　ZHOU Z, CHEN C, Bi J, et al. Study on application of ear correction model to infantile cryptotia. Int J Pediatr Otorhinolaryngol, 2019, 188: 62-67.

[9]　FEIJEN M M W, VAN CRUCHTEN C, PAYNE P E, et al. Non-surgical correction of congenital ear anomalies: a review of the literature. Plast Reconstr Surg Glob Open, 2020, 8(11): e3250.

[10]　PATEL V, MAZZAFERRO D M, SWANSION J W, et al. Public perception of helical rim deformities and their correction with ear molding. J Craniofac Surg, 2020, 31(3): 741-745.

[11]　DOFT M A, GOODKING A B, DIAMOND S, et al. The newborn butterfly project: a shortened treatment protocol for ear molding. Plast Reconstr Surg, 2015, 135(3): 577e-583e.

第五章
耳郭修复手术

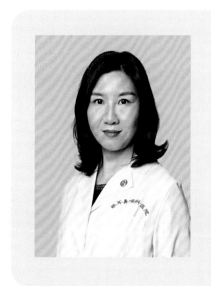

章负责人简介
————

郭　英

副主任医师。任复旦大学附属眼耳鼻喉科医院眼耳鼻整形外科主任助理。擅长各种耳郭畸形矫正手术及面部年轻化治疗。兼任中华医学会整形外科学分会耳整形与耳再造学组委员。

　　耳郭位于头颅两侧，突出于体表，任何原因造成的耳郭畸形都会影响美观，对患者和家属造成一定的心理压力，从而影响到社会交往。由于耳郭结构精妙，回旋曲折，整形手术中每一个耳郭细节的体现都需要精心设计。除了一部分先天性耳郭形态畸形在出生后较短的治疗时间窗内可以尝试使用耳模进行治疗矫形，几乎所有的耳郭畸形都需要应用整形外科的技术和手段来矫正并重塑外观。由于耳郭是外耳的一部分，且许多耳郭畸形同时合并听觉的异常，患者往往首诊于耳鼻咽喉专科门诊。因此，耳郭的整形同样受到耳科医师的关注。

　　耳郭的外形既复杂又精致，再高明的外科医师也造不出两个完全相同的耳郭。通常耳郭畸形越严重，耳整形手术就越复杂，但是这并不意味着简单的耳整形手术就容易做。事实上越是轻微的耳郭畸形，患者和家属的心理预期越高，在进行术前评估时一定要注意到这一点。当然，在进行任何耳郭修复手术之前，无论整形外科医师还是耳科医师，最重要的是要熟知正常耳郭的解剖，了解耳郭整形的基本原则和各种耳郭修复手术方法的适应证。只有这样，面对形态各异的耳郭畸形时才能选择合理的手术方案，避免造成无法挽回的后果。

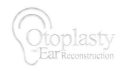
第一节　耳整形手术的基本原则

耳整形手术是用整形外科手术的方法或组织移植的手段，对耳郭畸形进行整形修复，以达到形态的改善和美化的过程，其目的和意义与整形外科的定义相符，因此所有的耳郭修复手术必须遵守整形外科手术的基本原则，同时还要满足耳郭独特的美学标准。

（一）无菌操作原则

任何手术均应遵守无菌操作原则。整形外科手术操作较为复杂，手术时间较长，手术野广泛，且常涉及两个及以上手术野，因而创面暴露机会多，感染机会也就增多；同时，整形手术中组织移植及人工材料植入占很大比例，植入物易黏附定殖微生物，被移植组织相对缺血，对感染的抵抗力弱，一旦感染将会直接影响手术效果，甚至使手术前功尽弃。因此，在整形外科手术中，无菌操作是一项必须严格执行的原则。

无菌操作涉及手术的各个方面，不但要养成高度的无菌观念，而且必须严格落实，重视每一步的操作。要求每个参与手术和准备手术器械物品的人均应养成严格的无菌观念，自觉遵守与执行无菌操作规范。在口鼻附近的手术中，应做好皮肤黏膜消毒，术中要用纱布遮盖患者的口鼻以防飞沫污染。手术野消毒范围要大，特别是局麻手术，需保证铺巾后不因体位改变而遭受污染。耳郭位于发际线周围，手术前头发的清洁也是保证术中无菌操作的一个环节。部分严重的耳郭畸形软骨卷曲不能展平，容易藏污纳垢，不仅要在术前预先清洗，而且在手术过程中还需进一步清洗和消毒。

（二）无创伤操作原则

任何外科手术对组织都有一定的损伤和破坏作用，无创伤操作原则就是要求每一个手术步骤都要尽量避免不必要的创伤。皮肤组织中所有的细胞、胶原纤维、弹性纤维及脂肪组织均由网状的血管、淋巴管和神经组织包绕，过度夹持、挤压、牵拉和干燥等，均可对一部分细胞和管腔结构造成破坏，由此引起的组织反应还会导致更多细胞和组织的损伤或坏死，而这些受损组织将会成为细菌生长的良好培养基，即使不形成明显的感染，至少在愈合时也会形成瘢痕组织。无创伤操作要求刀、剪、缝针必须锋利精巧，选择合适型号的缝线和缝针以减少组织反应，避免过度牵拉。剥离耳郭前表面皮肤时尽量用锐性分离代替钝性分离；在耳郭复合组织游离移植时用缝线牵引代替器械夹持。手术者都要养成爱护组织的观念，操作要稳、准、轻、快，适时以湿盐水纱布覆盖创面，避免创面暴露时间过长，以将组织损伤降到最低限度。手术时术者的手即使轻微震颤也可能给创面带来不利影响，因此术者和助手应尽量保持最稳定的手术姿势。实践证明，弯肘置于身体两旁，像坐在书桌前写字那样的姿势最为稳定。

（三）优化程序功能优先原则

优化程序就是在遵循逻辑的基础上确立最好的处理顺序。整形外科大师 Millard 认为，每个患者的治疗或每个整形外科手术应有一个程序单。例如对大面积烧伤患者的治疗，最优先的程序是挽救生命，其次是恢复功能，最后才是改善外观。功能与外观相比较，前者应放在首位，当然，理想的效果必定是同时具备外形和功能的改善，两者是相辅相成的。对需要多次手术矫正多个部位畸形的患者，也应区分轻重缓急，以优化、合理的程序进行治疗，如此方能获得满意效果。先天性耳畸形常常合并外耳道狭窄或者闭锁，到底先做耳郭整形还是先做外耳道重建必须要有合理统筹的安排。一般来说建议先做耳郭后做外耳道，因为耳郭手术需要耳周良好的皮瓣血运，如果先做了外耳道手术，可能会破坏耳后皮肤及筋膜的完整性最终影响耳郭再造的效果。而反之则不会影响听力重建，即使是双侧外耳道闭锁也可以暂时不用手术，使用头戴式骨导助听器一样可以帮助患耳提高听力，提高生活质量。

（四）治疗疾病兼顾美学修复原则

在各个传统的专科领域，尤其是出生缺陷性疾病带来的解剖学的畸形，治疗时需要专科整形外科医师结合这些疾病的发病机制，总结发病规律，在治疗疾病的同时，充分考虑将畸形器官的再造与修复重建相结合，恢复器官的基本功能，重塑器官正常外貌。比如部分先天性小耳畸形患儿合并半侧颜面短小、外耳道低位等特殊情况，在治疗时要综合考虑、整体定位，还要结合患者生长发育规律进行序贯治疗最终才能获得满意效果。

（五）手术时机选择原则

大部分整形外科手术为择期手术，但手术时机选择对手术的效果也甚为重要，这一问题必须与患者及家属做好充分沟通。手术时机的选择有时以疾病的发展为主要依据，有时则主要考虑疾病对患者生理和心理发育的影响。例如外伤后瘢痕的美容性修复，在瘢痕增殖期实施显然不是最好的时机，在做好沟通的基础上让时间参与治疗往往能够获得意想不到的效果。但对于儿童瘢痕修复的手术时机选择，应以不影响局部生长发育为主要依据，而不应一味强调瘢痕是否软化的问题。同样，对于小耳畸形的整复，过去主要考虑耳和肋软骨的发育情况，多选择在成年前进行手术，而现在普遍认为学龄前外耳的发育即可达到成人大小的 85%，应尽量选择在学龄前进行手术，因为这样可以减少畸形耳对患儿心理发育的影响。

（六）避繁就简原则

避繁就简原则是指在能够获得相同或相近的治疗效果的前提下，尽量选择简单的治疗措施，避免复杂的方法。创面的阶梯式重建模式就是避繁就简原则的体现，即创面修复方法应从阶梯底部的直接缝合开始，无法获得满意效果时再选择上级阶梯的修复方法，其顺序依次是皮片移植、局部皮瓣、远位皮瓣、组织扩张术和显微外科手术。这一重建模式的宗旨是尽可能地用简单的手术方法来解决创面修复问题，因为方法越简单，则创伤越小，手术风险越低，恢复时间也越短。但避繁就简绝不是一味追求简单化，当复杂方法的效果显著优于简单方法时，还应以效果为重。

（七）同物相济原则

自体组织移植是整形外科常用的治疗手段，在应用这一手段时应遵循同物相济原则。该原则是尽可能地用相同的组织修复相同的组织缺损（replace like with like tissues），以获得功能与形态上最为满意的效果，如交叉眼睑瓣修复眼睑全层缺损、交叉唇瓣修复唇全层缺损就是其典型例证。其他如骨移植修复骨缺损、皮肤移植修复皮肤缺损、肌腱移植修复肌腱缺损、脂肪移植补充脂肪容量减少等，都是同物相济原则的体现。用同一美学分区内的局部皮瓣修复同一美学分区内的皮肤软组织缺损也符合同物相济原则，因为同一分区内的局部皮瓣在色泽、质地、厚薄等方面与缺损区的组织基本相同。基于这一原则，我们在做全耳郭再造时，当耳前表面需要皮肤覆盖时

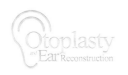

首选残耳皮肤，其次可选对侧耳后皮肤，再次才选身体其他部位皮肤。笔者团队最新研究发现，在外耳道闭锁手术，如果植皮供区选取部分健侧正常外耳道皮肤，会使得再造的外耳道生理和功能更加接近正常。当然，同物相济也有一定的局限性——当缺损范围广泛或无法切取相同组织时，这一原则则难以实现。在这种情况下，我们只能退而求其次，以相似的组织修复相似的组织缺损，如用皮片修复黏膜缺损、用足趾移植再造手指等。

（八）调余补缺原则

调余补缺原则源于"劫富济贫"（rob Peter to pay Paul）的思想，也可理解为"拆东墙，补西墙"。整形外科用这一原则修复缺损时，要求在各种轴向上对组织进行旋转、推进或易位，尽量调动周围相对富余的组织，特别是原本要放弃的多余组织，同时将切口放置于隐蔽部位。调余补缺原则下的皮瓣设计是整形外科的一大特色，如以耳前皮瓣修复耳郭局部缺损就是典型的做法，即充分利用耳前相对松弛的皮肤达到修复目的，同时将瘢痕放在较为隐蔽的部位。Z 成形术矫正隐耳畸形、双叶皮瓣修复耳垂缺损等，都是调余补缺原则的具体应用。用皮肤扩张术修复皮肤缺损，属于该原则的扩展应用。

（九）按美学解剖分区进行修复重建原则

人体可分为七个主要部分：头、颈、躯干和四肢。每一部分又可进一步划分为局部解剖分区，如头部由头皮、面和耳组成。每一个解剖分区可再划分出独特的外形，每一外形有多个较小的亚分区予以分割。每一个解剖分区有着独特的凹凸轮廓，以及由皱襞、角度或嵴突表现出的边界。依据这些美学解剖分区进行修复可以在光线阴影和立体感上体现人体的完整感和美感。如对于面部跨局部美学分区的缺损，无论采用皮瓣还是植皮，都需要按分区进行修复才能获得最好的效果。

在头面部五官中，耳郭的审美要求应当是比较特殊的。人们会赞美明亮的眼睛和挺拔秀美的鼻梁，但是即使拥有毫无瑕疵的耳郭，也很少会听到他人的赞美。然而，即使耳郭仅仅表现为双侧不对称或者略有异样，却很容易受到他人关注，甚至经常被当作笑柄。

因此，耳郭修复手术的首要美容原则就是双耳的对称性。耳郭成对存在，耳郭的大小、位置、高度、角度和形态都必须完全一致，单侧手术患者应以健侧为参考标准，双耳畸形患者应当参考耳郭测量标准和面部标志线定位。

在双耳对称的前提下，耳郭整形应该遵循自然不引人注目的原则，McDowel 早在 1968 年就提出了如下具体目标：①矫正耳郭上 1/3 部分，只要上 1/3 得到完全矫正，中下部分异常是可以接受的，但反过来不成立；②从前面观，双侧耳轮至少上、中耳部分应位于对耳轮之后；③从整体观，耳轮及对耳轮应有圆滑、整齐、自然的线条；④不能明显降低或者破坏耳郭后沟；⑤耳郭不应太靠近头部，尤其是男性，从后面测量，耳轮到乳突区的距离，在耳上 1/3 应该为 10～12mm，耳中 1/3 为 16～18mm，耳下 1/3 为 20～22mm；⑥双耳的位置差距应在 3mm 范围内。以上的标准多数在目前仍有参考价值。

（十）创新性或个体化原则

整形外科的治疗范围非常广泛，而且许多需要手术治疗的疾病通常无固定术式可用，仅仅招风耳就有 200 多种手术方法。因此在整形外科，充分利用想象和创意来解决患者具体问题的情况可能要比其他专科多。借助已掌握的知识进行想象，用想象激发灵感，去穿透已知的边界、探索未知的领域、设计具有创新意义的个性化治疗方案，是整形外科不断发展进步的不竭动力，也是应遵循的原则之一。假如没有创新突破和个体化设计原则，整形外科只能不断重复以往做过的事情，而不能有新的进步。

（郭英　张天宇）

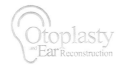
第二节　招风耳整形手术

一、招风耳的结构特征和分度

（一）招风耳的结构特征

招风耳（prominent ear）是常见的先天性耳郭畸形之一，以向外侧突出、较大的耳郭为特征，双侧多见，也有单侧发病。在白色人种中发病率高达 5%。招风耳表现为耳甲过度发育、耳甲腔深大，耳郭上半部扁平、对耳轮发育不全、耳舟及对耳轮正常结构消失。定量测量标准为颅耳角常>30°，颅耳距离>2.1cm（图 5-2-1）。

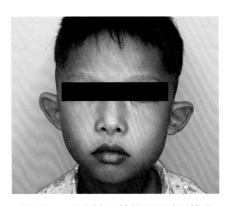

图 5-2-1　双侧先天性招风耳畸形外观

（二）招风耳的分度

笔者参考 Youngdae 法并进行了改良，将招风耳按畸形轻重程度分为 3 度：①Ⅰ度招风耳仅存在耳甲过度发育，对耳轮形态正常，手术要点为耳甲部分切除或耳甲乳突成形术；②Ⅱ度招风耳表现为对耳轮形态不明显，耳甲正常，手术要点为对耳轮成形；③Ⅲ度招风耳表现为对耳轮不明显及耳甲过度发育同时存在，手术要点包括耳甲部分切除（或耳甲乳突成形术）及对耳轮成形（图 5-2-2）。

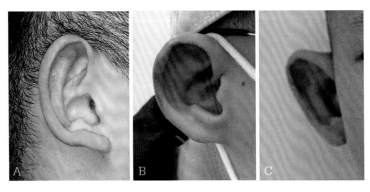

图 5-2-2　招风耳畸形分度示例图
A. Ⅰ度招风耳；B. Ⅱ度招风耳；C. Ⅲ度招风耳。

二、招风耳的手术适应证和手术时机

（一）手术适应证

作为一种轻微的耳郭先天畸形，招风耳只有外观受影响，因此不是所有的患者都需要手术治疗，属于美容外科范围。由于自身或他人原因对耳郭特别关注和在意并主动提出治疗要求，才具备该手术的适应证。

（二）手术时机

招风耳整形手术的适宜年龄应从耳郭的生长、耳郭软骨的柔韧性、耳郭畸形造成的心理负担和患者对手术的耐受程度等方面综合考虑，现在普遍认为 5~6 岁是合适的手术年龄段。

从耳郭的生长发育考虑，曾经有学者担心过早进行手术会影响耳郭生长发育，但是 Balogh 和 Millesi 对那些最小年龄为 4 岁的术中切除了部分耳郭软骨的儿童进行了 7 年的随访，观察到手术后耳郭继续生长，耳郭高度和宽度以正常比例增加，术耳与对侧耳的生长发育一致。Pawar 等指出随着年龄增长，患者耳软骨硬度增加、可塑性降低，可能会增加手术难度，容易复发，因此建议早期进行手术治疗。

心理学研究发现，5 岁以下的孩子很少会关注自己的外貌，也不会在乎他人的取笑。而且，考虑到年幼的儿童往往不能配合术后包扎和拆线，护理也有难度，因此手术年龄不宜太早。

三、招风耳整形的常用手术方法

已报道的招风耳的手术方法逾百种之多，大多数方法是在经典的 Mustarde 法、Stenstrom 法及 Converse 法基础上合并和改良后形成。虽然方法种类繁多，但手术目的都是重塑消失的对耳轮及其上脚，降低耳甲腔的高度，从而使耳轮外缘至乳突的距离<2cm，使患耳形状接近正常的耳郭形状。

（一）对耳轮成形的手术方法

对耳轮形成不全或者消失是Ⅱ度、Ⅲ度招风耳患者的典型表现，近年来有学者通过术中精细解剖，发现耳郭的软骨过度发育，耳后横肌、耳后斜肌发育欠佳或者缺如使得对耳轮、三角窝等结构不能有效地形成。从临床病例可以观察到，只要是有效地形成了对耳轮样的结构，耳郭扁平、过大的形态会立刻改善（图 5-2-3）。

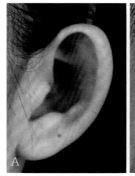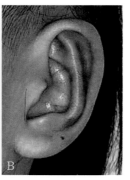

图 5-2-3　对耳轮对耳郭形态的影响
A. 对耳轮缺失的耳郭形态；B. 对耳轮成形术后耳郭外观。

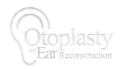

1. Mustarde 法 其又称软骨折叠法，此法适用于软骨柔软的儿童。1963 年 Mustarde 首先提出利用永久性褥式缝合埋线法塑造对耳轮矫正招风耳。具体做法是用亚甲蓝穿刺标记对耳轮两侧，将耳郭后皮肤切开，然后将皮肤、皮下组织在软骨膜表面向两侧分离，充分暴露软骨表面标记点，用不可吸收线进行 4~5 对褥式缝合，使得软骨折叠、向前突出形成对耳轮样结构（图 5-2-4）。

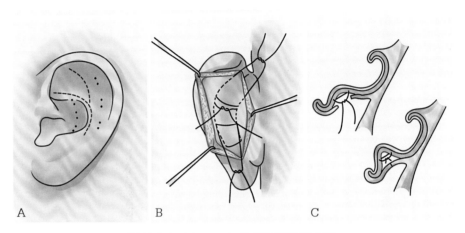

图 5-2-4 Mustarde 软骨折叠法示意图
A. 术前标记；B. 软骨褥式缝合背面示意；C. 软骨褥式缝合断面示意。

2. Stenstrom 法 其又称软骨划痕法。由于招风耳手术是在软骨表面进行褥式缝合，而软骨弹性的强度和记忆性是最难克服的困难，特别是当软骨较厚的时候，缝合张力大易造成软骨撕裂，容易复发，因此很多医生致力于弱化对耳轮的回弹。Stenstrom 等认为通过表面划痕、楔形切除、磨削等手段处理软骨表面，可使其表面交互应力的平衡被打破，软骨会自动地向软骨表面未被破坏的一侧弯曲（图 5-2-5）。

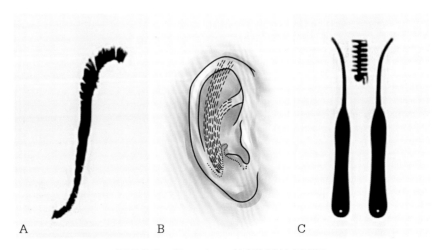

图 5-2-5 Stenstrom 软骨划痕法示意图
A. 软骨表面划痕后向内侧面弯曲；B. 进行耳郭划痕标记；C. 软骨划痕专用器械及断面示意。

3. 软骨移植法 Stenstrom 法的优点是永久性改变软骨的外形，缺点是结果有一定的不可预知性，约 14% 的患者术后会显示对耳轮过于尖锐。由于 Mustarde 法的优点是对耳轮成形自然，可以控制回收的量，缺点是张力过大的情况下容易反弹。有些学者建议联合应用两种技术，但对耳轮过于尖锐的问题仍然不可避免。Park 针对过厚过硬的软骨提出了耳甲腔软骨用于支撑对耳轮成形的技术，较好地解决了这一难题（图 5-2-6）。

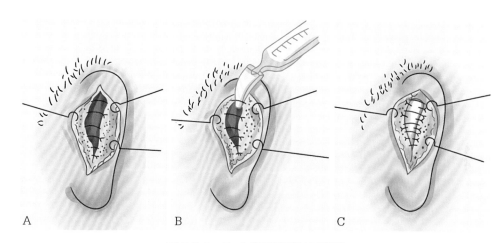

图 5-2-6　Park 软骨移植法示意图
A. 耳后切口按照标记预置对耳轮褥式缝线；B. 插入三角形自体软骨条；C. 对耳轮成形后。

（二）降低耳甲高度的手术方法

作为耳郭的基石，耳甲的突出度决定着耳郭的大小。对于耳郭这个具有复杂三维结构的器官，越来越多的研究者注意到了耳甲的重要性。

1. 耳甲软骨－乳突骨膜缝合 1968 年，Furnas 提出将耳甲向后旋转与乳突骨膜固定以改善耳郭上 2/3 的畸形，这一术式又被称为 Furnas 法。该术式简单有效，对于 I 度招风耳的治疗不失为一种创伤最小的手术方法（图 5-2-7）。

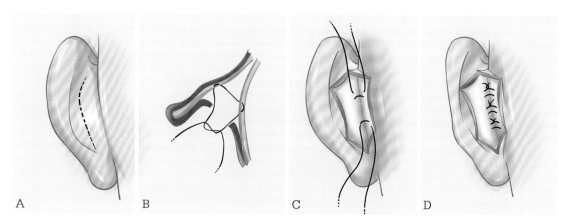

图 5-2-7　Furnas 耳甲乳突缝合法示意图
A. 耳后皮肤切口；B. 乳突缝合；C. 水平褥式缝合；D. 缝合完成后面观。

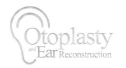

2. 耳甲软骨部分切除　大多数的Ⅰ度和Ⅲ度招风耳需要对患者耳甲软骨进行部分切除或者打磨，使得耳甲肥厚得到有效的改观，从而使得对耳轮的折叠更加容易并且使术后效果稳定。耳甲软骨的切除可以从耳后或者耳前入路完成（图 5-2-8）。需要注意的是切口尽量靠近耳甲后壁基底以减少对对耳轮的影响，切除的软骨面积要大于皮肤，有利于切口的闭合。

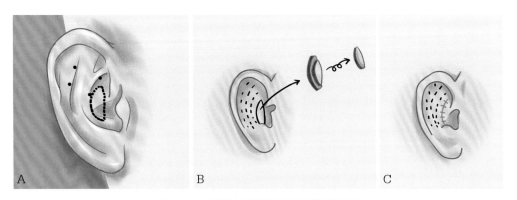

图 5-2-8　耳前入路耳甲软骨切除示意图
A. 耳甲腔切口示意图及对耳轮折叠标记；B. 术中软骨及皮肤切除；C. 术后外观。

（三）耳垂前突的处理方法

很多人认为招风耳属于耳郭上 2/3 畸形，而很少去关注耳郭下 1/3 的异常突出，故往往是解决了耳郭上半部的问题后才注意到耳垂的前突。也有人认为是对耳轮折叠后耳甲腔和对耳屏之间的软骨的折叠导致了耳轮尾部的上翘，加重了耳垂的突出。事实上耳垂是否美观对称应该作为招风耳矫正术成败的重要评估指标之一。完美的术后效果应该是从正面看耳轮边缘和耳垂在一条直线上，矫正不足或者对耳轮过于突出都是令人不满意的。Daichi 等提出是由于对耳屏肌发育过大或者止点异常造成的耳垂前突，他的处理方法是在术中解剖出对耳屏肌并将它剪断，从而使耳轮尾端自由，如果改善不够明显可以同时行部分软骨切除或者使用缝线将软骨固定于乳突筋膜上。这一方法操作简单，难度在于术中对耳屏肌的识别。对耳屏肌位于耳轮软骨分叉处，起于耳轮尾端内侧，止于对耳屏外侧，术中仔细分离可见条索状肌肉组织（图 5-2-9）。

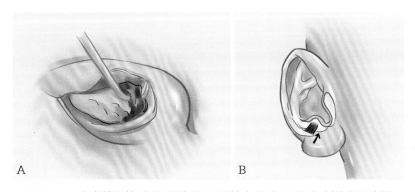

图 5-2-9　分离并释放对耳屏肌矫正耳垂前突及对耳屏肌解剖位置示意图
A. 术中分离对耳屏肌；B. 对耳屏肌的解剖位置（黑色箭头）。

临床常用的解决耳垂前突的方法是切除耳垂后方鱼尾状皮肤，并将耳垂深部固定在乳突筋膜上。要想获得内收的耳垂，A' 点（耳垂切开处最远的点）的缝合位置通常是 A 点，而不是 B 或者 C 点（图 5-2-10）。

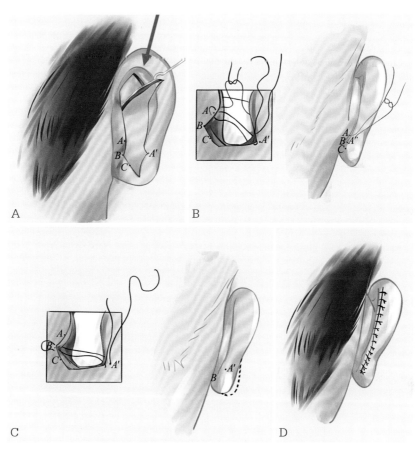

图 5-2-10　鱼尾状皮肤切除矫正耳垂前突示意图
A. 耳后皮肤切口；B~C. 固定点高度不同可以影响耳垂的位置；D. 缝合后。

四、招风耳整形手术的切口选择

招风耳手术中最重要的两个步骤就是对耳轮的形成和肥大耳甲腔的处理，这两个步骤可以在同一个切口完成，也可以多个切口同时进行。

1. 耳后切口　耳后的皮肤切口一般位于耳甲后方，距离耳郭后沟 3~10mm，从最初的梭形切口到近代的哑铃状切口（或者元宝状切口），需要明确的是，无论哪种形状切口都不需要过多的皮肤切除，去皮的目的只是暴露软骨表面，从而方便下一步的操作。如果耳郭中段的皮肤去除太多会造成过矫畸形（图 5-2-11）。

2. 耳甲腔切口　传统的耳后切口有利于对耳轮的折叠成形和耳后多余皮肤的切除，但是耳前切口可以更好控制耳甲切除的大小。Bauer 认为，从前面做切口便于直观进行操作，不但可以准确地评估耳甲肥厚的程度，而且通过耳甲腔和对耳屏连接部位的处理可以调整耳垂的位置。甚至还建议采用多个切口，在处理耳甲软骨的同时可以从耳甲腔前面进入。并且他认为在耳甲腔侧

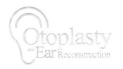

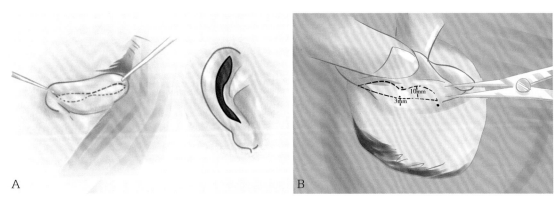

图 5-2-11　耳后皮肤切口示意图
A. 哑铃状切口; B. 元宝状切口。

壁边缘切开操作更方便，这一步骤需要首先完成，即先切除耳甲腔外侧壁新月形的片状软骨，然后再做耳后切口进行对耳轮的重建和耳后皮肤的切除（图 5-2-12）。同时 Bauer 还认为相对于肤色浅的患者，肤色深的患者切口瘢痕增生的风险会增加。

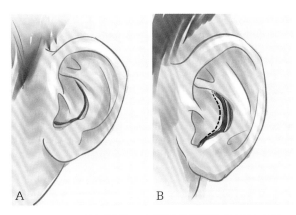

图 5-2-12　耳甲腔切口和耳甲软骨切除范围示意图
A. 切口线设计; B. 切开皮肤稍作剥离再切除软骨。

五、招风耳整形手术实例

Ⅰ度招风耳畸形临床并不多见，手术步骤主要为耳甲部分切除及耳甲乳突缝合，这一内容可见Ⅲ度招风耳畸形的矫正，在此不再赘述。

（一）Ⅱ度招风耳整形

【病史摘要】

患者，男性，6 岁。主诉因"发现右耳畸形 6 年"入院。患儿自出生即发现双耳不对称，右耳较左耳大，形态欠佳，双耳听力无异常。无家族遗传病史、无过敏史。查体：右耳对耳轮平坦不可见，颅耳角＞90°，耳轮外缘到乳突距离＞2cm。左耳未见明显异常。全身情况良好，未见其他异常。测量双侧耳郭外缘上、中、下三点与颅侧垂直距离分别为左耳 18mm、18mm、19mm，右耳 22mm、31mm、21mm（图 5-2-13 ～图 5-2-15）。

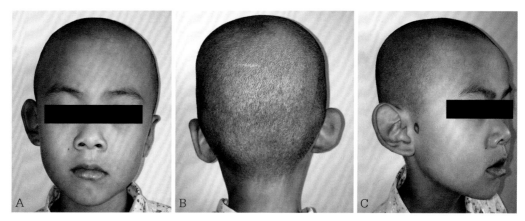

图 5-2-13　单侧（右耳）招风耳患者
A. 正面观；B. 背面观；C. 侧面观。

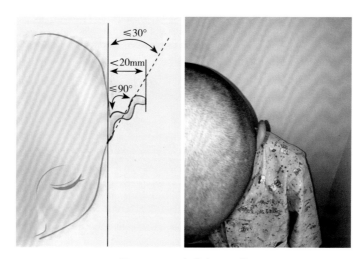

图 5-2-14　患儿左耳正常
颅耳角≤30°，耳舟耳甲角≤90°。

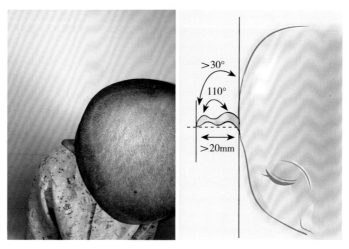

图 5-2-15　该患儿右耳为招风耳畸形
颅耳角＞30°，耳舟耳甲角接近110°。

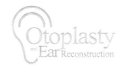
【入院诊断】

右侧先天性耳郭畸形（招风耳，Ⅱ度）。

【手术方案】

该患儿尚处幼年，耳郭软骨柔软，可塑性强。不合并耳甲肥厚和耳垂前突，单纯软骨折叠法即可矫正畸形。择期全身麻醉下行 Mustarde 法招风耳畸形整形术。

【手术实例】

1. **标记和划线**　术前用手轻压患耳向颅侧靠近，可以看到对耳轮折叠后形态，与正常一侧对比基本对称（图 5-2-16）。用标记笔先标记出对耳轮全长（图 5-2-17 红色划线所示），然后再从上向下依次标记亚甲蓝穿刺记号（图 5-2-17 黄色箭头分别代表三角窝处、对耳轮分叉处、外耳道口水平、耳轮尾部）。注射针头角度与对耳轮基本相切，箭头方向均指向耳屏上方（图 5-2-17）。

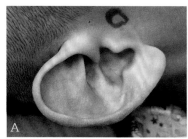
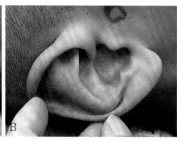
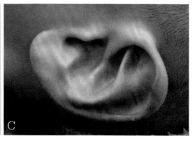

图 5-2-16　术前模拟对耳轮形态

A. 患侧（右耳）耳郭扁平；B. 右耳向颅侧轻压，显示对耳轮形态；C. 健侧左耳形态正常。

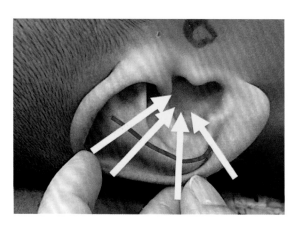

图 5-2-17　标记 Mustarde 褥式缝合点

红色为对耳轮弧度，黄色箭头均指向外耳道口，从上向下依
次为三角窝处、对耳轮分叉处、外耳道口水平、耳轮尾部。

2. **麻醉和术前准备**　良好的麻醉效果和清晰的术前标记对后续的手术操作至关重要。

（1）麻醉：全身麻醉（静脉＋喉罩）成功后，平卧位，头偏向健侧，患耳向上，安尔碘彻底消毒患侧耳郭周围皮肤及头发。常规铺巾，注意包头时暴露双耳。

（2）术前准备：耳郭前后皮下用含 1∶200 000 肾上腺素的利多卡因溶液浸润麻醉。根据术前标记用蘸有亚甲蓝的注射针头做软骨折叠记号，共 3～4 对（图 5-2-18）。

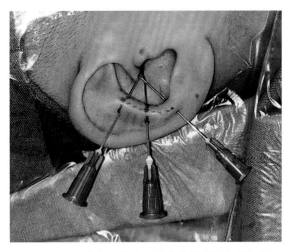

图 5-2-18　术中用蘸有亚基蓝的针头做穿刺标记

3. 手术步骤　术前准备工作完成后进行后续手术，大致步骤如下。

（1）**做切口、分离组织：** 在耳郭背面距离耳轮缘 1cm 处做哑铃状皮肤切口（图 5-2-19）。切除标记线内的皮肤及皮下组织，将软骨表面筋膜样组织进行清理后软骨亚甲蓝标记清晰可见，在切口两侧沿软骨表面剥离，向外至耳轮边缘，向内至耳后肌附着点。

（2）**水平褥式缝合软骨：** 用 3-0 不可吸收丝线或者 5-0 PDS（聚对二氧杂环己酮缝合线）在耳后标记点之间行水平褥式缝合，不熟练者可以几对缝线埋置后一并打结，以便减小张力，同时可以调整对耳轮弧度（图 5-2-20）。

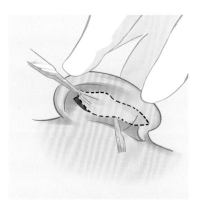

图 5-2-19　耳后皮肤切口示意图

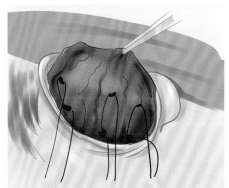

图 5-2-20　软骨 Mustarde 褥式缝合示意图

（3）**逐层关闭术腔：** 对耳轮重建后检查耳郭形态满意，将耳后筋膜瓣复位，用 5-0 可吸收线缝合皮下组织，6-0 不可吸收线间断缝合皮肤。

（4）**加压包扎患耳：** 耳郭前后表面填满金霉素油纱条，确保不留死腔，无须留置引流。外部多层疏松纱布包扎整个患耳。若双耳均需要接受手术，先用无菌敷贴将已经做完手术的一侧患耳包裹，重新消毒另一侧，两侧耳手术都完成后同时行外部加压包扎（图 5-2-21、图 5-2-22）。

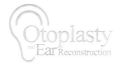

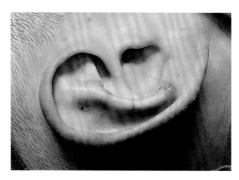 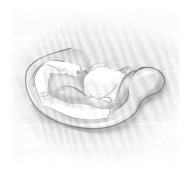

图 5-2-21 术中对耳轮成形后即刻表现　　图 5-2-22 术后纱条填塞塑形示意图

4. 术后处理　无特殊情况下患者术后无需使用抗生素。3 天后打开所有敷料，无须再次包扎，可自行购买外部保护耳罩以防撞击，准予患者出院。出院后居家每日两次酒精清洁耳后切口，保持清洁干燥，术后 7～10 天返回医院拆线。对位正确、整形外科精细缝合的耳后伤口术后一周愈合良好，切口线位于耳郭后沟内（图 5-2-23、图 5-2-24）。

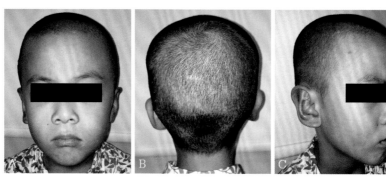

图 5-2-23 单侧招风耳畸形整形术后外观
A. 正面观；B. 背面观；C. 侧面观。

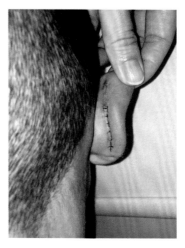

图 5-2-24 拆线时耳后切口愈合情况

（二）Ⅲ度招风耳整形

【病史摘要】

患者，女性，26岁。主诉因"发现双耳畸形26年"入院。自出生即发现双耳外形欠佳，耳郭扁平，上半部分突出。双耳听力无异常，无家族遗传病史，无过敏史，无手术史。查体见双耳基本对称，对耳轮平坦，耳舟宽大，颅耳角>90°，耳轮外缘到乳突距离中段>2.5cm，上段>2.0cm。全身情况良好，未见其他异常（图5-2-25）。

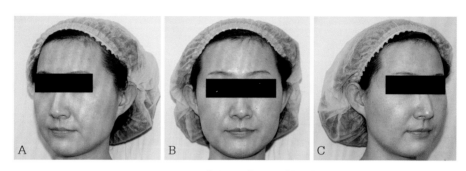

图 5-2-25　成人双侧招风耳整形术前
A. 左侧45°观；B. 正面观；C. 右侧45°观。

【入院诊断】

双侧先天性耳郭畸形（招风耳，Ⅲ度）。

【手术方案】

该患者为成人女性，耳郭软骨虽不及儿童柔软，但厚度尚可，也可应用Mustarde法行对耳轮成形，针对耳甲肥厚问题可适当切除部分耳甲软骨。拟定择期局部麻醉下行招风耳畸形整形手术。

【手术实例】

1. 麻醉　大部分成人的招风耳整形可以在局部麻醉下进行，因此无须住院，门诊手术即可完成，局麻液中加入少许肾上腺素可以有效减少术中出血。

2. 手术步骤　虽然哑铃状皮肤切口有很多优点，但是笔者认为梭形切口比较方便操作，术中可以根据需要随时延长切口。不过需要谨记皮肤无须过多切除，待手术结束时如果有多余的皮肤再行修剪更为安全。该例患者的手术步骤大概分为以下几步。

（1）**术前标记：**术前耳郭表面标记同儿童患者，并且在耳甲腔内标记出耳甲腔后外侧壁。

（2）**做切口、分离组织：**切开皮肤，切除部分皮下组织，直到暴露软骨表面亚甲蓝标记。向两侧分离，上至耳轮边缘，下至耳后肌前缘。

（3）**水平褥式缝合软骨：**用3-0不可吸收丝线埋置Mustarde褥式缝合线共4对，缝合完毕一起打结。检查对耳轮形态自然。成人患者在做耳郭软骨折叠之前需要打乱软骨表面异常的条索状筋膜，用剪刀适当修剪或者用15号刀片、针尖式电刀在软骨表面轻轻做出平行于对耳轮的数条划痕有助于改变软骨表面张力（图5-2-26）。

（4）**切开耳甲腔底部软骨：**在褥式缝合线下方可见耳甲突起，在耳甲标记对应处用15号刀

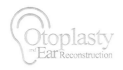
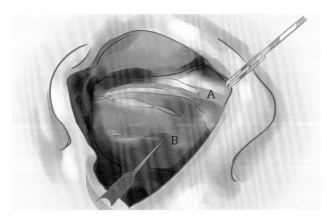

图 5-2-26　软骨表面划痕示意图
A. 对耳轮背侧；B. 耳甲腔背侧。

片轻轻切开软骨，切口呈月牙状，注意保护耳前皮肤不要破损。

（5）**锐性分离软骨：**用剪刀紧贴软骨表面，进行膜下分离，上至耳轮外缘，下至耳后肌上方，必要时可以切断耳后肌。

（6）**切除耳甲腔软骨：**向后按压耳郭可以估计软骨切除量，根据需要切除月牙状耳甲腔软骨约 2mm，将软骨片完全游离后再取下以免撕裂其他部位。

（7）**间断缝合软骨：**软骨切除后用 5-0 可吸收线将软骨对位间断缝合数针（图 5-2-27）。

（8）**逐层关闭术腔：**耳郭形态矫正完成后将耳后筋膜复位，5-0 可吸收线间断缝合皮下，6-0 尼龙线间断缝合皮肤。

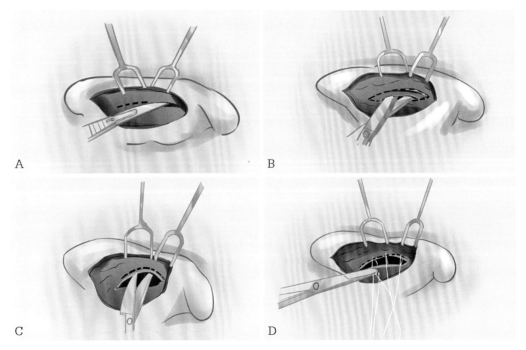

图 5-2-27　耳后切口耳甲腔软骨去除过程示意图
A. 亚甲蓝定位后切开耳甲腔底部软骨；B. 紧贴软骨表面向上锐性分离 4～5mm；
C. 根据需要切除月牙状耳甲腔软骨 2～4mm；D. 间断缝合软骨。

3. **术后处理**　术后处理同Ⅱ度招风耳。术后 1 周拆线见双耳对称，形态良好，切口愈合（图 5-2-28）。

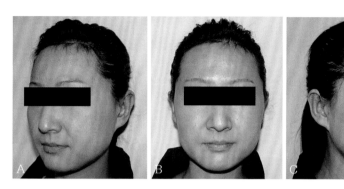

图 5-2-28　双侧招风耳整形术后半年外观
A. 左侧 45° 观; B. 正面观; C. 右侧 45° 观。

六、招风耳整形手术术后并发症

（一）早期并发症

1. **出血和血肿**　出血和血肿会引起耳郭软骨感染坏死，导致软骨变形手术失败。预防方法为术中仔细止血，术后包扎牢固可靠。早期如果发现渗血应该打开包扎仔细检查，发现出血点后彻底止血，发现血肿后及时清理。

2. **感染**　加强手术室无菌管理、强调无菌操作。出现血肿时注意应该预防性使用抗生素避免感染发生。对待不能控制的感染及时进行药敏试验，明确致病菌种类并尽早应用敏感抗生素。

3. **疼痛**　早期疼痛为出血可能，或者包扎过紧。年幼的手术患者耐受性差有时候难以鉴别，要予以心理安慰或者转移其注意力，同时注意伤口包扎是否松动或者渗血，及时处理。

4. **皮肤坏死**　耳郭血运丰富，一般不会发生坏死。如果术中广泛剥离皮下组织、皮瓣太薄会有皮肤坏死的可能；包扎过紧也会导致皮肤溃疡甚至坏死，即使耳郭手术成功，错误的包扎也会使得手术功亏一篑。正确的耳部包扎既不能过松也不能过紧，术后包扎和耳郭围手术期护理是保证耳郭修复手术成功的重要环节，必须予以重视。

5. **外耳道狭窄**　耳甲和乳突筋膜固定缝合过紧，或者耳甲旋转角度过大会造成外耳道口的狭窄，处理方法是切除外耳道口多余的软骨。

（二）远期并发症

1. **瘢痕增生**　耳郭是瘢痕疙瘩的多发部位，术前病史询问为瘢痕体质者慎行手术。术后切口愈合不良也可能导致瘢痕增生，可以采用手术切除或者局部注射激素等综合治疗。

2. **耳郭疼痛**　由于软骨的张力持续存在，有可能较长时间内患者都会主诉耳郭疼痛，不敢触压。这种情况多在半年到 1 年后逐渐消失。

3. **缝线外露**　缝线和线结过于粗大，在切口愈合不良或者皮肤菲薄患者中可能出现缝线外露的情况，术中要注意内翻缝合，分层缝合。后期出现缝线外露或者肉芽肿要及时探查。

4. **术后欠矫、复发**　术中未能解决招风耳所有的病理特征，导致耳郭形态不满意；或者术

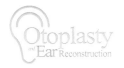
中效果满意，但是术后耳郭结构不稳定，导致招风耳复发。解决这一问题只有再次手术，但是多次手术后耳郭软骨的可塑性会进一步降低，软骨撕裂后失去了缝合的最佳部位，重复性的操作因为皮肤瘢痕的形成难度倍增，有些不能恢复的操作会带来难以弥补的畸形。因此预防此类情况发生更为重要，初次手术前需要全面评估、精确测量、充分沟通；术中仔细操作、每一个步骤都要确实有效；术后对患耳的保护可以有效地防范缝线滑脱，建议术后至少 3 个月禁止剧烈运动。

5. 继发畸形　这类畸形主要包括皮肤的过度切除形成过矫（图 5-2-29），或者对耳轮软骨管形成时软骨变形、僵硬，以及软骨感染坏死形成的畸形。透过薄薄的耳前皮肤可以看到锋利的软骨嵴，对耳轮缺乏圆滑自然的线条美。预防这类畸形发生需要术者有良好的审美和术中对皮肤、软骨的爱惜，尽量不要选取不可逆的手术操作。一旦继发畸形产生只有再次手术修复，而且会较招风耳整形更加复杂和有难度。

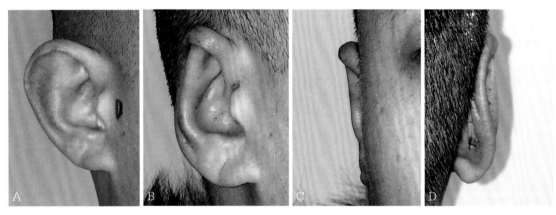

图 5-2-29　招风耳整形术术前和术后过矫畸形示例图
A. 招风耳整形术前；B. 术后过矫畸形；C. 正面观耳郭下 1/3 不可见；D. 背面观耳轮紧贴头皮，对耳轮过于突出。

　　耳郭中部过于收紧而上下依旧突出的"电话耳"畸形也是招风耳整形的常见继发畸形（图 5-2-30）。矫正"电话耳"畸形的手术方法包括耳后切口切开皮肤、切除瘢痕，局部皮瓣转移或者植皮修复，如果畸形严重软骨变形，必要时可以行软骨移植加强支撑。

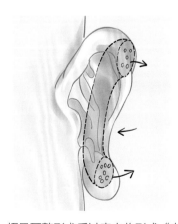

图 5-2-30　招风耳整形术后过度内收形成"电话耳"畸形

七、小结

常用的招风耳整形手术方法的适应证总结如表 5-2-1。虽然招风耳畸形运用最传统的术式就可以得到改善，甚至获得患者较高的满意度，但是依然有学者在不断地改进。改进的动力已经不再满足于减少复发和术后血肿、继发畸形等并发症，而是如何根据招风耳不同类型选择最合适的手术方法；充分认识软骨生物力学特性后用最少的破坏性操作形成美观持久的对耳轮；依靠耳外肌的精细解剖分析耳郭甚至耳垂位置异常的原因，从而实现精准地切除和缝合。经过数十年的改进，招风耳整形术已经不是一个简单的耳郭缩小或者耳郭折叠手术，而是体现手术细节处理和外科医师审美标准的高要求的整形美容手术。随着耳郭测量技术和人工智能的发展，一些微小的不对称或者矫正不足会被发现和重视，将会推动招风耳整形手术的进一步发展。

表 5-2-1　不同分度招风耳整形手术临床策略和方法

分度	定义	临床策略	常用手术方法
I	存在耳甲过度发育，对耳轮形态正常	降低耳甲高度	1. 耳甲软骨部分切除 2. Furnas 术
II	对耳轮形态不明显，耳甲正常	对耳轮成形	1. Mustarde 法 2. Stenstrom 法 3. Park 软骨移植法
III	上述两点同时存在	降低耳甲高度同时完成对耳轮成形	上述方法合并使用

（郭英）

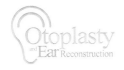

第三节 杯状耳整形手术

杯状耳（cup ear）表现复杂、形态多样，是一类介于招风耳和小耳畸形之间的先天性耳郭畸形，约占各种先天性耳畸形的 10%，单侧、双侧均可发病。大部分杯状耳是先天性的，由遗传、妊娠期病毒感染或者药物、射线所致。有明确家族史病例多是显性遗传，但是大多数仍为散发病例。

杯状耳是除先天性小耳畸形之外最为严重的先天性耳郭畸形，也是临床就诊患者中最常见的一种类型。杯状耳不但对容貌有所影响，还会造成患者或者家属的心理压力，以及无法佩戴眼镜等问题。因为畸形程度不同、外在表现不同，文献报道中对于杯状耳畸形的命名包括卷曲耳、垂耳、折耳、环缩耳、舟状耳等。这些现状为杯状耳整形手术的学习和认识带来困难，本节内容中笔者将多年的临床经验加以总结，根据杯状耳的结构特征、分型分度来指导设计手术方案。

一、杯状耳的结构特征和分度

耳郭的复杂的形态结构的形成，主要取决于耳郭上 1/3 软骨的充分发育，在耳内肌的牵引和韧带的连接固定作用下经过多次折叠卷曲，由外而内形成错落有致的耳轮、耳舟、对耳轮、三角窝、对耳轮上脚和下脚、耳甲腔等解剖结构。这些细微结构不但使耳郭形态具有多样性，更重要的是它们相互支撑才能维持耳郭上部的直立和稳定。当各种因素造成耳郭上部的结构缺失后就会引发形态不稳，导致耳郭向前、向下卷曲，形似挂在一侧的杯盖，因此被称为杯状耳；也有学者认为杯状耳的命名是缘于耳轮环缩，当头侧卧畸形耳郭向上时，形状好似收紧的杯口。

（一）杯状耳的结构特征

杯状耳的结构特征可以概括为"小""招""低""倾"，这几个词可以形象地描述出杯状耳耳轮紧缩、向前卷曲、上部前倾和整体位置偏低的外部形态。事实上并不是所有的杯状耳都具有以上典型特征，了解杯状耳的结构特征有助于选择合理的手术方案。

- 小——杯状耳耳郭整体变小，与耳轮发育不良有关，耳郭不但长度变短，其宽度也有减小。这是和扁平宽大的招风耳畸形鉴别的一个重要方面，单侧发病表现更加突出。
- 招——耳郭上部卷曲，轻者耳郭形态基本可见，耳轮上 1/3 下垂是唯一的临床表现，又被称为垂耳。严重者耳郭近 1/2 呈幕状下垂，遮住外耳道口；耳舟、三角窝、对耳轮上部分结构消失。
- 低——耳郭位置偏低，常合并半侧面部发育不良，这种表现常见于重度杯状耳。
- 倾——耳郭前倾，耳郭位置前移，主要和耳轮、对耳轮低平，耳轮起始点偏低有关。

（二）杯状耳的分度

根据杯状耳大小、位置、向前卷曲的程度不同，临床上把杯状耳畸形分为轻度、中度、重度。Tanzer 1975 年首次根据所采用手术方法的不同将杯状耳畸形分为 3 型 4 组。

笔者在 Tanzer 提出的概念上进行改良和完善，基本赞同 Kon 的分类系统：①Ⅰ度为垂耳，表现为耳轮上缘遮盖对耳轮上脚；②Ⅱ度为耳轮和耳舟畸形，Ⅱa 度表现为耳郭边缘不缺软骨，Ⅱb 度表现为耳郭上方缺软骨；③Ⅲ度表现为耳郭形态不完整，结构缺失，整体明显缩小，常卷曲遮盖外耳道口，合并外耳道狭窄和听力损失。因此，杯状耳耳郭畸形Ⅰ度、Ⅱa度属于耳郭形态畸形，矫形治疗效果良好，整形手术不需要补充额外软骨；Ⅱb度、Ⅲ度属于耳郭结构畸形，通常矫形治疗效果欠佳或无效，需要行包含软骨移植的耳郭修复手术或耳郭再造术（图5-3-1）。

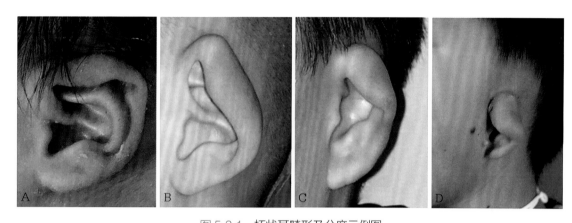

图 5-3-1　杯状耳畸形及分度示例图
A. Ⅰ度杯状耳；B. Ⅱa度杯状耳；C. Ⅱb度杯状耳；D. Ⅲ度杯状耳。A和B为形态畸形，C和D为结构畸形。

二、杯状耳整形手术的适应证和手术时机

（一）手术适应证

新生儿耳郭畸形的耳模矫正方法在最近几年得到了迅速的普及和发展，杯状耳耳郭畸形Ⅰ度、Ⅱa度属于耳郭形态畸形，矫形治疗效果良好；Ⅱb度、Ⅲ度属于耳郭结构畸形，通常矫形治疗效果欠佳或无效，需要行手术治疗。

（二）手术时机

杯状耳畸形的手术时机和招风耳一样，主要需要考虑心理和生理等方面。从心理方面来讲，虽然患儿年幼，还没有完整的自我意识，但是杯状耳属于比较明显的耳郭畸形，患儿的先天畸形会造成父母的压力，从而影响父母和患儿的心理健康。因此，大多数患者家属都有早日手术的诉求。从生理方面来讲，结合耳郭的生理发育和儿童的身体条件，目前多认为5~6岁是比较合适的手术年龄。

双侧杯状耳畸形可以一次完成，但比较复杂的手术建议分次完成。由于患儿年幼，即便是全身麻醉，术后的疼痛也在所难免，双耳术后的疼痛感会明显加重，而且双耳不能受压亦会影响到患儿的休息和睡眠，不利于伤口的恢复。

三、杯状耳整形手术的技术要点

国内外文献报道杯状耳畸形的整形术式繁多，同样的畸形可以有不同的手术方法，同一手术方法也可以用于不同类型的畸形。因此，不管哪种杯状耳畸形，都需要明确其形态特征是否包含"小""招""低""倾"的特点。采用的手术方法以在原来解剖结构上矫正这些形态畸形为目标。遵循整形外科的基本原则进行设计，需要综合应用各种皮瓣和软骨瓣转移、组织移植、皮肤扩张等技术。

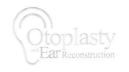

（一）软骨舒展技术——矫正杯状耳的"小"

软骨舒展不是一种明确的手术方法，而是指术者术中对患耳软骨的松解和利用。杯状耳畸形有着不同程度的软骨异常卷曲，这些卷曲使得部分软骨折叠重复，耳郭没有得到良好的舒展。而软骨的量是耳郭形态的保证，因此杯状耳畸形的整形手术需要首先处理和利用畸形的软骨。手术中用精细的剪刀剥离软骨表面异常的肌肉条索后会发现多数卷曲的软骨可以打开、重新舒展。有了这些软骨增量，某些垂耳和Ⅱa度杯状耳畸形通过软骨舒展结合对耳轮成形即可完成矫形，Ⅱb度的杯状耳畸形需要联合组织移植方法，部分Ⅲ度的杯状耳畸形也可以通过软骨舒展获得一定量的可利用软骨。

（二）重塑对耳轮形态——矫正杯状耳的"招"

由于杯状耳都有对耳轮形成不足的表现，对耳轮及对耳轮上脚的形成对于耳郭上部的支撑非常重要。尤其是垂耳畸形通过对耳轮成形手术可以明显改善杯状耳外观。对于年幼、软骨比较柔软的儿童，不用切开软骨的 Mustarde 法即可重建自然的对耳轮及对耳轮上脚，使原先扁平宽大的耳舟得到改善，并能矫正耳郭上极轻度下垂。

（三）复位耳郭上极——矫正杯状耳的"低"

垂耳耳郭上极卷曲向下，术中只需要切开部分卷曲的耳轮软骨后将掀起的皮瓣复位即可消除低垂外观。此外还有许多手术方法在增大杯状耳的耳郭面积的同时提升耳郭上极位置。伴颌面部发育不良的低位杯状耳需要面部重建才能形成双耳对称的外观。

（四）提升耳郭位置——矫正杯状耳的"倾"

杯状耳畸形的解剖学研究结果提示其耳郭上部的前倾由多种因素共同导致，包括耳郭上极软骨的卷曲、融合，耳后肌的发育异常，耳甲和颅骨骨膜的结合位置异常等。对于部分严重前倾的杯状耳畸形患者，即使应用软骨管法形成对耳轮仍难以维持耳郭直立形态，且术后容易复发。为解决这一问题，将耳郭上部软骨和耳后颅骨骨膜潜行悬吊固定，这有助于术后效果稳固，同时因为上提而延长了耳郭的高度，操作简单，形态改善理想。通常在保持耳郭下部形态不变的前提下，耳郭整体可以向上提拉 0.5～1.5cm。杯状耳和健侧相比长度差在 1cm 以内的，均可以通过悬吊的治疗方法增加长径，达到和健耳基本相似的大小。为有效地固定和维持，使用 5-0 的钢丝相较其他缝线更加不易松动和滑脱，缺点是异物反应和容易对软骨造成撕裂。笔者在临床手术中使用 4-0 不可吸收丝线将耳后三角窝及耳甲腔处剥离的筋膜和颞浅筋膜进行挂靠缝合，有助于维持耳郭位置的稳定。但是张力不能太大，否则容易造成撕裂。

四、杯状耳整形的常用手术方法

（一）用于矫正垂耳（Ⅰ度杯状耳）的手术方法

1. V-Y 成形术　在耳轮脚前下方设计 V 形切口，切开皮肤、适当分离皮下组织，并剪断耳轮脚处软骨，将松动的耳轮向上方推进，掀起皮瓣，局部滑行形成新的耳轮脚，分层缝合切口。这种手术方法可以改善轻度的耳轮缘下垂，提升耳轮脚的位置，仅仅通过皮瓣的形状改变就可以显露耳轮上脚和耳舟，适用于耳郭形态接近正常，软骨无明显变形的轻度垂耳患者（图 5-3-2）。

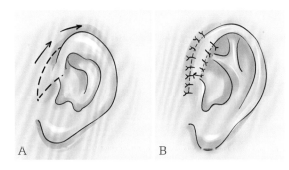

图 5-3-2　耳轮脚 V-Y 成形术示意图
A. V-Y 成形切口设计；B. 术后耳郭外观。

2. 软骨重置技术　某些轻度垂耳患者仅表现为耳轮上缘软骨的过度肥大，遮挡耳舟及对耳轮上脚。可以通过耳轮边缘切口将多余软骨反折重置于耳舟加固耳郭上极形态，同时使对耳轮上脚显现（图 5-3-3）。

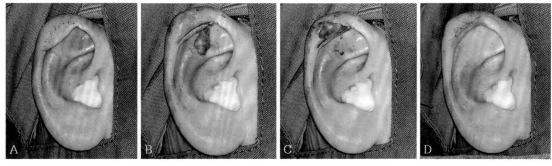

图 5-3-3　轻度垂耳皮瓣软骨重置技术
A. 术前及切口设计；B. 皮肤切开及软骨瓣成形；C. 软骨瓣重置，加固耳舟；D. 术后即刻。

3. 软骨瓣悬吊技术　设计长方形或 T 形耳甲腔软骨瓣反折固定于下垂的耳轮缘背侧，利用软骨的刚性和弹性悬吊下垂的耳郭上缘。耳轮缘软骨轻度不足可用 T 形软骨水平部填充缺损处，皮肤轻度不足可用耳轮三角瓣旋转弥补（图 5-3-4）。

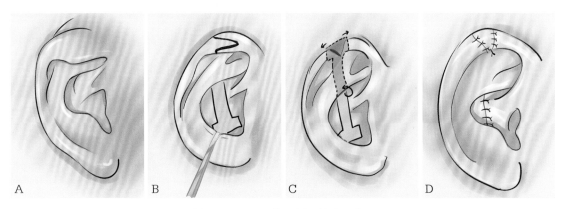

图 5-3-4　T 形软骨瓣翻转术示意图
A. 术前；B. 耳后设计 T 形软骨瓣；C. 软骨瓣反折向上固定于耳轮上缘；D. 缝合后。

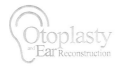

4. 软骨支架移植技术 对软骨质地较硬塑形难度较大的，用肋软骨 T 形支架游离移植予以矫正。可以有效解决耳轮上方的下垂反折问题（图 5-3-5）。

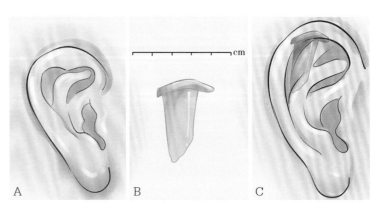

图 5-3-5　肋软骨支架矫正垂耳手术示意图
A. 术前；B. 雕刻成形的 T 形肋软骨支架；C. 软骨移植成形后。

（二）用于矫正 IIa 度杯状耳的手术方法

IIa 度杯状耳一般采用对耳轮成形术进行矫正，IIa 度杯状耳软骨和皮肤都无明显缺失，术中充分软骨舒展后采用对耳轮成形术即刻达到矫正效果。具体方法同招风耳 Mustarde 法（见图 5-2-4，图 5-3-6、图 5-3-7）。

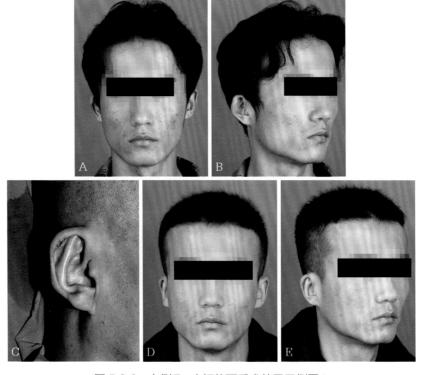

图 5-3-6　右侧 IIa 度杯状耳手术效果示例图 1
（本图由西京医院整形外科　董立维教授提供）
A. 术前正位观；B. 术前右侧位观；C. 术后即刻；D. 术后 3 个月正位观；E. 术后 3 个月右侧位观。

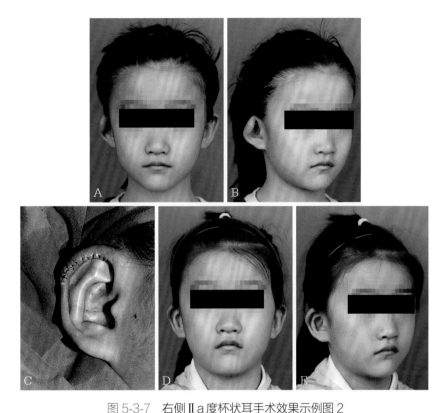

图 5-3-7　右侧Ⅱa度杯状耳手术效果示例图 2
（本图由西京医院整形外科董立维教授提供）
A. 术前正位观；B. 术前右侧位观；C. 术后即刻；D. 术后 4 个月正位观；E. 术后 4 个月右侧位观。

（三）用于矫正Ⅱb度杯状耳的手术方法

1. 五瓣成形术　Ⅱb度杯状耳如果仅存在皮肤不足的问题，无明显软骨缺失，可以使用皮瓣成形技术扩大耳轮，使得耳郭形态改善。笔者常喜欢用五瓣成形术，其原理主要是对于环形缩窄的处理，在多个交错的 Z 改形中没有植皮，仅仅通过皮瓣的转移交错就扩大了耳轮缘周长。内外切口设计如图（图 5-3-8A 所示为手术切口设计），切开皮肤，在软骨表面掀起数个微小皮瓣、转换皮瓣位置后形成扩大的耳轮缘，分层缝合切口。这种手术方法可以改善耳郭环缩畸形，适用于仅有皮肤缺失，耳郭软骨无明显缺失的Ⅱb度杯状耳患者（图 5-3-8）。

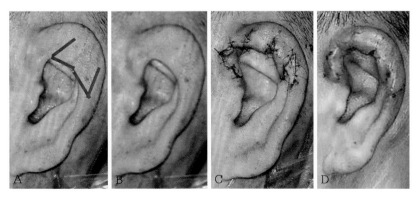

图 5-3-8　五瓣法矫正杯状耳畸形示例图
A. 手术切口设计；B. 术前；C. 术中；D. 术后 1 周。

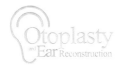

2. 耳轮软骨放射切开术（Musgrave 法） 在耳郭后面做近耳根部平行于耳轮的皮肤切口，切开皮肤、皮下组织，将卷曲于耳轮处的皮肤做套状脱离，暴露卷曲的耳轮软骨，将变形卷曲的耳轮上极软骨放射状切开，使卷曲的耳轮软骨呈扇形打开反向褥式缝合，表现为一个个指状突起的栅栏瓣状。于耳甲处切取弧形软骨条一片，缝合固定于耳轮栅栏瓣状软骨上，并使卷曲软骨瓣伸直，呈耳轮形态，复位脱套的耳轮皮瓣，缝合皮肤切口，耳舟处用凡士林纱布卷做褥式缝合固定。这个方法是 Musgrave 于 1966 年首次发表并应用的，因此被称为 Musgrave 法（图 5-3-9）。

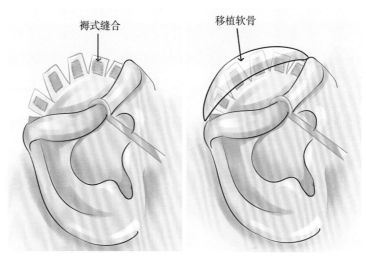

图 5-3-9　Musgrave 法示意图

3. Tanzer 双旗帜瓣法 这是经典的杯状耳矫形技术，在耳郭软骨表面剥离，脱套耳郭上半部分。在耳轮下垂软骨两侧设计两个相互交错的趾状软骨瓣，切开后向上翻转在适合位置交叉固定，形成拱形耳轮上缘。为避免软骨下塌变形，可以取少许同侧耳甲腔软骨填充于拱形损伤处（图 5-3-10）。

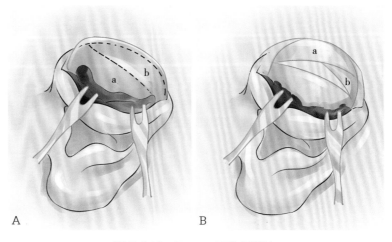

图 5-3-10　Tanzer 双旗帜瓣法
A. 术中设计 a、b 两个软骨瓣；B. 软骨瓣交叉固定形成拱形外观。

　　4. 局部皮瓣联合软骨移植技术　Ⅱb 度杯状耳存在不同程度软骨量和皮肤量的缺失，整形技术较为复杂。手术当中需要根据患者具体情况选择耳甲腔软骨或肋软骨作为供区补充软骨支架的不足，设计耳周局部皮瓣转移覆盖创面。由于耳后皮肤松弛、血供丰富，常用耳后皮瓣作为皮肤的补充（图 5-3-11、图 5-3-12）。

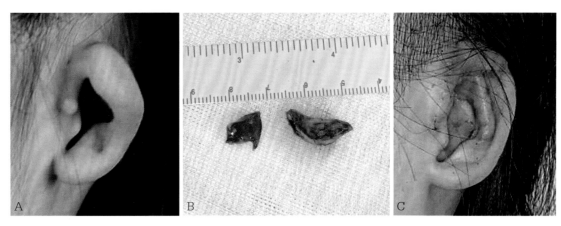

图 5-3-11　局部皮瓣联合耳甲软骨移植
A. 术前患耳耳郭形态；B. 术中取对侧耳甲软骨；C. 术后耳郭形态。

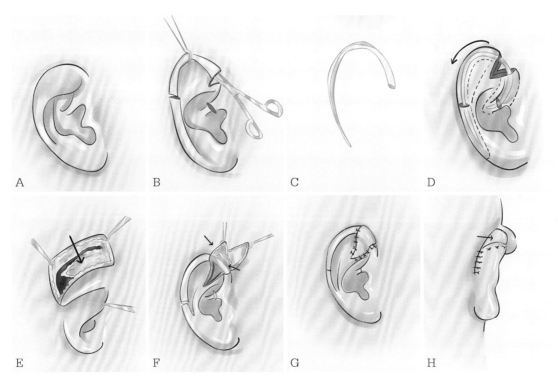

图 5-3-12　局部皮瓣联合肋软骨移植术示意图
A. 术前；B. 分离耳轮隧道；C. 准备细长条状肋软骨；D. 将肋软骨支架插入耳轮；
E. 设计耳后舌形皮瓣；F. 将皮瓣掀起、转移到耳前；
G. 覆盖创面；H. 耳后切口缝合。

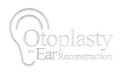

5. 健侧复合组织移植　此法仅适用于单侧Ⅱb度杯状耳畸形，要求健侧耳郭明显大于患侧，且患侧耳郭主要表现为耳轮缩小，没有明显下垂，如果下垂明显还需二次手术矫正，有学者研究两耳郭周长相差在2～4.5cm内最适合使用此法。手术中从对侧正常耳的耳轮外上方切取一块楔形复合组织，其长度、宽度均不应超过1.5cm，过大则移植物不易成活。手术时在患耳耳轮紧缩处垂直全层切开，形成一楔形缺损，然后将此复合组织瓣移植于患耳缺损处。缝合后以凡士林或抗生素小纱卷加压固定后整个术耳包扎10天左右。通过这一方法可以提升耳郭高度、扩大宽度，同时减少与健侧耳郭的差距。

（四）用于矫正Ⅲ度杯状耳的手术方法

Cosman将Tanzer提出的Ⅲ度杯状耳畸形列为小耳畸形；Nagata将Ⅱb度及Ⅲ度杯状耳畸形归类为耳甲腔型小耳畸形。目前，大家逐步认同Ⅲ度杯状耳具有以下形态学特征：耳郭多严重卷曲，耳轮严重下垂甚至接近耳垂，耳郭上部已完全失去正常形态，且常伴有耳郭位置偏低和发际线下移，其形态更接近小耳畸形，而不属于杯状耳。但是从我们的量变到质变的理论出发，Ⅲ度杯状耳仍具备杯状耳的结构特征，仍属于杯状耳，但其治疗方法同小耳畸形，需要行全耳郭再造术。

临床工作中常常遇到部分Ⅲ度杯状耳患者或其家属对耳郭形态要求不高，不愿意动用肋软骨。我们常用耳后皮瓣软骨移植联合深筋膜悬吊这一方法改善严重畸形，此法简单易学，并且长期随访效果稳定。虽然和全肋软骨再造耳郭相比耳郭的亚单位结构重建不足，但是比起动用肋软骨的耳郭再造术，患者住院时间短，一次手术就可完成，创伤小、恢复快，瘢痕轻微，符合部分家属和患者的要求。在长期随访中我们发现这类患者术后形态稳定，睡觉可以侧卧，工作生活不受取肋影响。但需要指出的是耳郭亚结构美学重建不足，术前和患者家属要充分沟通（图5-3-13）。

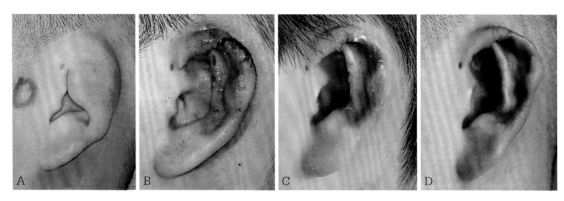

图5-3-13　耳后舌形皮瓣转移联合深筋膜悬吊技术矫正Ⅲ度杯状耳
A. 术前患耳形态；B. 术后1周；C. 术后1个月；D. 术后半年。

五、杯状耳整形手术实例

（一）Ⅰ度和Ⅱa度杯状耳整形

【病史摘要】

患者，男性，8岁。主诉因"发现左耳形态异常8年"入院。足月剖腹产，无家族遗传病史。专科查体：前面观见左侧耳郭向前卷曲，耳郭上极下垂遮盖耳舟，对耳轮上脚形成欠佳；背面观左耳整体略小、高度低于右耳。术前测量患侧耳郭长度、耳郭宽度和耳郭周长分别为 5.4cm、3.4cm 和 12cm（图 5-3-14）。

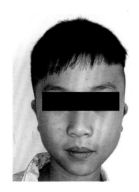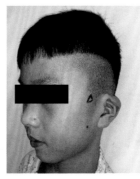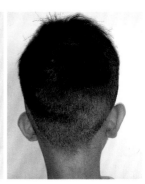

图 5-3-14　左侧垂耳畸形患者术前正面观、左侧面观、背面观形态

【入院诊断】

左侧先天性耳郭畸形（杯状耳，Ⅰ度垂耳畸形）。

【手术方案】

该患儿耳郭畸形主要表现为耳郭上极塌陷。耳郭长度略小于健侧（<0.5cm），对耳轮形态可见，仅上脚未能完全显现。属于轻度垂耳畸形，无须进行软骨移植，术前模拟对耳轮折叠后形态完整，上极下垂明显改善。择日全身麻醉下行耳郭软骨舒展联合软骨管成形术（Mustarde 软骨折叠法）。

【手术技术要点】

该手术的技术要点主要包括：①术前用手轻压患耳向颅侧靠近，可以看到对耳轮折叠后形态，用标记笔先标记出对耳轮全长，然后再从上向下依次标记亚甲蓝穿刺记号；②手术取耳后入路，切开皮肤至软骨表面，相较招风耳整形手术不同之处是要剥离皮瓣至耳郭前方，完全舒展耳轮边缘及耳舟软骨后再按顺序依次完成 Mustarde 褥式缝合；③最后铺回皮瓣分层缝合皮肤；④耳郭前方用金霉素纱条仔细填塞固定 1 周，完成塑形。

术后 1 周拆除包扎及缝线，效果满意（图 5-3-15）。术后 1 个月测量患侧耳郭长度、耳郭宽度和耳郭周长分别为 5.8cm、3.2cm 和 13cm（图 5-3-16）。

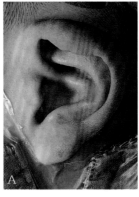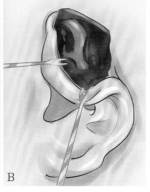

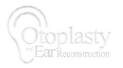

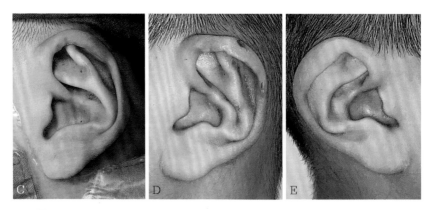

图 5-3-15　左侧垂耳畸形整形术前、术后比较示例图及术中操作示意图
A. 左耳术前形态；B. 术中；C. 术后即刻左耳形态；
D. 术后 1 个月左耳形态；E. 右耳形态。

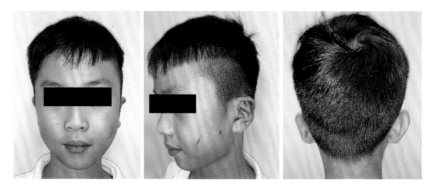

图 5-3-16　左侧垂耳畸形术后正面观、左侧面观、背面观

　　Mustarde 手术方法同样也适用于 Ⅱa 度杯状耳畸形，图 5-3-17 展现的是右侧 Ⅱa 度杯状耳畸形患者运用 Mustarde 手术方法治疗前后效果对比。

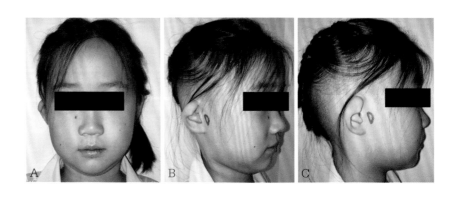

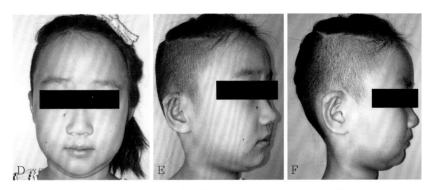

图 5-3-17　右侧Ⅱa度杯状耳畸形术前、术后效果对比图
A~C. 分别为术前患儿正面观、右 45° 侧面观、右 90° 侧面观；
D~F. 分别为术后 1 周患儿正面观、右 45° 侧面观、右 90° 侧面观。

（二）Ⅱb 杯状耳整形（局部皮瓣技术的应用）

【病史摘要】

患者，女性，18 岁。主诉因"右耳形态异常 18 年入院"。足月剖腹产，无家族遗传病史。专科查体见右侧耳郭向前卷曲，耳郭上极向下卷曲，耳轮紧缩，对耳轮消失，耳郭上 1/2 结构显示不清。术前测量患侧耳郭长度、耳郭宽度和耳郭周长分别为 4.5cm、3.1cm、11cm（图 5-3-18）。

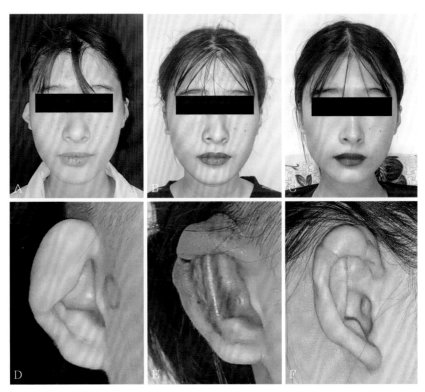

图 5-3-18　Ⅱb 度杯状耳畸形手术效果及长期随访
A~C. 分别为患者术前、术后 1 周、术后 1 年正面观；D~F. 分别为患者术前、术后 1 周、术后 1 年患耳形态。

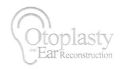

【入院诊断】

右侧先天性耳郭畸形（杯状耳，Ⅱb 度）。

【手术方案】

该患者患侧耳郭与健侧相比明显短小，耳郭周径和健侧相差 3cm，属于Ⅱb 度杯状耳畸形，耳郭与健侧相比有较多组织缺损，需要额外的软骨和皮肤才能修复畸形。有多种手术方法可以选择，综合考虑手术创伤、费用以及健侧耳郭大小形态，拟择期行全身麻醉下耳后皮瓣转移联合耳郭软骨移植术。术中皮瓣设计为耳后蒂在前方的舌形皮瓣，此皮瓣的手术切口两侧软骨膜表面剥离后可行缝卷软骨管法重建对耳轮，在耳郭上极卷曲处纵向切开耳轮，缺损处正好由耳后切口切取少量耳甲腔软骨缝合固定，形成流畅的耳轮缘，翻转耳后皮瓣覆盖软骨支架。一次手术同时解决杯状耳四大畸形表现。

【手术步骤】

1. 切口设计　以颞浅动脉耳上支为主要血供来源，于耳郭背侧设计一蒂在耳前的舌形皮瓣。从耳轮脚外侧近三角窝处垂直耳轮缘画出线，向后距耳郭边缘 1.5~2cm 行走于耳郭背面，划线终点为耳轮尾部。于耳郭后沟处画出线，起始端距第一条线旁开 2cm 以上，皮瓣宽度保持在 1.5~2cm。向内收拢，两条线交汇于耳垂后方（图 5-3-19A）。

2. 切开及分离　切口周围局部浸润少许 0.5% 利多卡因 +1:200 000 肾上腺素溶液，按标记线切开皮肤及皮下组织直至软骨表面，在切口下方紧贴耳郭软骨表面剥离，向前、向上分离，直到掀起整个皮瓣（图 5-3-19B）。继续在耳郭前面分离，剥离脱套耳郭前面皮瓣。在耳郭上极卷曲处纵向切开软骨，切开深度约 1~1.5cm，尝试将耳郭自由向后翻转，形成 V 形缺口（图 5-3-19C）。掀起舌形皮瓣，直至皮瓣能够旋转向前覆盖耳轮缺口。

3. 软骨塑形和固定　将软骨向后折叠，根据对耳轮的位置，用 3-0 不可吸收丝线分别进行褥式缝合以形成对耳轮样结构，并用 4-0 聚丙烯线将三角窝、耳甲腔深部耳后肌止点两处软骨与颅侧深筋膜缝合固定（图 5-3-19D）。耳郭边缘游离的软骨修剪下来移植于耳郭上缘缺口处，用 5-0 可吸收线缝合固定（图 5-3-19E、F、G）。

4. 皮瓣转移和皮肤缝合　软骨移植缝合完成后检查创面并严格止血，将脱套的皮瓣复位，耳后皮瓣向前旋转覆盖创面，5-0 可吸收线和 6-0 不可吸收线分层缝合切口。耳舟及耳甲腔以金霉素纱布卷填塞后加压包扎（图 5-3-19H）。

5. 术后处理　术后 3 天拆开外部包扎，清洁伤口，术后 10 天拆线。术后 1 个月、3 个月、6 个月、12 个月复诊。拆线时见耳郭愈合良好，形态接近正常，皮瓣血运好，未见坏死、感染等术后并发症。耳郭大小与健侧接近，测量患侧耳郭长度、耳郭宽度和耳郭周长分别为 5.5cm、3.3cm、13cm（见图 5-3-18）。

（三）Ⅱb 度杯状耳整形（复合组织移植技术的应用）

【病史摘要】

患者，男性，8 岁。主因"右耳形态异常 8 年"入院。足月剖腹产，无家族遗传病史。专科查体见右侧耳郭向前卷曲，耳郭上极向下卷曲，耳轮紧缩，对耳轮上 1/2 结构显示不清。术前测量耳郭长度为患侧 4.5cm，健侧 5.6cm；耳郭周长为患侧 8.5cm，健侧 13cm（图 5-3-20、图 5-3-21）。

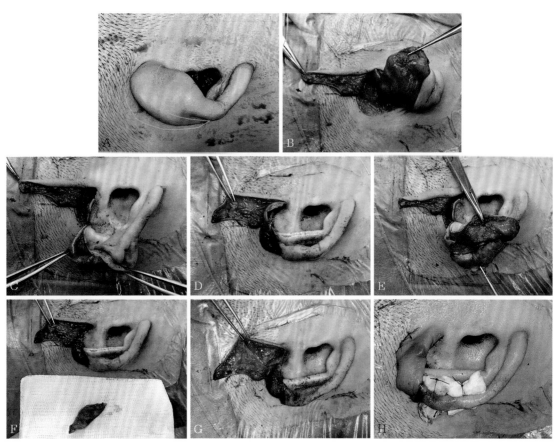

图 5-3-19 耳后皮瓣转移软骨移植联合深筋膜悬吊矫正Ⅱb度杯状耳畸形
A. 耳后皮瓣切口设计；B. 松解粘连，掀起耳后皮瓣；C. 切开紧缩的耳轮上缘软骨，形成Ⅴ形缺口；
D. 软骨管折叠缝合形成对耳轮；E. 修剪耳轮外缘游离软骨；F. 图示为切取的耳轮边缘富余软骨；
G. 切取软骨移植于耳轮上缘缺口处；H. 皮瓣覆盖创面，逐层缝合切口，局部加压固定。

【入院诊断】

右侧先天性耳郭畸形（杯状耳，Ⅱb）。

【手术方案】

当单侧杯状耳畸形患者健侧耳郭明显大于患侧时，且两耳郭周长相差在 2～4.5cm 内，可以考虑取较大一侧耳郭复合组织游离移植于较小一侧，取长补短，缩小差距。

【手术步骤】

1. 测量耳郭周长 用手术缝线测量自耳上基点至耳下基点的长度，及耳郭周长（图 5-3-20A）。患侧为 8.5cm，健侧为 13cm。

2. 测量耳郭长度 自耳上点至耳下点测量耳郭长度（图 5-3-20B）。患侧：4.5cm；健侧：5.6cm。

3. 切取复合组织 于健侧耳郭外上方切取长 1.5cm，宽 1cm 的三角形复合组织（图 5-3-20 C、D、G、H）。供区采用 5-0 可吸收缝线缝合软骨层，6-0 聚丙烯不可吸收缝线缝合皮肤（图 5-3-20F）。

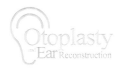

4. 移植复合组织，缝合切口并加压包扎　在患耳耳轮紧缩处垂直全层切开 1～1.5cm，形成一楔形缺损，然后将此复合组织移植于缺损处。用 7-0 可吸收线缝合软骨，6-0 聚丙烯不可吸收缝线缝合皮肤（图 5-3-20E），用金霉素小纱卷加压固定后包扎整耳包扎 10 天左右。

5. 术后处理　术后 2 周复诊拆除包扎及缝线。术后长期随访效果稳定。双耳大小、形态接近，健侧瘢痕不明显，形态正常（图 5-3-21、图 5-3-22、图 5-3-23）。

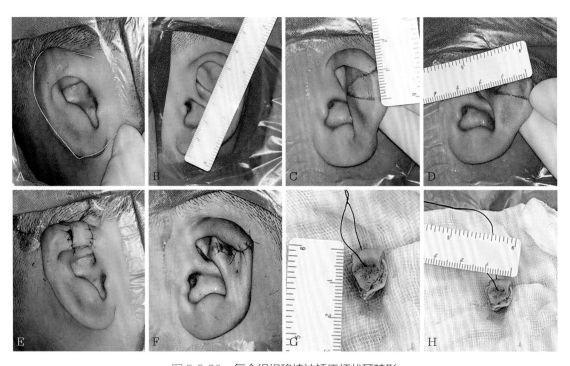

图 5-3-20　复合组织移植法矫正杯状耳畸形
A. 术前用缝线测量耳郭周长；B. 测量耳长；C、D. 供区皮瓣设计和测量；E. 复合组织移植后即刻；
F. 术后供区即刻；G、H. 切取后测量移植物大小。

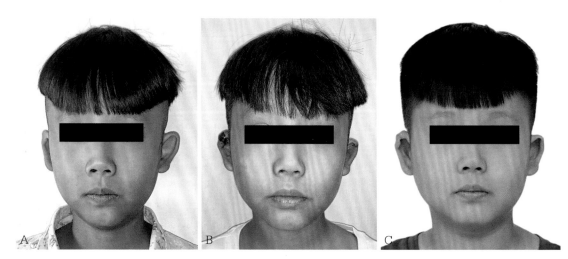

图 5-3-21　复合组织移植矫正单侧杯状耳术前术后效果对比图
A. 术前正面观；B. 术后 1 个月正面观；C. 术后 2 年正面观。

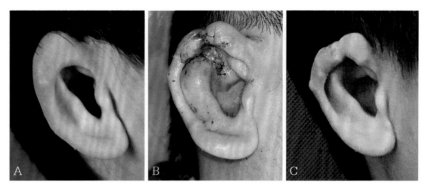

图 5-3-22 复合组织移植受区远期效果示例图
A. 术前患耳; B. 术后1周; C. 术后6个月。

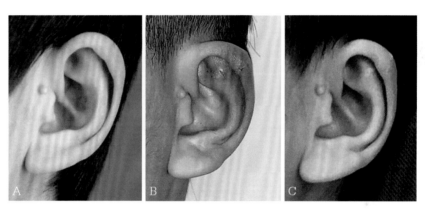

图 5-3-23 复合组织移植供区远期效果示例图
A. 术前健耳; B. 术后1周; C. 术后6个月。

六、杯状耳整形手术术后并发症

(一)早期并发症

1. 出血 术后出血是耳郭修复手术的常见并发症,即使全身麻醉也应在手术部位使用加有少许肾上腺素的局麻药,这样做的好处是术中出血少、视野好,同时解剖层次清楚,有利于皮瓣的剥离。手术结束时仔细检查有无出血,术后在耳郭前后表面的凹凸处均需用细碎纱布填塞不留空腔,防止术后血肿。一旦术后发生出血,先检查是否为包扎松动,重新包扎无效后必须打开手术切口探查止血。

2. 感染 大多数不涉及外耳道的杯状耳整形手术为清洁切口,严格的无菌操作和术后保持切口清洁干燥一般不会发生感染。对那些手术时间超过 3h 和需要组织游离移植的患者常规使用抗生素 3 天预防感染。

3. 皮瓣缺血或坏死 皮瓣主要血供受到损伤或者受压都会导致部分或者全部皮肤缺血甚至坏死。术后换药时要注意观察皮瓣有无血肿或缺血表现。一旦发现需要及时引流,清除血肿。早发现、早处理。

(二)晚期并发症

1. 复发 主要表现为杯状耳卷曲状态复旧,和耳郭上极支撑不足有关。手术时应该充分考虑

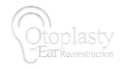

到耳郭软骨的回弹力和重建对耳轮上脚的不稳定性，术后 6 个月内注意保护术耳免受外力拉扯。

2. 瘢痕　杯状耳手术的手术瘢痕可能涉及多个部位，术后清洁和护理是预防瘢痕形成的有效手段。除此之外，瘢痕体质患者容易发生瘢痕增生，可以采用局部注射皮质激素等方法综合治疗。

3. 继发畸形　不恰当的手术方法不但不能解决畸形，反而有可能造成新的畸形，并且给再次修复增加困难，因此，所有软骨切开或者组织切除的手术必须谨慎使用。

4. 缝线外露　皮下尽量使用可吸收线或者 PDS 线（聚对二氧环己酮缝合线），必须使用不可吸收缝线时，注意打结的大小和表面筋膜及皮瓣的覆盖可以有效避免缝线外露。

七、小结

由于杯状耳表现复杂，其手术方法也必然多种多样。通常一种手术方法只能解决一个方面的畸形，严重的杯状耳畸形常常需要联合几种方法或者分期手术（表 5-3-1）。

对Ⅰ度和Ⅱa度杯状耳畸形患者，可以进行耳郭局部整形；Ⅱb度和Ⅲ度患者，因其组织缺损严重，往往需要进行软骨移植才能获得比较理想的效果。实际操作时应根据术者熟悉和掌握的技术灵活应用。尽量减少对正常组织不必要的切取和破坏是选择术式的首要原则，每一个不同类型的畸形都需要合理设计，利用耳郭自身的皮肤和软骨，充分舒展、改形，以期发挥最大效益，不应该盲目套用他人术式。

手术方式的选择还要考虑双耳的对称性，因为耳郭在头颅两侧。其大小和位置的对称性比起耳郭表面的细微结构显现更有实际意义。因此杯状耳矫正手术和全耳郭再造不同，侧重点首先是缩小两耳差距。以往的经验是使用局部皮瓣的整形方法只能提高 1~2cm 耳郭高度，Ⅲ度杯状耳如果双侧差距过大或者患者求治要求更高，必须采用全耳郭再造手术方法才能做出大小足够和结构精细的耳郭。

表 5-3-1　杯状耳整形手术临床策略和方法

分类	分度	定义	临床策略	常用方法
形态畸形	Ⅰ	垂耳畸形（耳郭上极下垂，对耳轮上脚显示不全）	完善耳郭上部形态	1. V-Y 成形法 2. 软骨重置技术 3. 软骨瓣悬吊转移法 4. 软骨支架成形法
	Ⅱa	耳郭前倾，杯状弯曲，对耳轮显示不全，皮肤软骨无明显缺失	完善对耳轮形态	Mustarde 法
结构畸形	Ⅱb	耳郭明显缩小，上 1/3 发育不全，皮肤和软骨有缺失	补充缺失的皮肤和软骨	1. 五瓣成形术 2. Musgrave 法 3. Tanzer"双旗帜瓣"法 4. 耳后舌状瓣转移联合耳甲腔软骨游离移植 5. 健侧复合组织移植
	Ⅲ	严重环缩、管状畸形、耳郭前倾、外耳道狭窄	全耳郭再造	自体肋软骨支架部分或全耳郭再造

（郭英）

第四节　隐耳整形手术

隐耳（cryptotia）又称埋没耳、袋状耳。主要表现为耳郭上半部埋入于颞部头皮的皮下，耳郭后沟上部缺如。如用手向外牵拉耳郭上部则能显露出耳郭的全貌，放松后，因皮肤的紧张和软骨的弹性又使其回复原状（图 5-4-1）。隐耳畸形常见于亚洲人，在日本人中发病率较高，约为 1/400，中国人也较常见，欧美人则少见发病。隐耳畸形以男性居多，男女之比约为 2∶1，双侧畸形者约占 40%。

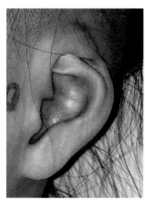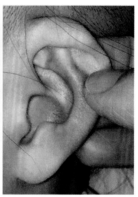

图 5-4-1　单侧隐耳畸形外观

一、隐耳的分度和解剖变异

（一）隐耳的分度

既往按照是否有耳郭上极埋藏将隐耳畸形分为Ⅰ型和Ⅱ型，再根据耳郭软骨粘连的特点分为 O、A、B、C 亚型，较为复杂。

我们结合此前分类标准，按隐耳畸形是否合并软骨粘连畸形及软骨发育不全分为 3 度。

1. Ⅰ度隐耳畸形　Ⅰ度隐耳畸形特征为耳郭上极皮肤发育不足，整形治疗效果理想，手术要点为皮瓣成形或植皮手术解决耳郭上极皮肤量不足问题。

2. Ⅱ度隐耳畸形　Ⅱ度隐耳畸形特征为耳郭上极皮肤量不足伴软骨粘连，矫形治疗有一定效果，手术要点除皮瓣成形解决耳郭上极皮肤量不足问题外，还需要软骨粘连松解或软骨反向折叠强化塑形。

3. Ⅲ度隐耳畸形　Ⅲ度隐耳畸形特征为耳郭上极皮肤量严重不足伴软骨发育不良，除解决皮肤量的问题外还需要补充额外软骨，形态类似耳甲腔型小耳畸形。矫形治疗效果差，往往需要全耳郭再造（图 5-4-2）。

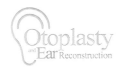

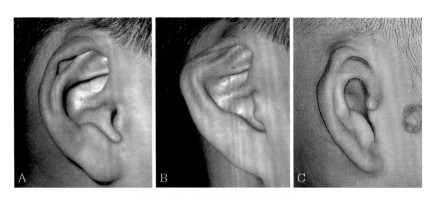

图 5-4-2　隐耳畸形分度示例图
A. Ⅰ度隐耳；B. Ⅱ度隐耳；C. Ⅲ度隐耳。A、B 为形态畸形，C 为结构畸形。

（二）隐耳畸形的解剖变异

1. 耳郭上部及耳后皮肤短缺

2. 耳外肌的异常　主要是耳上肌起止异常造成耳郭位置的异常。正常情况下耳上肌起于帽状腱膜，止于三角窝隆起处。但是隐耳患者的耳上肌仅止于耳轮上极皮下（图 5-4-3B），耳郭被牵拉变形，外观上整体位置偏低偏下，耳郭形态不够舒展。

3. 耳内肌的异常　主要是耳斜肌和耳横肌的短缩造成耳郭上部分软骨的发育不良或粘连畸形（图 5-4-3C）。

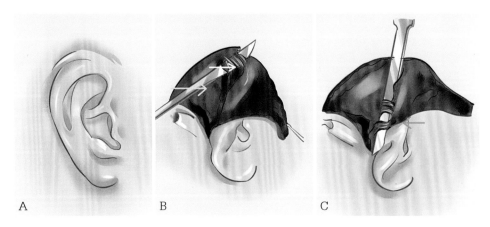

图 5-4-3　隐耳的解剖特征示意图
A. 隐耳畸形外观表现；B. 耳上肌的异常插入（白色箭头为异常止点，黄色箭头为正常止点）；
C. 耳后肌异常短缩（绿色箭头）。

二、隐耳整形手术的适应证和手术时机

隐耳畸形除对容貌产生一定的影响外，由于耳郭上部埋入皮下，无耳颅沟，因此患者无法佩戴眼镜，淋浴时水亦易流入外耳道内，给其生活带来许多不便，应及早治疗。对 1 岁以内的婴儿可试行耳模矫形技术治疗，部分大龄儿童也可尝试，见耳模矫形章节。大龄儿童以及矫形治疗不成功者则需整形手术治疗。双侧者可一次手术完成；轻度畸形成年患者可以局麻下完成手术。

三、隐耳整形的技术要点

隐耳畸形主要表现为耳郭上部结构暴露不足，因此手术原则主要是将此处皮肤切开，使埋入皮下的耳郭软骨充分显露出来，并形成明显的颅耳间沟。由此产生的创面采用游离皮片移植或局部皮瓣转移等方法覆盖。重度隐耳患者除解决上极埋藏和皮肤不足的问题，还需要各种方法来矫正软骨畸形，主要技术要点包括以下 4 个方面。

1. 耳郭上极的松解和释放　通常采用耳后或耳上切口，切开皮肤，暴露耳郭上极，向下分离，贴近耳郭软骨表面操作，切断耳郭上部分所有耳外肌（包括耳上肌、耳前肌和部分耳后肌）及异常韧带和条索状筋膜，彻底松解耳郭与周围组织粘连，松解过程中随时牵拉，观察耳郭可以复位至正常位置而不反弹即为松解到位。

2. 修复耳郭复位产生的皮肤创面　游离皮片移植和邻近皮瓣转移可以做到良好的皮肤覆盖。由于耳周皮瓣具有丰富的血供和相近的皮肤质地，且术后不会挛缩，稳定性高，临床应用更为广泛。

3. 矫正耳郭软骨畸形　先天性隐耳合并的耳郭软骨畸形通常表现为：①耳轮与耳舟聚拢甚至粘连融合；②耳轮短缩、弯曲，对耳轮上脚和下脚聚拢，三角窝显示不清；③耳轮上方尖角畸形；④耳轮反折，对耳轮向前突出。对于畸形程度较轻的软骨畸形，在离断耳郭周围异常肌肉、松解粘连部位后耳郭形态便可以得到舒展和矫正。而对于那些畸形比较严重或者复合多种畸形的隐耳患者，应该在耳郭畸形软骨的背侧对应位置放置自体耳甲腔软骨或肋软骨作为移植物来对耳郭上部分软骨进行加固，否则耳郭上极因为得不到有力的支撑容易导致术后效果不满意甚至手术失败。

4. 重建颅耳间沟　轻度患者仅在耳郭松解和皮瓣修复后颅耳间沟就自然显露。重度患者，特别是某些Ⅱ度隐耳患者皮肤弹性差，还需要采用其他的方法来加深颅耳间沟才能防止术后隐耳复发。目前主要是通过术中将耳郭背面软骨和颅骨骨膜悬吊固定来达到这一目的。也有学者认为，在耳甲腔和颅耳间沟之间插入软骨移植物可以更好地形成颅耳间沟并且避免复发。国外有学者用 Medpor 代替自体软骨，虽然减少了供体的创伤，但是无疑给术者带来了巨大的挑战。

四、隐耳整形的常用手术方法

1. 植皮法　手术最为简单，适合Ⅰ度畸形患者。具体操作为：在耳郭上部切开皮肤，向两侧分离，充分显露耳后软骨，根据创面大小取耳后或腹部全厚皮片游离移植。这一方法虽然简单，但是植皮供区和受区都会遗留手术瘢痕，并且皮片移植后容易发生挛缩畸形导致耳郭再次收缩而影响手术效果，临床上已很少单独采用，仅在局部皮瓣转移后不能覆盖全部创面时补充使用（图 5-4-4）。

2. 三角瓣法　此法适用于发际线较高的Ⅰ度和Ⅱ度患者。设计一个以耳郭上部为基底的三角形皮瓣，尖端伸入发际内，向下掀起此皮瓣，松解剥离耳郭上方和背面的粘连，暴露耳后创面，将该三角形皮瓣向下后方旋转折放于耳后软骨表面，中断耳郭和颅侧的粘连，形成颅耳间沟，供瓣区两侧潜行分离后直接拉拢缝合（图 5-4-5～图 5-4-7）。此法三角瓣尖端常常带有毛发，术中可将尖端的毛囊修剪，以免耳后毛发生长。

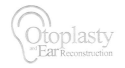
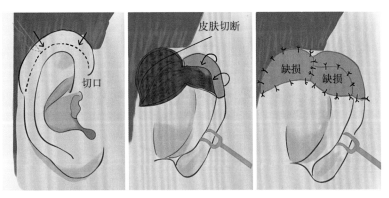

图 5-4-4　单纯植皮法修复隐耳畸形手术示意图

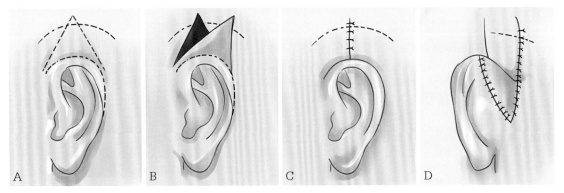

图 5-4-5　三角瓣法修复隐耳畸形手术示意图
A. 三角瓣设计示意图；B. 从皮瓣尖端掀起皮瓣；C. 皮瓣旋转移位后缝合创面；D. 缝合后背面观。

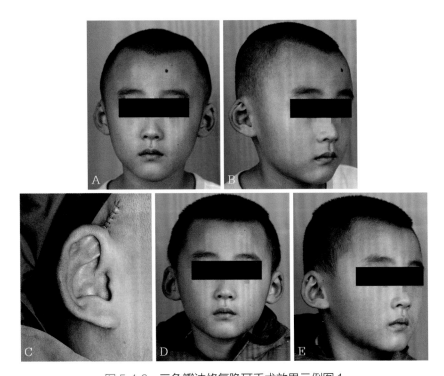

图 5-4-6　三角瓣法修复隐耳手术效果示例图 1
（西京医院整形外科　董立维教授供图）
A. 术前正位观；B. 术前右侧斜位观；C. 术后即刻；D. 术后 6 个月正位观；E. 术后 6 个月右侧斜位观。

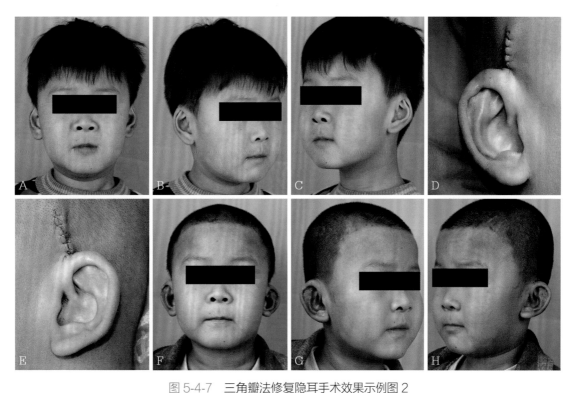

图 5-4-7　三角瓣法修复隐耳手术效果示例图 2
（西京医院整形外科　董立维教授供图）
A. 术前正位观；B、C. 分别为术前右侧斜位观、左侧斜位观；D、E. 术后即刻；F. 术后 10 天正位观；
G、H. 分别为术后右侧斜位观、左侧斜位观。

3. Z 形皮瓣法　此法适用于大多数Ⅰ度和Ⅱ度患者。术前设计时先牵拉耳郭，画出三角窝耳后隆起处到颅侧的最短距离作为 Z 形的中央臂，颅侧臂从耳郭上方沿发际线向耳后走行和中央臂交汇，另一臂走行于耳郭背面，中央臂和颅侧臂夹角>60°，与耳后臂夹角<45°，颅侧瓣大于耳后瓣，掀起 Z 形皮瓣后交错换位，颅侧瓣用来修复耳后缺损，耳后瓣向颅侧推进缝合。这项技术简单易行，切口在自然发际线外走行，不伤及毛囊。术中可以充分暴露耳郭上极和耳郭背面，利于同时修复软骨畸形（图 5-4-8）。

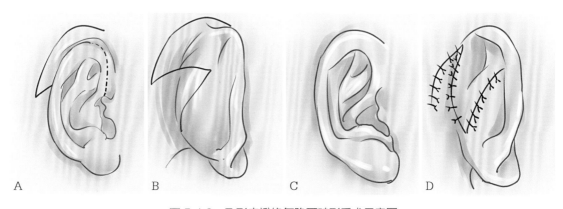

图 5-4-8　Z 形皮瓣修复隐耳畸形手术示意图
A. Z 形皮瓣设计示意图；B. 切开并掀起皮瓣；C. 松解粘连畸形并将皮瓣旋转移位后固定缝合创面；D. 缝合后背面观。

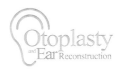

4. 软骨支架移植法 Ⅱ度隐耳除解决皮肤量不足问题外，还要进行软骨粘连的松解和解决重塑形问题。大部分软骨粘连可以通过皮肤脱套、软骨粘连松解、皮肤重分布方法解决。有些学者建议在部分软骨较硬、粘连变形较重的病例以耳后垫肋软骨片的方式调整对耳轮和颅耳角的细微形态，对于隐耳术后复发二次手术的患者也可以考虑用肋软骨加强形态支撑，防止上极再次塌陷（图 5-4-9）。

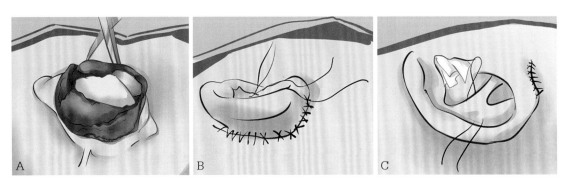

图 5-4-9 耳后软骨移植修复隐耳畸形示意图
A. 隐耳矫正术中软骨移植；B. 耳后切口缝合；C. 术后加压包扎。

5. 部分耳郭再造术 Ⅲ度隐耳患者皮肤软骨缺失较多，往往需要肋软骨支架才能提供足够的支撑，具体见"第六章 耳郭再造手术"相关内容。

五、隐耳整形手术实例
（一）Ⅰ度隐耳整形手术
【病史摘要】

患儿女性，7岁。主诉因"发现左耳畸形7年"入院。自出生即发现双耳不对称，左耳郭上极埋藏于头皮之下，颅耳角受压，用手可以轻松拉出耳郭形态，松手后反弹复位。右耳未见明显异常，全身情况良好，未见其他异常（图 5-4-10）。

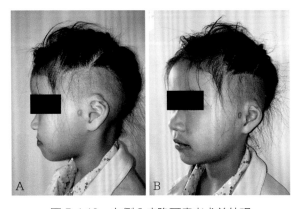

图 5-4-10 左侧Ⅰ度隐耳患者术前外观
A. 左侧面外观；B. 左侧面 45° 外观。

【入院诊断】

左侧先天性耳郭畸形（隐耳，Ⅰ度）。

【手术方案】

该患儿属于Ⅰ度隐耳，主要需要解决耳郭上极皮肤覆盖问题，体检可见患耳发际线位置尚可，耳郭上部皮肤松动有弹性，适合采用局部皮瓣法手术治疗。考虑到Z形皮瓣切口隐蔽、创伤较小故选用此法。择日于全身麻醉下行Z形皮瓣转移隐耳畸形矫正术。

【手术实例】

1. **标记和划线**　从耳前点上方头皮开始沿发际线向后画出一条弧线，至耳郭中上1/3处，此为Z形皮瓣上臂；将耳郭向前翻过，暴露耳后区，画线连接上臂终点和耳后三角窝隆起处，两点间最短距离为Z形皮瓣中间臂；最后在耳郭后方距耳郭边缘1～1.5cm画出Z形皮瓣下臂，下臂长度和中臂相等（图5-4-11A、B）。笔者根据个人经验改良了Z形皮瓣术式，据此标准画线，术中可以根据需要延长皮瓣，灵活转动，皮瓣旋转后即使不够覆盖创面，只需在隐蔽部位少量植皮即可。

2. **切开和分离**　在切口周围及耳郭前面行利多卡因和肾上腺素溶液局部浸润麻醉后，切开头皮及耳后皮肤。先掀起上瓣，近头皮侧可携带部分颞浅筋膜，近软骨侧操作时注意紧贴软骨表面。切断耳上肌及彻底清除异常粘连组织，上下皮瓣掀开后可以充分暴露耳郭上极及背侧软骨，耳郭形态可见（图5-4-11C）。

3. **耳郭复位**　经过松解后耳郭脱离表面软组织的束缚，形态完整独立。此时将上瓣旋转向下，包裹耳郭上极缝合固定于耳郭背面。下瓣向乳突侧推进，适当游离头皮后可以直接拉拢缝合。术后皮瓣色泽正常，耳郭上极及颅耳间沟形态可见（图5-4-11D、E）。

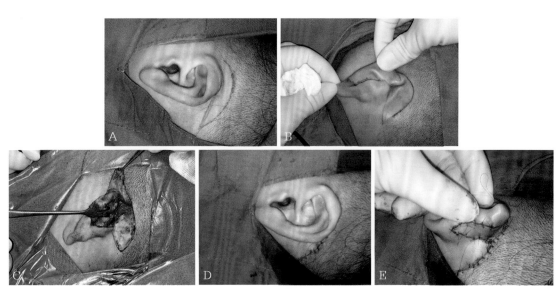

图5-4-11　Z形皮瓣转移矫正隐耳畸形

A、B. 切口设计；C. 术中切开皮瓣，分离粘连组织；D、E. 术后缝合切口后即刻。

4. 包扎、固定和术后处理　术后用抗生素油纱条填塞耳前耳后表面，疏松纱布加压包扎3日，一般情况下无须放置引流。术后1周拆除缝线，术后3个月随访耳郭形态和对侧基本对称，前面及侧面瘢痕隐蔽不明显（图 5-4-12）。

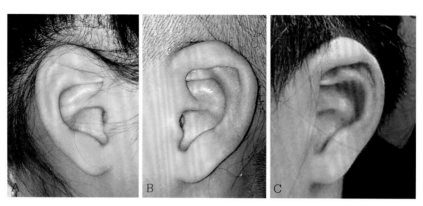

图 5-4-12　Z 形皮瓣转移矫正隐耳术后
A. 健侧右耳外观；B. 左侧隐耳术后 1 周外观；C. 隐耳术后 3 个月外观。

（二）Ⅱ度隐耳整形

【病史摘要】

患者男性，19 岁。主因"发现右耳畸形 19 年"入院。自出生即发现双耳不对称，右耳郭上极埋藏于头皮之下，颅耳角受压，用手可以拉出后耳郭上极不能完全显现，耳郭上 1/3 向后反折，耳舟和耳轮粘连。左耳未见明显异常。全身情况良好，未见其他异常（图 5-4-13）。

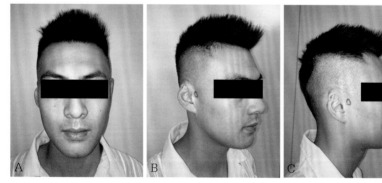
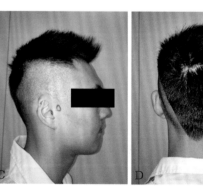

图 5-4-13　Ⅱ度隐耳畸形患者术前外观
A. 正面观；B. 右侧面 45° 观；C. 右侧面观；D. 背面观。

【入院诊断】

右侧先天性耳郭畸形（隐耳，Ⅱ度）。

【手术方案】

该患者属于Ⅱ度隐耳，除了松解粘连、修复耳郭上部分皮肤缺损，还要矫正软骨粘连畸形，否则术后容易出现隐耳矫正不足或者术后复发等并发症。Z 形皮瓣法术中可以充分暴露耳郭背面区域，便于解剖，适合同时矫正皮肤和软骨畸形，而且不会改变发际线位置，是笔者比较常用的术式。择日于局部麻醉下行 Z 形皮瓣法隐耳畸形矫正术。

【手术实例】

1. 标记和划线　划线要点和操作同前（图 5-4-14 A、B）。

2. 切开和分离　切口周围及耳郭前面皮下行利多卡因和肾上腺素溶液局部浸润麻醉后，切开头皮及耳后皮肤。携带部分颞浅筋膜一起掀起上方皮瓣，小心切开下方皮瓣皮肤切口，不要伤及软骨。术中可见耳轮软骨向后卷曲，耳郭边缘塌陷，耳舟消失（图 5-4-14C）。

3. 耳郭塑形　贴近软骨操作，切断耳上肌及耳横肌、耳斜肌，清除异常粘连。将耳郭皮肤向前剥离至对耳轮，形成超薄皮瓣。此时经过松解后耳轮软骨得到释放，耳舟重新显现。如果形态不好可以切取少许耳甲腔软骨加固支撑耳舟部分（图 5-4-14D）。将上方皮瓣旋转向下，包裹耳郭上极缝合固定于耳郭背面。用 4-0 不可吸收线将三角窝深部加固于颅侧骨膜，防止耳郭向头皮回缩。下方皮瓣向头皮侧推进，游离松解头皮后拉拢缝合。

4. 包扎和固定　用金霉素纱条填塞耳轮并在耳后用棉垫打包固定（图 5-4-14E、F）。表面疏松纱布加压包扎 3 日，一般情况下无须放置引流。术后 1 周拆除缝线。术后耳郭形态和对侧基本对称，前面及侧面瘢痕均不明显（图 5-4-15）。

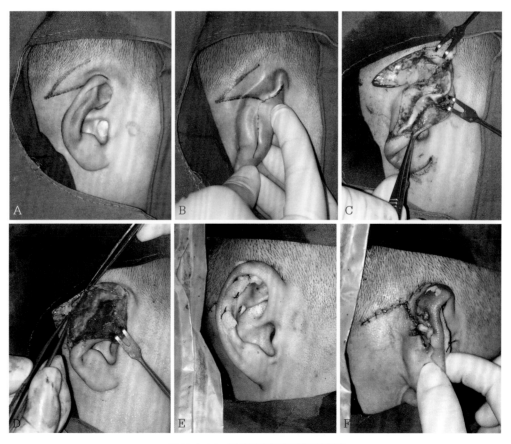

图 5-4-14　Z 形皮瓣矫正隐耳畸形
A、B. 切口设计；C. 掀起皮瓣见耳郭软骨异常粘连；D. 松解粘连重新塑形；
E. 术后缝合完成并打包加压；F. 耳后切口缝合后即刻外观。

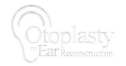
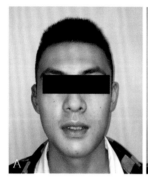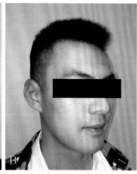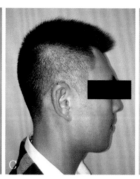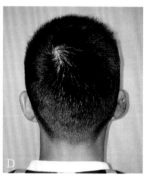

图 5-4-15 Ⅱ度隐耳畸形患者术后 1 周外观
A. 正面观；B. 右侧面 45° 观；C. 侧面观；D. 背面观。

六、隐耳整形手术术后并发症

隐耳矫正术后一般会出现如下几类并发症，术后需要密切关注患者术区情况，做到早发现早干预。

1. 出血和血肿 隐耳手术多数要切开头皮，由于头皮血供丰富，因此出血风险较高，术中应该注意充分止血，以防术后出现血肿。

2. 感染 耳郭手术发生感染并不常见，但是一旦发生感染就会有软骨畸形的可能，对于耳整形手术来说，无疑会造成手术的失败。所以必须重视术前头发清洁备皮和术中头发的消毒管理。手术时间＞3h 或者术中进行植皮、软骨游离移植的操作，术后常规预防性应用抗生素。

3. 复发 隐耳畸形矫正术后复发主要有两个原因：①植皮挛缩；②软骨畸形没有完全矫正。为避免这两种情况的发生首先要选择合适的手术方法，避免大面积的植皮，即使植皮也要选择质量较好的全厚皮片。其次要在术前充分认识判断隐耳的类型，术中反复确认耳郭畸形是否完全矫正，耳郭上部分的支撑是否牢固可靠。局部皮瓣转移后皮肤不足以覆盖全部创面时不应该勉强缝合，可以在隐蔽的部位辅以植皮，避免二次手术。

4. 瘢痕 比起局部皮瓣转移造成的线状瘢痕，植皮后的环形瘢痕更加明显和不可避免。整形外科的缝合技术和术后物理、光电治疗可以有效地预防瘢痕增生（图 5-4-16）。

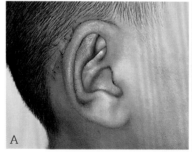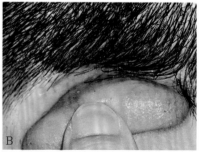

图 5-4-16 隐耳畸形矫正术后瘢痕（Z 形皮瓣法）
A. 术后 1 周；B. 术后 1 个月。

5. 脱发和异常毛发增生 头皮内的切口容易造成毛囊损伤导致后期局部秃发，因此尽量避免选择发际线内的手术切口。如果必须在发际内做切口，应该注意刀片倾斜方向与毛囊方向一致，尽量做到最小的创伤，头皮缝合时无须分层缝合，缝线结扎太紧也会造成毛囊坏死。某些手术因为局部皮瓣转移后头发被移植到耳后不应该出现毛发的部位，并且继续生长影响美观，通过多次激光或者强脉冲光等光电治疗使毛囊萎缩，最终达到永久性脱毛的效果。

七、小结

因先天性隐耳畸形严重程度不等，手术方法多种多样，要根据患者具体情况和医师熟悉的术式来选择，熟练掌握局部皮瓣的设计和转移是隐耳畸形矫正的重点和要点。各种局部皮瓣的优缺点和适应证总结如表 5-4-1，临床上目前应用最多也最有效的是三角瓣法和 Z 形皮瓣法。合理的皮瓣设计不但可以有效地利用耳周皮肤，而且便于同时矫正软骨畸形，还要考虑到瘢痕隐蔽和发际线的位置。理想的隐耳畸形矫正手术应该满足以下要求：①手术方法简单易行；②耳郭畸形充分矫正；③重建明显的颅耳间沟，可以方便佩戴眼镜；④术后不易复发；⑤发际线不受影响且术后瘢痕不明显。

表 5-4-1 隐耳整形手术临床策略和方法

分类	分度	定义	临床策略	常用方法
形态畸形	I	仅有耳郭上极皮肤缺损，无软骨异常	解决皮肤不足	1. 植皮 2. 三角瓣法 3. Z 形皮瓣法
	II	耳郭上极皮肤量不足伴软骨粘连	解决皮肤不足；松解软骨粘连；加强软骨支撑	1. 三角瓣法 2. Z 形皮瓣法 3. 软骨支架移植法
结构畸形	III	耳郭上极皮肤量严重不足伴软骨发育不足	需要有强度的软骨支架及大量皮肤	肋软骨支架部分耳郭再造

（郭英）

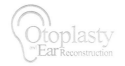

第五节 猿耳畸形整形手术

猿耳畸形（Stahl's ear）是一种较为罕见的先天性耳郭畸形，畸形表现为耳舟部多出异常凸起的第三脚，从对耳轮一直延续到耳轮边缘，可导致耳轮缘不卷曲畸形，形似猿猴类生物耳郭外形，也被称为"精灵耳"。猿耳畸形发生的具体机制尚未明确，Ferraro 等认为导致耳畸形的原因与遗传因素密不可分，在同卵双胎中其发生率高达 75%。

一、猿耳畸形的分度和解剖变异

（一）猿耳畸形的分度

猿耳畸形属于形态畸形，按照严重程度不同可分为 3 度。

1. **Ⅰ度猿耳畸形** 其表现为异常凸起第三脚，耳舟正常、对耳轮上脚存在。

2. **Ⅱ度猿耳畸形** 其表现为异常的第三耳轮脚凸起导致耳舟宽大，相应耳轮边缘平坦无卷曲，对耳轮耳轮上脚基本正常，耳郭基本形态无明显改变。

3. **Ⅲ度猿耳畸形** 其表现第三耳轮脚畸形，耳舟及正常对耳轮上脚不可见，耳郭整体形态严重改变。出生早期耳模矫正治疗效果理想，错过矫形时机的患者需要通过局部整形手术改善畸形，包括第三耳轮脚的切除或者对耳轮上脚、耳舟重塑（图 5-5-1）。

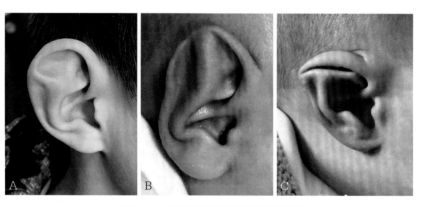

图 5-5-1 猿耳畸形耳郭畸形示例图
A. Ⅰ度猿耳畸形；B. Ⅱ度猿耳畸形；C. Ⅲ度猿耳畸形。A、B、C 均为形态畸形。

（二）猿耳畸形的解剖变异

猿耳的外观特征主要为：①出现第 3 对耳轮脚，对耳轮至耳轮边缘异常的软骨折叠；②平坦的耳轮，伴有对耳轮上脚发育不全和未完全卷曲的耳轮缘；③宽大的舟状窝畸形。同时可具有未正常发育的对耳轮上脚以及伴发招风耳畸形等症状。

近期研究认为，耳郭肌肉（耳内肌、耳外肌）对于耳软骨的发育形成有着一定的作用，当这些肌肉异常走行于耳软骨中时，会产生异常的肌肉运动向量，从而对耳形态的形成产生进一步的影响。耳斜肌或耳横肌的异常伸长是猿耳的主要病理特征（图 5-5-2）。

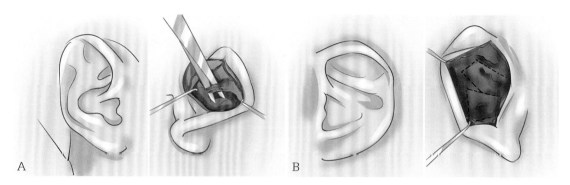

图 5-5-2 先天性猿耳畸形肌肉异常示意图

A. 耳斜肌异位; B. 耳横肌异位。

二、猿耳整形的常用手术方法

猿耳畸形的手术治疗主要有分为软骨划痕法和软骨切开法。轻度的猿耳畸形局部塑形就可以恢复正常形态,重度的需要软骨支架的支撑才能矫正畸形。

1. 软骨舒展法 该法适用于软骨薄且柔软的Ⅰ度猿耳,主要是小龄儿童。通过对软骨表面划痕进行松解,通常与软骨管缝合相结合对耳软骨进行重塑。优点是手术简单且术后形态自然,但由于未对软骨进行全层的切开,并没有完全破坏软骨的固有弹性,因此术后存在较高的复发率(图 5-5-3)。

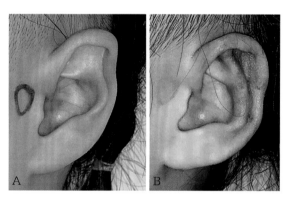

图 5-5-3 Ⅰ度猿耳软骨舒展合并软骨管成形法

A. 术前患耳形态; B. 术后患耳形态。

2. 软骨管成形术 该术式主要是针对对耳轮上脚的软骨管成形,各种类型猿耳中均可见应用。详见 Mustarde 法。

3. 软骨部分切除法 该手术方法适用于Ⅰ度、Ⅱ度猿耳。Ⅰ度畸形表现为存在异常突起第三脚,为达到消除异常对耳轮脚的目的,最简单的方法是直接切除异常软骨。这种方法的不足之处在于它会缩小减小耳郭周径,因此切除范围不能太大,只需要把异常凸起的软骨间断切除即可。Ⅱ度畸形主要表现为耳舟宽大,将第三耳轮脚对应的耳郭边缘软骨楔形切除 0.5~1cm,拉拢缝合后可令耳轮边缘卷曲,重塑耳舟(图 5-5-4)。对位缝合时一定要注意切缘平整,两侧软骨用

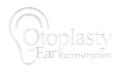

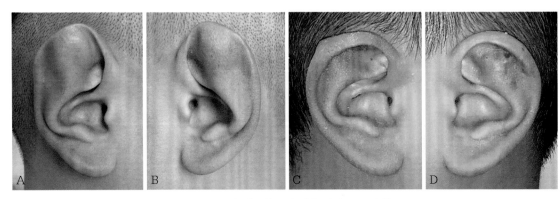

图 5-5-4　Ⅱ度猿耳软骨部分切除术后手术效果
A 和 B. 术前；C 和 D. 术后 1 个月。

7-0 可吸收线对缝减张，耳轮缝合时注意皮缘适度外翻卷以免术后形成凹陷。

4. 软骨部分切除联合软骨管成形法　该法适用于Ⅰ度、Ⅱ度猿耳畸形。在切除第三耳轮脚的同时要松解异位的肌肉和制带，用缝线模仿肌肉起止点重塑对耳轮，之后再行耳郭边缘对位缝合（图 5-5-5）。

5. 软骨管成形联合耳软骨移植　其适用于Ⅲ度猿耳。此类畸形耳郭软骨发育不足，重塑对耳轮上脚形态后往往会出现耳郭边缘软骨缺损，需要采集耳甲腔软骨或者肋软骨进行缺损部位的移植修复。

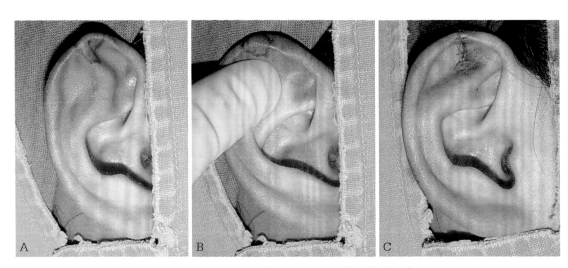

图 5-5-5　Ⅰ度猿耳软骨切除术联合软骨管成形法
A. 术前外观；B. 术中模拟；C. 术后外观。

三、小结

猿耳畸形的手术重点是如何重塑良好的对耳轮上部分结构。由于耳郭的基本形态没有明显畸形，手术方法也力求简单，有利于减轻手术痕迹，减少瘢痕形成。各种常用方法总结如表 5-5-1。

表 5-5-1　猿耳整形手术临床策略和方法

分类	分度	定义	临床策略	常用方法
形态畸形	I	正常对耳轮上脚存在，可见异常凸起的第三耳轮脚	充分松解粘连，去除异常的第三耳轮脚	1. 软骨舒展法 2. 软骨管成形法 3. 软骨部分切除
	II	耳轮平坦，第三耳轮脚及耳舟宽大，耳郭基本形态无明显改变	重建耳舟及对耳轮上脚	1. 软骨部分切除法 2. 软骨管成形法
	III	第三耳轮脚凸起畸形，耳舟及对耳轮上脚不可见，耳郭整体形态严重改变	去除异常第三耳轮脚，重建耳郭上部形态	1. 软骨管成形法 2. 软骨移植法

（郭英）

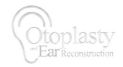

第六节　耳甲粘连畸形整形手术

耳甲粘连畸形（conchal adhesion）是由张天宇教授团队首先提出的一种特殊类型的耳郭畸形，其形态特征为耳甲后部的对耳轮或对耳屏与耳甲前部的耳轮脚或耳屏异常粘连，使耳甲腔前后相接缩小。

一、耳甲粘连畸形的分度

按严重程度将耳甲粘连畸形分为Ⅰ度、Ⅱ度、Ⅲ度（图 5-6-1）。

1. **Ⅰ度**　Ⅰ度耳甲粘连畸形的耳郭大小接近正常，其余结构基本正常，出生早期的手术松解联合耳模矫正可以尽量使耳甲腔恢复正常大小外观。

2. **Ⅱ度**　Ⅱ度耳甲粘连畸形的耳郭大小较正常小，但部分正常结构保留。

3. **Ⅲ度**　Ⅲ度耳甲粘连畸形的耳郭严重缩小，正常结构基本消失，需行全耳郭再造术。

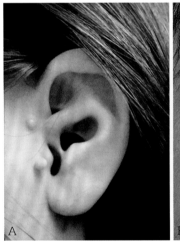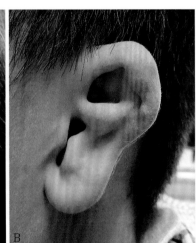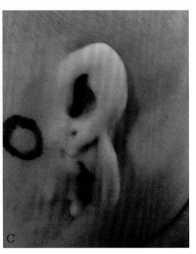

图 5-6-1　耳甲粘连畸形耳郭畸形示例图

A. Ⅰ度耳甲粘连畸形；B. Ⅱ度耳甲粘连畸形；C. Ⅲ度耳甲粘连畸形。A 为形态畸形，B 和 C 为结构畸形。

二、耳甲粘连畸形整形的常用手术方法

1. **Ⅰ度耳甲粘连畸形手术方法**　耳甲粘连畸形Ⅰ度仅表现为在正常耳郭的基础上存在粘连的部分，手术治疗仅需要单纯切除异常粘连部分（图 5-6-2）。

2. **Ⅱ度耳甲粘连畸形手术方法**　耳甲粘连畸形Ⅱ度手术要点除粘连松解，还包括部分耳郭再造或早期粘连松解手术结合牵引。以下病例展示的是Ⅱ度耳甲粘连畸形粘连松解联合外耳道成形手术。我们可以看到虽然耳郭外形没有完全恢复正常外观，但得到了极大的改善，对侧为Ⅲ度小耳畸形，可以按照这侧外形进行全耳郭再造（图 5-6-3）。

3. **Ⅲ度耳甲粘连畸形手术方法**　Ⅲ度耳甲粘连畸形常规应用全耳郭再造术，但不同于一般的小耳畸形Ⅲ度，我们认为出生早期行软骨舒展结合耳模矫正可恢复部分外观，使患儿在未来行耳整形或耳再造手术之前减少异常的关注。该治疗方式的评价有待更长期的随访结果（图 5-6-4、图 5-6-5）。

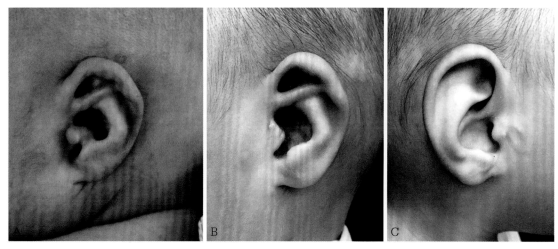

图 5-6-2 Ⅰ度耳甲粘连畸形手术效果
A. Ⅰ度耳甲粘连畸形术前患耳形态;B. 粘连松解术后患耳形态;C. 对侧耳形态。

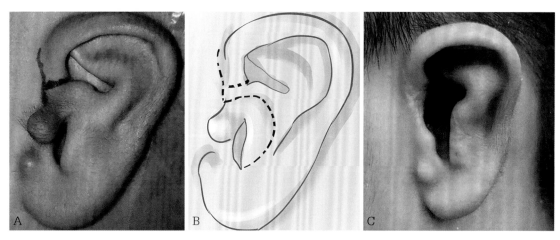

图 5-6-3 Ⅱ度耳甲粘连畸形手术效果
A. Ⅱ度耳甲粘连畸形术前患耳外观;B. 切口示意图;C. 术后1年患耳外观。

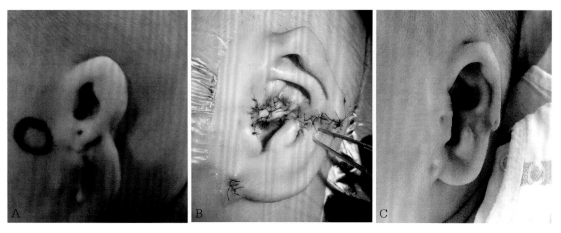

图 5-6-4 Ⅲ度耳甲粘连畸形手术效果示例图1
A. Ⅲ度耳甲粘连畸形术前患耳外观;B. 术中即刻效果;C. 术后联合耳模矫正1年患耳外观。

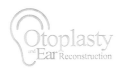
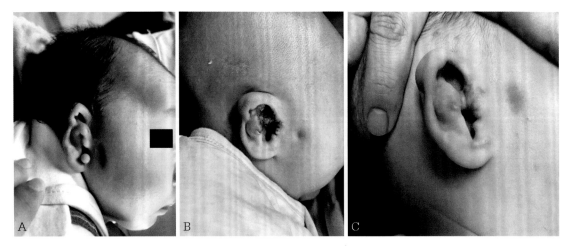

图 5-6-5　Ⅲ度耳甲粘连畸形手术效果示例图 2

A.　Ⅲ度耳甲粘连畸形患耳术前外观；B.　术后即刻患耳外观；C.　术后联合耳模矫正 1 年患耳外观。

三、小结

耳甲粘连畸形需要根据畸形严重程度选择不同的手术方式，现将耳甲粘连畸形各种常用手术方法总结如表 5-6-1。

表 5-6-1　耳甲粘连畸形耳整形手术临床策略和方法

分类	分度	定义	临床策略	常用方法
形态畸形	Ⅰ	耳甲粘连存在，耳郭大小基本正常	去除粘连	手术切除粘连部分
结构畸形	Ⅱ	耳甲粘连明显，耳郭大小小于正常	松解粘连，扩大耳郭外形	1. 手术松解粘连 2. 耳甲腔成形 3. 外耳道成形
	Ⅲ	耳甲完全粘连，耳郭发育不全	重塑耳郭外形	1. 早期松解粘连，软骨舒展 2. 全耳郭再造

（傅窈窈）

第七节　耳垂畸形整形手术

出生即存在的耳垂畸形（lobule malformation），为耳郭胚胎发育阶段第 1 耳丘与第 6 耳丘发育不足、融合不全、错位融合等原因导致，通常为单侧发生，对耳郭功能无影响。

一、耳垂畸形的分度

先天性耳垂裂已被提出不同的分型方法。Kitayama 认为耳垂裂分纵型、横型、三瓣型和耳垂缺如四种，Yamada 提出了前型、后型、矢状型和双叶型的分型方法。针对不同亚型的先天性耳垂裂，目前有多种成熟的局部皮瓣设计方法用于耳垂修复重建。我们把耳垂畸形分为单纯耳垂裂（Ⅰ度）、复合耳垂畸形（Ⅱ度）及耳垂缺如（Ⅲ度）（图 5-7-1）。

1. 单纯耳垂裂（Ⅰ度）　Ⅰ度畸形为传统意义上的耳垂裂，仅需要局部皮瓣成形，小部分病例耳模矫形治疗有效。

2. 复合耳垂畸形（Ⅱ度）　Ⅱ度畸形伴随耳垂组织量不足，需要分期手术或结合复杂的皮瓣设计，耳模矫形治疗效果差。

3. 耳垂缺如（Ⅲ度）　Ⅲ度畸形需耳垂再造，耳模矫形治疗无效。

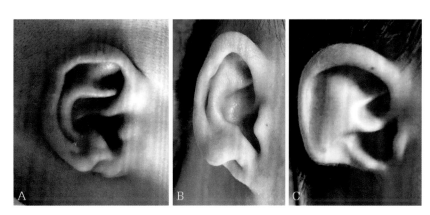

图 5-7-1　耳垂畸形示例图
A. Ⅰ度耳垂畸形；B. Ⅱ度耳垂畸形；C. Ⅲ度耳垂畸形。A 为形态畸形，B、C 为结构畸形。

二、耳垂畸形整形的常用手术方法

先天性耳垂裂修复的难点在于耳垂软组织发育不足和空间错位，需要根据耳垂裂的类型和可用组织量来个性化处理每个病例，以实现令人满意的修复效果。

1. 直接缝合法　此法适用于Ⅰ度耳垂裂中双侧小叶形态对称且裂隙宽度较小的病例，直线或 Z 形、W 形切开裂隙缘形成创面，对合拉拢缝合形成新耳垂。原则是尽量避免直接切开对位后缝合，容易在瘢痕挛缩后形成小的裂隙。常用的方法有 L 成形术与 Z 成形术（图 5-7-2）。也有报道使用皮肤磨削器形成裂缘创面后再直接缝合，该方法有助于减少耳垂组织损失和术中术后出血，具有独特优势。

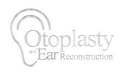

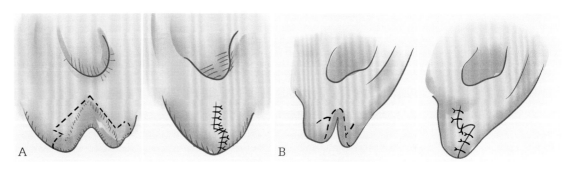

图 5-7-2 L 成形术与 Z 成形术示意图
A. L 成形术；B. Z 成形术。

2. 前后铰链皮瓣瓦叠法 此法适用于部分Ⅱ度耳垂畸形患者。在外侧小叶耳后面、内侧小叶耳前面分别制作圆弧形切口，游离出 2 个铰链式皮瓣。将外侧小叶皮瓣向前翻转作为新耳垂的前表面，而内侧小叶皮瓣向后翻转作为新耳垂的后表面，两个皮瓣重叠缝合重建为新耳垂（图 5-7-3）。

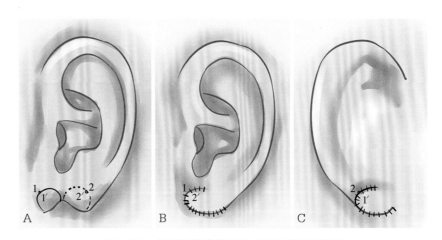

图 5-7-3 前后铰链皮瓣瓦叠法手术步骤示意图
A. 皮瓣设计；B. 术后正面观；C. 术后背面观。

3. 三角旋转推进皮瓣法 这一方法适用于Ⅱ度耳垂纵向裂畸形。进行皮瓣标记如图 5-7-4A。A 点为切口间隙边缘，切口的顶峰标记为 B 点。画一条线 BC 垂直于裂隙边缘。从 A 点到 B 点的距离为 AB，在 B 点和 C 点之间画一条垂直的线，使 AB = BC。然后用手术刀片（11 号）将耳垂从 A 点切至 B 点，然后再切至 C 点。然后将切开的三角瓣∠CBA 向内侧拉，以评估耳垂顶端的美学位置。点 D 在耳垂裂隙内侧段边缘，标记一条 DE 线，使 DE = AB。内侧耳垂部分在线 DE 处切开，将外侧三角瓣向下旋转插入，A 点缝合至 D 点，B 点缝合至 E 点，BD 间表皮部分去除，∠CBA 皮瓣旋转后缝合，填补裂隙，修整耳垂形状。笔者用此法方便，耳垂形态自然，效果满意（图 5-7-4、图 5-7-5）。

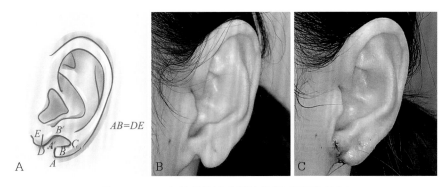

图 5-7-4　三角旋转推进皮瓣法修复耳垂裂示例 1
A. 皮瓣设计；B. 术前患耳形态；C. 术后患耳形态。

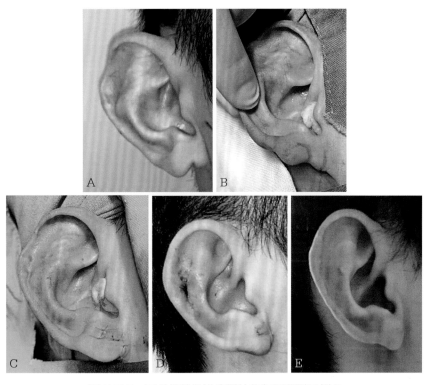

图 5-7-5　三角旋转推进皮瓣法修复耳垂裂示例 2
A. 术前患耳形态；B. 术中皮瓣切口设计；C. 术中缝合后即刻患耳形态；
D. 术后 1 周患耳形态（患者同时行耳轮整形）；E. 术后 1 年患耳形态。

4. Gavello 耳垂再造术　该手术方法适合不需要软骨移植的Ⅲ度耳垂畸形。耳垂再造方法的核心思路是使用耳前、耳下、耳后的局部皮瓣进行单瓣折叠、双瓣重叠、双交叉重叠等设计后再造出耳垂结构，其中一些方法还需要结合游离植皮或软骨移植技术。其中由 Gavello 最早报道的一种手术方法在耳垂缺损修复治疗中获得广泛应用，是最具有代表性的经典技术（图 5-7-6）。

具体手术方法为：根据模板在耳垂后方投影位置设计 U 状双叶皮瓣，蒂位于再造耳垂与面颊皮肤交界处，皮瓣面积为耳垂 2 倍，前叶大于后叶。切开皮瓣并向蒂部游离，注意避免损伤在皮瓣下方走行的耳后动脉。将皮瓣在中线对折，游离端向耳后侧翻转，耳垂缺损处创

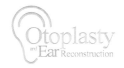
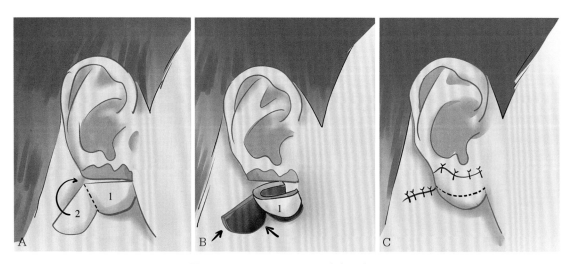

图 5-7-6　Gavello 耳垂再造术示意图
A. 皮瓣设计；B. 术中情况；C. 术后即刻耳郭外观。
图中 1 为前叶皮瓣，2 为后叶皮瓣，黑色箭头所指为皮瓣掀起后皮肤缺损

面处理后前后缘分别与皮瓣缘对合，沿术前设计好的耳垂弧度精细缝合皮瓣下边界以形成新耳垂的游离边缘。供区皮肤向皮下两侧分离适当距离后直接拉拢缝合，通常两周后拆除该部位缝线。

　　Gavello 方法只需一期手术即可完成，皮瓣有确切的血管供应以保证安全，在急诊手术和择期手术中均可应用。该方法完全使用耳垂周围局部组织进行重建，不需要植皮，并且供区切口瘢痕可以大部分被再造耳垂遮挡，因此术后可获得良好的美容效果。但需要注意的是，如果耳后乳突区皮肤有瘢痕，将影响供区皮瓣质量，不适合采用本方法进行耳垂重建。

　　5. Brent 耳垂再造术　此术式适合需要软骨移植的Ⅲ度耳垂畸形。手术需要分两期完成，Ⅰ期将雕刻好的耳垂状软骨植入设计好的囊袋。3 ~ 4 周后掀起耳垂，耳垂后方及乳突创面植皮修复。

　　6. 菱形皮瓣法耳垂再造术　笔者用耳后菱形皮瓣旋转折叠再造耳垂Ⅰ期完成，效果满意。皮瓣供区不需要植皮，可以直接缝合。为避免瘢痕增生，建议使用减张胶布 3 ~ 6 个月。这一方法适合健侧耳垂不太丰满的患者，更容易达到对称性（图 5-7-7、图 5-7-8）。

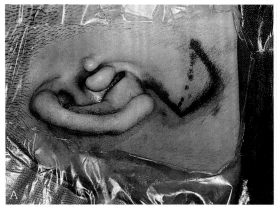
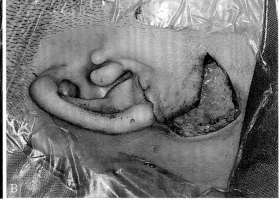

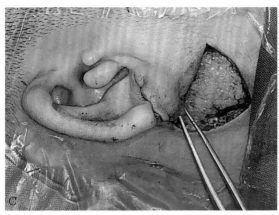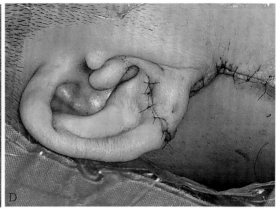

图 5-7-7　菱形皮瓣法耳垂再造术
A. 术前设计；B. 切开皮肤；C. 折叠皮瓣；D. 术后即刻。

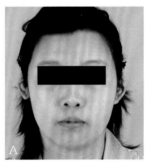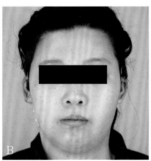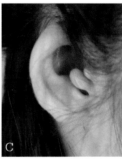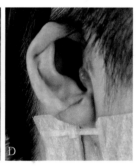

图 5-7-8　菱形皮瓣法耳垂再造术前后效果对比图（患者同时合并杯状耳及耳屏畸形）
A. 术前正面观；B. 术后 1 个月正面观；C. 术前患侧观；D. 术后 1 个月患侧观（患者耳下为减张胶布）。

三、小结

耳垂畸形需要根据畸形严重程度选择不同的手术方式，现将耳垂畸形各种常用手术方法总结如表 5-7-1。

表 5-7-1　耳垂畸形整形手术临床策略和方法

分类	分度	定义	临床策略	常用方法
形态畸形	I	耳垂裂隙小，没有组织缺失	闭合裂隙	1. 直接缝合 2. L 成形术 3. Z 成形术
结构畸形	II	耳垂裂隙大，有组织缺失	利用邻近皮瓣修复裂隙	1. 前后铰链皮瓣 2. 三角旋转推进皮瓣
	III	耳垂缺如	耳垂再造	1. Gavello 耳垂再造 2. Brent 耳垂再造 3. 菱形皮瓣耳垂再造

（童华　郭英）

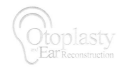

第八节 耳甲异常凸起畸形整形手术

耳甲异常凸起畸形（conchal crus）是先天性耳郭畸形的一种少见类型，耳轮脚异常延伸，在耳甲腔中形成异常凸起，不但影响了耳甲的形态，而且使耳郭的底座位置发生偏移进而影响耳郭对称性。同时凸起的部分占据了耳甲的空间，患者往往因为不方便佩戴助听器或者耳机才来就诊。如果出生早期发现，佩戴耳模矫正效果满意，失去耳模矫正治疗机会的患者后期可以通过耳郭修复手术来矫正形态，恢复耳甲功能。

一、耳甲异常凸起畸形的分度

既往无文献对耳甲异常凸起畸形进行分度，我们结合临床表现特征，认为该类先天性耳郭畸形可分为3度（图 5-8-1），这几种不同程度的耳郭畸形均可通过出生早期耳模矫正治愈。

1. **Ⅰ度畸形** Ⅰ度耳甲异常凸起表现为耳甲轻度凸起，耳甲位置正常，对耳轮形态正常。

2. **Ⅱ度畸形** Ⅱ度耳甲异常凸起表现为耳甲中度凸起，向对耳轮延伸，影响耳甲腔和乳突的位置，但不影响对耳轮形态。

3. **Ⅲ度畸形** Ⅲ度耳甲异常凸起表现为耳甲重度凸起，延伸至对耳轮，影响对耳轮形态及耳甲和乳突位置。

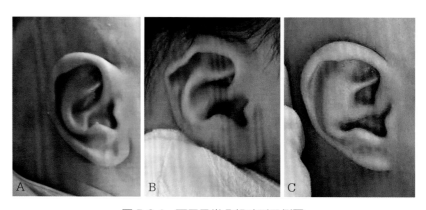

图 5-8-1 耳甲异常凸起畸形示例图
A. Ⅰ度耳甲异常凸起；B. Ⅱ度耳甲异常凸起；C. Ⅲ度耳甲异常凸起。
A、B、C 均为形态畸形。

二、耳甲异常凸起畸形整形的常用手术方法

1. **局部切除异常突起软骨** 其适用于Ⅰ度耳甲异常突起。术前用亚甲蓝穿刺标记的方式标记耳甲凸起位置和大小（图 5-8-2）。做耳后切口，在软骨膜表面暴露标记线，完整切除划线软骨，注意不要切透皮肤，建议保留耳甲腔一侧软骨膜，国内有学者将切除软骨翻转180°后重新原位移植，既保证了结构的完整性，又有加深了耳甲腔的视觉效果，不失为一种可以借鉴的做法。

2. **耳甲乳突成形术** 其适用于Ⅱ度耳甲异常突起，当耳甲凸起范围过大时固定耳郭位置

的肌肉和韧带均表现为发育不足或者发育异常，从后面看耳郭内收明显。术中需要将耳甲软骨松解后固定在乳突的合适位置。重新固定后耳甲位置正常，耳郭的形态才能恢复（图 5-8-3 ~ 图 5-8-5）。

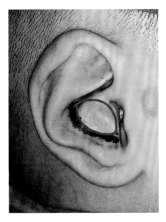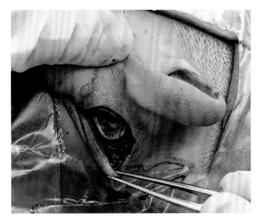

图 5-8-2　术区标记及穿刺点　　　图 5-8-3　耳后切口耳甲乳突固定缝合

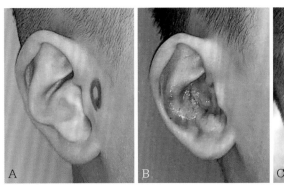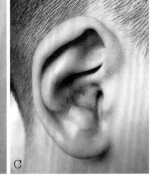

图 5-8-4　Ⅱ度耳甲异常凸起手术效果
A. 术前患耳形态；B. 术后 1 周患耳形态；C. 术后 9 个月患耳形态。

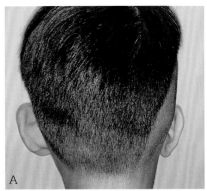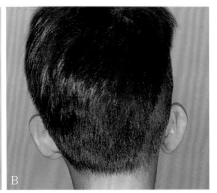

图 5-8-5　耳甲异常凸起乳突固定后耳郭位置发生改变（后面观）
A. 术前右耳内收，双耳不对称；B. 术后右耳外展，双耳对称。

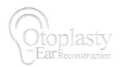

3. 耳甲乳突成形联合对耳轮成形术　其适用于Ⅲ度耳甲异常突起，此型患者耳甲凸起范围较大，术中完成耳甲乳突成形的同时需要用 Mustade 法或其他方法完成对耳轮塑形。

三、小结

耳甲异常凸起畸形需要根据畸形严重程度选择不同的手术方式，现将耳甲异常凸起畸形各种常用手术方法总结如表 5-8-1。

表 5-8-1　耳甲异常凸起畸形整形手术临床策略和方法

分类	分度	定义	临床策略	常用方法
形态畸形	Ⅰ	轻度凸起，不影响其他耳郭解剖结构和形态	去除异常凸起	异常软骨切除或翻转
	Ⅱ	中度凸起，影响耳甲乳突位置	耳甲乳突重新固定	耳甲乳突成形术
	Ⅲ	重度凸起，影响对耳轮形态及耳甲乳突位置	重建耳甲腔及对耳轮形态	1. 耳甲乳突成形 2. 对耳轮成形

（郭英）

第九节　耳轮畸形整形手术

　　耳轮畸形是先天性耳郭畸形较为常见的一种类型，畸形程度较轻的患者可以早期行耳模矫正治疗且效果良好，而较重的畸形则需要手术干预治疗。

一、耳轮畸形的分度

　　根据临床特征可将耳轮畸形分为 3 度，除Ⅲ度耳轮畸形耳模矫正治疗难度较高，容易产生粘连和局部皮损外，其余耳模矫正治疗效果均良好（图 5-9-1）。

1. **Ⅰ度耳轮畸形**　Ⅰ度畸形表现为耳轮局部凸起或凹陷，仅影响耳轮局部圆润度。
2. **Ⅱ度耳轮畸形**　Ⅱ度畸形表现为耳轮整体扁平不卷曲，耳舟结构不明显。
3. **Ⅲ度耳轮畸形**　Ⅲ度畸形为耳轮软骨与对耳轮软骨发生粘连及融合。

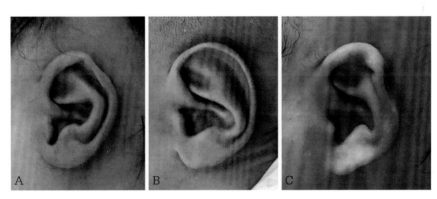

图 5-9-1　耳轮畸形分度示例图
A. Ⅰ度耳轮畸形；B. Ⅱ度耳轮畸形；C. Ⅲ度耳轮畸形。A、B、C 均为形态畸形。

二、耳轮畸形整形的常用手术方法

　　1. **软骨舒展法**　该法适用于Ⅰ度畸形，手术一般采用耳后切口，向前剥离皮瓣，将耳轮软骨脱套后重新塑形，用打包的方式将软骨和皮瓣重新固定形成圆润的耳轮外缘（图 5-9-2）。

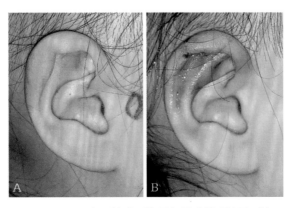

图 5-9-2　Ⅰ度耳轮畸形软骨舒展术前后效果对比
A. 术前患耳形态；B. 术后 1 个月患耳形态。

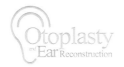

2. 耳舟成形术　该法适用于Ⅱ度畸形。术中切除耳轮缘1cm处皮肤软骨条，缝合切口可形成耳轮向前弯曲。必要时可楔状切除少许耳轮缘组织以利于耳轮的折叠（图5-9-3）。

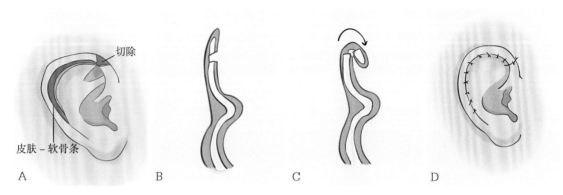

图 5-9-3　Ⅱ度耳轮畸形耳舟成形术示意图
A. 耳轮切口设计图；B. 软骨切开后；C. 耳轮边缘向前反折；D. 皮肤缝合后。

3. 植皮术　其适用于Ⅲ度畸形中耳轮和对耳轮虽然粘连但未融合的情况。术中需进行软骨舒展，将粘连打开，在耳舟位置使用耳后少许全厚皮片植皮即可修复创面。手术中要注意保留软骨膜，松解粘连时不要将软骨膜完全去除（图5-9-4）。

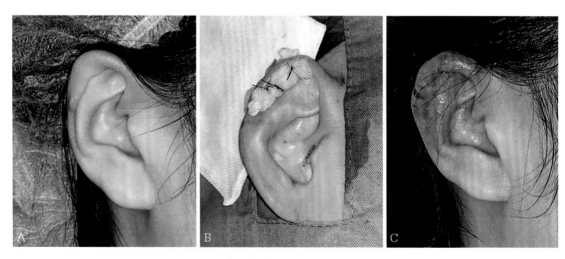

图 5-9-4　Ⅲ度耳轮畸形软骨舒展后植皮手术效果
A. 术前患耳形态；B. 术中植皮打包；C. 术后1周患耳形态。

4. 软骨移植术　更为严重的Ⅲ度耳轮畸形，例如耳轮与对耳轮粘连严重情况、耳轮局部凹陷且松解后难以复位、软骨粘连融合变形难以塑形及治疗后期反弹复发者可行局部耳甲软骨或肋软骨移植手术增强支撑力（图5-9-5）。

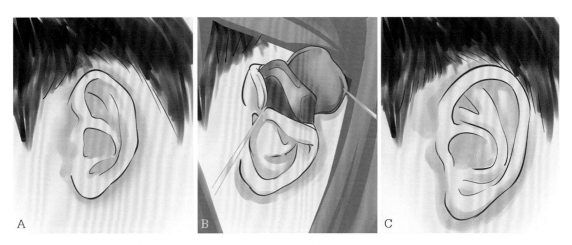

图 5-9-5　Ⅲ度耳轮畸形软骨移植手术操作及术后效果示意图
A. 术前；B. 术中取另外一侧耳甲腔软骨游离移植于耳轮边缘；C. 术后效果。

三、小结

耳轮畸形整形手术临床策略和方法见表 5-9-1。

表 5-9-1　耳轮畸形整形手术临床策略和方法

分类	分度	定义	临床策略	常用方法
形态畸形	Ⅰ	耳轮局部凹陷或凸起	重塑耳轮 圆滑外观	软骨舒展及皮瓣铺平
	Ⅱ	耳轮整体扁平不卷曲	重建耳舟	耳舟成形术
	Ⅲ	耳轮和对耳轮粘连	松解粘连、重塑耳舟、重塑耳轮	1. 软骨舒展 2. 植皮 3. 软骨移植

（傅窈窈　郭英）

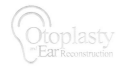

第十节　耳屏 / 副耳畸形整形手术

耳屏 / 副耳畸形（accessory tragus）是最常见的耳郭发育畸形，尤其是单纯副耳畸形，副耳又称小耳朵，民间俗称"拴马桩"，表现为发生于耳屏至口角连线的赘生物，形状、大小不等，可单发或多发，可发生于一侧或双侧。赘生物有的仅为皮赘，有的包含软骨组织，有的与深部软骨相连，有的甚至伸入面颊部皮下，或深及腮腺筋膜上方。由于认知不足，副耳畸形伴随有耳屏、外耳道发育异常容易被忽视。从遗传学角度研究出发，这些畸形均属于第 1 鳃弓、第 2 鳃弓发育异常。从临床治疗角度出发，这一系列畸形手术也需要有序安排。因此，我们将耳屏 / 副耳畸形归为一类在此阐述。

一、耳屏 / 副耳畸形的分度

根据临床特征可将耳屏 / 副耳畸形分为以下 3 度（图 5-10-1）。

1. **Ⅰ度耳屏 / 副耳畸形**　Ⅰ度仅表现为单纯副耳畸形，不合并耳屏畸形，手术仅需简单切除耳前皮赘及下方的软骨小凸起（图 5-10-1A）。

2. **Ⅱ度耳屏 / 副耳畸形**　Ⅱ度表现为耳屏畸形，耳屏本身也发生增生或突起，可以同时合并或不合并副耳，但耳屏仍位于正常位置，副耳是独立于耳屏存在的结构，手术需要对耳屏软骨进行重新修整，并切除多余的皮肤和软骨（图 5-10-1B）。

3. **Ⅲ度耳屏 / 副耳畸形**　Ⅲ度表现为耳屏比较严重的畸形，多数情况下合并外耳道畸形。特征为耳屏失去正常形态和位置，手术需要重建位置和大小均合适的耳屏。这种畸形矫形治疗无效，必须通过手术治疗（图 5-10-1C）。

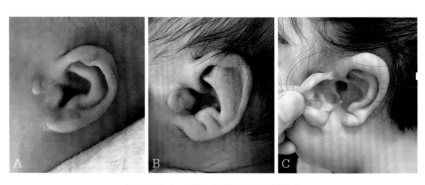

图 5-10-1　耳屏 / 副耳畸形示例图
A. Ⅰ度耳屏 / 副耳畸形；B. Ⅱ度耳屏 / 副耳畸形；C. Ⅲ度耳屏 / 副耳畸形。
A、B 为形态畸形，C 为结构畸形。

镜像耳畸形（mirror ear）是Ⅲ度耳屏 / 副耳畸形中较为罕见的一种类型，也有文献称为多耳畸形（polyotia）。主要表现为耳屏区域出现复杂的异常增生，增生物不是简单的皮肤和软骨的肥大增生，而是具有一定的耳郭形态结构，甚至大小与后方耳郭相接近，后方耳郭在大小和形态上可以表现为正常，也可以表现为畸形。后方耳郭和前方的增生物有时呈镜像外观（图 5-10-2）。

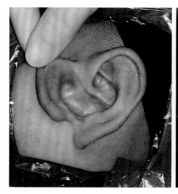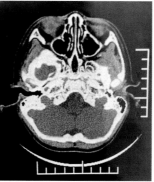

图 5-10-2　镜像耳畸形外观和 CT 表现
（红色箭头显示患侧耳畸形镜像对称特征）

镜像耳畸形可以是独立的疾病，也常是某些先天性综合征的耳部表现，如 Goldenhar 综合征、Treacher Collins 综合征、Brachmann-de Lange 综合征。因此术前应该进行详尽的检查：耳镜检查以评估是否合并外耳道畸形；颞骨 CT 检查以评估是否合并中耳和内耳畸形；MRI 检查以评估软骨发育情况；听力学检查和全身情况的排查，必要时进行基因检测。

二、耳屏 / 副耳畸形整形的常用手术方法

（一）Ⅰ度畸形的手术方法

Ⅰ度畸形手术要点为副耳直接切除。在副耳所在部位顺皮纹做皮肤切口，垂直切开皮肤及皮下组织，切除副耳及深部软骨组织，将创缘两侧皮肤及皮下组织潜行分离后分层缝合。

Ⅰ度畸形手术简单，全麻或局麻下都可以完成。对蒂部细小的不含软骨的皮赘样副耳，笔者常规在门诊于表面麻醉下行 CO_2 激光切除术，创面直径在 5mm 以内的可在表面涂抹抗生素眼膏，保持干燥、清洁，数日即可自愈。该手术方法表面麻醉下即可完成，操作简单且术后效果良好，尤其适合初生婴儿（图 5-10-3）。

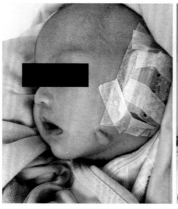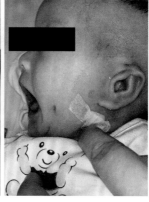

图 5-10-3　Ⅰ度耳屏 / 副耳畸形 CO_2 激光切除前后效果对比图
（该患儿同时在进行耳模矫正）

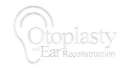

（二）Ⅱ度畸形的手术方法

Ⅱ度畸形要进行耳屏整形术，在切除多余组织的同时重塑耳屏形态，最常见的就是耳屏肥大整形。手术切除时应该注意保留正常的耳屏大小，设计合适的切口，将多余组织切除。切口尽量设计在耳屏切迹处或者耳屏前缘，会带来更好的美容效果（图 5-10-4）。

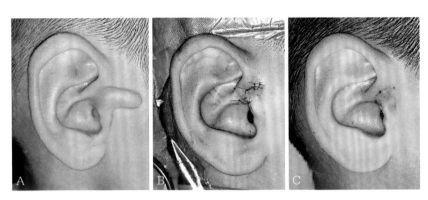

图 5-10-4　Ⅱ度耳屏 / 副耳畸形耳屏重塑
A. 术前患耳外观；B. 术后即刻患耳外观；C. 术后 1 周患耳外观。

（三）Ⅲ度畸形的手术方法

Ⅲ度畸形应该进行副耳切除联合耳屏重建术。此类手术治疗方法较为灵活，主要针对耳屏区域的多余组织切除并进行耳屏的重建，通过软骨复位联合皮瓣转移技术完成，需要术者对耳屏的结构特征有充分的认识（图 5-10-5）。术中同时对于此区域的凹陷畸形行组织充填。通常在耳屏区域有充足的组织，修剪多余的皮肤和软骨以形成相对正常的耳屏。在分离的腔穴中充填真皮组织和软骨组织进行游离移植。

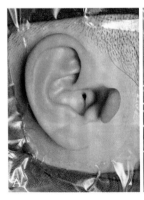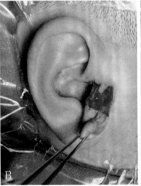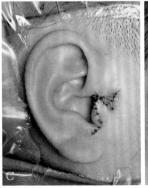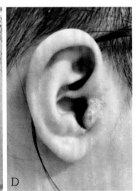

图 5-10-5　Ⅲ度耳屏 / 副耳畸形副耳切除联合耳屏重建术
A. 术前患耳外观；B. 术中切除多余组织；C. 设计皮瓣，耳屏转位；D. 术后 3 个月患耳外观。

（四）合并外耳道狭窄（闭锁）的耳屏畸形及其处理方法

由于胚胎发育的同源性，临床中常常可发现耳屏畸形合并先天性外耳道狭窄或闭锁的患者。外耳道狭窄目前的治疗手段为外耳道成形及鼓室成形术。成功的外耳道成形术强调彻底清除狭窄性病变、外耳道空间充分扩大以及促进外耳道皮肤尤其是软骨部皮肤的良好愈合。良好的材料来源是手术成功的重要保障条件，外耳道成形术常需要充足的自体材料，如皮肤、软骨。耳屏畸形因影响美观，早期便容易导致心理负担，往往在家长的要求下整形外科医师会尽早施行副耳切除和耳屏整形手术，过早手术客观上造成了一定的皮肤和软骨丢弃。在合并外耳道狭窄（闭锁）的耳屏畸形手术修复中，我们可选择联合手术方法（图 5-10-6），将术中切除的耳屏软骨及皮肤用于扩大外耳道的重建。

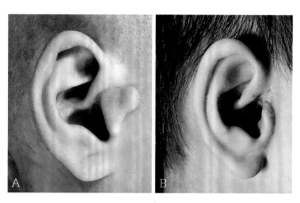

图 5-10-6　Ⅱ度耳屏 / 副耳畸形副耳重建联合外耳道重建术
A. 术前患耳外观；B. 术后患耳外观。

三、小结
三种不同程度的耳屏 / 副耳畸形手术方法总结如表 5-10-1。

表 5-10-1　耳屏 / 副耳畸形整形手术临床策略和方法

分类	分度	定义	临床策略	常用方法
形态畸形	Ⅰ	单纯副耳畸形	切除副耳	1. 激光切除 2. 手术切除
	Ⅱ	耳屏形态畸形，但位置无异常，可合并副耳或外耳道畸形	切除副耳，耳屏整形	1. 耳屏部分切除 2. 耳屏整形
结构畸形	Ⅲ	耳屏形态、位置均发生异常，多数情况合并外耳道畸形	耳屏重建及外耳道重建	1. 耳屏再造 2. 外耳道成形

（郭英）

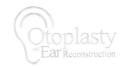

第十一节　后天性耳郭畸形整形手术

后天性耳郭畸形（acquired ear deformity）又被称为获得性耳郭畸形、继发性耳郭畸形。常见原因包括炎症、各种创伤（刀割伤、咬伤、爆炸伤、烧伤、冻伤等）和医源性损伤（手术切除或者术后感染等）。仔细询问病史、正确判损伤程度分类有助于确定合适的治疗方案。有组织缺损的继发畸形治疗的首要原则是要补充缺失的皮肤和软骨，在此基础上再按照耳郭的正常形态来修复。修复的组织来源首先考虑并充分利用残耳及健侧耳组织，缺损较多则考虑肋软骨移植。

一、伴组织缺损的耳郭畸形整形手术

外伤（车祸、咬伤、刀伤、烧伤等）造成耳郭部分或者全部组织缺损，创面愈合后继发产生畸形，其中耳轮缺损最为常见（图 5-11-1）。

手术后医源性缺损畸形。耳部肿物切除后造成的局部缺失如果没有一期修复则表现为继发性畸形。近年来随着鼻整形技术的快速发展，作为鼻部填充材料的耳甲腔软骨被过度切取而造成的耳郭畸形也越来越多，常见表现为对耳轮部分缺失及耳郭形态下塌（图 5-11-2）。

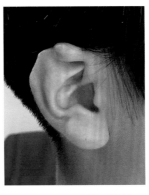 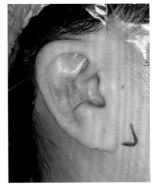

图 5-11-1　耳轮部分缺损　　　图 5-11-2　耳甲软骨切除术
（狗咬伤后半年）　　　　　　　后耳郭畸形

（一）耳轮缺损畸形的修复方法

1. 楔形或星形切除后缝合　耳轮上方小面积缺损可行推进皮瓣修复局部缺损。不适于线性缝合的耳轮边缘缺损，采用楔形切除的方法可以闭合缺损。需要注意的是虽然楔形切除可以闭合缺损，但是可能会降低耳郭的高度，因此一般用于耳轮上方边缘 1.5cm 内的缺损。

常用的楔形切除及 Antia-Buch 皮瓣闭合方法如图 5-11-3 所示。手术步骤大致如下：①如图 5-11-3A 中所示，术前标记为楔形切除的耳轮边缘缺损（绿色实线）和软骨皮瓣（黑色虚线）；②掀起耳郭前面的软骨皮瓣，楔形切除耳轮缺损下方三角形皮肤，耳轮脚行 V-Y 切开，潜行分离使耳轮可按图 5-11-3B 所示方向移动并闭合；③软骨皮瓣复位，缝合形成完整形态的耳轮边缘。

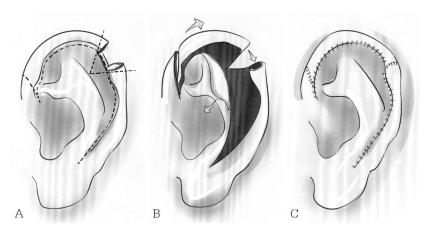

图 5-11-3　Antia-Buch 皮瓣闭合耳轮缺损示意图
A. 切口设计；B. 切开软骨，掀起皮瓣；C. 缝合后。

2. 耳后旋转皮瓣修复缺损　耳后旋转皮瓣可以修复耳轮上三分之一的较大缺损。手术中从耳后掀起皮瓣向耳前旋转或者以皮下蒂的形式将皮瓣嵌入（图 5-11-4）。缺损比较严重需要切取耳甲腔软骨作为支架。

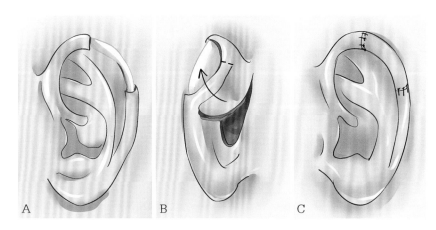

图 5-11-4　耳后皮瓣修复耳轮上部缺损示意图
A. 耳轮上部缺损；B. 耳后皮瓣旋转向前；C. 修复缺损。

3. 耳后管状皮瓣分期修复耳轮缺损　利用管状皮瓣的特殊形态修复耳轮缺损不失为一种巧妙的方法。在乳突皮肤上做全层双蒂皮瓣，用缝线将皮瓣缝合成管状。在皮瓣延迟期间放置皮肤移植物以覆盖缺损创面。皮瓣延迟 2 周后，将管的上端切开分离并向前覆盖缺损，再次延迟 2 周后，将管的下端切开分离并嵌入以恢复耳轮的轮廓。这一方法需要多次手术，优点是不需要软骨移植就可以修复较大面积的耳郭全层缺损畸形（图 5-11-5）。

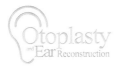

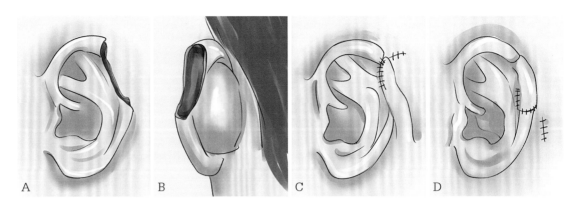

图 5-11-5 耳后皮管修复耳轮缺损
A. 术前; B. 耳后双蒂皮瓣缝合成管状; C. 皮管上端转移; D. 皮管完成转移和修复。

4. 耳后皮瓣Ⅱ期修复耳轮中段缺损畸形 对于耳郭中部较大的耳轮缺损，可以采用耳后皮瓣Ⅱ期修复。皮瓣的设计略宽于缺损的大小，皮瓣掀起覆盖耳轮缺损前面并向后固定在头皮上，以保持耳郭的位置，3 周后断蒂，皮瓣卷曲覆盖耳轮缺损的后部。原皮瓣供区可用全厚皮片覆盖（图 5-11-6）。

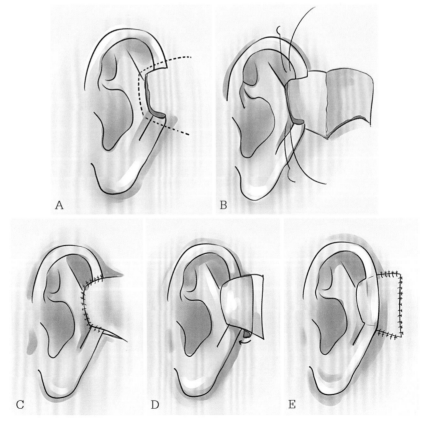

图 5-11-6 耳后皮瓣Ⅱ期修复耳轮缺损示意图
A. 耳郭中部缺损; B. 耳后皮瓣制备; C. 修复缺损前部;
D. 3 周后断蒂并向后卷曲修复缺损后部; E. 皮瓣供区植皮修复。

（二）耳垂缺损畸形的修复方法

耳垂位于耳郭的下三分之一，是重要的美学标志，也会因外伤、肿瘤等原因造成缺损和畸形，最常见于戴耳环的患者外力造成的耳垂裂畸形，常见于装饰物过重或者穿耳孔位置偏下（图 5-11-7）。外伤造成的耳垂裂和先天性耳垂裂形态特点不同，二者的区别详见表 5-11-1。

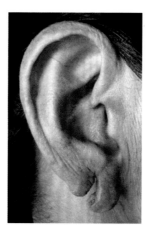

图 5-11-7　外伤性耳垂裂
（耳环撕脱伤）

表 5-11-1　先天性耳垂裂和后天性耳垂裂的区别

	耳垂容量	裂隙形态	裂隙两侧组织	空间分布
先天性耳垂裂	有组织缺失	倒 V 形，分叶状	不规则、不对称	可在不同平面
后天性耳垂裂	正常或延长	线形	边缘整齐、对称	同一平面

耳垂是耳郭中唯一不含软骨支架的亚结构，近 50% 的缺损可直接缝合，从而使畸形最小化。外伤后耳垂缺损畸形可以应用耳周局部皮瓣进行修复，大多数耳垂缺损修复手术可以在局部麻醉下进行。常用耳垂缺损的修复方法有以下几种。

1. V-Y 推进皮瓣　轻度耳垂缺损可以在耳垂背侧设计 V-Y 推进皮瓣，以补充耳垂软组织量。若要进一步改善耳垂形态，后期可考虑脂肪移植。

2. 双叶皮瓣重建　较大耳垂缺损可采用先天性耳垂缺失的技术修复，常用的办法为双叶皮瓣重建（详见第五章第七节）。

（三）耳郭大部分缺损畸形的修复

当耳郭大部分组织缺损后正面观明显不对称，畸形非常明显。修复此类畸形仅仅依靠局部皮瓣难以获得良好效果，往往需要结合肋软骨支架耳郭部分再造（详见第六章第一节）。

（四）耳郭毁损残缺畸形的修复

严重烧伤患者耳郭形态近乎毁损，局部血供破坏，耳周组织稀缺、瘢痕严重，如果没有手术条件，可以考虑赝复体修复（图 5-11-8）。耳赝复体可以根据缺损需要进行定制，也可以通过有效的方法固定在乳突，获得良好外观。但是耳赝复体长期佩戴后容易老化，颜色、质地与周围组织逐渐不匹配需要定时清洗和更换。

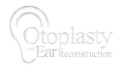

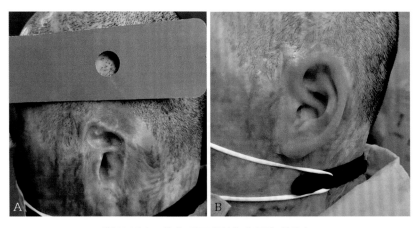

图 5-11-8　烧伤后耳郭缺如行赝复体修复
A. 修复前；B. 赝复体修复后。

二、不伴组织缺损的耳郭畸形整形手术

耳整形手术后矫正不足或者过矫都会造成继发性畸形。利用 Mustarde 法进行耳郭软骨折叠时，如果定位不准确也会导致耳郭形态欠佳等医源性并发症，这种畸形治疗时主要是切除瘢痕、松解粘连和修复组织。由于瘢痕皮肤薄且容易收缩，此类手术往往需要植皮修复甚至需要肋软骨支架的支撑才能恢复耳郭外形（图 5-11-9）。

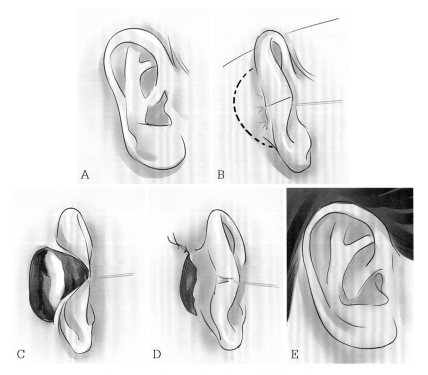

图 5-11-9　招风耳术后过矫手术修复示意图
A. 术前；B. 耳后切口；C. 掀起皮瓣，松解粘连，植入肋软骨移植物；
D. 缝合皮肤，残余创面植皮；E. 术后。

三、炎症或组织增生形成的耳郭畸形整形手术

耳郭外伤等因素一旦造成软骨膜下血肿，后期血肿机化或软骨感染均可导致软骨变形，严重者耳郭解剖结构完全消失，耳郭外形如菜花状，近10年这种严重感染已不多见。手术一般采用耳轮缘切口，紧贴软骨表面剥离皮瓣暴露畸形软骨，将变形软骨剪开小口清理血肿或积液，修剪多余软骨，保留耳郭形态。用大量生理盐水冲洗术腔后复位皮瓣，术后加压包扎1周（图 5-11-10）。

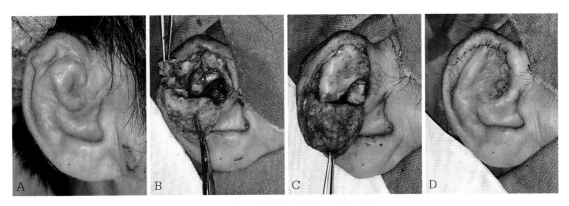

图 5-11-10　菜花耳畸形手术修复效果
A. 术前耳郭形态；B. 术中见软骨分层、大量积液；C. 病变清除后；D. 术后即刻耳郭形态。

耳垂和耳轮边缘是耳郭瘢痕疙瘩的好发部位，诱因多为穿戴耳环，严重瘢痕增生不但痛痒难耐而且会影响外观（图 5-11-11）。耳部纹饰是一种常见的美容项目，一定要无菌操作，不建议在软骨部位打孔。窦道形成前避免伤口碰水，愈合前尽量不要替换耳环。平时佩戴也要注意局部卫生及操作轻柔，以防暴力损伤引起窦道感染。耳部瘢痕疙瘩的切除和修复见第九章第三节。

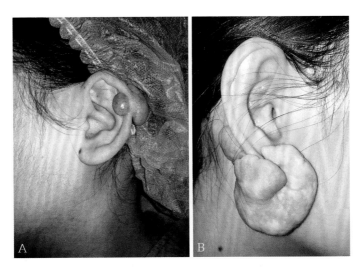

图 5-11-11　耳郭瘢痕疙瘩
A. 耳轮缘穿戴耳环后形成的瘢痕疙瘩；B. 耳垂手术后瘢痕疙瘩。

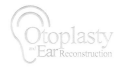
四、耳部开放性外伤的急诊处理

耳部开放性外伤的处理主要是伤口的彻底清创和缝合。

1. 首先必须彻底清创 处理伤口中潜在的细菌和异物。依次使用大量的3%过氧化氢溶液和生理盐水对创面进行反复冲洗，去除坏死组织和伤口内埋藏的异物，可以在局部麻醉或全身麻醉下完成这一步骤，清创完毕后再次更换无菌洞巾完成下一步的缝合。耳郭局部裂伤可在彻底清创后修齐创缘，使用细小针线对组织分层进行细致的一期缝合。组织还未完全离断者，一期缝合后可恢复良好（图 5-11-12 ）。

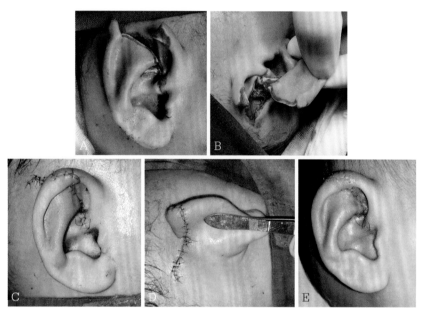

图 5-11-12　耳郭裂伤后 I 期缝合
A、B. 术前耳郭形态；C、D. 缝合术后即刻耳郭形态；E. 术后 1 周耳郭形态。

2. 完全离断的耳郭组织 如果直径不超过1cm，可以按照复合组织游离移植原则进行原位回植，术后打包固定 10～12 天。如果离断组织较大再植成功可能性不大，有条件的单位应该行显微外科血管吻合。若无此条件技术，可将耳郭软骨埋置入耳后皮肤囊袋中，I 期闭合创面，II 期修复畸形。

3. 术后常规应用广谱抗生素预防感染，特殊病例需要注射破伤风抗毒素和狂犬病免疫球蛋白 近年研究表明高压氧可增强细胞携氧能力，促进组织愈合、减轻水肿并能预防感染，有利于组织的恢复及移植物成活，建议术后联合应用高压氧治疗 5～10 天。

（宋楠　郭英）

参考文献

[1]　TANZER R C. The constricted (cup and lop) ear. Plast Reconstr Surg, 1975, 55(4): 406.

[2]　PARK C, PARK J Y. Classification and algorithmic management of constricted ears: a 22-year experience. Plast Reconstr Surg, 2016, 137(5): 1523-1538.

[3]　张如鸿，章庆国. 外耳修复再造学. 杭州：浙江科学技术出版社，2014.

[4]　郭英，傅窈窈，谢友舟，等. 先大性杯状耳畸形的分型与治疗. 中国眼耳鼻喉科杂志，2019，19（2）：82-85.

[5]　WEERDA H. Surgery of the auricle: Tumors-trauma-defects-abnormalities. New York: Stuttgart Georg Thieme Verlag, 2007.

[6]　THORNE C H, WILKES G. Ear deformities, otoplasty, and ear recon-struction. Plast Reconstr Surg, 2012，129(4): 701e-716e.

[7]　MCDOWELL A J. Goals in otoplasty for protruding ear. Plast Reconstr Surg, 1968, 41(1): 17-27.

[8]　KON M, VAN WIJK M P. T-bar reconstruction of constricted ears and a new classification. [J] Plast Reconstr Aesthet Surg, 2014, 67(3): 358-361.

[9]　PARK C. Upper auricular adhesion malformation: Definition, classification, and treatment. Plast Reconstr Surg, 2009, 123(4): 1302-1312.

[10]　PADHY N, MOHAPATRA D P, MEETHALE THIRUVOTH F, et al. The triangular rotation advancement flap for congenital longitudinal earlobe cleft. Clin Otolaryngol, 2018, 43(3): 986-988.

[11]　YOTSUYANAGI T, YAMASHITA M, YAMASHITA K, et al. Abnormality of auricular muscles in congenital auricular deformities. Plast Reconstr Surg, 2015, 136(1): 78e-88e.

[12]　DEMIR Y. Correction of constricted ear deformity with combined V-Y advancement of the crus helicis and perichondrioplasty technique. Plast Reconstr Surg, 2005, 16(7): 2044-2046.

[13]　FURNAS D W. Otoplasty for prominent ears. Clin Plast Surg, 2002, 29(2): 273-288, viii.

[14]　国冬军，蒋海越，潘博，等. 耳廓复合组织游离移植矫治中度杯状耳畸形. 中国美容医学，2006，15（6）：670-671+758.

[15]　郭英，李辰龙，傅窈窈，等. 耳后舌形瓣转移联合深筋膜悬吊技术矫正重度杯状耳的临床研究. 中华耳鼻咽喉头颈外科杂志，2021，56（4）：323-328.

[16]　张天宇，傅窈窈，郭英，等. 先天性耳廓畸形的分类、分型及分度进展. 中华耳鼻咽喉头颈外科杂志，2021，56（8）：871-875.

[17]　KARACI S, KÖSE R. Correction of congenital cleft earlobe with front and back flaps. J Korean Assoc Oral Maxillofac Surg, 2017, 43(6): 423-426.

[18]　CHATTOPADHYAY D, GUPTA S, MURMU M B, et al. Revisiting Gavello's procedure for single-stage reconstruction of the earlobe: The vascular basis, technique and clinical uses. Can J Plast Surg, 2012, 20(2): e22-e24.

第六章
耳郭再造手术

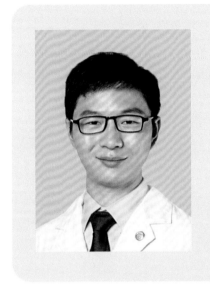

章负责人简介

李辰龙

复旦大学附属眼耳鼻喉科医院主治医师。擅长耳畸形的功能性整形和再造。兼任中华医学会整形外科学分会耳整形与再造学组委员，国际耳再造协会会员。入选"2019年上海市医苑新星青年医学人才培养资助计划"。

　　耳畸形会对颜面部外观和听觉功能产生不良影响，其中部分严重患者需要利用自体肋软骨或人工材料进行再造。自体肋软骨具有取材方便、无排异反应等优点，在全耳郭再造中被广泛应用。全耳郭再造术主要包括两期法和扩张法两类——两期法主要适用于耳周皮肤松弛、厚薄适中的患者；扩张法主要适用于耳周皮肤紧致，移动度较差或皮肤较厚的患者。当肋软骨或局部皮肤条件不佳以及患者有特殊意愿时，可选择人工材料耳再造，其优势在于避免切取肋软骨带来的创伤，但存在排异、支架外露和感染等风险。随着颞顶筋膜瓣制备技术的提升，人工材料耳再造术后并发症的发生率已大为降低。

　　耳郭再造术（ear reconstruction）具有步骤多、时间长、难度大等特点，如何逼真地呈现解剖结构仍是整形外科最具挑战性的手术之一。为了使再造耳郭呈现自然的形态，避免手术并发症的发生，术者需要经过系统的学习训练，不断积累经验并精进技术。虽然目前的手术技术已经相对成熟，但术后难免会出现各类并发症，早期应积极干预以避免严重不良事件的发生。当出现严重并发症需要二次修复时，由于局部皮瓣质量较差，手术风险及难度加大，通过术前合理评估及设计，可以有效降低手术风险。耳郭赝复体修复技术也可以作为特殊情况下的一种选择。

　　组织工程（tissue engineering）技术是未来重要的发展和应用方向。尽管组织工程耳再造的临床试用已取得突破性进展，但软骨支架的生物力学特性和长期表型稳定等关键科学问题还需进一步阐明。随着组织工程软骨研究的深入，期待未来实现真正意义上的临床转化和产业化应用。

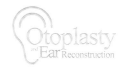
第一节 两期法全耳郭再造术

作为一种常见的颌面部畸形，先天性外中耳畸形表现为耳郭不同程度的发育畸形，常伴有外耳道与中耳畸形等。为了从美学上修复这种器官缺陷，硅胶义耳、人工材料支架以及自体肋软骨支架全耳郭再造等被应用于耳畸形的治疗。由于肋软骨全耳郭再造的支架材料来源于患者自身，其不仅可以解决外观上的缺陷，更可以在一定程度上弥补患者心理上的缺失感，所以自体肋软骨在全耳郭再造中被广泛应用。经过几十年的发展，全耳郭再造技术从 Tanzer 六期法逐渐演变成目前的两期法。作为整形外科领域最具难度的四级手术之一，全耳郭再造手术的成功需要设计合理的皮瓣、精细雕刻结构稳定的支架以及两者之间的良好匹配。

一、Ⅰ期手术

（一）术前评估与准备

术前不仅需要评估耳郭畸形的程度和类型，同时需要评估患侧的面部发育状态、耳周皮肤的松紧与厚薄程度以及发际线位置等。由于先天性耳郭畸形多伴有外耳道狭窄或闭锁，宜尽早开展听力学以及影像学评估，包括耳郭畸形、外耳道闭锁或狭窄、中耳及内耳情况、听力水平、是否伴有胆脂瘤及并发症等。伴有双耳听力下降的患儿还应尽早进行助听干预。

1. 肋软骨的评估 全耳郭再造的手术时机应在患儿 6 周岁以后，其中 8~10 周岁为最佳，该年龄段患儿发育良好，身高 120cm 以上，胸围（剑突水平）> 55cm，患儿能够提供足量的肋软骨用于雕刻耳郭支架，且对侧耳郭发育已接近成人，可以作为制作耳郭支架的模板。

在身体快速发育的青春期（10~15 周岁），肋软骨容易发生空心化改变，肋软骨质地疏松，弹性及硬度变差，雕刻的耳郭支架难以塑形固定且稳定性差；成年之后，肋软骨容易发生钙化或者骨化，肋软骨质地变硬变脆，难以雕刻或者雕刻时易断裂，这两个年龄段对于耳再造经验不足的医生而言是巨大的挑战。目前通过采用肋软骨 B 超技术（ultrasonography of costal cartilage）（图 6-1-1），在耳郭再造术前有效判断肋软骨的空心化以及钙化情况，相对于肋软骨 CT 而言，避免了辐射对身体的影响。

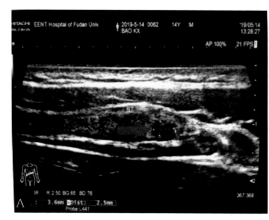
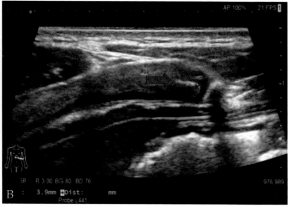

图 6-1-1 肋软骨 B 超表现
A. 肋软骨空心化（红色箭头处）；B. 肋软骨钙化（红色箭头处）。

2. 皮肤松紧度的评估　耳周皮肤松紧度的评估目前尚无定量方法，按照松紧程度大致分为松、适中、紧三种类型。两期法全耳郭再造术主要适用于耳周皮肤松弛、厚薄适中的患者，对于耳周皮肤紧致，移动度较差或皮肤较厚的患者，可先行考虑扩张法全耳郭再造术。

3. 外耳道的评估　先天性外中耳畸形常伴有外耳道的畸形，外耳道畸形可分为外耳道狭窄（aural stenosis）、外耳道部分闭锁、外耳道完全闭锁三类。对于外耳道狭窄患者，如果合并有外耳道胆脂瘤或感染，则应先行处理外耳道胆脂瘤和感染等问题，然后再考虑全耳郭再造术，以避免先行全耳郭再造术后胆脂瘤形成，周围毗邻结构的破坏和感染等风险。

4. 再造耳的定位　由于术中患耳侧朝上，无法比对双耳的位置，因而术前确定再造耳的位置至关重要。再造耳的定位（localization）包括耳郭的上极、下极、前界、后界、耳屏以及倾斜角等。通常先定位再造耳的下极，一般与对侧耳垂的位置相一致；后根据再造耳的长度定位再造耳的上极；之后根据外眦到耳轮脚的距离，定位再造耳的前位，根据耳郭的宽度定位再造耳的后位，耳屏位置同样进行匹配；最后根据对侧耳的倾斜角确定再造耳的倾斜角（图 6-1-2）。对于半侧颜面短小的患者，定位存在困难，需要根据残耳的位置以及面部畸形程度，综合确定再造耳的位置，尽可能做到双侧对称，避免过度迁就残耳位置。

5. 耳周无毛区的准备工作　在确定再造耳的位置后，有时该位置会有毛发存在，术前需要将多余的毛发进行激光脱毛（depilation）处理，使得再造耳更加美观。脱毛的范围直径大小通常比再造耳定位区域再多出 1cm 左右。可以 1 个月脱毛一次，大多数 3～5 次脱毛即可完成耳周无毛区的准备工作（图 6-1-3）。

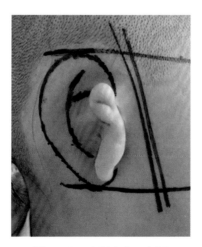 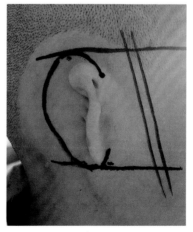

图 6-1-2　术前定位示例图　　　图 6-1-3　术前耳周无毛区准备

6. 耳片的制作　耳片（ear template）制作是耳再造术前准备的重点，耳片在全耳郭再造术中耳部皮肤囊袋的设计、肋软骨切取以及支架的雕刻方面均有着重要的参考作用（图 6-1-4）。术前通常依据健侧耳制作同等比例大小耳片，如果为双侧畸形，可以根据患者亲属的外耳进行制作，同时需要综合考虑患者的面部发育、残耳等方面。

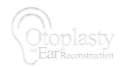

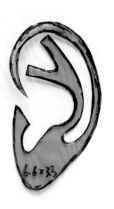

图 6-1-4　术前依据健侧耳制作耳片

耳片的长宽比约为 2 : 1，包含耳轮、对耳轮、耳舟、三角窝、耳甲腔、耳屏及耳垂等结构。

（二）肋软骨的切取

自体肋软骨（autologous rib cartilage）的切取应根据术中需求量予以个性化的合理设计，根据患者肋软骨发育情况，通常选择第 6、7、8 肋软骨，结合情况考虑是否切取第 9 肋软骨。如果肋软骨明显细小，可考虑取第 5、6、7 肋软骨，具体选择根据用量需求。Brent 技术通常取对侧肋软骨，而 Nagata 技术取同侧肋软骨，由于肋软骨可以翻转，两面均可雕刻，侧别对手术的整体影响较小。肋软骨的定位可以采用自上而下对肋软骨逐一触诊，以与胸骨柄连接的第 2 肋软骨及平乳头层面的第 4 肋软骨为大致定位点。根据骨软骨交界处稍膨隆的特征来判断肋软骨的起点（图 6-1-5）。

离断肋软骨时，可根据情况保留骺软骨 0.5cm 左右，同时肋软骨的软骨膜需要尽可能完整保留，并缝合软骨膜恢复其管状结构，以利于肋软骨的再生及胸廓的形态维持，有效避免术中气胸的发生以及术后胸廓局部畸形。分离肋软骨时注意小心操作，尽可能避免损伤肋软骨，尤其是用于制作耳轮、对耳轮的第 8 肋软骨，以免在弯折时断裂损伤。切取肋软骨的量以能满足耳郭支架的雕刻为宜，如果软骨量充足，可利用大块碎软骨拼接Ⅱ期立耳支架，雕刻中残余的小块碎软骨应回填于肋软骨膜囊袋内（图 6-1-6）。肋软骨切取后胸腹部的疼痛通常较为明显，手术前可以在

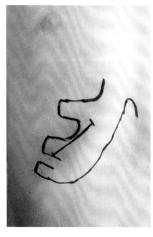

图 6-1-5　肋软骨的定位及切口设计

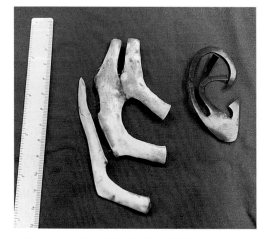

图 6-1-6　术中切取的术耳对侧第 6、7、8 肋软骨

B 超引导下行肋间神经阻滞（intercostals neural blockade）或椎旁神经阻滞镇痛，或术中行肋间神经阻滞镇痛。

（三）残耳软骨去除及皮肤囊袋的制作

皮肤囊袋（skin pocket）的制作是影响全耳郭再造术成败最重要的因素之一，科学的皮瓣设计以及合理的皮肤囊袋厚薄控制是再造耳皮肤血运和术后效果的有力保证。目前，残耳软骨的去除手术方式选择主要依据 Nagata 分型，该分型将畸形耳分为耳垂型（lobule type）、小耳甲腔型（small concha type）和耳甲腔型（concha type），不同类型的畸形耳可采用不同的切口设计。在耳垂型和小耳甲腔型耳畸形的再造过程中，由于残耳的皮肤组织较少，在全耳郭再造术中的残耳转位及囊袋设计按照标准 Nagata 法，即旋转部分残耳形成新的耳垂，并在耳甲腔位置的皮肤和皮下组织之间保留皮下蒂（subcutaneous pedicle）以维持转移皮瓣远端的血供（图 6-1-7、图 6-1-8）。

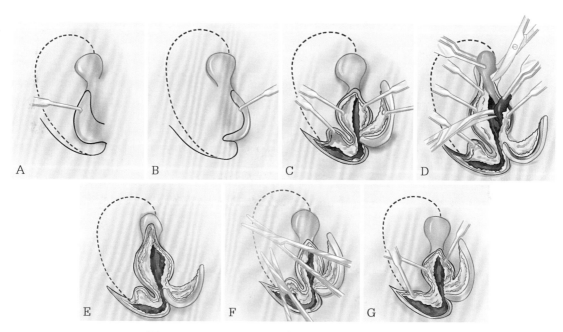

图 6-1-7　耳垂型小耳畸形皮肤囊袋的制作过程示意图
A、B. 切口设计；C. 耳垂瓣的制作；D、E. 去除残耳软骨；F、G. 制作皮肤囊袋，保留皮下蒂。

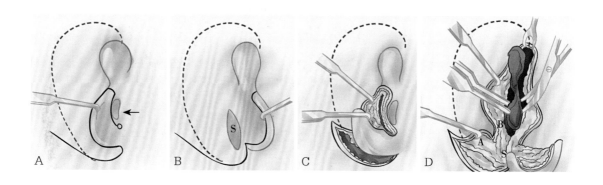

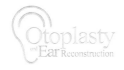

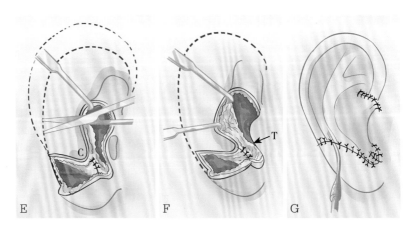

图 6-1-8　小耳甲腔型小耳畸形皮肤囊袋的制作过程示意图
A. 切口设计（箭头示小耳甲腔）；B. 切口及皮下蒂设计；C. 耳垂瓣的制作；D. 去除残耳；E. 制作皮肤囊袋；
F. 将小耳甲腔翻转形成耳屏；G. 术后即刻效果。

对于耳甲腔型小耳畸形的切口设计，笔者认为应当根据术耳的实际情况进行个性化的设计。Nagata 对耳甲腔型的切口设计原则为，在残耳背面保留一小部分皮肤，其优点是耳郭后沟清理较为方便，缺点为残耳背部皮肤保留较少；而 Firmin 对耳甲腔型的切口设计则最大程度保留残耳下部的皮肤，残耳前方与后方保留的皮肤大小基本相同。其优点是充分利用残耳前后的皮肤，其缺点在于Ⅰ期术后耳郭后沟的清理较为困难。笔者则结合两种切口设计的优点，针对其原有的残耳组织进行个性化设计，最大限度利用畸形耳郭组织，充分利用乳突区皮肤补充再造耳郭上方皮肤不足的部分；同时考虑到耳郭后沟的清洁问题，耳后采用弧形切口设计（图 6-1-9）。

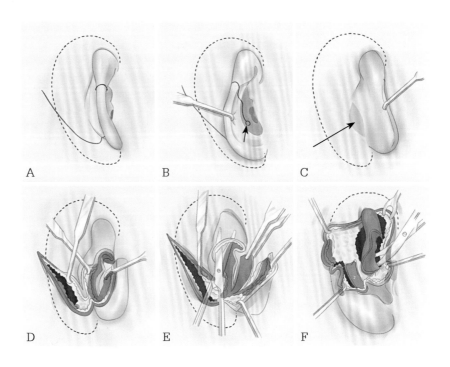

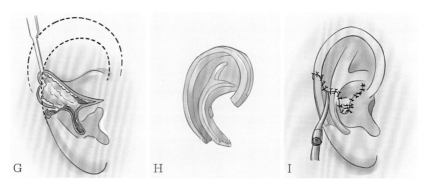

图 6-1-9　耳甲腔型小耳畸形皮肤囊袋的制作过程示意图
A、B. 切口设计；C. 皮下蒂（黑色箭头所指为皮下蒂）设计；D. 耳垂瓣的制作；E、F. 去除残耳软骨；
G. 皮肤囊袋的制作；H. 肋软骨支架；I. 术后即刻效果。

Nagata 等学者认为在耳甲区皮肤和组织之间保留皮下蒂，能够为再造耳耳屏、对耳屏等部位的覆盖皮肤提供充足血运。Firmin 等认为是否保留皮下蒂对于远端皮瓣的血供没有明显影响。笔者认为应针对不同类型采取不同的方案：对于耳垂型小耳畸形，由于转移皮瓣的面积较大，因此需要在耳甲部位留取皮下蒂，从而保证远端皮瓣的血供。需要注意的是，皮下蒂的宽度过小可能会导致皮瓣缺乏充足的血供而坏死，皮下蒂的宽度过大将会影响再造耳耳甲腔处的形态。在实际操作过程中，可以预先留存较宽的皮下蒂，后根据情况进行修剪。对于耳甲腔型小耳畸形，由于囊袋面积相对较小，某些情况下可以不保留皮下蒂。此外，不同人种间的皮肤及血供也存在差异，亚洲人需要尽可能保留皮下蒂。

（四）肋软骨支架的雕刻技术

根据切取下来的肋软骨状态，以及残耳的情况，结合耳片综合考虑制作肋软骨支架。通常选择第 6、7 融合肋软骨做再造耳郭支架（ear framework）的底板（图 6-1-10），选择第 8 肋软骨做耳轮与对耳轮（图 6-1-11）。再造耳郭支架需要呈现耳轮、对耳轮、耳舟、三角窝、耳甲腔、耳屏等结构（图 6-1-12）。缝合时应保证耳郭支架的稳定，可采用钛丝等缝合固定以确保稳定性。

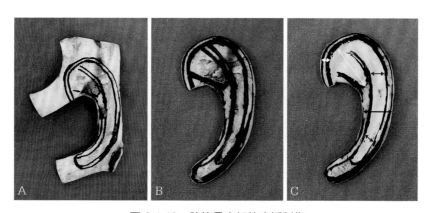

图 6-1-10　肋软骨支架的底板制作
A. 于第 6、7 融合肋软骨上进行设计；B. 去除多余软骨后的耳郭支架底板；
C. 制作完成的耳郭支架底板（白色双箭头直线示耳轮处宽度约 2mm；黄色双箭头直线示三角窝的长度约 15mm；
红线示耳舟下方宽度约 4mm 且向上逐渐增宽；蓝色双箭头直线示底板中部的宽度约 10mm）。

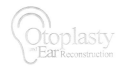
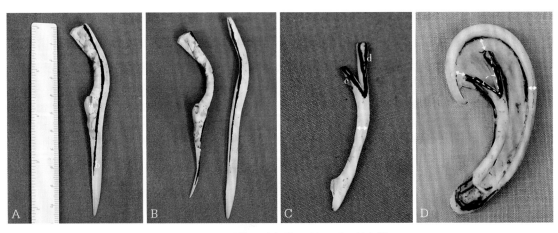

图 6-1-11　肋软骨支架的耳轮、对耳轮制作

A. 于第 8 肋软骨上进行设计（a 用于对耳轮制作，b 用于耳轮制作）；B. 沿设计线将第 8 肋软骨切开；C. 制作完成的对耳轮 [白色双箭头直线示对耳轮宽度约 2mm；对耳轮下脚（c）与对耳轮上脚（d）的宽度比约为 1：2]；D. 用钛丝将耳轮、对耳轮缝合于支架底板上（白色双箭头直线示耳轮宽度约 2mm；白色虚线间夹角示三角窝的开口角度约为45°，黄色双箭头直线示对耳轮距耳轮约 5mm）。

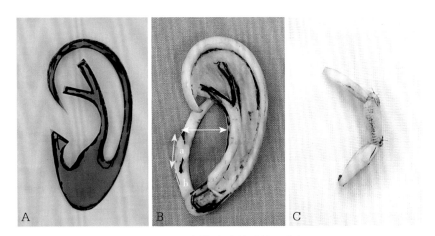

图 6-1-12　制作完成的肋软骨支架

A. 术前制作的耳片；B. 包含耳屏的肋软骨支架（a 为耳屏，厚度约为 2mm，高度约 7~8mm；b 为制作耳舟时切取的软骨条，用于耳屏的固定；黄色双箭头直线示耳屏的长度约为 10mm；白色双箭头直线示耳屏距离对耳轮应 >15mm，预留足够的耳甲腔空间用于后期外耳道成形）；C. 利用大块碎软骨拼接制作 Ⅱ 期立耳用 C 形软骨支架。

（五）肋软骨支架的安装技术

耳周皮肤囊袋充分止血后，将制作好的肋软骨支架放置于皮肤囊袋中，并缝合固定确定耳郭支架、耳屏的位置，使整体耳郭支架形成弧形闭环。采用双负压引流方法清除积液，维持再造耳的术后形态。依次缝合固定耳垂瓣、耳屏皮瓣。在修复残耳时，应该充分考虑皮瓣的血液供应，同时切口应隐蔽，以达到理想的术后形态（图 6-1-13）。如 Ⅰ 期切除残耳皮肤风险较大，可暂时保留待 Ⅱ 期再进行修复。

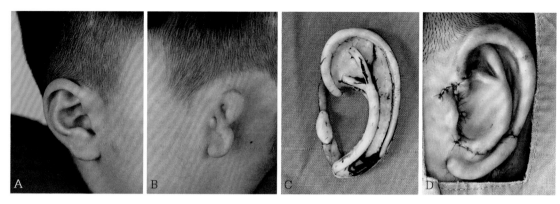

图 6-1-13　肋软骨支架的安装
A. 术前健耳; B. 术前患耳; C. 术中肋软骨支架; D. 肋软骨支架安装后即刻形态。

（六）Ⅱ期立耳用 C 型支架的制备

利用肋软骨耳郭支架雕刻后剩余的肋软骨，拼接制备Ⅱ期立耳（ear elevation）用 C 形软骨支架（图 6-1-14）。C 形支架制作时，主要参考耳片上对耳轮的位置。支架需满足一定的高度及稳定性，当剩余肋软骨材料难以拼接时，可将剩余肋软骨复位于肋软骨膜中，立耳时选用人工材料 Medpor 或者 Su-por 进行立耳。

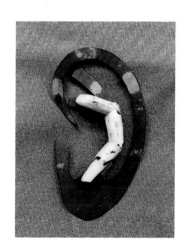

图 6-1-14　利用肋软骨支架雕刻后剩余的
肋软骨拼接形成Ⅱ期立耳用 C 形支架

二、Ⅱ期手术

（一）术前评估与准备

两期法全耳郭再造术的Ⅱ期为立耳术。通常立耳术在全耳郭再造Ⅰ期术后半年开展；如果再造耳的形态不清晰，有吸收迹象，可以提前至术后 4 个月开展立耳手术。再造耳周围多余的毛发可以提前激光脱除（图 6-1-15）。

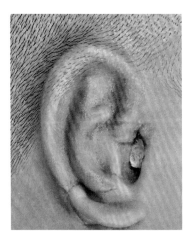

图 6-1-15 尚未完成脱毛的全耳郭再术 I 期术后
患者术耳形态及耳周情况

术前提前测量对侧耳郭高度，采用四点测量法，分别测量耳后乳突区至耳郭上极、下极、三角窝、对耳屏假想线的垂直高度（图 6-1-16），同时测量对侧耳的大小。术中可采用修整支架等技术来调节再造耳郭的高度及大小。如果没有预先制备立耳用 C 型软骨支架，需提前准备 Medpor 或者 Su-por 支架用以立耳。

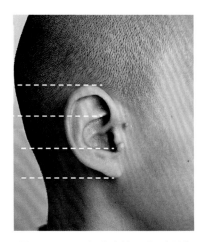

图 6-1-16 耳郭高度的四点测量法
水平线自上而下依次为耳后乳突区至耳郭上极、三角窝、对耳屏、耳郭下极的假想线。

（二）耳后筋膜瓣的制备

沿再造耳耳轮边缘 5mm 处做弧形切口，切开皮肤及皮下组织。向前锐性分离耳郭支架底板至耳甲腔深面，注意避免切穿耳前皮肤，保留覆盖于软骨支架底板上的筋膜，分离后的耳郭支架应无明显张力，颅耳角形成良好。向后方乳突区分离耳后筋膜瓣（retroauricular fascial flap），自上而下依次增宽，最宽处为耳甲腔区域，距离切缘约 2 ~ 2.5cm（图 6-1-17）。分离耳后筋膜瓣时应注意筋膜血供的保护，避免分离时分破或者厚薄不均。制备好的耳后筋膜瓣应完全无张力覆盖耳软骨支架背面。

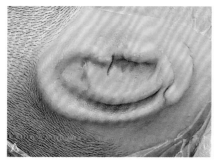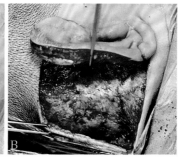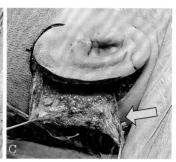

图 6-1-17　耳后筋膜瓣的制备
A. 立耳术前形态；B. 耳后筋膜瓣的分离；C. 制备完成的耳后筋膜瓣（箭头）。

（三）立耳用 C 型支架的安装

从胸腹部取出全耳郭再造术 I 期预埋的自体肋软骨 C 型支架，对立耳支架进行修整后放置于耳后。如果没有自体肋软骨支架，可以采用人工材料 Su-por 或者 Medpor 材料，修剪成 C 型支架（图 6-1-18）。采用 Prolene 缝线或钛制缝线固定于耳郭支架底板上。采用预先制备的耳后筋膜瓣翻转覆盖于立耳用支架及耳后缺损处，采用可吸收缝线间断缝合固定。

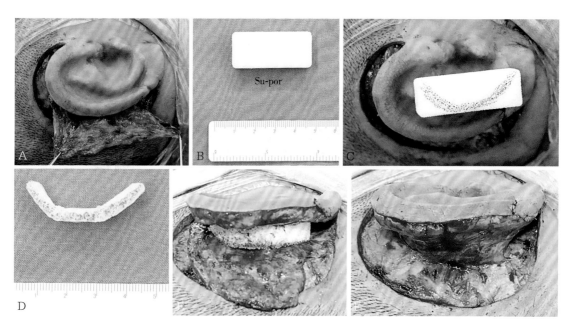

图 6-1-18　将人工材料 Su-por 修整为 C 型支架并固定于耳郭后沟
A. 耳后筋膜瓣已制备；B. Su-por 人工材料；C. 沿对耳轮设计 C 型支架；D. C 型立耳支架；
E. 将支架置于耳郭后沟并固定；F. 耳后筋膜瓣翻转并缝合固定。

（四）耳后植皮

耳后植皮可采用全耳郭再造术 I 期原胸腹部切口区域或者腹股沟区，并根据耳后缺损面积大小进行取皮，皮片厚度为中等。将游离皮片植于耳后皮肤缺损处，乳突区和耳郭背面交界处缝合固定以形成耳郭后沟，避免缝合至筋膜瓣影响血供。植皮处予以荷包加压包扎，包扎时最内层

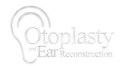

可放置凡士林油纱布以减少拆线时植皮的撕脱，同时加压应充分、均匀，以保证植皮的良好存活（图 6-1-19），远期效果见图 6-1-20。

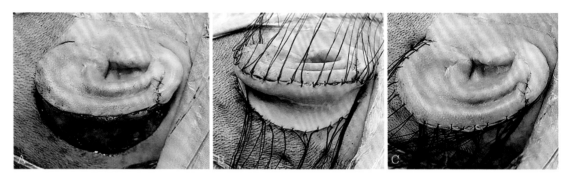

图 6-1-19　Ⅱ期手术耳后植皮

A. 耳后筋膜瓣翻转并缝合固定；B. 取中等厚度游离皮片修复耳后皮肤缺损；C. 植皮完成后即刻耳郭形态。

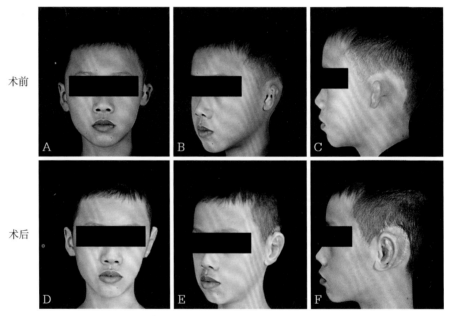

图 6-1-20　二期法全耳郭再造术前后效果对比图

A～C. 左侧小耳畸形术前形态；D～F. 左侧二期法全耳郭再造术后 1 年形态。

三、特殊的两期法全耳郭再造术——低发际小耳畸形全耳郭再造术

对于整形外科医师而言，全耳郭再造是一项极具挑战性的手术，尤其是再造耳区域存在毛发，这无疑增加了手术难度。因此，低发际小耳畸形全耳郭再造手术需要术中进行去除毛囊等特殊处理。

（一）低发际小耳畸形分度和分类

1. 低发际小耳畸形分度　根据毛发的覆盖区域，小耳畸形合并低发际（low hairline）可以

分为以下三度：①轻度，即发际线达再造耳的耳轮位置；②中度，即发际线达再造耳的耳舟区域；③重度，即发际线超过再造耳的耳周区域（图 6-1-21）。

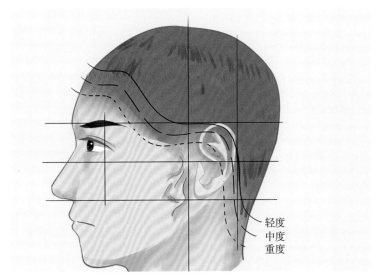

轻度
中度
重度

图 6-1-21　低发际小耳畸形分度示意图

2. 低发际小耳畸形分类　低发际小耳畸形可分成以下几类。

（1）**耳垂型低发际小耳畸形**：该类伴有低发际线的小耳畸形，耳郭大部分结构无法辨认，只剩一个明显的耳垂，残耳不规则，呈菜花状、舟状或腊肠状等，外耳道闭锁，无耳屏（图 6-1-22）。

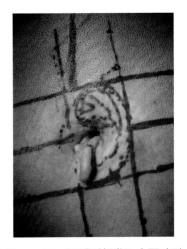

图 6-1-22　耳垂型低发际小耳畸形

（2）**小耳甲腔型低发际小耳畸形**：该类伴有低发际线的小耳畸形，耳郭部分尚可辨认，耳甲腔狭小，原有残耳遮挡外耳道口，从侧面看耳甲腔往往不能显露，外耳道闭锁，存在小耳屏（图 6-1-23）。

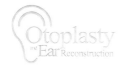
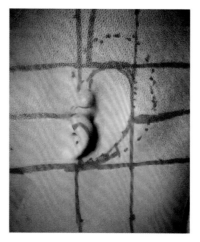

图 6-1-23 小耳甲腔型低发际小耳畸形

（3）**耳甲腔型低发际小耳畸形**：该类伴有低发际线的小耳畸形，耳郭部分尚可辨认，耳甲腔基本正常或略小，侧面看尚能显露，外耳道闭锁，耳屏存在（图 6-1-24）。

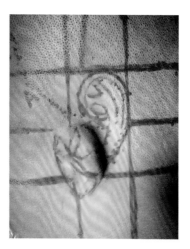

图 6-1-24 耳甲腔型低发际小耳畸形

（二）低发际小耳畸形全耳郭再造术

目前对于低发际小耳畸形中再造耳多余毛发的去除方式并不少，例如拔毛、刮除、蜡脱、化学药剂脱毛、电解法、热解法等，这些方法或是无法永久脱除毛发，或是耐受性差，求美者易发生毛囊炎、色素沉着、瘢痕等不良反应。激光及强脉冲光脱毛治疗虽然便捷，但往往需要多周期治疗。此外，近年来结合组织扩张器以及皮片皮瓣移植的脱毛法也有使用。

既往笔者在陈润荒教授演示的耳郭再造术立耳阶段观察到，其通过将头皮皮片的分离范围扩展至再造耳毛发与非毛发皮肤之间的过渡区域，解决了轻度的低发际小耳畸形中多余毛发的问题。受该方法的启发，笔者将这种方法应用于各种分度的低发际小耳畸形患者。通过在术中去除再造耳上多余的毛囊，可以在Ⅱ期手术中一次性解决低发际小耳畸形中再造耳毛发的困扰。但是，该术式存在皮片设计较为复杂，护理相对不易等问题，笔者后来在术中去毛过程中改良了 Nagata 法的皮片覆盖策略。接下来将具体介绍这两种低发际小耳畸形的耳再造技术。

手术分两期进行。手术的 Ⅰ 期与两期法全耳郭再造术 Ⅰ 期（详见第六章第一节）相类似；手术的 Ⅱ 期即立耳阶段，包括颅耳间沟成形及术中毛囊的去除，这里笔者将介绍改良的"陈润苿"程序和改良的"Nagata"程序，两者区别在于皮片覆盖的策略，具体手术步骤示意图如图 6-1-25 所示。

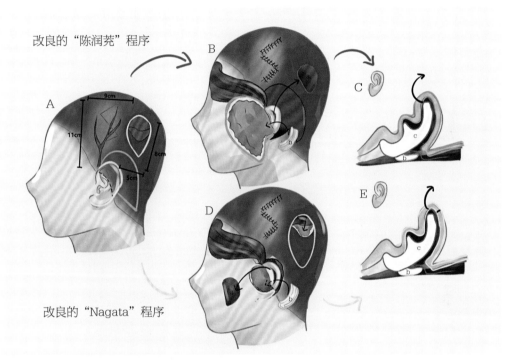

图 6-1-25 两种低发际小耳畸形全耳郭再造术 Ⅱ 期手术步骤示意图的比较
A. 术前设计；B~C. 改良的"陈润苿"程序；D~E. 改良的"Nagata"程序。
a. 去除低发际区包含毛囊的真皮及皮下组织；b. 立耳用软骨支架；c. 肋软骨耳郭支架。

1. 改良的"陈润苿"程序 此过程类似于"陈润苿"法，不同之处在于笔者将手术适应证扩展到所有低发际小耳畸形的患者。该手术步骤大致如下。

（1）**分离舌形刃厚皮片**：用 15 号刀片将再造耳后舌形的刃厚皮片分离到有毛发皮肤和无毛发皮肤之间的过渡区域，舌形刃厚皮片与正常的再造耳皮肤相连续。

（2）**去除毛囊**：用刀片及眼科剪小心去除再造耳发际区包含毛囊的真皮层及皮下组织。

（3）**分离颞顶筋膜瓣**：小心仔细地分离所需的颞顶筋膜瓣（temporoparietal fascial flap），以免损伤颞顶筋膜瓣供体部位的毛囊。颅耳间沟成形所需的颞顶筋膜瓣大小约为 11cm×9cm，这尺寸大于普通耳再造术所需的筋膜瓣大小，这一步在术中可利用纱布来协助测量所需颞顶筋膜瓣的大小，并根据颞浅动脉（superficial temporal artery）血管蒂的分布情况来调整所分离的颞顶筋膜瓣的确切大小。

（4）**覆盖颞顶筋膜瓣**：将分离的颞顶筋膜瓣覆盖在已剔除毛囊的再造耳低发际区、耳后、软骨支架以及乳突表面上。

（5）**推进舌状刃厚皮片**：将与再造耳皮肤相连的舌状刃厚皮片向再造耳方向推进。值得注意的是，即使术前对舌形刃厚皮片进行仔细设计，推进后的舌形刃厚皮片与皮片原供区仍有一部分重叠的区域。

2. 改良的"Nagata"程序 该改良方法类似于传统的"Nagata"法。该手术步骤大致如下。

（1）**分离头皮刃厚皮片**：用 15 号刀片于颞顶区小心分离纺锤形的头皮刃厚皮片，大小约 8cm×5cm。

（2）**分离再造耳低发际区域刃厚皮片**：在距再造耳耳轮边缘 5mm 处切开皮肤，沿切口线向内分离再造耳低发际区域的刃厚皮片，该皮片与再造耳正常无毛发区域皮肤相连续。

（3）**分离颞顶筋膜瓣、去除毛囊**：同法分离颞顶筋膜瓣，并去除再造耳低发际区域包含毛囊的真皮层和皮下组织（图 6-1-26）。

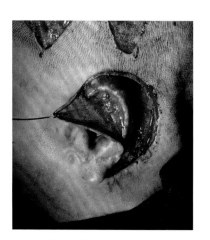

图 6-1-26 再造耳发际区包含毛囊的真皮层及皮下组织已去除

（4）**推进皮瓣、移植皮片**：掀起耳郭支架，使用 C 型自体肋软骨支架进行耳郭支架的支撑，再用颞顶筋膜瓣覆盖；耳后皮瓣向前推进并进行皮片移植，用与正常皮肤相连续的再造耳区刃厚皮片覆盖再造耳低发际区，用游离的头皮刃厚皮片覆盖耳后区域。应注意，耳后皮瓣的推进不宜过于激进，否则术后耳后瘢痕将较为明显。

（三）术后出现的并发症及注意点

手术常见的并发症有术后再造耳轮廓不清晰、皮片瘢痕增生、毛囊炎以及毛囊周围炎。

1. 术后再造耳轮廓不清晰 在 II 期手术中，由于增加了去除再造耳低发际区毛囊这一步骤，使得术中分离的范围较大。此外，在低发际区，除覆盖于最外面的刃厚皮片外，为了保证血运，还覆盖了一层颞顶筋膜瓣，因此术后再造耳区肿胀较为明显，由此显得轮廓不清晰，但经长期随访发现，这种较为"臃肿"的外观将在术后半年至一年半内得到改善（图 6-1-27）。

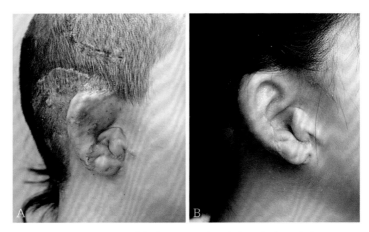

图 6-1-27　重度低发际小耳畸形患者 Ⅱ 期术后随访
A. 术后 1 个月外观；B. 术后 18 个月外观。

2. 皮片瘢痕增生　皮片瘢痕增生（scar hypertrophy）常见于改良的"Nagata"程序。因在 Ⅱ 期颅耳间沟成形中选用了颞部的刃厚皮片作为皮肤移植物，术后可能会出现耳后皮肤颜色与耳郭正常皮肤颜色不一致的问题；另一方面，在颅耳间沟成形时，为了减少耳后皮片的覆盖范围，耳后的皮瓣进行了相应的松解，在推进缝合时局部张力过大，此时术后耳后皮肤可能会出现瘢痕增生，瘢痕的增生期为半年，此后会随着时间而得到改善。若瘢痕增生明显，也可局部应用抗瘢痕药物注射或激光治疗。

3. 毛囊炎及毛囊周围炎　毛囊炎（folliculitis）及毛囊周围炎常见于改良的"陈润茺"程序。由于术中推进后的舌形刃厚皮片与皮片原供区仍有一部分区域重叠，在此重叠部分，推进的舌形刃厚皮片的毛囊开口与皮片供区的毛囊根部之间并不一一对应，部分案例可能会出现皮片原供区的毛发生长受阻，进一步可能会引起毛囊炎及毛囊周围炎，这时候可以适当去除受阻毛发上的皮肤，并外涂抗生素软膏。

（四）手术案例

1. 轻度耳垂型低发际小耳畸形　见图 6-1-28。

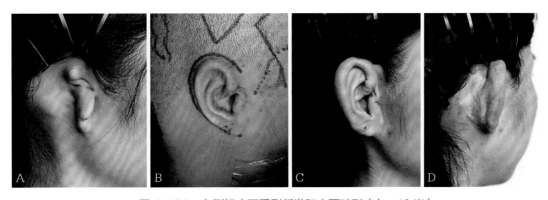

图 6-1-28　右侧轻度耳垂型低发际小耳畸形（女，18 岁）
A. 右侧患耳术前外观；B. Ⅱ 期术前设计，使用改良"Nagata"程序；C~D. Ⅱ 期术后 6 个月随访右耳外观。

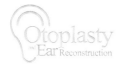

2. 中度耳垂型低发际小耳畸形　见图 6-1-29。

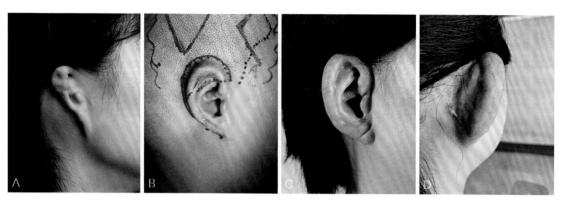

图 6-1-29　中度耳垂型低发际小耳畸形（女，25 岁）
A. 右侧患耳术前外观；B. Ⅱ期术前设计，使用改良"Nagata"程序；C ~ D. Ⅱ期术后 11 个月随访右耳外观。

3. 重度耳垂型低发际小耳畸形　见图 6-1-30。

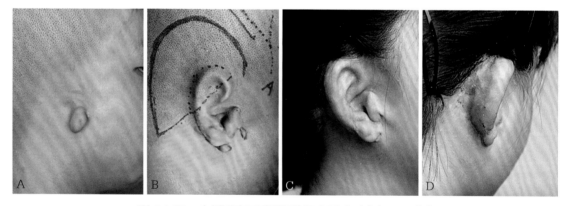

图 6-1-30　右侧重度耳垂型低发际小耳畸形（女，10 岁）
A. 右侧患耳术前外观；B. Ⅱ期术前设计，使用改良"陈润莪"程序；C ~ D. Ⅱ期术后 18 个月随访右耳外观。

四、术后处理及并发症

全耳郭再造Ⅰ期术后应给予负压引流 5 天，每 4h 负压抽吸一次，排出渗血渗液，促进皮肤与耳软骨支架贴合，预防性使用抗生素以降低感染风险，拔除引流管后根据皮瓣状况还可进行高压氧治疗。术后第 1 天观察皮瓣颜色和耳郭形态，术后 10 天左右拆线，并在术后 1 个月复诊时对患者皮瓣的最终愈合情况进行评估。

覆盖耳软骨支架皮肤的血运是否通畅对全耳郭再造手术成败起着决定性的作用，合理的皮瓣设计可以最大程度地保障血运的通畅。术后如发现皮瓣远端因血供不足而出现颜色变深时，24h 内的积极处理可以有效改善局部缺血情况，降低术后皮瓣相关并发症的发生率（图 6-1-31）。如早期干预效果不佳，并出现皮瓣坏死、软骨暴露等情况，则需要后期行皮瓣转移、筋膜瓣及局部植皮以修复缺损。

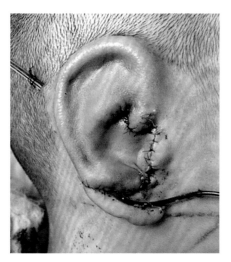

图 6-1-31　全耳郭再术 I 期术后皮瓣远端颜色变深

常见的术后并发症及预防、处理方法如下。

1. 血肿　全耳郭再造术 I 期术后局部血肿形成，主要考虑为术中止血不彻底或者术后引流不畅所致。由于局部肿胀会压迫周围皮瓣，造成皮瓣血供障碍，影响皮瓣存活。需要及时清除局部血肿，必要时可再次手术探查止血。

2. 感染　感染是全耳郭再造术最危险的并发症之一。术前需要预防性使用抗生素，术中严格执行无菌操作，发生感染时需清创引流，选用敏感抗生素，如感染未得到及时控制，将导致手术失败。

3. 皮瓣相关并发症　皮瓣的设计不合理、分离皮瓣时的厚薄不均等多重因素均可能造成皮瓣血供障碍，静脉回流不畅等问题。当皮瓣出现局部青紫时，需要及时处理。可采用降低负压压力、局部按摩、高压氧及弱激光等进行治疗。例如可以将负压引流球的负压降为零，持续吸引变为每 2～4h 抽吸一次；换药时使用酒精棉球按摩远端皮瓣；拔管后行高压氧治疗等，这些措施都对改善皮瓣血供有着一定作用。

4. 软骨暴露　当发生软骨暴露时，如果暴露量少于 5mm，可以采用局部换药的方式进行治疗；如果软骨暴露量大，则需要进行皮瓣修复，降低再造耳郭的形态损失。

（张天宇　王美水　魏甄妮）

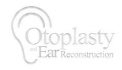

第二节 扩张法全耳郭再造术

扩张法全耳郭再造术（tissue expander method for auricular reconstruction）包括部分扩张皮瓣法和完全扩张皮瓣法两种，两种方法均需要 3 次手术才能完成。

一、扩张法全耳郭再造术发展过程

扩张法全耳郭再造术经历了漫长的探索和改良时期。1957 年，美国的 Neumann 最早报道了用橡胶制的气球（囊）扩张耳后皮肤，试图修复 1 例成人外伤性耳郭缺损，但是手术效果却不理想。此后 20 余年，很少有医生应用这种方法；直到 1976 年，Radovan 发明了硅橡胶可控式扩张器，后经不断完善并逐渐应用于临床且获得成功；随后皮肤软组织扩张技术在整形外科得到了广泛的应用，人们也再次重视利用扩张器行耳郭再造和修复手术。1980 年，美国的 Brent 报道了应用小型软组织扩张器对耳后皮肤紧绷、面积小的小耳畸形患者行耳郭再造术，他通常向扩张器内注入 30mL 生理盐水，周期一般是 3 周，然后采用 Brent 的方法再造耳郭，但 Brent 以后再也没有关于扩张法耳郭再造的报道；1988 年，日本的 Hata 通过利用 70mL 扩张器扩张耳后皮肤的方法再造耳郭，他的方法完全用扩张的皮瓣覆盖耳郭支架，可以一次形成竖立的再造耳，但是他对扩张器注水量不超过 90mL，部分患者扩张皮瓣不足，致使再造耳的颅耳角很难达到和对侧正常耳郭一致，再造耳的轮廓不够清晰；1997 年，英国的 Chana 报道利用较大（75~200mL）的扩张器行耳郭再造术，注水量平均达到了 129mL，但是 16 例患者中仍有 6 例需要再次手术竖立耳支架；2000 年，韩国的 Park 报道了将扩张器置入耳后筋膜和骨膜之间，扩张 5 个月，Ⅱ期手术时将扩张的耳后筋膜瓣和皮瓣分成两瓣来覆盖竖立的耳郭支架，再造耳在轮廓和颅耳间沟等解剖部位均展现了很好的效果。但是这种方法Ⅰ期扩张器注水时间需要 5 个月，而且将扩张的筋膜皮瓣分成两瓣的手术操作复杂，皮瓣或筋膜瓣出现坏死的风险无疑会增加。

1990 年，中国医学科学院整形外科医院和第四军医大学西京医院开始应用扩张法全耳郭再造术。前者施行的手术是扩张皮瓣联合耳后筋膜瓣再造耳郭，这种设想源于 20 世纪 80 年代在该院开展的一次耳郭再造手术，该院的庄洪兴教授成为开展这一手术方法的代表人物。该方法称为部分扩张皮瓣法，通常需要 3 次手术来完成，第一次将 50mL 类似梨形的扩张器埋入皮下，一般注水量在 70mL 左右，注水完成后静止 1~2 个月施行第二次手术；第二次手术是用扩张的耳后皮瓣联合耳后筋膜瓣覆盖在肋软骨雕刻的竖立的耳郭支架上，残余耳垂给予转位，筋膜表面游离植皮；第三次手术在 4~6 个月后施行，主要用残耳组织再造耳屏。第四军医大学西京医院的方法与日本 Hata 的方法有类似之处，郭树忠教授一直对这一方法进行探索改进，并获得了很好的手术效果。该方法称为完全扩张皮瓣法，也要分 3 次才能完成，第一次手术埋入 80~100mL 扩张器，一般埋在耳后筋膜下，注水 130mL 左右，扩张周期 3 个月以上；第二次手术用扩张的皮瓣完全覆盖制作的肋软骨耳郭支架；第三次手术在半年后施行，主要包括耳垂转位和再造耳屏等。

二、Ⅰ期——耳后扩张器植入术

（一）皮肤扩张器的选择

耳后乳突区无毛发的皮肤面积量有限，应用过大的扩张器只会把后上方的毛发及颈部皮肤也扩大，对再造耳郭并无帮助。因此，部分扩张皮瓣法常规选用 50mL 肾形皮肤扩张器，而在完全扩张皮瓣法选择 80mL 肾形扩张器。为方便患者的日常生活，注射壶均应内置于枕部皮下。术中植入扩张器前需将气体注入扩张器内，然后放入装满生理盐水的碗中挤压观察是否出现气泡，以判断扩张器有无破损。

（二）置入扩张器的手术操作过程

1. 部分扩张皮瓣法（expanded two-flap method for auricular reconstruction）

（1）**切口设计及分离范围标记**：对于乳突区无发区皮肤面积大小合适的患者，通常在残耳后发迹线内 0.5cm 处，设计平行于发际线长 4cm 左右的切口线。分离范围上至在发际线以上 1～2cm，下平耳垂下极，如残耳垂与健侧耳垂上下位置不一致，则以健侧位置为准。对于发际线过低无发区皮肤面积过小的患者要根据患者的情况调整扩张器埋置位置。

（2）**处理残耳组织**：典型的小耳畸形患者，残耳的下部分一般用于再造耳垂，Ⅰ期手术通常不做处理。如果残耳垂位置高或者残耳有耳甲腔，可以对耳垂或连带耳甲腔做个蒂在下的延迟手术，如果耳垂转位在Ⅲ期完成也可以不做延迟手术。残耳的上部分一般均含有扭曲的软骨，如果不影响皮肤扩张可以不处理，否则需切除部分软骨。

（3）**分离皮肤囊袋，置入皮肤扩张器**：在设计的分离范围内将大约 40mL 的局部麻醉肿胀液注入皮下。通常于耳后进入发际内 0.5cm 处，做平行于发际线的纵切口，切口长约 4cm，深达毛囊根部。在耳后筋膜浅层用 15 号刀片锐性分离，形成皮下囊袋，分离面积要稍大于扩张器底部面积，以利于扩张和避免扩张器被挤成锐角顶破皮肤。彻底止血后置入事先选择好的皮肤扩张器。放入扩张器时尽量用钝性器械，避免使用锐利器械，以免刺破扩张器囊壁。注射壶内置于近枕部的毛发皮肤下。放置带有侧孔的引流管一根，切口作皮下、皮肤两层缝合。包扎敷料不能太紧，以免压迫皮肤引起坏死。引流管外接负压瓶（图 6-2-1）。

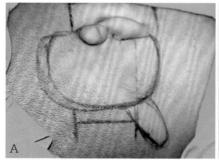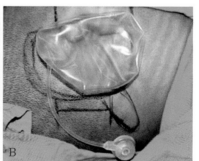

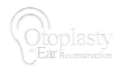

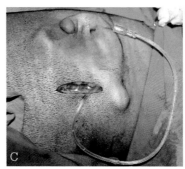
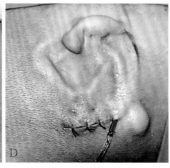

图 6-2-1　扩张器置入

A. 手术设计；B. 扩张器及置入的位置；C、D. 扩张器置入后，可见切口位置、分离范围及置入的负压引流管。

2. 完全扩张皮瓣法（expanded one-flap method for auricular reconstruction）

（1）**切口设计及扩张器埋置范围标记：**标记扩张器埋置的范围，下界在健侧耳垂下方1cm以内；前界紧贴残耳前方；放置抽空的扩张囊，在扩张囊底部边缘1～2cm处标记上界；扩张囊后缘向后1～2cm处标记为后界；后界向后1cm标记4cm长的切口线。标记扩张壶埋置的位置在头皮切口的后下方。

（2）**扩张器置入腔隙的分离：**按标记线切开头皮达耳后筋膜表面，在头皮与筋膜之间分离至发迹线后进入耳后筋膜下分离，在手术设计范围内分离，止血必须彻底。在切口后下方头皮与筋膜之间分离埋置扩张壶的腔隙。

（3）**扩张器的置入：**将80mL肾形扩张器的囊和壶分别置入分离的腔隙内，皮下腔隙内置负压引流，切口分两层缝合，局部加压适度包扎（图6-2-2）。

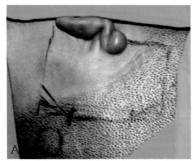
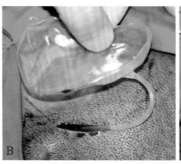
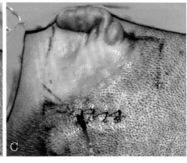

图 6-2-2　完全扩张皮瓣法扩张器的埋置

A. 手术设计；B. 扩张壶的埋入；C. 扩张器埋入术后即刻。

3. 术后处理　术后不需要使用抗生素。术后保持负压引流通畅，一般情况下引流管于术后第3天拔除。如引流出的血液较多且呈鲜红色，可检查耳后皮肤的张力，如果局部皮肤张力不大可继续观察，如患者疼痛剧烈，且张力大，则应拆除缝线，取出扩张器重新止血后再放入。

4. 扩张器注水　术后1周开始经扩张器注射壶注入灭菌生理盐水，通常注水针头不要大于5号，首次可注射5～10mL，以后视皮肤的柔软度等情况每隔2～3天注射1次，每次注水5mL

左右，切口可在术后 12 天左右拆线。部分扩张皮瓣法一般一个半月左右即可完成注水扩张。扩张完成后最好原位维持 1～2 个月，此时扩张的皮肤上应有清晰的血管可见，然后准备行 II 期耳郭再造术（图 6-2-3）。

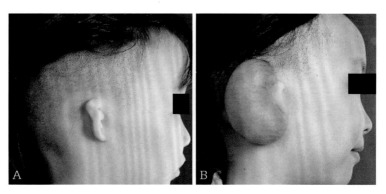

图 6-2-3　小耳畸形患者采用部分扩张皮瓣法（女，8 岁）
A. 手术前；B. 扩张器注水结束后。

完全扩张皮瓣法的总注水量 130mL 左右，一般 2 个月左右完成，一般注水 60～80mL 后可用激光脱去扩张头皮上的毛发，间隔一个月再脱一次。停止注水 1 个月后可安排 II 期手术（图 6-2-4）。

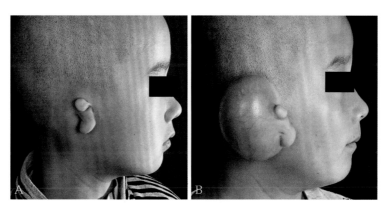

图 6-2-4　男孩，10 岁，小耳畸形，完全扩张皮瓣法
A. 手术前；B. 扩张器注水 140mL 后。

三、II 期——自体肋软骨耳郭再造术

一般患者在完成扩张、原位维持 1～2 个月后，经扩张的皮肤已经变得很薄，表面的毛细血管清晰可见，此时即可行 II 期手术，即自体肋软骨耳郭再造术。在 II 期手术中，部分扩张皮瓣法和完全扩张皮瓣法会有所不同。

（一）部分扩张皮瓣法

部分扩张皮瓣法（expanded two-flap method for auricular reconstruction）是采用扩张后变薄和增大的乳突区皮瓣联合耳后筋膜瓣来覆盖耳郭支架，这种方法的支架覆盖组织比较丰富，适应范

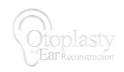
围广，尤其对乳突区皮肤过紧或者偏紧厚的患者也可以获得比较好的效果。但再造耳后内侧筋膜表面的皮肤移植仍然会带来色差和瘢痕，且治疗周期比较长。手术步骤大致如下。

1. 耳郭模型的制作及再造耳的定位　根据健侧耳郭大小形状用 X 线胶片剪出耳郭模型。对健侧耳郭进行 3D 扫描或照相，并打印 3D 耳郭模型（图 6-2-5）。

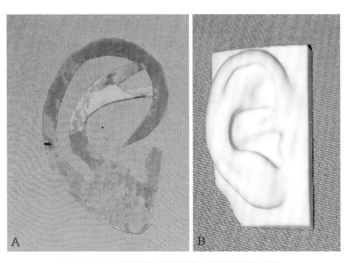

图 6-2-5　耳郭模型的制作及再造耳的定位
A. X 光胶片耳郭模型；B. 3D 耳郭模型。

再造耳的定位包括上下位、前后位、倾斜度以及耳屏的位置。部分小耳畸形患者的耳垂位置与健侧是不一致的，再造耳耳下极位置应该与健侧耳垂位置相一致，根据健侧耳郭的长度确定上极的位置；前后位与残耳的位置相匹配；在两侧画出面部的垂直线，根据健侧耳与垂直线的角度画出再造耳向后倾斜的角度；耳屏的位置可以根据法兰克福（Frankfurt）水平线确定。

由于有些患者患侧面部较健侧明显短小，因此我们仅将耳郭模型翻转置于患侧，参考健侧外眦至耳轮脚的距离，结合耳垂的位置，利用目测来确定患者（或家长）和医师都认为合适的再造耳位置。

2. 肋软骨和皮肤的切取　同侧或对侧的肋软骨对耳郭支架的雕刻并无太大影响，通常在胸第 7 和第 8 肋软骨处作梭形切口，切取的皮肤及皮下组织量为 $30 \sim 40\text{cm}^2$，在此创面下暴露和切取肋软骨。把切下的皮肤及皮下组织修剪成全厚皮片或厚中厚皮片备用。

根据年龄及肋软骨的发育情况、健侧耳郭的大小和竖立的高度确定切取肋软骨的量，通常第7、8 肋完整切取，部分成人第 7 肋软骨就能满足耳郭支架的制作需求，第 6、9 肋软骨根据需要可以完整或部分切取，切取部位的肋软骨膜应保持完整。

3. 按耳郭模型大小雕刻、拼接耳郭支架　根据健侧耳郭模型，用第 7 肋软骨的弯曲部分和第 6 肋软骨的最宽的部分拼接形成耳郭支架的底板，在底板上雕刻出对耳舟和三角凹，形成对耳轮及上下脚；修薄和修细第 8 肋软骨拼接在底板上形成耳轮和耳轮脚，用雕刻耳舟挖取的软骨增加对耳轮的凸度，同时加深耳舟和三角窝，形成耳郭支架的主体部分；然后和基座拼接在一起，形成竖立的耳郭支架。制作的耳郭支架竖立高度（颞骨乳突区到耳轮的距离）需与健侧一致。健侧耳竖立的高度通常在 2cm 左右，一般再造耳竖立的高度不要超过 2.5cm，否则再造耳过度外展会影响受压，如果健侧耳竖立高度超过 2.5cm 可考虑降低健侧高度（图 6-2-6）。

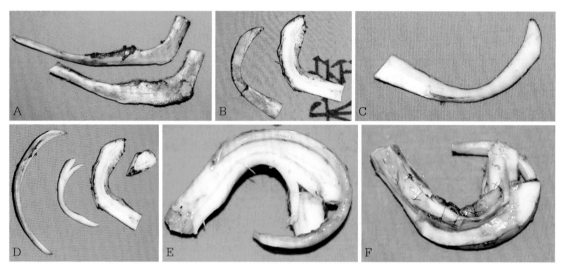

图 6-2-6　部分扩张皮瓣法全耳郭再造术肋软骨耳郭支架的雕刻
A. 切取对侧第 7、8 肋软骨；B、C. 第 7 肋软骨能够满足底板的拼接，在雕刻耳舟时完整切取一条软骨片；
D. 部分第 8 部分修剪成一条形成耳轮的软骨，雕刻耳舟时切取的软骨片修剪成对耳轮；
E. 各部件用钛丝等缝线拼接固定；F. 剩余软骨拼接成基座垫高主体部分，形成竖立的三维耳郭支架。

4. 扩张皮瓣的形成　设计皮瓣切口。按设计线切开皮肤，取出皮肤扩张器。注意尽量不划破扩张囊，因为经皮肤穿刺注入的生理盐水不能保证绝对无菌。小心剥去皮瓣全部或部分的纤维包囊，皮瓣太薄的部位纤维包囊可以保留。

5. 耳后筋膜瓣的形成　观察乳突区颞骨的大小和平整度。在头皮下潜行分离，暴露的耳后筋膜长约 10cm，宽约 7cm。设计的皮瓣蒂在前，远端弧形切开。在骨膜和胸锁乳突肌腱膜表面掀起耳后筋膜瓣，掀起此瓣时易出血，注意仔细止血。

6. 耳郭支架的固定和覆盖　将肋软骨耳郭支架放置于两瓣之间，根据标记的定位位置用缝线将耳郭支架固定于乳突区，耳轮缘的下端插入耳垂，放置带侧孔的引流管。尽量将耳后筋膜瓣包裹于耳轮缘，特别是在耳轮下部分与耳垂相接处。经扩张的皮瓣覆盖耳郭支架的前外侧面及整个耳轮的前后缘。皮瓣没有覆盖到的耳后筋膜瓣表面及乳突区，行全厚皮片或厚中厚皮片游离移植。植皮区行荷包加压包扎（图 6-2-7）。

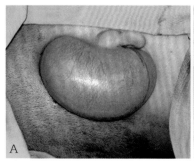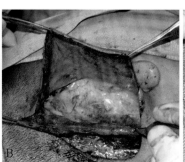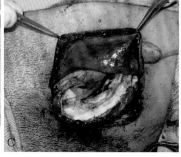

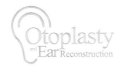
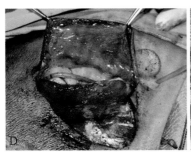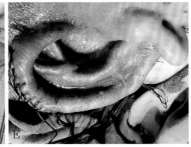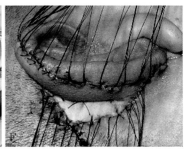

图 6-2-7　部分扩张皮瓣法 II 期手术

A. 扩张皮瓣切口设计；B. 扩张皮瓣和掀起的耳后筋膜瓣；C、D. 耳后筋膜瓣包裹耳郭支架后内侧面和耳轮，
并固定于耳轮上；E. 负压引流管置于耳甲腔和耳郭支架上，接上负压后扩张皮瓣紧贴耳郭支架的前外侧面；
F. 裸露的筋膜和乳突区骨膜表面中厚皮片移植。

7. 术后处理　术后常规使用抗生素 48h，第 5 天拔除负压引流管，一般 10 天左右拆除头部
敷料、再造耳及耳后植皮处缝线。

（二）完全扩张皮瓣法

完全扩张皮瓣法（expanded one-flap method for auricular reconstruction）是完全用扩张的耳后
皮肤组织瓣覆盖耳郭支架，不需要在再造耳后内侧面及乳突区植皮，避免了供皮区和植皮区的瘢
痕增生和再造耳色泽不一致等问题的发生。这种方法在皮肤松的患者容易获得良好的效果，皮肤
厚而松的患者更适合用这种方法，但手术年龄不宜过小，通常最早在 8 周岁。手术步骤大致如下。

1. 扩张器取出及扩张皮瓣的处理　在扩张囊后上方设计 V 形切口，抽出扩张器内的生理盐
水，取出扩张器，通过触捏方式大致确定扩张皮瓣各部位的厚度，剥去厚的部位的包膜或者筋膜
组织。

2. 耳郭支架的雕刻制作及植入　耳郭支架的制作方法类似部分扩张皮瓣法，但基座的高度
要高于部分扩张皮瓣法。将制作完备的肋软骨耳郭支架植入扩张的皮瓣囊袋内，将负压引流管盘
在耳郭支架上，负压下标记耳垂转移的位置，旋转并拼接耳垂，耳垂也可在第三次手术时转位。
切除部分颅耳间沟内多余的皮肤后直接缝合（图 6-2-8）。

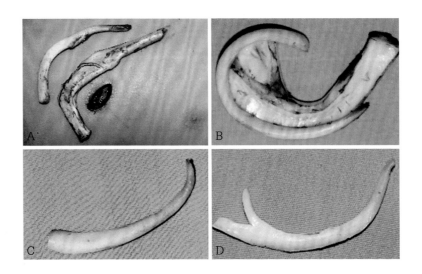

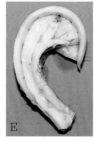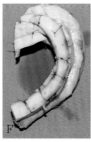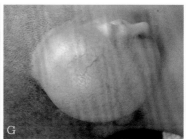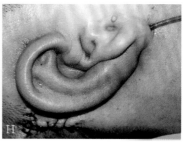

图 6-2-8　完全扩张皮瓣法Ⅱ期手术

A. 切取第 7、8 肋软骨；B. 用第 7、8 肋软骨拼接耳郭支架主体部分；C. 切取第 9 肋软骨；
D. 用部分第 9 肋软骨雕刻成对耳轮；E、F. 分别为制作的三维肋软骨耳郭支架前面和后面；
G、H. 将耳郭支架植入扩张的皮肤囊袋内，切除颅耳间沟多余的皮肤。

3. 术后处理　完全扩张皮瓣法耳郭再造手术后处理同部分扩张皮瓣法，较之部分扩张皮瓣法容易出现由于扩张皮瓣回缩导致的皮肤覆盖支架过紧，影响再造耳颅耳间沟的深度和宽度，个别可导致耳轮的外露，因此薄而紧的耳后皮肤最好不用扩张单瓣法。

四、Ⅲ期——残耳的切除及耳屏再造术

Ⅲ期手术一般在Ⅱ期耳郭再造术后半年左右施行。对于有耳甲腔的小耳畸形患者不需要再造耳屏，其他类型的小耳畸形都需要再造耳屏。耳屏的再造，一般先将完整切除的残耳软骨修剪成耳屏并与耳郭支架底板的下端拼接，同时固定在耳屏位置。切除耳甲腔底部耳道口部位的筋膜组织，如果残耳皮肤量充足可以完全用残耳皮肤覆盖，残耳皮肤少则需要带耳甲腔部位的皮瓣旋转推进覆盖耳屏支架，耳甲腔底部取断层头皮移植。如耳垂未转位，可于Ⅲ期转位耳垂，同时再造耳屏（图 6-2-9）。部分皮瓣扩张法和完全皮瓣扩张法Ⅲ期手术相同。

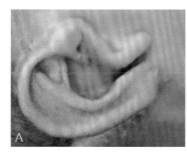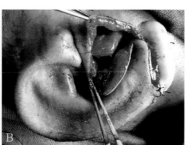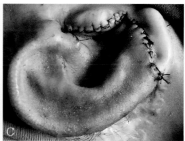

图 6-2-9　部分皮瓣扩张法Ⅲ期耳屏再造和耳垂转位

A. Ⅱ期术后耳郭形态；B. 残耳软骨构建耳屏，并转位耳垂；C. Ⅲ期术后即刻耳郭形态。

五、扩张法全耳郭再造术手术案例

（一）部分扩张皮瓣法全耳郭再造术

图 6-2-10 展现的是部分扩张皮瓣法全耳郭再造Ⅲ期手术完成后前后效果对比。

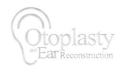
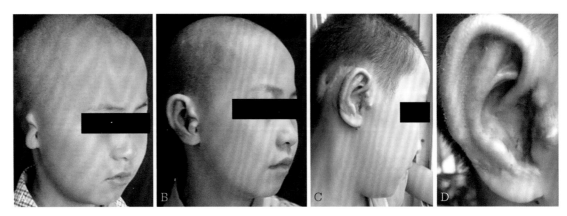

图 6-2-10　部分扩张皮瓣法全耳郭再造Ⅲ期手术前后效果对比图
A. 手术前；B. Ⅱ期手术后；C、D. Ⅲ期手术后。

（二）完全扩张法皮瓣法全耳郭再造术

1. 手术案例 1　患者男性，11 岁，双侧小耳畸形（图 6-2-11）。

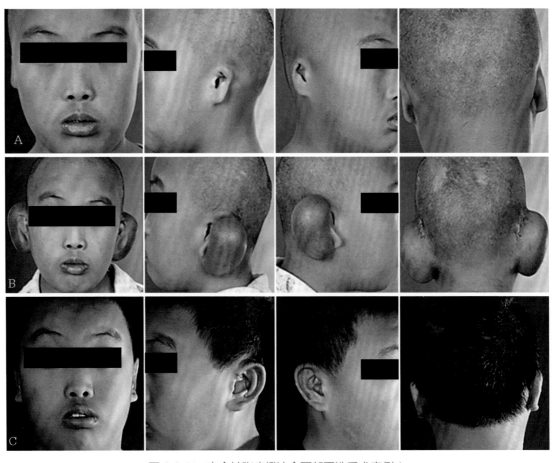

图 6-2-11　完全扩张皮瓣法全耳郭再造手术案例 1
A. 术前双侧耳郭外观；B. Ⅰ期耳后扩张器植入术后双侧耳郭外观；C. 完全扩张皮瓣法全耳郭再造术后耳郭外观。

2. 手术案例2　女性，右侧小耳畸形（图 6-2-12）。

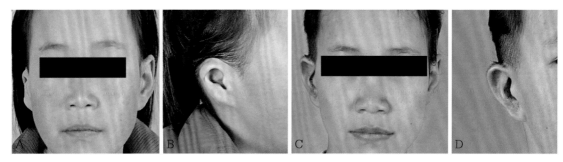

图 6-2-12　完全扩张皮瓣法全耳郭再造手术案例 2（郭树忠教授供图）
A、B. 分别为术前耳郭形态正面观、右侧斜面观；C、D. 分别为术后耳郭形态前面观、右侧斜面观。

3. 手术案例3　女性，右侧小耳畸形（图 6-2-13）。

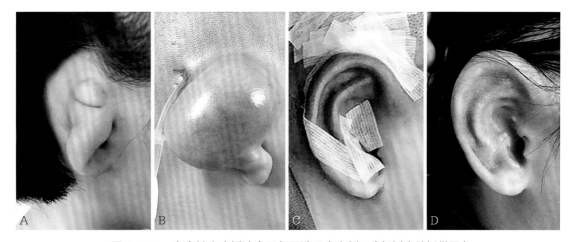

图 6-2-13　完全扩张皮瓣法全耳郭再造手术案例 3（郭树忠教授供图）
A. 术前右侧耳郭外观；B. Ⅰ期耳后扩张器植入术后右侧耳郭外观；
C. 耳再造术后即刻耳郭外观；D. 术后 1 年随访耳郭外观。

4. 手术案例4　女性，右侧小耳畸形（图 6-2-14）。

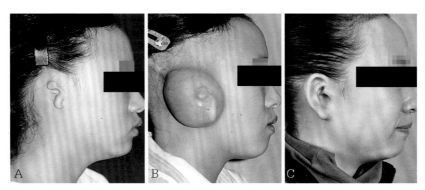

图 6-2-14　完全扩张皮瓣法全耳郭再造手术案例 4（郭树忠教授供图）
A. 术前右侧耳郭外观；B. Ⅰ期耳后扩张器植入术后右侧耳郭外观；C. 术后随访耳郭外观。

5. 手术案例 5 患者，男性，13 岁，右侧小耳畸形。入院后行完全扩张皮瓣法全耳郭再造术，手术分三期完成。Ⅰ期手术为耳后扩张器置入术，采用 80mL 长方形扩张器埋置于残耳后上方，扩张三个月左右，扩张容量为 120mL。Ⅱ期手术为自体肋软骨耳郭再造术。Ⅲ期手术在Ⅱ期手术后 8 个月进行，手术方式为耳郭再造术后局部修整术（图 6-2-15）。

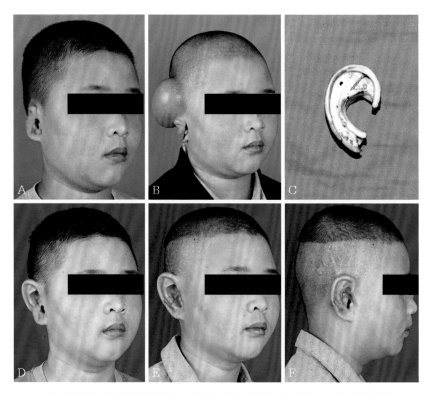

图 6-2-15 完全扩张皮瓣法全耳郭再手术案例 5（董立维教授供图）
A. 术前右侧斜位；B. Ⅰ期耳后扩张器植入术后；C. 软骨支架雕刻成型后；
D. Ⅲ期再造耳郭修整术前；E、F. Ⅲ期再造耳郭修整术后 2 周拆线右侧斜位、右侧位。

六、扩张法全耳郭再造术后并发症

耳郭再造术是复杂的整形手术之一，要做出一个逼真自然的耳郭，手术方式的选择、耳郭支架的精细雕刻、乳突部足够的皮肤提供等都至关重要，但手术并发症的出现是影响手术成功不可忽视的因素。分析和了解不同术式出现并发症的特点，可以有效地做好并发症的预防，更有利于手术的成功。

（一）皮肤扩张期常见的并发症

1. 感染 手术时的局部污染、扩张期间的频繁穿刺或继发于身体其他部位的感染等均可能引发感染。最初表现为扩张的皮肤充血明显、皮温升高、腔内积液增多、局部疼痛等。处理方法为从感染部位下方、离扩张囊 1cm 处做小切口，向腔内插入细导管保持负压引流，辅以抗生素治疗，常可继续扩张；如感染得不到控制，则须取出扩张器，待半年后再重新置入。

2. 血肿 术区止血不彻底或者术后迟发性出血均可形成血肿，术中应注意止血，保持术后引流通畅，应用止血药物，出现活动性出血或明显血肿者则需要及时探查止血。

3. 扩张器外露　耳后乳突区皮肤较薄，扩张过程中成角的扩张囊容易突破皮肤以致扩张囊外露。故手术剥离的腔隙应该比扩张器稍大，放置时尽量使扩张器折叠处位于底面。如在扩张过程中发现扩张囊成角处有突破皮肤的趋向时，应回抽后重新注水以改变成角的位置，免于局部的持续压迫。一旦发生扩张器外露，如破损在周边部位，则抽水减压，将破孔与基底部缝合，愈合后可继续扩张；如发生在中央部位，即使缝合也不可能愈合，须取出扩张器，按两期法再造耳郭，或过 3 个月至半年后再重新放置扩张器进行扩张。

4. 扩张皮瓣血供障碍　易发生于注水后期，此时皮肤已变薄，对再增加的压力变化适应性较低，注水量过大时极易引起皮瓣血供障碍。其临床表现为注水后皮肤变白，数小时后皮肤周围部分转红，但中间部分仍苍白，次日苍白处出现水泡。因此在后期注水过程中，如出现较大范围的皮肤苍白现象，应立即回抽减压。一旦局部皮肤出现水泡，即使回抽也无效，最终该处皮肤可能坏死。也有由于扩张后期皮瓣张力过大，扩张皮瓣细小血管损伤最终导致远端点片状的皮肤坏死，可以综合考虑扩张时间、破损皮肤的位置和大小等因素来决定是继续采用扩张法耳郭再造还是改为两期法耳郭再造，如都不行则需取出扩张器，待半年后重新放置扩张器进行扩张。

5. 扩张器渗漏或破损　皮肤扩张器本身质量问题、分离囊腔底部不平整、手术或注水扩张过程中针刺扎到扩张囊等，这些都有可能导致扩张器渗漏或破损，一般表现为扩张囊在注水后不再变大或明显变软缩小。预防措施为术中认真检查扩张器是否破漏、手术操作扩张囊需要避开尖锐手术器械、注水过程中找准注水壶，避开扩张囊。如果渗漏发生在静止扩张养皮期间，渗漏量较少，补充注水后能维持扩张囊大小 2~3 天，可以持续补充注水等待Ⅱ期手术；如果渗漏量较多或出现扩张器明显破漏，需要及时手术更换扩张器。

6. 切口裂开　扩张后期，由于扩张皮瓣的体积显著增大，致使已愈合的切口裂开，此时扩张囊周围已有纤维包膜形成，因此虽然裂开部分扩张囊外露，但一般不会感染。由于此时皮瓣扩张阶段已接近完成，扩张的乳突区皮肤已基本上能满足覆盖耳郭的前外侧面及耳轮前缘的需要，故可取出扩张器行耳郭再造术，但耳后皮片移植范围要稍大些。

（二）肋软骨切取术相关并发症

1. 气胸　在切取肋软骨时损伤胸膜则会造成气胸（pneumothorax）或血气胸。为了更多地保留软骨膜，尤其为了保留肋软骨后侧软骨膜时，气胸发生的概率较大。此外，切取肋软骨时，操作不仔细也是并发气胸的原因之一。因此，切取肋软骨时在软骨膜下剥离保留肋软骨前面和侧面软骨膜，同时谨慎操作，可以防止此类情况发生。另外，手术时一旦发生气胸，应及时给氧，缝合破损胸膜，必要时放置闭式引流。

2. 胸壁畸形　如果切取肋软骨过多，特别是第 6 肋软骨和第 7 肋软骨联合处切除较多，易引起胸壁畸形（chest wall deformity）。据统计，在 10 岁或更小年龄行耳再造术，胸壁畸形率可达64%，年龄更大的儿童胸壁畸形发生率约为 20%。因此保留肋软骨联合处的上缘嵴及胸骨柄的连接处，可以防止残余的肋软骨外翘；如果切取肋软骨的软骨膜被完全去除，会引起胸部凹陷和畸形。所以，要在切取肋软骨的供区保留一部分软骨膜，最好保留完整的软骨膜，以有利于软骨的再生，同时减少胸壁畸形。

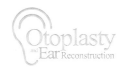

（三）再造耳相关的并发症

1. **感染** 感染是最严重、最难处理的并发症，比较少见。主要有以下原因：无菌操作不严格、血肿形成、筋膜瓣坏死、支架外露等。典型表现为耳部红斑、水肿或少量的渗液，少数情况会出现疼痛或发热。预防措施：术前细致地清洁外耳；术中严格无菌操作，避免血肿形成；术后预防性应用抗生素；发生严重感染时及时引流，并立即应用抗生素；避免再造耳受压等。一旦感染不能控制，将使软骨液化、外露。

2. **血肿** 筋膜瓣断面止血不彻底、负压引流不畅可在耳舟或者耳甲腔部位形成血肿。预防措施：术中应注意止血；保持术后引流通畅；术后应用止血药物。出现活动性出血或明显血肿时则需要在严格无菌条件下抽去积血。

3. **肋软骨支架局部外露** 扩张皮瓣、筋膜瓣血供障碍或者包扎时的受压都可造成局部软骨外露，外露部位以耳轮多见，通常换药很难愈合；由于张力过大或者扩张皮瓣过薄可能带来皮瓣远端、边缘的血供障碍，多为静脉回流障碍，表现为皮瓣远端局部的青紫、肿胀，一旦出现须密切观察，可降低负压减轻皮瓣的张力，也可皮瓣远端放血，但要严密无菌操作。经扩张后的乳突区皮肤变得很薄，在负压作用下能紧贴在立体软骨支架的表面，包扎时持久的压迫极易引起该处皮肤坏死，特别是在耳轮缘处。由于经扩张的皮肤有回缩倾向，因此即使很小的软骨裸露也很难自愈，在回缩力的作用下，有时甚至越来越大。预防的方法是扩张皮瓣和筋膜瓣低张力下覆盖耳郭支架，包扎时避免纱布在耳轮缘处的压迫，术中将皮下组织筋膜瓣尽量包裹支架的耳轮缘部。米粒状裸露软骨可自愈，但此处会遗留耳轮缘内陷。如果肋软骨外露面积比较大最好尽早用颞顶筋膜瓣覆盖、筋膜表面去断层头皮移植，以免出现软骨坏死吸收。

4. **筋膜瓣坏死** 术中损伤血管或者设计不当，筋膜瓣面积没有足够大，缝合后筋膜瓣过紧，导致包裹耳郭支架时张力过大均可导致筋膜瓣坏死；同样，筋膜瓣上植皮打包，包扎固定不当，加压过紧，压迫筋膜瓣或血管蒂，也是原因之一；止血不彻底导致血肿形成也会导致筋膜瓣坏死。为防止此并发症发生，术中操作仔细，避免损伤主要血管；筋膜瓣要足够大，防止缝合后筋膜瓣过紧；包扎固定适中，避免血管蒂部受压；彻底止血，充分引流，防止血肿形成；筋膜瓣坏死，皮片往往不能成活，应及时处理，一旦发生，修复方法与软骨外露并发症处理相同。

5. **耳后植皮区植皮存活不良** 耳后筋膜瓣坏死、包扎固定不当、筋膜与皮片之间血肿形成等原因，均可能引起耳后植皮区皮片存活不良，局部小片坏死可选择间断换药瘢痕愈合，大片坏死需尽早用颞顶筋膜瓣覆盖、筋膜表面去断层头皮移植。

6. **结扎钛丝或缝线的外露** 应用耳软骨支架进行全耳郭再造，固定耳郭支架的钛丝或缝线有时会外露，其原因是钛丝或缝线断开，钛丝结位没有隐藏在耳郭支架后面。一旦发生钛丝或缝线外露，如没有感染，只需拔除外露钛丝或缝线。

7. **再造耳的解剖轮廓欠佳** 再造耳解剖轮廓包括耳轮、对耳轮上下脚、三角窝、耳甲腔、耳屏和对耳屏等，解剖轮廓欠佳主要原因是耳郭支架雕刻粗糙，立体感不强，负压吸引不充分或局部皮肤弹性欠佳，覆盖组织过多，使再造耳臃肿，或与耳垂处衔接不自然等。因此，耳郭支架雕刻技术、皮瓣剥离层次及负压吸引的有效管理是全耳郭再造成功的关键。

8. **颅耳角的外形欠佳** 主要原因是Ⅱ期支架固定时未形成正常颅耳角，或术后变形、移位，颅耳角改变；皮瓣或筋膜瓣过紧影响颅耳角稳定；术后未良好塑形；术后筋膜、皮片或皮瓣挛缩；耳郭支架吸收变形等。解决方法是耳郭支架要有足够的高度，支架固定要牢固稳当；皮瓣或筋膜瓣应有足够的大小；选用较厚的断层皮片或全厚皮片移植。

9. 再造耳异位畸形　再造耳异位畸形主要原因是术前未准确定位；术中因组织移位致标记线位置相对改变；术中固定不可靠，术后移位；标记线因手术操作而消失；术中健耳暴露差，对比困难等。防治措施是术前仔细设计，准确定位；术中不受设计线移位的影响，并与健侧耳对比，准确定位后固定；进行不在一条直线上三点固定，对于残耳位置不当应进行移位。

10. 软骨支架吸收、变形或排异　外力压迫或感染是软骨支架发生吸收的主要原因。为避免上述情况发生，雕刻肋软骨时应尽量顺其自然弧度，厚度适中；避免缝线过紧，软骨避免受压，预防感染发生。

11. 再造耳色素沉着　游离皮片移植，皮瓣血运不佳，二期愈合后可导致色素沉着；供区的皮肤距离受区越远，色差也越大。因此游离植皮时应选用较厚的中厚皮片或全厚皮片；尽量选择邻近区域作为供皮区，用皮瓣覆盖，愈合后颜色变化较小；确保植皮或皮瓣的一期愈合；术后避免强阳光直接照射；避免局部使用类固醇激素；早期的色素沉着者不必急于治疗，部分病例随着时间推移可有所好转。

12. 再造耳毛发残留　再造区域耳部无发区面积偏小，术后耳轮缘可有毛发残留。后期可采用毛囊电解，激光脱毛或手术去除毛囊，但需多次治疗。

13. 毛发脱落　主要发生在切口边缘或头皮瓣区域。原因可能为切取筋膜瓣时过浅，损伤毛囊；皮瓣边缘血供不良，毛囊缺血坏死；包扎过紧，局部受压。手术操作时要仔细，分离头皮时不可过浅，避免损伤毛囊。

14. 头皮瓣部分坏死　发生的主要原因有切取筋膜瓣时剥离层次过浅；皮瓣设计不合理，尖端过于锐利；术后血肿形成、感染；术后过度压迫等。预防措施：术中注意分离不要过浅；合理设计皮瓣；彻底止血，防止血肿形成，避免感染；适度加压包扎。

15. 面神经损伤　很少发生，可能原因为切取颞浅筋膜瓣时，损伤面神经颞支或面神经主干。术前认真设计，术中精细操作，可避免此类情况发生。

16. 病理性瘢痕形成　主要是耳部、切口或供皮区瘢痕增生，尤其是伴有感染、愈合不良或瘢痕体质者。防治措施同增生性瘢痕。

（章庆国　钱瑾　王冰清）

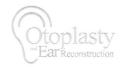

第三节 人工材料法全耳郭再造术

一、概述

耳郭再造术主要包括耳郭支架的构建和皮肤软组织包被两个部分，两者具有同等的重要性。再造耳郭的外形，在很大程度上取决于支架材料的选择和对支架的雕刻。一个良好的耳郭支架应该具有以下优点：较好的生物相容性；能长期保持稳定的形状；具有精细的结构和较好的立体表现力；较薄并具有一定弹性。然而，目前临床常用的支架，都不能像耳软骨一样菲薄柔软并具有韧性。自体肋软骨全耳郭再造术是经典的主流方法，主要原因是自体肋软骨为自体组织，与耳软骨同质，术后无排斥，少有支架外露等并发症。但是，该手术方式也存在一些缺点，比如切取自体肋软骨会增加手术痛苦；如果雕制的软骨耳郭支架缺乏一定的立体感和强韧度，再造耳郭也难以达到逼真的形态效果等。此外，考虑到小耳畸形对患儿正常心理发育的影响及其家长的心理负担，学龄前完成耳郭再造是一个普遍的诉求。但儿童期可供形成耳郭支架的自体软骨量却有限，因此，人工材料法全耳郭再造术是患者的另一种选择。

目前使用较多的人工材料（artificial material）主要是 Medpor 和 Su-por，均为医用级线性高密度多孔聚乙烯（high-density porous polyethylene）生物材料，试验和临床研究表明该材料无毒性，组织相容性好，植入人体后血管和组织可以长入，材料本身强韧，加热易于塑形，可切削。人工材料耳郭支架经修整焊接后，适用于不同大小耳郭和形态的需求，立体感强，富有强韧性，应用方便，可免除患者切取自体肋软骨的痛苦。其主要缺点是材料质地偏硬，再造耳郭缺乏柔韧可屈曲的生理特性。但据笔者随访，应用人工材料支架的再造耳郭术后可以耐受一定的压力，患者无须强制睡姿，对生活的影响较小。

二、手术优缺点

1. 手术优点 人工材料法耳郭再造术的优点主要体现在以下三个方面。

（1）组织相容性好，基本无排斥反应。

（2）人工材料耳由线性多孔高密度聚乙烯（甲基乙烯酸甲脂聚合物）材料制成，其空隙容积占材料的 50% 以上，术后活体组织可长入材料空隙内，与周围组织紧密结合，术后位置稳定，表面无阴影。

（3）耳郭支架预制，轮廓清晰，外形逼真，立体感强，三角窝，舟状窝等细微结构体现明显。手术周期短，痛苦小，可一期完成，手术年龄最小可到 4 岁。

2. 手术缺点 人工材料法耳郭再造术的缺点主要体现在以下两个方面。

（1）技术要求较高，颞浅筋膜的解剖分离难度较大，要求术中血管网保留完整。

（2）手术时间较长，一般需要团队协作。

三、手术适应证

耳郭缺损的原因有先天性畸形、外伤、烧伤或肿瘤切除后缺损，感染后缺损畸形等。临床上常见的耳郭缺损原因是先天性小耳畸形。人工材料法耳郭再造的手术适应证如下。

（1）耳郭局部条件较差：如肿瘤切除或严重烧伤后、耳郭局部组织严重不足、耳郭下半部分缺失、自体肋软骨耳再造术后失败补救等。

（2）胸廓畸形或病变者。

（3）严重半侧颜面短小患者。

（4）患者及家属意愿。

（5）全身状况及年龄因素。

四、术前准备

术前首先要对患者及家属的期望值及全身情况进行评估，了解患者及其家属的期望是否合理。术前用 X 光胶片从健侧取耳模，按所取耳模在患侧作出标记，标记出再造耳郭的大小、位置的高低、耳轮上脚至外眦的距离、耳垂至鼻翼的距离及耳郭的倾斜角。术前应仔细检查颞浅动脉（superficial temporal artery）搏动情况，如遇有颞浅血管损伤及颞浅动脉搏动较弱者则应谨慎，备用枕后动脉。可用多普勒血流检测仪在患侧颞顶部绘出颞浅动脉的走行并作定位标记。以颞浅血管为轴，设计并绘出切口线，倒工形切口，筋膜瓣面积约 11cm×10cm（图 6-3-1）。

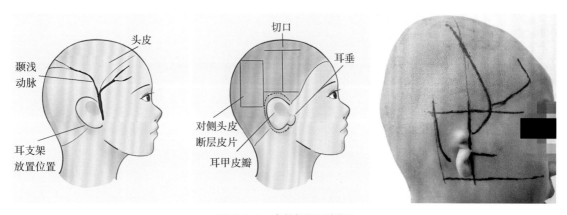

图 6-3-1　术前标记示例图

五、手术流程

1. 支架雕刻　人工材料耳郭支架包括 Y 形耳基和 C 形耳轮两部分。从健侧耳郭取模后，按照耳模切削修整支架的两部分并组装。在成人耳郭支架的大小比健侧耳郭小 3～5mm；在儿童可参考其父母正常的耳郭，比照健侧作适当放大。将人工材料耳郭支架的 C 形耳轮部分与 Y 形耳基部分焊接在一起，构成再造耳郭的支架以备用（图 6-3-2）。

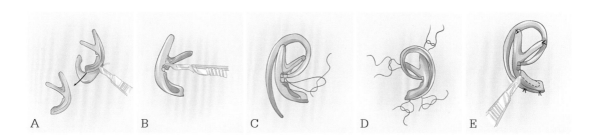

A　　　　　　B　　　　　　C　　　　　　D　　　　　　E

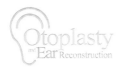
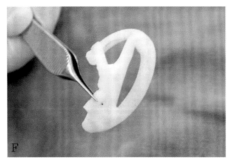
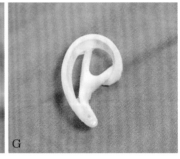

图 6-3-2　人工材料耳郭支架

A~E. 人工材料耳郭支架雕刻示意图；F. 人工材料耳郭支架背面；G. 人工材料耳郭支架正面。

　　人工材料耳郭支架由对耳轮、耳甲腔后壁、耳垂的耳基架和耳轮两部分构成。该支架是美国公司依据欧美人的耳郭特点制成，与中国人的耳郭结构不同之处是支架的三角窝偏宽大，且缺乏向前下方的弯曲弧度，舟状窝及耳甲腔后壁高度偏小等。因此，临床应用时应依照健侧耳郭的胶片模型做相应的雕刻塑形。具体步骤如下。

　　（1）对照健侧耳郭胶片模型调整耳轮上端的弯曲度，使再造耳的轮廓大小与健侧耳相称。

　　（2）修薄耳基架的对耳轮上脚，以使再造的舟状窝易于显现。

　　（3）沸水浸泡支架 2min 后，用手指捏弯支架的对耳轮上、下脚使三角窝变小且向前下方弯曲。

　　（4）根据患侧乳突区组织凸起程度，适当加深耳甲腔后壁高度调整好颅耳角。

　　（5）根据残耳大小，修整耳郭支架下半部使之与再造耳垂衔接良好。人工材料之间以缝合或焊接形式相连接。

　　2. 残耳处理　斜形切开残耳垂，使形成蒂在下的窄蒂耳垂组织瓣，将其剖开呈袋状。按预先设计的切口切开皮肤，皮下锐性分离，向耳前掀起形成蒂在前的薄皮瓣，皮瓣远端修薄成全厚皮片，近端多有不规则的皮肤凹凸，彻底刨开铺平，耳屏位置预留一个蒂在前的长三角形薄皮瓣。剔除残存耳软骨，加深耳甲腔。修整残存软骨形成规则的耳屏形态（图 6-3-3）。

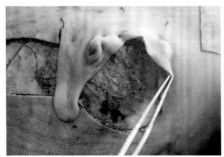
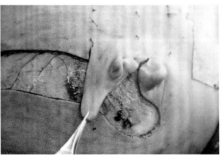

图 6-3-3　人工材料法耳再造的残耳处理

　　3. 筋膜瓣切取　在颞顶部切口线周围及取筋膜瓣区域皮下注射含 1∶200 000 肾上腺素的生理盐水。沿切口线顺毛囊方向切开头皮至毛囊下，在颞浅筋膜浅层锐性分离并掀起头皮瓣，分离范围为 11cm×10cm。用电刀在颞浅筋膜和颅骨骨膜浅层分离切取包含颞浅血管在内的颞浅筋膜 - 帽状筋膜瓣，大小为 10cm×10cm，筋膜瓣及供区仔细止血。将剩余 1cm×10cm 大小的筋膜彻底游离，将游离筋膜固定到支架耳轮、耳垂及对耳轮备用。缝合头皮切口，头皮瓣下置负压引流管（图 6-3-4）。

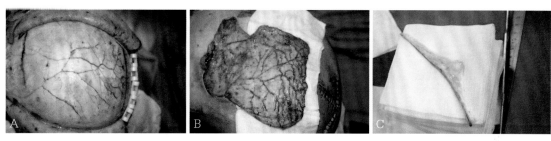

图 6-3-4　人工材料法耳再造筋膜瓣切取
A. 在颞浅筋膜浅层锐性分离掀起头皮瓣；B. 含颞浅血管的颞浅筋膜 - 帽状筋膜瓣；C. 游离的筋膜瓣。

4. 皮片制备　在双侧大腿根部腹股沟隐蔽处，取两条 1.5cm×18cm 梭形全厚皮片，自再造耳对侧枕部用取皮刀切取一块厚度为 0.7mm 断层皮片，大小约 2.5cm×10cm，创面用肾上腺素油纱覆盖，加压包扎，彻底清理皮片毛发。若为单侧耳畸形，可于健耳耳后切取皮片，耳后创面以刃厚皮片覆盖打包（图 6-3-5）。

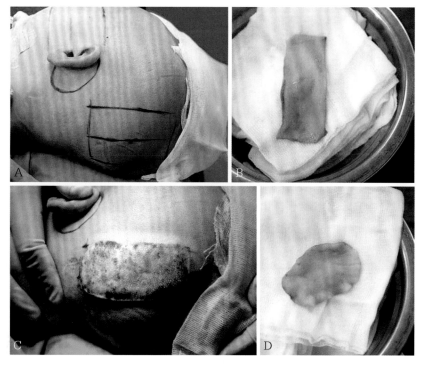

图 6-3-5　人工材料法耳再造皮片制备
A. 制备皮片的切口设计；B. 厚度约 0.7mm 的枕部头皮片；C. 枕部头皮片切取后表现；D. 健侧耳后皮片。

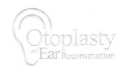

5. 人工材料耳郭支架的定位和固定 单侧全耳郭再造者，再造耳郭支架的定位主要根据健侧耳郭以及患侧耳甲腔和残耳的位置来确定。双侧均需行全耳郭再造者，则可按"平行四边形法"定位。耳郭支架被正确定位后，分为四点即耳基处两点、耳垂部及耳轮脚处，以 4-0 丝线将这四点固定于乳突区深筋膜或骨膜上，注意安放位置、颅耳角应与健侧对称（图 6-3-6）。

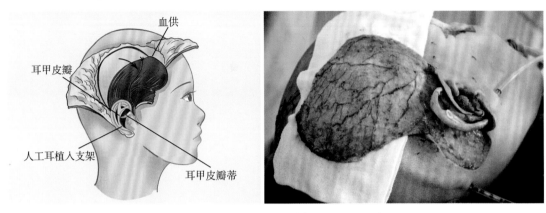

图 6-3-6 人工材料耳郭支架的定位和固定

6. 人工材料耳郭支架的覆盖 支架构成后，分别采用下列 3 种方法进行覆盖。

（1）以耳前方为蒂的耳后皮瓣及其下方耳后筋膜瓣包裹支架。

（2）以耳上方颞部为蒂的耳后筋膜皮瓣向前上方旋转覆盖支架。

（3）以颞浅筋膜瓣翻转包裹支架，筋膜表面植皮。

组织覆盖后，持续负压吸引，以使软组织紧贴于支架表面，形成凹凸分明的耳郭细微结构（图 6-3-7）。

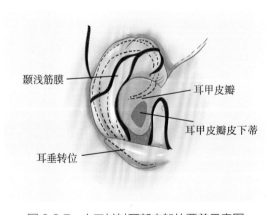

图 6-3-7 人工材料耳郭支架的覆盖示意图

7. 耳郭成形 将颞浅筋膜瓣翻转 180° 覆盖耳郭支架，筋膜瓣切缘与创面缝合使筋膜瓣包裹整个支架。筋膜瓣下置放负压引流管，在耳后下方皮肤戳孔，引流管经皮下导出并作缝线固定。将引流管接负压后，耳郭的外形结构及凹凸轮廓立即显现。如有漏气耳郭外形则不能出现，需在漏气处再行筋膜瓣与创面缝合，直至不存在漏气。将支架耳垂部分插入剖开的残耳垂袋中。制备的中厚或全厚皮片，贴附于筋膜瓣上并作缝合。皮片外用敷料加压打包固定，注意打包的压力不宜过大，只要达到皮片与筋膜瓣组织贴合且稍有压力即可（图 6-3-8）。

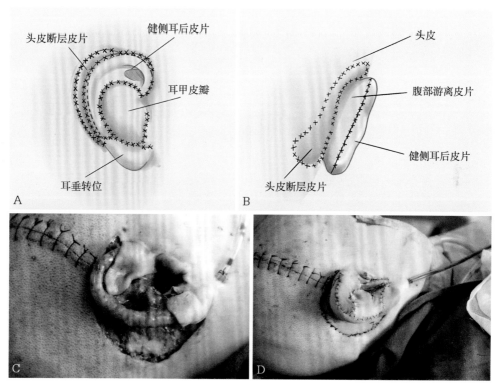

图 6-3-8　人工材料耳再造成形
A、B. 手术设计示意图；C. 人工材料耳再造成形术中；D. 术后即刻表现。

六、术后处理

术后主要应注意包扎压力适中、引流充分、固定确实、保护术区、预防感染等方面。术区敷料包扎压力适中，注意避免皮瓣蒂部受压过度，以免造成静脉回流障碍；术区头皮可持续负压吸引，压力适中，以刚好能吸出渗液为宜；术后要加强抗感染治疗，一般静脉应用抗生素 5d，术后 3d 拔除头皮负压引流管，术后 5d 拔除耳区负压引流管，创面敷料包扎 10 天左右，术后 10 天打开包扎并拆除缝线。

七、在疑难病例中的应用

（一）疑难耳再造的背景

耳再造是整形外科难度最高的四级手术之一，以下情况的耳再造更为棘手。

1. 患耳局部软组织条件差　乳突区外伤、烧烫伤形成瘢痕；鼓室成形术后、鳃裂瘘管术后形成瘢痕；局部病变（如血管瘤等）；半侧颜面短小导致发际线过低、无发区面积小等。这些患耳局部软组织条件差均会增加手术难度。

2. 耳郭支架材料选择范围受限　年龄过大时肋软骨钙化，无法塑形；患者及家属要求早期

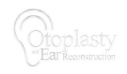

（如4～5岁）行耳再造手术，此时肋软骨组织量欠缺；肋软骨手术失败两次及以上的患者。以上这些情况在选择使耳郭支架材料时均较为困难，进而增加手术难度。

3. 期望多期手术共同完成 部分患者病情较为复杂，可能耳郭畸形合并有其他疾病。例如某些患者期望耳再造与听力重建、外耳道狭窄、胆脂瘤切除等耳科手术一次完成，这无疑会大大增加手术难度（图6-3-9）。

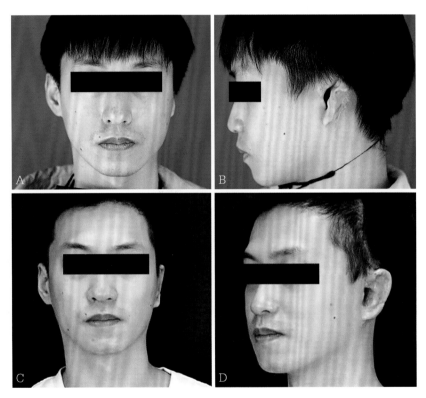

图6-3-9 人工材料全耳郭再造联合听力重建术
A. 术前正面观；B. 术前侧面观；C. 术后正面观；D. 术后侧面观。

我们将上述非常规的小耳畸形患者，称为疑难类耳再造病例。耳郭的表面不规则，凹凸不平，在修复中应依据其缺损位置、大小、残耳的形态进行相对应的治疗。

目前国内外普遍接受和广泛使用的是以自体肋软骨雕刻而成的耳郭支架，部分疑难耳再造患者同样可以采用颞浅筋膜瓣包裹肋软骨支架进行重建，长期效果和安全稳定性能已得到肯定，人工材料作为外科植入材料，可用于疑难耳畸形的修复再造，已获得临床支持，长期效果稳定。

（二）不同类型疑难耳再造病例的特点和处理方法

1. 乳突区烧烫伤、鼓室成形术后致瘢痕增生

（1）**特点**：瘢痕挛缩、牵拉致使组织移位；残留软骨不规则；颞浅筋膜上颞浅动脉、耳后动脉是否损伤未知。

（2）**处理方法**：残耳周边瘢痕组织彻底切除并松解，游离出不规则软骨，设计出耳垂皮瓣、耳屏皮瓣，充分暴露出颞顶筋膜瓣，观察筋膜血运，合理选用良好血管网的筋膜瓣覆盖支架，游离皮片移植覆盖创面（图6-3-10）。

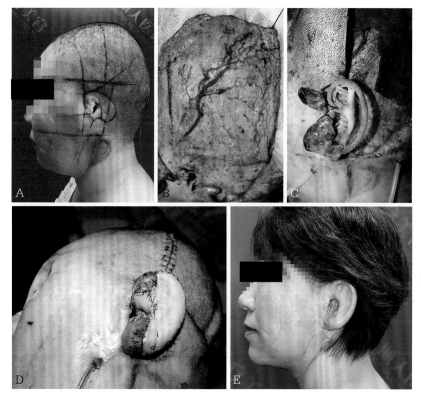

图 6-3-10　乳突区烧烫患者行人工材料法全耳郭再造术

A. 术前患耳外观及切口设计；B. 术中切取颞顶筋膜；C. 术中颞顶筋膜
包裹耳郭支架；D. 术中植皮后即刻效果；E. 术后随访患侧耳郭外观。

2. 半侧颜面短小症，发际线过低，无发区面积小

（1）**特点**：颞浅筋膜发育差，动脉血管主干支发育畸形，甚至没有发育；发迹线低，无发区面积小；皮肤紧，弹性差；残耳不规则，耳垂位置前移且下移，甚至没有耳垂。

（2）**处理方法**：建议手术年龄在6岁以上，以保证颞浅筋膜充分发育；调整发际线，适当切除部分带毛囊的皮肤；游离不规则软骨，设计出耳垂皮瓣、耳屏皮瓣；分离头皮及颞浅筋膜时，在不损伤动脉主干的前提下，尽可能保证其他毛细血管网的完整性，其他操作同上（图 6-3-11）。

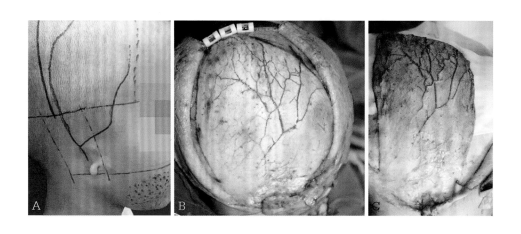

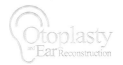
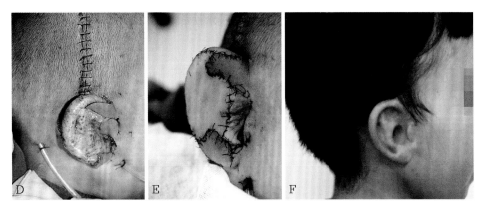

图 6-3-11 半侧颜面短小症患者行人工材料法全耳郭再造

A. 术前患耳外观及切口设计；B. 术中筋膜制备；C. 术中切取的颞顶筋膜；
D. 术中颞顶筋膜包裹耳郭支架；E. 术中植皮后即刻效果；F. 术后随访患侧耳郭外观。

3. 肋软骨手术失败后

（1）**特点**：二次手术后瘢痕严重，颞浅动脉是否损伤情况不明。

（2）**处理方法**：残耳周边瘢痕切除、松解；清除肋软骨，设计出耳垂皮瓣、耳屏皮瓣，其他同上处理（图 6-3-12）。

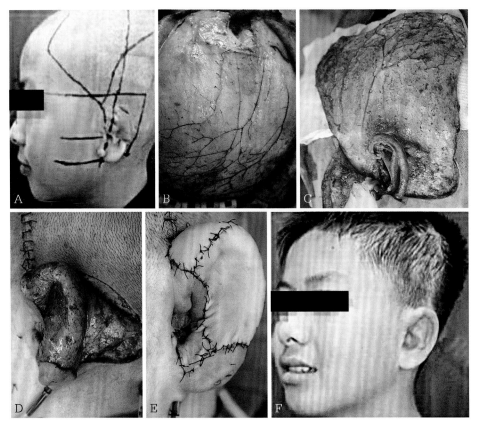

图 6-3-12 自体肋软骨耳再造失败患者行人工材料法全耳郭再造

A. 术前患耳外观及切口设计；B. 术中筋膜制备；C. 术中切取的颞顶筋膜；
D. 术中颞顶筋膜包裹耳郭支架；E. 术中植皮后即刻效果；F. 术后随访患侧耳郭外观。

（三）人工材料法全耳郭再造术在疑难病例中的应用总结

所有疑难耳郭畸形包括：完全性或不完全性、获得性或先天性，这些病例的手术方法都有共同的基本理论，但没有固定的手术模式。在这些病例中，有些患者患侧耳区皮肤有瘢痕，发际较低，残耳不规则，需要选择筋膜瓣包裹支架的方法；有些特殊病例中筋膜受损或筋膜血管发育较差，这种情况下术者对颞浅筋膜血管网的保护就显得尤为重要。

筋膜与支架的接触要求无张力，让筋膜松软地覆盖住整个支架，不要出现丝毫的覆盖不足和支撑，这就需要切取足够面积的筋膜。烧伤后的耳郭畸形患者，若合并耳缺损，则需先修剪瘢痕，然后采用筋膜瓣包裹支架，游离皮片移植法。植皮时也要无张力，要将皮片在无张力的状态下覆盖在筋膜上，但由于耳郭有一个极度不平整的前表面，要想将皮片的各部分张力均匀地分布，几乎不可能，因此切取全厚皮片可以减少术后远期皮片挛缩的发生，有利于避免由于皮片挛缩，张力变大导致的一些并发症；一般头皮皮片覆盖在乳突颅侧壁区域，全厚皮片覆盖在筋膜上；总之，整形外科医生应根据耳郭缺损的大小，患侧耳区皮肤情况和邻近部位的皮肤情况综合考虑，灵活应用成熟的整形外科技术修复耳郭畸形。

八、手术并发症

（一）再造耳郭的并发症

1. 再造耳形态不佳

（1）**原因：** 主要原因为雕刻的支架过于粗糙；支架固定位置不当；覆盖软组织过多（多见于成人）；术后引流不畅导致血肿激化使再造耳臃肿；与原耳垂衔接不自然；未行良好塑形等。

（2）**预防和处理措施：** 在雕刻支架时尽量形成明显的耳郭结构，耳轮与对耳轮以及三角窝等结构突出有立体感；支架固定位置正确；覆盖的筋膜瓣大小、厚薄合适；最好用扩张的局部皮瓣或植皮来覆盖；术后保持负压吸引防止血肿及良好的塑形；对形态不满意再造耳可在半年后修整。

2. 再造耳颅耳角异常

（1）**原因：** 耳郭支架雕刻时未形成正常的颅耳角；支架的基底部过高或过低；支架固定时未形成正常颅耳角；支架固定不牢导致术后变形、移位，颅耳角改变；皮瓣或筋膜瓣过紧不能形成正常颅耳角；耳后筋膜覆盖软组织堆积过多；术后筋膜、皮片或皮瓣挛缩；耳郭支架吸收变形。

（2）**预防和处理措施：** 尽量雕刻一个与健侧耳颅耳角角度相近的立体耳郭支架；注意耳郭支架与颅侧壁固定后能形成正常颅耳角且支架固定要牢靠；注意皮瓣或筋膜瓣应有足够的大小；选用较厚的断层皮片或全厚皮片移植；使用稳定不易变形的支架材料。

3. 再造耳颅耳间沟过浅或消失

（1）**原因：** 皮瓣或筋膜瓣过紧而不能形成颅耳间沟；因担心蒂部受压影响血供未能局部压迫塑形。

（2）**预防和处理措施：** 形成足够大小的皮瓣或筋膜瓣；颞浅筋膜瓣蒂部应在耳高点以下，翻转后保持蒂部松弛；设计舌形瓣或三角瓣插入颅耳间沟；术后良好塑形。

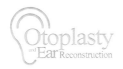

4. 再造耳异位畸形

（1）**原因**：残耳位置过高或过低未进行移位修复；术前未准确定位；术中因组织移位致标记线位置相对改变；术中固定不可靠，术后移位；标记线因手术操作而消失；术中健耳暴露差，对比困难。

（2）**预防和处理措施**：术前仔细设计，准确定位；术中不受设计线移位的影响，并与健侧耳对比，准确定位后固定；对于残耳位置不当应进行移位；再造耳位置偏差较大者可于半年后修整。

5. 人工材料耳郭支架相关的并发症

（1）**原因**：支架变形、支架断裂、排异反应等。

（2）**预防和处理措施**：术中焊接牢靠；选用相对更稳定的材料；术后避免外伤、压迫等伤害可以减少甚至避免支架变形和断裂。如果出现支架变形、断裂则可以及时修复或更换人工耳郭支架。一旦发生排异反应时应及时取出耳郭支架。

6. 再造耳色素沉着 游离皮片移植难免色素沉着（hyperpigmentation）、花斑样改变。

（1）**原因**：皮瓣血运不佳，二期愈合后色素沉着；移植的皮肤本身颜色较深，与面部颜色相差较大；皮片移植后存活不佳加重色素沉着。

（2）**预防和处理措施**：扩张皮瓣覆盖可以减少或避免色素沉着；游离植皮时选用较厚的中厚皮片或全厚皮片；尽量选择邻近区域或健侧耳后作为供皮区；最大限度利用残耳处局部皮瓣覆盖再造耳前方，用皮瓣覆盖，愈合后颜色变化较小；确保植皮或皮瓣的一期愈合；术后避免强阳光直接照射；避免局部使用类固醇激素；早期的色素沉着者不必急于治疗，部分病例随着时间推移可有所好转。

7. 再造耳毛发残留

（1）**原因**：耳后无发区面积过小。

（2）**预防和处理措施**：对于耳后无发区过小者采用颞蒂耳后皮瓣或筋膜瓣覆盖表面植皮耳再造术；扩张器埋植时，应以耳后无发区为中心，尽量扩张无发区皮肤；毛发残留者后期可行毛囊电解，激光脱毛或手术去除毛囊，但效果较差。

8. 皮瓣或皮片坏死

（1）**原因**：皮瓣长宽比例不当，或转移后张力大；损伤皮瓣供养血管或术后皮瓣蒂部扭转压迫；筋膜瓣血运不良或坏死；移植的皮片过松或过紧；术后皮片固定不佳；皮片下血肿形成。

（2）**预防和处理措施**：遵守皮瓣设计原则，保证皮瓣良好血供；确保筋膜瓣的良好血供；保证移植的皮片有适当的张力；彻底止血，良好固定，避免血肿形成；皮瓣或皮片表层坏死时，应保留泡皮，避免干燥；全层坏死时，应及时清创，皮瓣转移或游离植皮覆盖创面。

9. 筋膜瓣坏死

（1）**原因**：血管解剖变异、颞浅动脉发育较差或未发育；术中损伤主要血管或动脉主干；筋膜瓣过于薄弱；设计不当，缝合后筋膜瓣过紧；包扎固定不当，压迫筋膜瓣或血管蒂；血肿形成。

（2）**预防和处理措施**：术前仔细探测筋膜瓣轴心血管走向、合理把握适应证；术中操作仔细，避免损伤主要血管；有良好血运的筋膜瓣要足够大，防止缝合后筋膜瓣过紧；包扎固定适中，避免血管蒂部受压；彻底止血，充分引流，防止血肿形成；筋膜瓣坏死，皮片往往不能成活，应及时处理。

10. 慢性感染

（1）**原因：** 人工材料耳郭支架因系多孔材料，易于藏匿细菌且治疗困难，一旦感染很难控制，主要以预防为主。

（2）**预防和处理措施：** 一旦发生感染很难控制，主要以预防为主。雕刻支架以及整个术中严格无菌操作。如果出现慢性感染的情况则需放置引流、抗生素溶液冲洗甚至需要再次手术更换支架。

11. 支架外露　人工材料耳郭支架行耳郭再造的主要并发症是支架外露（framework exposure）。

（1）**原因：** 早期主要与皮瓣、筋膜瓣、皮片坏死或感染有关；晚期主要与外伤、感染、持久压迫、筋膜瓣或皮片收缩、支架组织相容性不良或排异有关。

（2）**预防和处理措施：** 保证筋膜瓣或皮瓣血供，防止坏死，术中如发现皮瓣远端供血不良，应将其活力可疑的部分予以修剪；要确保覆盖支架的筋膜瓣有足够的大小且血运良好以保证移植的皮片成活；防止血肿形成，避免感染；避免筋膜瓣或皮瓣、皮片过紧；注意保护再造耳，避免外伤或长时间受压；选择组织相容性良好的耳郭支架；耳郭支架部分外露者可进行修补。

由于颞筋膜瓣包含颞浅动、静脉，是血供充沛的组织瓣，术中操作时仔细避免损伤颞浅动静脉是避免支架外露的关键。术中仔细止血，术后负压吸引和适当的打包加压可使皮片、筋膜瓣与支架密切贴合，也有利于防止血肿形成。但是，打包加压的压力务必适当，切不可过大。因为支架材料质地较硬，如果打包压力过大，可使皮片与支架之间的筋膜组织过度受压而缺血，其结果是最终导致筋膜瓣和皮片的坏死，支架外露。人工材料耳郭支架一旦外露，很难自行愈合，创面一般都需采用局部皮瓣转移或局部筋膜瓣转移并皮片移植才能获以修复。根据笔者经验，应用颞筋膜瓣并皮片移植者支架外露的发生率较低，但再造耳的皮肤色泽较差。临床上两种方法都可选择应用，笔者推荐颞筋膜瓣并皮片移植的方法。

（二）其他与手术有关的并发症

1. 毛发脱落　主要发生在切口边缘或头皮瓣区域。

（1）**原因：** 切取筋膜瓣时过浅，损伤毛囊；皮瓣边缘血供不良，毛囊缺血坏死；头皮瓣局部缺血坏死；包扎过紧。

（2）**预防和处理措施：** 注意剥离层次，避免毛囊损伤；注意头皮瓣设计，避免头皮瓣缺血坏死；包扎松紧适中；毛发脱落范围较大者可进行后期整形。

2. 头皮瓣部分坏死

（1）**原因：** 切取筋膜瓣时剥离层次过浅；皮瓣设计不合理，尖端过尖；术后血肿形成、感染；术后过度压迫。

（2）**预防和处理措施：** 注意分离不要过浅；合理设计皮瓣；彻底止血，防止血肿形成，避免感染；适度加压包扎。

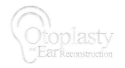

3. 皮下出血或血肿形成

（1）**原因**：术中止血不彻底；术后引流不畅；凝血功能障碍。

（2）**预防和处理措施**：术中注意止血；保持术后引流通畅；应用止血药物；出血不止，血肿较大者应及时探查。

4. 感染

（1）**原因**：无菌操作不严格；血肿形成；筋膜瓣坏死。

（2）**预防和处理措施**：严格无菌操作，避免血肿形成；术后预防性抗生素应用；发生严重感染及时引流。

5. 面神经损伤

（1）**原因**：切取颞浅筋膜瓣时，损伤面神经颞支或主干。

（2）**预防和处理措施**：熟悉解剖，认真设计，精细操作。

6. 病理性瘢痕形成　主要是耳部、切口或供皮区瘢痕增生，尤其是伴有感染、愈合不良或瘢痕体质者。预防和处理措施同增生性瘢痕。

（吴建明）

第四节　耳郭部分缺损肋软骨再造修复术

耳郭先天性畸形与后天创伤性畸形是临床多发的疾病，会对听觉功能和颜面部外观产生影响；严重患者需要应用自体肋软骨进行再造修复。先天性耳郭部分缺损患者的耳郭软骨及皮肤的缺损量小，部分患者可开展耳郭再造Ⅰ期修复术等治疗。后天性耳郭畸形（acquired ear deformity）常由咬伤、交通意外、烧伤、手术等造成，其中耳郭上1/3的损伤最为常见，由于畸形程度个体差异性大，给修复增加了难度。

与先天性耳畸形不同，后天性耳畸形通常遗留局部瘢痕，尤其是烧伤患者，使耳周皮肤弹性、移动度、血运等均受到影响，影响耳畸形修复。与先天性耳畸形再造修复一样，手术成功的两个决定性因素是合适的耳郭支架与良好的覆盖耳郭支架的软组织。耳甲腔软骨和自体肋软骨是常用的后天性耳畸形修复的支架材料，通常耳郭缺损超过1/3即需要采用自体肋软骨进行修复，Kolodzynski等报道70%的后天性耳畸形患者需要行自体肋软骨修复重建。对于年龄较大肋软骨明显钙化的患者，可采用人工材料（如Medpor）替代自体肋软骨，或耳郭赝复体（义耳）修复。

一、先天性耳郭部分缺损肋软骨再造修复术

（一）一期法耳郭缺损再造修复

一期法耳郭缺损再造修复主要适用于畸形程度较轻的耳畸形患者。患耳前、后的皮肤量较多，足以覆盖耳郭支架，并形成耳郭后沟，具有足量的皮肤来完成一期耳郭再造修复的病例并不常见。如果皮肤量不足，尤其是耳郭上1/3，则不建议行一期耳郭再造修复。因为当皮肤量不足，强行修复时，可能会造成切口裂开，软骨暴露和吸收等问题。原畸形的耳郭软骨需根据情况予以去除，如果过多地保留了此前的畸形软骨，如耳甲腔软骨，则会出现再造支架与原耳甲腔软骨衔接较差的问题。皮肤切口的选择需要综合考虑，既要考虑远期美观，又要考虑形态及残耳的去除等，通常选择纵向切口。如果患者存在一定的耳轮，则切口可以在耳舟位置，这样有利于术中操作，再造支架的基底需要非常薄以满足美观需求。以下就一些典型病例进行说明。

【典型病例1】

右侧Ⅰ度耳郭畸形，畸形耳较健耳稍小，患耳的耳舟、部分对耳轮、对耳屏等结构缺失。术中需要切除除了耳屏之外其他所有的畸形软骨，制作几乎完整的耳郭支架用以一期修复（图6-4-1）。

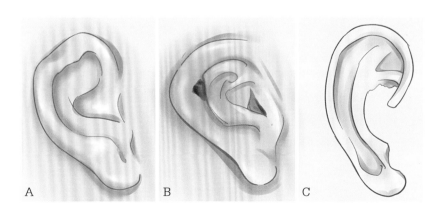

A　　　　　　　　B　　　　　　　　C

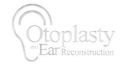

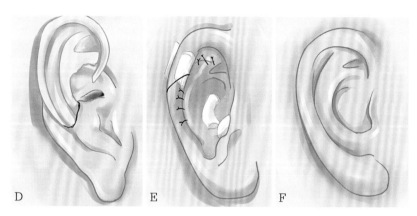

图 6-4-1　Ⅰ度耳郭畸形行一期法耳郭缺损再造修复术示意图
A. 术前耳郭外观；B. 切口设计，去除残耳软骨；C. 肋软骨耳郭支架；
D. 制作残耳囊袋，置入耳郭支架；E. 术后即刻耳郭表现；F. 术后随访耳郭表现。

【典型病例 2】

　　左侧Ⅱ度耳郭畸形，患耳的耳轮、对耳轮结构部分缺失。进行切口设计时，将切口设计在预估再造耳轮的前缘，较为隐蔽，术后形态满意（图 6-4-2）。

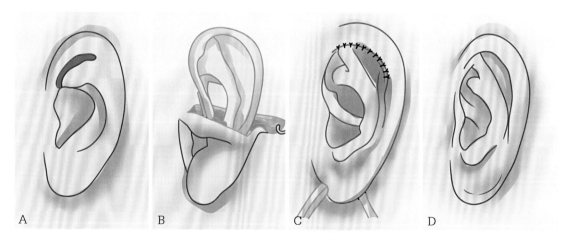

图 6-4-2　Ⅱ度耳郭畸形行一期法耳郭缺损再造修复术示意图
A. 切口设计；B. 去除残耳软骨，制作残耳囊袋并放入耳郭支架；C. 术后即刻耳郭表现；D. 术后随访耳郭表现。

【典型病例 3】

　　右侧Ⅰ度耳郭畸形，患者的耳轮形态满意，但耳舟、对耳轮、耳甲腔、耳垂形态较差，需要予以耳再造支架修复。再造支架基底较薄，耳轮与支架衔接良好，术后形态满意（图 6-4-3）。

【典型病例 4】

　　双耳畸形一期同时修复。患者，男，14 岁，Treacher Collins 综合征，双耳畸形。术中去除了耳屏、对耳屏之外其他所有的畸形软骨，皮肤切口在耳轮前缘，术后双耳形态满意（图 6-4-4）。

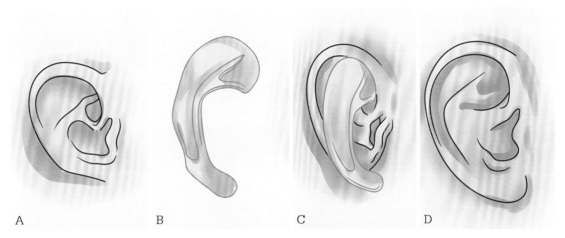

图 6-4-3　Ⅰ度耳郭中部畸形行一期法耳郭再造修复术示意图
A. 术前耳郭外观；B. 肋软骨耳郭支架；C. 放置耳郭支架；D. 术后耳郭外观。

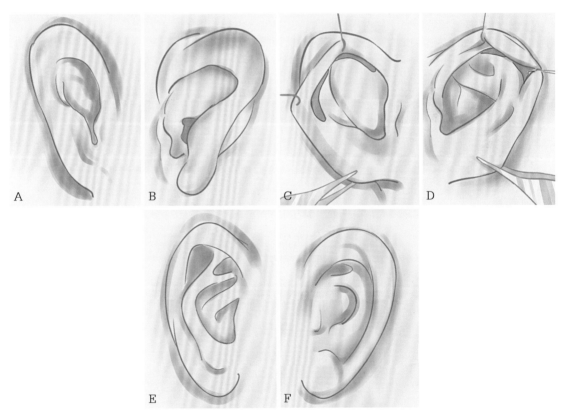

图 6-4-4　双侧耳郭畸形同时行一期法耳郭再造修复术示意图
A、B. 术前双侧耳郭外观；C、D. 切口设计；E、F. 术后表现。

（二）耳垂缺损再造修复

先天性耳垂缺如在耳畸形中的发生率较低，表现为耳垂未发育，需要采用肋软骨材料进行修复，通常需要两期手术才能完成。

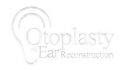

　　图 6-4-5 展现的是先天性耳垂缺如再造修复术示意图，该患者表现为右侧招风耳畸形伴有耳垂缺如。首先行招风耳矫正术，再造对耳轮形态，之后采用肋软骨Ⅰ期重建耳垂形态，Ⅱ期抬高耳垂，重建颅耳角。

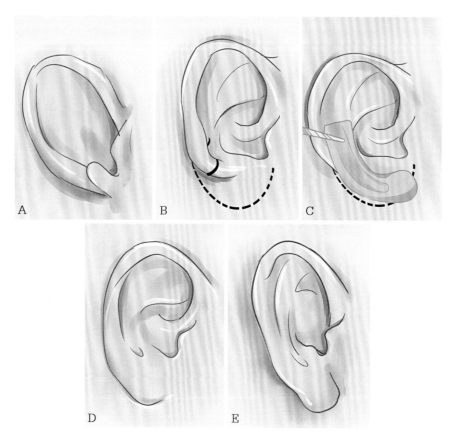

图 6-4-5　先天性耳垂缺如再造修复术示意图
A. 术前耳垂缺如侧面观；B. 切口设计；C. 肋软骨耳郭支架；D. 耳垂再造术后表现；E. 立耳术后表现。

二、后天性耳郭部分缺损肋软骨再造修复术

　　采用自体肋软骨行后天性耳畸形修复，对于耳郭部分缺损病例，通常 1 根肋软骨即可满足修复重建需求，而最常用的肋软骨为第 8 肋，如果耳郭缺损较多甚至是完全缺损，则需要 2~3 根肋软骨进行重建。覆盖软骨支架的软组织通常为局部皮肤囊袋，当局部皮肤瘢痕明显，皮肤质地较差时，如烧伤或交通意外伤，则需要额外的皮肤覆盖，可采用耳后乳突区皮瓣、耳后预扩张皮瓣、颞顶筋膜瓣等修复，大多数患者需要两次手术，包括立耳重建颅耳角方可恢复满意的耳郭外形。

【典型病例 1】

　　左侧外伤性耳缺损。左耳锐器伤，耳甲腔后部耳郭形态缺失。术中需要重建耳轮、对耳轮、耳垂并加深耳甲腔等。采用自体肋软骨Ⅱ期修复术后，耳郭整体形态满意（图 6-4-6）。

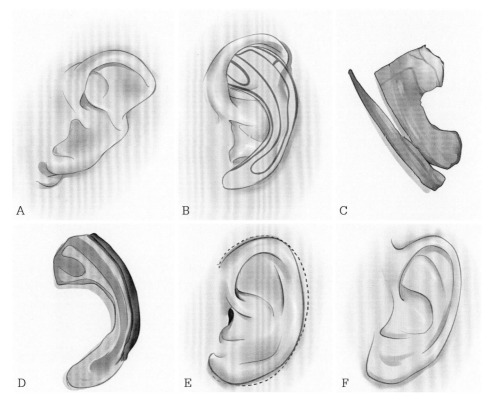

图 6-4-6　外伤性（锐器伤）耳郭缺损Ⅱ期修复术示意图
A. 术前耳郭外观；B. 耳郭支架设计；C. 切取的肋软骨；
D. 肋软骨耳郭支架；E. Ⅰ期术后表现；F. Ⅱ期立耳术后表现。

【典型病例2】

　　右侧外伤性耳缺损，右耳咬伤，耳轮中上部形态缺失。术中采用肋软骨支架重建部分耳轮及耳舟形态，采用耳后移行皮瓣进行修复，3个月后立耳重建颅耳角，术后耳郭整体形态满意（图 6-4-7）。

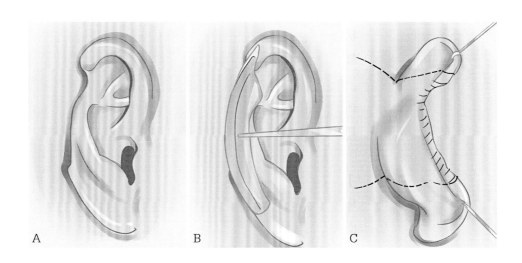

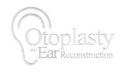

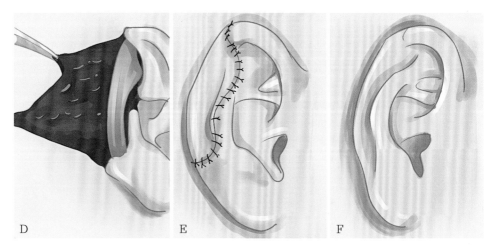

图 6-4-7　外伤性（咬伤）耳郭缺损Ⅱ期修复术示意图
A. 术前耳郭外观；B. 肋软骨耳郭支架；C. 耳后皮瓣设计；
D. 耳后皮瓣覆盖肋软骨耳郭支架；E. Ⅰ期术后即刻表现；F. Ⅱ期立耳术后表现。

【典型病例 3】

后天性耳郭畸形。右侧软骨膜炎导致耳郭上部形态畸形。术中去除了耳屏、对耳屏之外其他所有的畸形软骨，皮肤切口在耳轮前缘，行Ⅰ期耳郭再造修复，术后耳郭形态满意（图 6-4-8）。

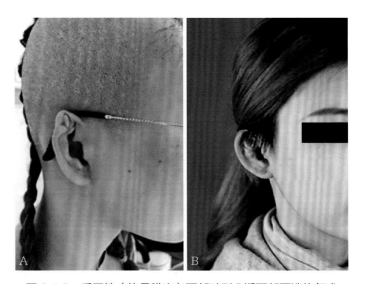

图 6-4-8　后天性（软骨膜炎）耳郭畸形Ⅰ期耳郭再造修复术
A. 术前耳郭外观；B. 术后耳郭外观。

【典型病例 4】

后天性耳畸形。患者，女，18 岁，左耳皮肤黑毛痣在 2~3 年内不断蔓延生长。尽管病变不涉及耳郭软骨，但术中仍切除耳郭上半部分，然后利用自体肋软骨，采用颞浅筋膜瓣二期法重建耳郭形态，术后形态满意（图 6-4-9）。

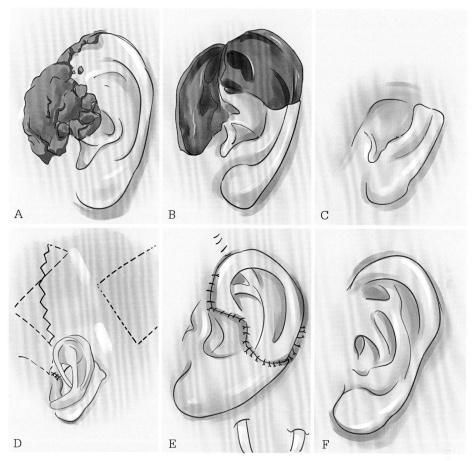

图 6-4-9 后天性耳郭畸形颞浅筋膜瓣法Ⅱ期修复术示意图（黑毛痣切除术后）

A. 术前耳郭外形；B. 黑毛痣切除后部分耳郭软骨暴露并予以去除；C. 黑毛痣切除术后一期形态；
D. 行颞浅筋膜瓣肋软骨耳郭支架修复；E. 术后即刻形态；F. 远期术后形态。

【典型病例5】

后天性耳畸形——烧伤导致耳轮形态缺失。术中采用肋软骨片重建耳轮及耳舟形态，Ⅱ期先行放置扩张器扩张毛发区，后采用烧伤后无毛区重建耳郭后沟，并重建调整发际线，术后形态满意（图 6-4-10）。

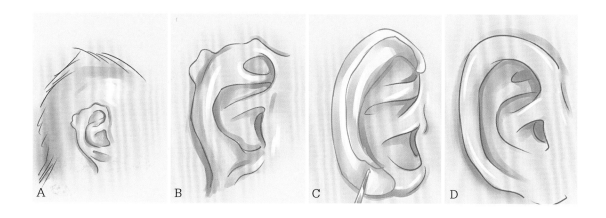

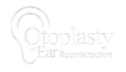
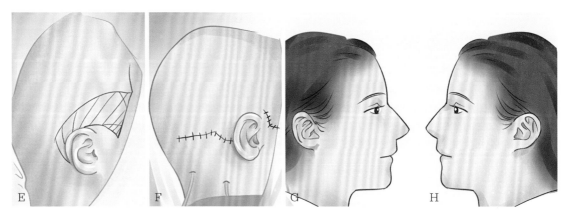

图 6-4-10　后天性（烧伤）耳郭畸形修复术示意图

A. 术前耳郭外形及耳周烧伤后瘢痕；B. 术前耳郭外形；C. 肋软骨耳郭支架；

D. Ⅰ期术后耳郭形态；E、F. 设计头皮瓣并行Ⅱ期立耳术；G、H. 术后双耳形态对比。

【典型病例6】

后天性耳郭畸形。患者，男，22 岁，外伤致左侧耳郭上极部分缺损。入院行耳后扩张器置入术，以 50mL 长方形扩张器扩张 2 个月余，总扩张容量约 80mL。扩张完成后行自体肋软骨支架植入，耳郭部分缺损修复术。术后一年效果良好（图 6-4-11）。

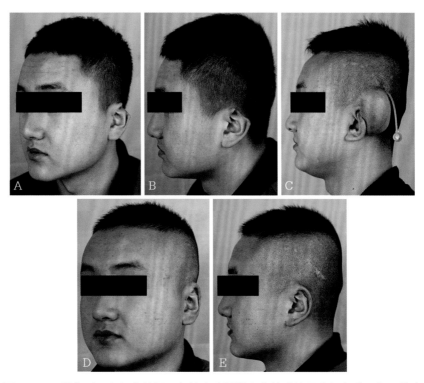

图 6-4-11　外伤后耳郭部分缺损，行扩张皮瓣结合自体肋软骨支架部分耳郭再造术

（该图由董立维教授提供）

A、B. 术前左侧斜位，左侧位耳郭外观；C. 扩张完成后；D、E. 术后 1 年左侧斜位，左侧位耳郭外观。

（张天宇　李辰龙　傅窈窈）

第五节　耳再造肋软骨支架雕刻的美学处理

一、再造耳郭的自然美学

耳郭再造是体表器官再造领域最具挑战的手术之一。此前对于手术方法的研究多集中在支架材料和覆盖组织的选择。经过半个多世纪的实践，自体肋软骨支架和局部皮瓣成为目前耳郭再造的选择金标准。由于外耳复杂的三维结构，手术需要在大约 3cm×6cm 区域内的 3 个不同层面雕刻出 15 个结构，同时又需要足够薄的皮瓣覆盖支架并呈现这些亚结构，其挑战性之大可想而知。在世界范围内，先天性小耳畸形发病率高，患者数量大，且人种差异小的特点已经得到各国学者认同。为何在大量患者存在的情况下，世界上真正从事耳郭再造且富有成就的医师并不多。究其原因发现，人们往往会将再造耳郭与正常耳郭作比较，对比时会发现再造耳郭与正常耳之间存在很多差异。这种情况下，无论是患者还是医生，他们的期望永远是不断提高，一步步向着正常耳的目标迈进。

如 Brent 所言，在整形外科也许没有哪一个手术比耳郭再造需要关注更多的细节，加之不同患者畸形千差万别，即使是经验丰富的耳郭再造医生也不敢保证每个患者都能获得满意的手术效果。值得庆贺的是经过几十年的发展，耳郭再造取得了很大的进步，世界各地许多医生（如 Tanzer、Brent、Nagata、Firmin 等）做出了突出贡献。耳郭再造的发展过程大致可分为三个阶段：①无法呈现足够多的解剖亚结构阶段；②过度追求解剖结构的展现阶段；③自然的亚结构构建阶段。

从早期无法呈现足够亚结构细节的"大饼耳"到过度追求细节，过度突出细节的"浮雕耳"，再到张如鸿教授引入美容器官再造理念后所追求的"自然耳"，每一个阶段的提高都使耳郭再造医生向理想目标迈进一步，但同时也存在很多遗憾。Nagata 在文献报道中给出了耳郭再造皮瓣设计的详细讲解。皮瓣的设计及支架植入后皮瓣血供可以很好地掌控，但皮瓣的厚度因人而异很难控制，Nagata 建议在支架雕刻时夸大支架的细节结构以抵消皮瓣厚度的影响，这种重建再造的理念对整形医生有着广泛的影响。然而细节结构的过分夸张导致再造耳郭结构浮雕化，给人以太假的感觉，这与目前美学再造理念中的平滑自然存在一定的冲突。

笔者通过对自然耳郭的观察发现，耳轮的上部高度应高于下部；此外，对耳轮的上脚较下脚更宽阔平坦；再者，耳轮及对耳轮线条均轮廓平滑；因此，耳再造时应使上述结构与底板能够平滑过渡衔接，避免"台阶状"的接合。耳屏 - 耳屏切迹 - 对耳屏对于耳甲腔的深度，及耳郭的前侧面观十分重要，V 形复合体远较 U 形复合体接近自然，而位于耳甲腔前方的耳屏，应具有立体、后倾的瓣状形态。然而，耳再造手术的效果受到诸多因素的影响，如长度欠缺的第 8 肋软骨为耳轮的构建带来困难；第 6、7 肋软骨接合处的突起影响耳郭的平滑轮廓；皮肤弹性较差，皮瓣血运欠佳，术后皮肤的回缩等均为再造耳的最终手术效果增添了不确定性。

对于成功的耳再造，尚无统一的客观标准，2009 年张如鸿在 *Plastic and Reconstructive Surgery* 杂志上发表的评判标准主要有以下几点：①再造耳正位观、前位观、后位观的大小、位置准确，与健侧对称；②再造耳逼真地呈现 10 个以上的亚单位解剖结构；③再造耳稳定持久地凸出，并保持正确的凸出度；④近观，无论正位、斜位、侧位还是后位，再造耳和健侧耳均具有

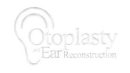

好的相似度；⑤无胸部畸形；⑥医生、患者和亲属中至少 2 组人群对再造耳满意。

目前，准确复制再造耳的大小和位置并非难事，而如何逼真地呈现解剖结构仍十分具有挑战性；为了呈现耳郭的自然形态，手术医生需要在积累经验的基础上对技术不断进行改进，使再造耳逐步向"自然耳（natural ear）"靠近。

二、耳轮的美学重建

通过对正常耳郭外形的观察，我们发现，耳轮形成了耳郭最外围的堤坝样结构，决定了耳郭的横径大小。耳轮向前移行为耳轮脚，向后外侧逐渐变得低平，与耳垂相连。从三维立体的角度来看，这一结构的各个部分并不在一个平面上；形态学研究显示，如果将耳郭由上到下分为三个部分的话，在上 1/3 部分，耳轮是要明显高于其他结构的。另外，与耳郭的其他亚单位结构相比，耳轮耳轮脚是弯曲度最大且行走距离最长的结构。这些特点都是我们在应用自体肋软骨雕刻组装耳郭支架时必须考虑的因素。

心理学和流行病学调查显示，外耳的形态是患者和家属关注的重点之一，与术后的满意度密切相关。目前耳郭支架雕刻的常规方法是用第 8 肋软骨来构建耳轮，我们在临床工作中发现耳再造患者的第 8 肋软骨的发育情况有很大的差异，主要表现在软骨的长度、厚度和宽度，以及弹性（是否钙化、柔韧性）等方面。另一方面，再造耳要在外形上与健侧耳郭尽可能一致，而人的耳郭外形也是千差万别的。因此，我们认为根据健侧耳郭的外形结合软骨本身的发育情况来进行个性化的自体肋软骨支架的雕刻是十分必要的。

在观察应用了 415 例自体肋软骨耳再造病例后，笔者根据第 8 肋软骨的发育特征比如长度、宽度，弹性和可塑性等，并对其进行了分类，并以此来指导耳轮的构建，获得了比较满意的手术效果。

（一）耳轮及耳轮脚的构建

关于肋软骨支架的整体雕刻和组装过程，笔者前期已有相关文献进行了详细的阐述，在此不再赘述。

在处理耳轮结构时，笔者注意到，在正常耳郭中耳轮的上半部分是明显高于下半部分的，也就是说耳轮的高度沿着耳垂方向逐渐降低。这一特征反映在肋软骨上支架上，就要求耳轮及耳轮脚结构必须有足够的长度和宽度，以便耳轮能够插入转位后的耳垂组织下方，形成自然连贯的过渡，避免耳轮与耳垂连接处形成台阶样切迹或者连接中断。

在临床中笔者发现第 8 肋软骨的发育情况不尽相同，为了实现耳轮结构的完美呈现，我们针对不同的软骨情况进行以下个性化的构建。

1. 个性化方案 1——第 8 肋软骨长度、宽度发育良好　正常耳郭的耳轮接近于 C 形；走行距离长且高低起伏；起自耳轮脚逐渐过渡到耳垂边缘光滑自然。若要比较完美地体现这些特征则要求第 8 肋软骨具有十分理想的长度、厚度和宽度，以及良好的弹性，即软骨的长度需 > 9cm，且宽度≥5mm，无明显钙化，弹性良好。这种发育情况良好的肋软骨常见于 10 岁以上的青少年和成人患者。当获取的第 8 肋软骨发育比较强壮时，即长度 > 9cm，且宽度不少于 5mm 时，只需要这一根软骨就能完成耳轮和耳轮脚的构建任务（图 6-5-1）。肋软骨的末端可以顺利地插入耳轮与耳垂连接点向下 5mm 以上，同时还能保证连接处的软骨宽度≥3mm，以避免此处因软骨过于薄弱而产生凹陷畸形。

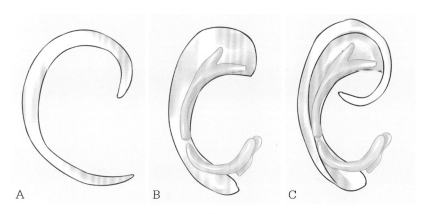

图 6-5-1　单一第 8 肋软骨构建耳轮—耳轮脚结构示意图

2. 个性化方案 2——第 8 肋软骨长度发育不足，宽度发育良好　耳轮与耳垂连接是否自然对耳郭外形影响较大。当第 8 肋软骨发育足够理想时，软骨尾部可以顺利延伸到耳垂下 5mm，实现耳轮与耳垂的良好衔接。然而，临床上有不少的患者并不具备发育如此良好的第 8 肋软骨，此时若还是按常规方法雕刻，往往会发现术后耳轮与耳垂衔接处外形不满意，表现为局部凹陷畸形、切迹形成，耳郭连续性中断，给人以断裂感。针对第 8 肋软骨长度不足（<9cm）的情况，笔者所在团队采用拼接延长的方式来构建耳轮，弥补长度上的不足（即个性化方案 2）。这一方案又根据拼接的材料和方式不同分为三种情况。

（1）**个性化方案 2a：**当第 8 肋软骨的长度<9cm 时，软骨末端则无法插入耳轮与耳垂连接点以下，可以选择将雕刻时多余的软骨（如第 7 肋软骨或者第 8 肋软骨的部分）在软骨末端进行拼接，达到延长耳轮的目的；若发现残留软骨不足，则会额外切取第 9 肋软骨来完成拼接（图 6-5-2）。

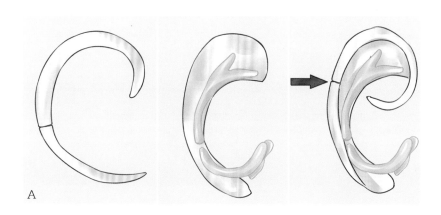

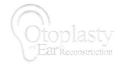

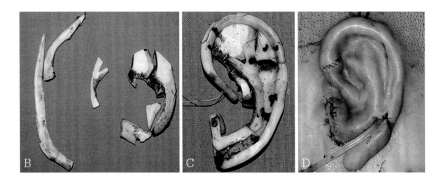

图 6-5-2　个性化方案 2a 手术示意图和手术示例图

A. 用雕刻时多余的软骨或者取第 9 肋软骨在软骨末端进行拼接，达到延长耳轮的目的，红色箭头表示软骨连接点；
B. 术中肋软骨的雕刻；C. 雕刻完成的肋软骨支架；D. 术后即刻耳郭外形。

　　在进行软骨的拼接时要特别注意两个断端接缝的处理。我们的经验是先将第 8 肋软骨的末端与拼接部分各自修整到合适的外形，然后这两部分分别在距离接口上下 5mm 处用钢丝线固定于底板上，再用一股钢丝线分别穿过断端的两头固定于底板上。同时取一小片软骨膜包裹在断端的接缝处并用 5-0 可吸收线固定。

　　（2）个性化方案 2b： 若底板足够厚实（> 5mm）则直接利用底板边缘与第 8 肋软骨的末端相连接，即通过在底板下部挖槽的方式使得边缘突起，成为耳轮的延伸部分（图 6-5-3）。

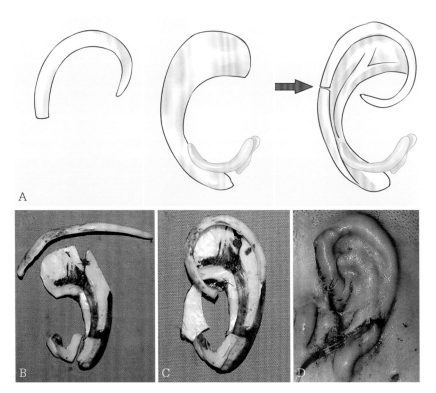

图 6-5-3　个性化方案 2b 手术示意图和手术示例图

A. 雕刻时在底板下部挖槽使得边缘突起，成为耳轮的延伸部分，红色箭头表示软骨连接点；
B. 术中肋软骨的雕刻；C. 雕刻完成的肋软骨支架；D. 术后即刻耳郭外形。

（3）**个性化方案2c**：部分患者健侧耳郭的耳轮脚比较短，且发育得并不明显，可以将第8肋软骨头尾反向构建耳轮，即耳轮脚由第8肋软骨的末端部分形成的（图6-5-4），再利用雕刻时多余的软骨或者第9肋软骨来延长耳轮。这一方案的难点在于拼接是否自然稳定。我们的体会是，软骨与软骨之间拼接的点不能位于耳轮的弯曲处，否则容易出现成角畸形。其次，耳轮软骨与底板之间的固定要牢靠，建议两块软骨分别与底板固定后再用钢丝线将两者绑定在一起，避免错位。另外，部分患者乳突区皮瓣较薄，支架植入并留置负压后可能会在软骨连接点出现切迹，这时可以取一小块软骨膜包裹缝合在连接处。还有部分患者的切口两侧皮瓣厚度有明显差异从而造成耳轮与耳垂衔接点出现台阶样畸形，这时将耳垂处皮瓣修薄即可。

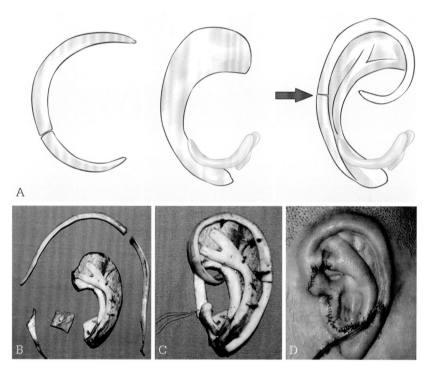

图6-5-4 方案2c手术示意图和手术示例图

A. 将第8肋软骨头尾反向构建耳轮，用雕刻时多余的软骨或者取第9肋软骨在软骨末端
进行拼接成为耳轮的延伸部分，红色箭头表示软骨连接点；B. 术中肋软骨的雕刻；
C. 雕刻完成的肋软骨支架；D. 手术即刻耳郭外形。

3. 个性化方案3——第8肋软骨长度发育良好，末端宽度发育不足 第8肋软骨发育长度足够，但不够强壮，比较细，尤其是软骨的尾端部分。这类情况如按常规方法雕刻则会显得耳轮下1/2部分特别薄弱，甚至接近于平坦，这样会显得再造耳郭没有轮廓，并且在耳垂与耳轮衔接处会形成明显的切迹。针对这种情况，需要根据健侧耳郭耳轮脚的外形是否明显做出不同的解决方案。

（1）**个性化方案3a**：如果健侧耳郭耳轮脚结构比较低平，此时第8肋软骨显得特别细长，末端宽度不足3mm，为保证耳轮与耳垂连接点的平滑过渡，可以将第8肋软骨头尾反向构建耳轮和耳轮脚。同时在底板与耳轮之间增加一片软骨，达到抬高耳轮上极的目的（图6-5-5）。

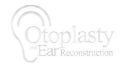

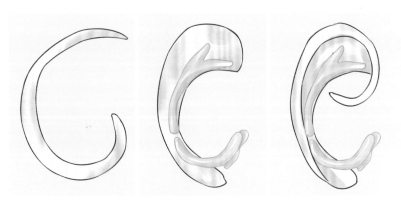

图 6-5-5　第 8 肋软骨头尾反向构建耳轮—耳轮脚结构示意图

（2）个性化方案 3b：笔者发现部分病例反向的第 8 肋软骨可能出现过度前倾容易倒伏的情况，这时笔者会选择按原始形状构建耳轮和耳轮脚，切除过于细小的软骨末端，用雕刻时残留的软骨或者第 9 肋软骨来拼接延长。

4. 个性化方案 4——第 8 肋软骨钙化或者易折断　在部分年轻女性（20 岁左右，身高较矮）及 40 岁以上的患者中，第 8 肋软骨钙化严重无法弯曲，使得雕刻塑形极其困难，弯曲后极易发生断裂。遇到这种情况，可以将底板的边缘部分切下来，用这一部分软骨条叠加在底板上，替代第 8 肋软骨来构建耳轮。同时，取一块软骨膜包裹在第 6、7 肋软骨联合的缝隙处，避免支架植入后局部凹陷畸形（图 6-5-6）。

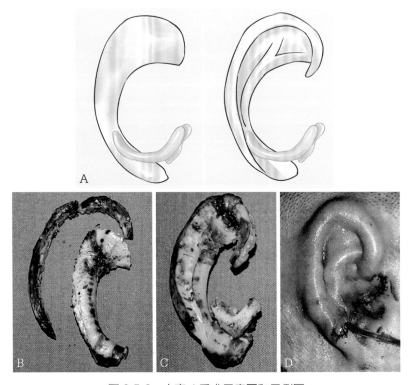

图 6-5-6　方案 4 手术示意图和示例图

A. 将底板的边缘部分切下来，用这一部分软骨条叠加在底板上，替代第 8 肋软骨来构建耳轮；
B. 术中肋软骨的雕刻；C. 雕刻完成的肋软骨支架；D. 手术即刻耳郭外观。

　　曾有文献报道可将底板耳舟部分挖槽后形成耳轮结构，但是笔者临床上发现多数患者的肋软骨不够厚实，这种方法不太适合国人。依据上述方案，笔者共随访了415例全耳再造患者，其中407例患者的耳轮、耳轮脚，以及耳轮与耳垂的衔接均获得了较为自然的外观，患者及其家属均对再造耳的外观表示满意（图6-5-7～图6-5-9）。所有病例均未出现气胸、血肿、瘢痕增生、感染等严重的并发症。

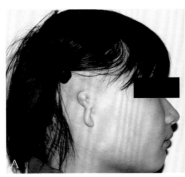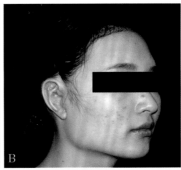

图 6-5-7　右侧先天性小耳畸形患者应用方案 1 手术前后耳郭外观对比图
A. 术前侧面观为腊肠形耳郭畸形；B. 术后 3 年随访耳郭外观。

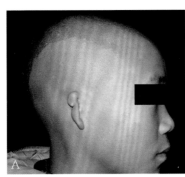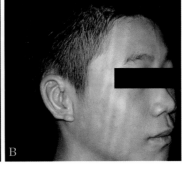

图 6-5-8　右侧先天性小耳畸形患者应用方案 2a 手术前后耳郭外观对比图
A. 术前侧面观为腊肠形耳郭畸形；B. 术后 1 年随访耳郭外观。

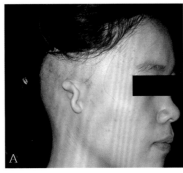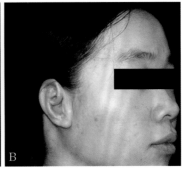

图 6-5-9　右侧先天性小耳畸形患者应用方案 2b 手术前后耳郭外观对比图
A. 术前侧面观为腊肠形耳郭畸形；B. 术后 14 个月随访耳郭外观。

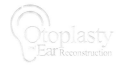

综上所述，我们获得以下几点体会：①耳轮是耳郭亚单位结构中非常重要的一个结构，是患者及其家属最关注的一个细节结构；②正常耳郭耳轮的形态结构是构建自体肋软骨耳郭支架的重要参考因素；③耳轮通常由第 8 肋软骨来构建，根据该软骨的发育情况进行分类，并以此来指导耳轮的构建在临床上具有较强的实用性，可提高再造耳的满意度。

三、对耳轮复合体的美学重建

临床中我们观察发现，大部分正常耳郭对耳轮上脚比较平坦模糊，下脚比较窄且锐利。查阅耳郭再造文献以及早期的病例，笔者发现大部分再造的耳郭遵循了重建再造的理念，对耳轮及上脚比较突出，不够平滑和自然，而且上脚和下脚宽度相当。对耳轮及上下脚过高会给人以不自然，突兀的感觉，而过低又无法呈现足够的亚结构细节，因此医生需要在两者之间寻找一个平衡点。对耳轮复合体自然的构建至关重要，其会影响到周围的三角窝、耳舟和耳甲腔形态。在耳郭 15 个亚结构中，对耳轮、对耳轮上脚、对耳轮下脚、耳舟、三角窝、耳甲腔这 6 个亚结构位于耳郭正中位置，对耳郭形态的呈现起到关键作用，而对耳轮复合体雕刻技术的改进可以使这些结构自然呈现。

需要强调的是，对耳轮复合体的形态对整个耳郭的自然呈现极为重要。对耳轮复合体用底板残余软骨雕刻而成，通过在底板上固定一块 Y 形软骨条形成对耳轮及上下脚、耳舟、三角窝，同时在底板上挖槽以实现对耳轮复合体与底板的自然过渡与衔接。在雕刻对耳轮上脚时避免高而窄的状况。通过增加对耳轮上脚的宽度，同时在上脚软骨两侧雕刻斜坡使其平滑过渡，软骨两侧边缘的厚度与底板凹槽的深度一致。对耳轮两侧的宽度约为上脚的 1/3，下脚尽量雕刻得突出明显。对耳轮两侧也雕刻成斜坡状，使对耳轮复合体稳坐于底板，并与底板自然衔接（图 6-5-10）。对耳轮复合体通过不锈钢钢丝固定于底板。Y 形复合体的添加不仅遮盖了第 6、7 肋软骨联合处的切迹，还避免了对耳轮的台阶和不连续外观。总之对耳轮复合体及底板的凹槽使对耳轮、对耳轮上下脚、耳舟、三角窝、耳甲腔形态更加自然，进而使再造耳郭的整体形态逼真自然。需要指出的是，部分患者正常侧耳郭对耳轮上脚比较明显，这种情况下雕刻耳郭支架时应该增加上脚的高度，这样才能实现个性化的耳郭。根据以上方案，我们对上百例患者进行了随访，发现患者对再造耳、再造的对耳轮复合体普遍较前更为满意（图 6-5-11）。

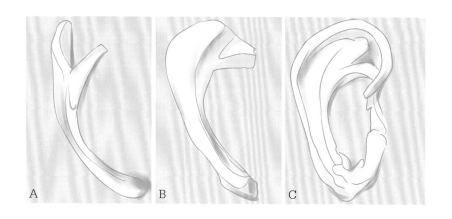

A　　　　B　　　　C

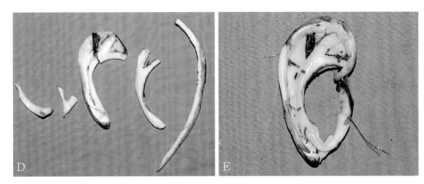

图 6-5-10 Y 形软骨复合体示意图和肋软骨支架雕刻示例图
A. Y 形对耳轮复合体；B. 阴影部分即地板上的凹槽，和对耳轮复合体位置对应；
C. Y 形软骨复合体自然地放入凹槽；
D. 自左向右为耳屏，V 形耳屏底座，底板，对耳轮，耳轮；E. 完整的耳郭支架。

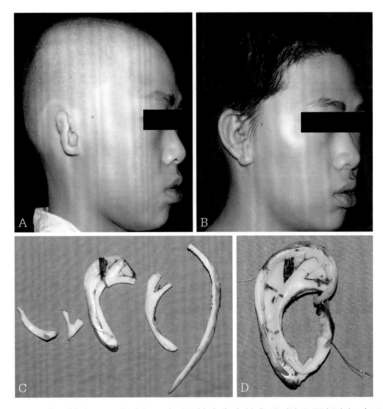

图 6-5-11 先天性小耳甲腔型小耳畸形男性患者术前术后对比和耳郭支架（13 岁）
A. 术前患耳侧面观；B. 术后患耳侧面观；
C. 从左向右依次为耳屏、V 形耳屏底座、Y 形对耳轮复合体、耳轮；D. 雕刻完成的耳郭支架。

　　为了实现轮廓自然的对耳轮，早期笔者曾尝试降低对耳轮及上脚的高度，但再造的耳郭依然不自然。通过反复实践发现，增加上脚的宽度，同时在底板挖槽，使 Y 形复合体与底板自然的衔接更加重要，同时增加了 Y 形复合体的稳定性。耳郭支架雕刻过高给人以太假的感觉，过低又无法呈现足够多的亚结构。如何维系两者之间的平衡是一门艺术。这样的改进避免了再造耳郭的浮雕感，使再造耳郭的整体轮廓更加自然逼真。

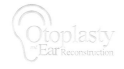

四、耳屏 - 对耳屏复合体的美学重建

耳屏 - 对耳屏复合体位于耳郭的下部，虽然结构细微，但是对于耳郭轮廓的协调有重要意义。从深度上来说加深了耳甲腔，从视觉上来说对于缺失的外耳道口有遮挡作用，增加了再造耳郭的逼真度。此外，耳屏 - 对耳屏结构对于耳机的佩戴也有辅助作用。而其陡峭轮廓的呈现，一方面需要考虑支架的雕刻，另一方面需要考虑对覆盖皮瓣的血运影响。对于该结构的支架雕刻，首先对其稳定性进行改进，其次，针对不同的肋软骨情况，构建耳屏 - 对耳屏复合体要采取不同的处理策略。

在 Brent 的方法中，耳屏重建在第四期手术进行。通常使用对侧健耳的弓形软骨复合皮瓣来呈现耳屏并加深耳甲腔。然而，由于复合皮瓣的收缩，会导致耳屏外翻移位，特别对于经验不丰富的医生，这种情况经常出现。随后 Brent 设计了另一种方法，在耳郭支架雕刻过程中，将一块耳屏支架固定于底板，使耳郭支架整体形成一个环。另一方面，Nagata 习惯通过加强支架轮廓，加深耳甲腔来突出耳屏结构，将利用残余软骨雕刻成的耳屏结构用钢丝线固定于底板，以实现一个瓣状的耳屏结构，同时呈现更加自然的耳甲腔。在前人的基础上，总结自己的经验，我们对耳屏重建的稳定性进行改进，并依据肋软骨的不同情况，对耳屏 - 对耳屏复合体的呈现采取了以下相应的策略。

（一）利用残余软骨块增加耳屏 - 对耳屏复合体结构稳定性和凸出程度

由于亚洲人的肋软骨没有高加索人的强壮，在长期随访中笔者团队发现耳屏的回缩变形常见，因此需要增加耳屏的支撑。在耳屏、对耳屏、耳屏切迹构建完成后，耳屏的突出程度以及耳甲腔的深度仍然是薄弱环节，为了加深耳甲腔我们移除了耳甲腔全部的软骨，削弱了支架的稳定性。因此，笔者团队额外利用一小块软骨作为耳屏的支撑，在这块软骨上挖凿 1mm 深的凹槽，用钢丝线将软骨块垂直固定于耳屏的下方，耳屏正好稳坐在凹槽中。这一小块软骨的高度通过所需要的耳甲腔深度以及软骨的强度来决定。在耳郭支架插入口袋样皮瓣下后，将该耳屏支撑软骨和深部组织用尼龙线固定，耳屏和前方的耳屏皮瓣通过贯穿褥式缝合加固。这种方法既增加了耳屏的突出程度，又加深了耳甲腔的深度，并且增加了耳郭支架的稳定性。关闭切口之前笔者团队常规通过负压吸引来模拟皮瓣贴合后的再造耳轮廓，且再次确认皮肤张力以及耳屏处支架稳定性，如果皮瓣张力过大，则应降低耳屏高度。

在耳屏下增加支撑的软骨块作为基底可以增加耳屏的突出感，并加深耳甲腔。此外，这种方法可以将耳屏与深部组织和耳屏前方的皮瓣固定，增加了整体结构的稳定性。

（二）针对不同的肋软骨条件构建对耳屏 - 耳屏复合体

在支架主体完成后，构建对耳屏 - 耳屏复合体的材料主要来自第 6、7 肋软骨的残余软骨块。根据残余软骨量，我们分为以下情况来处理。

1. 肋软骨量充足　在大部分成人及骨骼强健的青少年患者中，残余肋软骨量较大。此时，可挑选一块较大的残余软骨 [面积在（2～3）cm×（2～3）cm 以上]，雕刻出耳屏至对耳屏的弯曲弧度，并在耳屏结构下固定一小块如前所述的支撑软骨块，以增加其凸出程度和稳定性。

这种通过对整块残余软骨进行雕刻，呈现耳屏 - 对耳屏复合体的方法比较方便。此外，耳屏和对耳屏的距离无论在视觉上还是功能上也都恰当、合适。当耳屏和对耳屏之间的 V 形结构构建好，耳屏切迹很自然地得到呈现（图 6-5-12 和图 6-5-13）。

2. 肋软骨量不充足　临床中经常遇到肋软骨条件不理想的情况，在这种情况下，尤其是残余软骨块的大小在（1～1.5）cm×（2～3）cm 左右时，将分别构建耳屏和对耳屏。

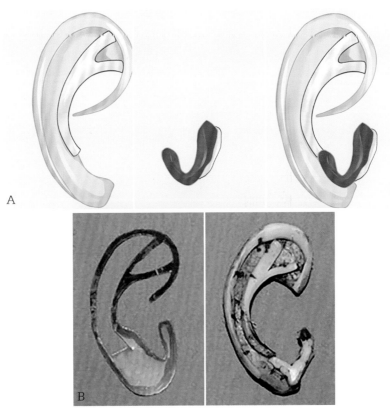

图 6-5-12　耳屏 - 对耳屏复合体构建示意图及雕刻完成的耳郭支架示例图
A. 耳屏 - 对耳屏复合体作为整体构建，常规在耳屏下方垫一块软骨以增加稳定性；
B. 雕刻完成的耳郭支架。

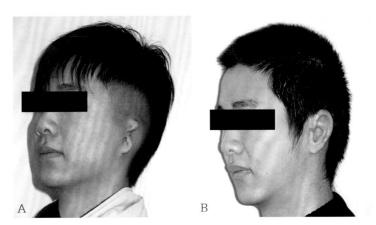

图 6-5-13　先天小耳畸形患者术前术后对比（19 岁，肋软骨量充足）
A. 腊肠形小耳畸形术前斜前位观；
B. 以耳屏 - 对耳屏复合体作为整体构建，再造耳术后 2 年斜前位观。

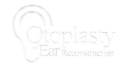

（1）**对耳屏的构建**：当对耳轮的长度宽度足够时，可以将对耳屏和对耳轮作为一个整体处理。如果对耳轮的软骨量不够，则可利用一小片残余软骨构建对耳轮。为了使对耳屏的位置合适，应注意底板下部的宽度，当组成底板下部的第 7 肋软骨较健侧过窄时，易出现视觉上中心偏向一侧，头重脚轻的不协调感。此时，笔者通过在底板下部旁边固定一块和底板厚度一致的软骨块以加宽其宽度，然后将对耳屏构建于合适的位置（图 6-5-14 和图 6-5-15）。

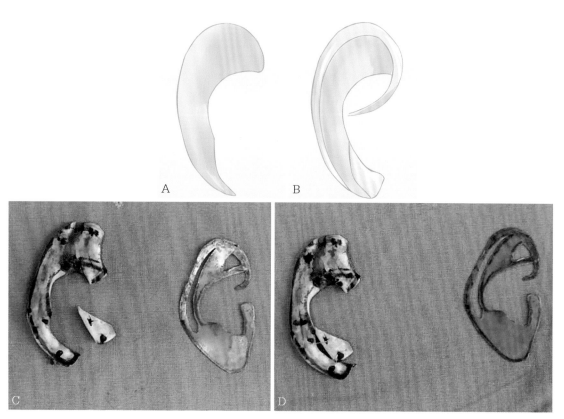

图 6-5-14　对耳屏构建示意图和雕刻耳郭支架示例图
A、B. 肋软骨量不足时对耳屏的构建示意图，当底板下部过窄，需要接合残余软骨以增宽底板；
C. 支架雕刻时，通过旁加一块软骨增加底板宽度；D. 雕刻完成的耳郭支架。

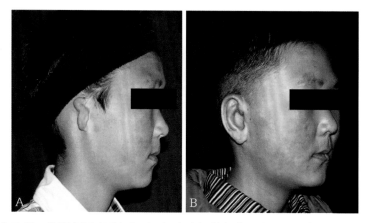

图 6-5-15　先天小耳畸形患者采用加宽底板的方法构建对耳屏（12 岁，男性）
A. 术前侧面观耳郭形态；B. Ⅱ期术后 12 个月，斜侧面观耳郭形态。

（2）**耳屏的构建**：耳屏的构建需要根据不同的情况选择不同的构建方法。

1）方法1：笔者常规将用于构建耳屏的软骨水平放置，即肋软骨的厚度为耳屏高度，并将另一块软骨块垫在其下方以增加耳屏高度和耳甲腔的深度（图6-5-16）。

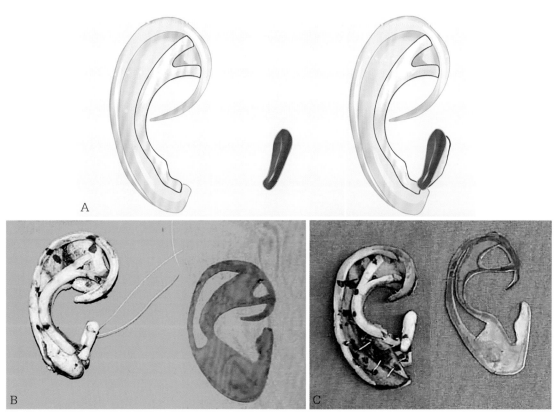

图 6-5-16　方法1构建耳屏示意图和构建三维耳郭支架示例图
A. 通过将残余软骨块水平放置构建耳屏，并在耳屏下方垫衬软骨支架；
B. 对耳轮和对耳屏是作为一个整体的三维耳郭支架；C. 对耳轮和对耳屏分开构建的三维耳郭支架。

2）方法2：另一种情况下，笔者将用于构建耳屏的残余软骨垂直放置，即肋软骨的宽度为耳屏的高度。这种情况下，所构建的耳屏的高度足够，不需要额外软骨块的垫衬。为了皮瓣的良好贴合，笔者将耳屏的内侧雕刻出缓和的坡度。此时，耳屏侧面观为C形结构，维持其良好的稳定性及合适的高度（图6-5-17）。

此外，笔者将耳屏与软组织基底部用4-0的编织缝线固定，以减少支架翘起对皮瓣造成的压力，从而避免覆盖皮瓣坏死。使用以上改进的方法，笔者完成了562例小耳畸形患者的手术，共601个耳垂型小耳畸形的全耳再造，并进行了6～36个月的随访。第一种情况处理下（$n=205$）有两位患者认为术后耳屏切迹过浅、过窄；第二种情况处理下（$n=357$）有四例患者术后出现皮瓣远端坏死，通过涂抹油膏后好转；此外，有三位患者认为再造耳屏形态过于凸出，而这种过于凸出的耳屏形态在Ⅱ期手术后得到缓解。其余患者对再造耳屏-对耳屏复合体满意。

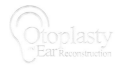

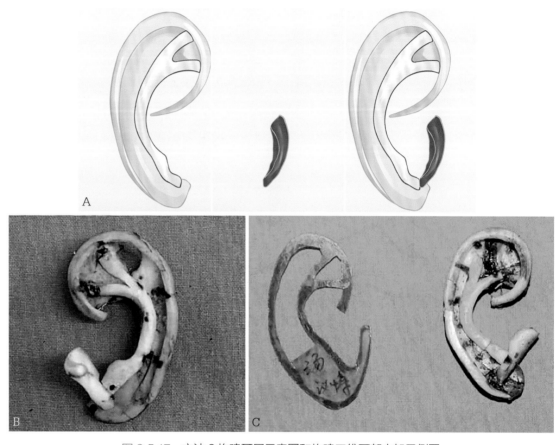

图 6-5-17 方法 2 构建耳屏示意图和构建三维耳郭支架示例图
A. 利用残余软骨垂直放置构建耳屏，其高度足够，不需要额外的软骨支撑，
软骨内侧雕刻处缓和的坡度利于皮瓣的贴合；B. 对耳轮和对耳屏是作为一个整体的三维耳郭支架；
C. 对耳轮和对耳屏分开构建的三维耳郭支架。

综上，合理利用残耳软骨构建耳屏和对耳屏对耳再造手术的理想效果十分关键。通过上述方法，可以增强耳屏和对耳屏的美学呈现，进而增加耳郭的整体协调感，收获更高的患者满意度。

（张如鸿　崔春晓　李意源　许志成）

第六节　全耳郭再造二次修复术

一、手术发展史

由于手术时间长，难度大，学习难度大的特点，耳郭再造需要多学科共同参与，涉及耳鼻咽喉科、整形外科、听力学、护理学及心理学等多个学科。需要良好的团队配合才能达到满意的术后效果。但每个患者的年龄、肋骨发育情况、残耳条件、瘘管存在与否、皮肤松紧度等有所不同，术后难免会出现各类并发症。自体肋软骨耳郭再造常见的并发症有皮瓣坏死、支架暴露、支架吸收等，主要原因为感染、压迫、皮瓣血运不良等，早期可以采用抗感染、高压氧、降低负压吸引力及佩戴耳郭保护罩等方式进行干预。但是当再造耳的形态不满意，三维结构消失时，二次修复（secondary repair）手术是患者的选择之一。

二、手术案例

1. 手术案例1　患者，男性，10岁。右侧自体肋软骨全耳郭再造术后半年拟行Ⅱ期立耳术，由于睡觉时压迫再造耳导致耳郭三维立体结构消失，形态不满意，经与患者家属沟通后改行二次修复手术。采用耳后切口取出原肋软骨支架，发现支架吸收变形，再次行自体肋软骨全耳郭再造术，4个月后行Ⅱ期立耳术，术后形态满意（图6-6-1）。

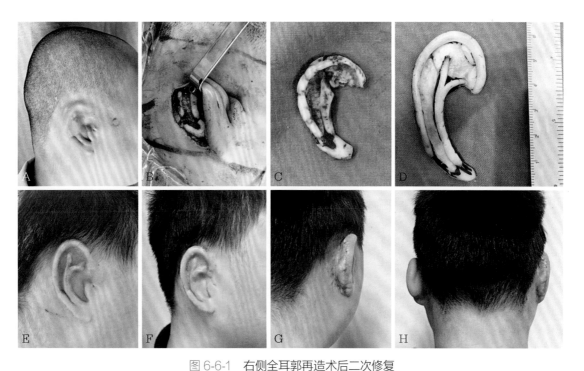

图6-6-1　右侧全耳郭再造术后二次修复
A. 二次修复术前右侧观示耳再造术后耳郭形态欠佳；B. 术中切口设计；C. 原Ⅰ期耳软骨支架已部分吸收；
D. 新的肋软骨耳郭支架；E. 修复术后耳郭形态良好；F~H. Ⅱ期立耳术后耳郭形态良好。

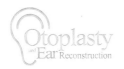

2. 手术案例2 患者，成年男性。右侧自体肋软骨全耳郭再造及外耳道成形术后，耳轮与耳垂的衔接差，外耳道口形态突兀，患者对整体形态不满意。二次修复术中取出的支架并未吸收，但缺乏耳郭下部软骨支架结构，导致耳轮与耳垂衔接差。重建之后的耳郭三维形态立体自然，术后结果满意（图 6-6-2）。

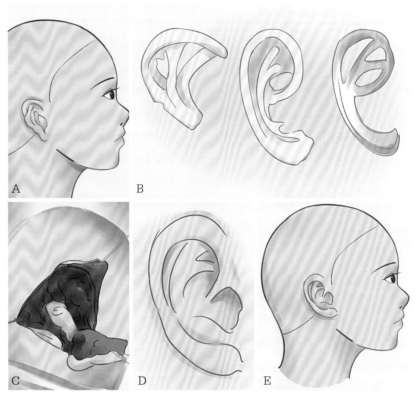

图 6-6-2　右侧全耳再造术后二次修复示意图
A. 耳再造术后形态欠佳；B. 原肋软骨耳郭支架及新肋软骨耳郭支架与耳片模型；
C. 原耳郭支架取出后，制备皮肤囊袋；D. Ⅰ期手术术后耳郭形态；
E. Ⅱ期立耳术后耳郭形态。

3. 手术案例3 患者，成年女性。左侧自体肋软骨全耳郭再造术后10年，患者对再造耳形态不满意，体现在：①耳郭整体定位靠前；②耳甲腔处皮肤颜色突兀；③支架整体部分吸收变形；④发际线偏低。术中重新定位再造耳，由于耳周皮肤质量较差，瘢痕明显，采用颞顶筋膜瓣法进行修复。术后整体形态满意（图 6-6-3）。

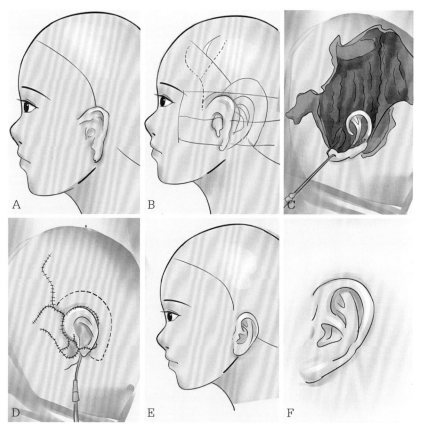

图 6-6-3　左侧颞顶筋膜瓣法全耳郭再造术后二次修复示意图
A. 全耳郭再造术耳郭形态欠佳；B. 术前定位及切口设计；C. 制备颞浅筋膜瓣包裹新的
肋软骨耳郭支架；D. I 期术后即刻耳郭形态；E、F. 术后远期耳郭形态。

4. 手术案例 4　患者，11 岁，男性。右侧小耳畸形，耳郭支架置入术后 5 年，原支架软骨
吸收，形态不佳，再次行全耳郭再造术（图 6-6-4、图 6-6-5）。

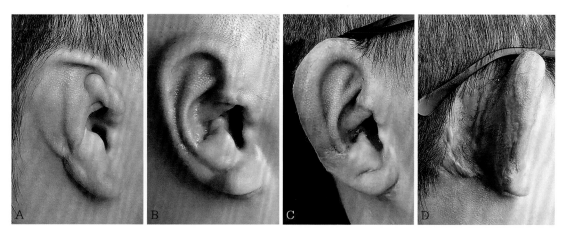

图 6-6-4　右侧全耳郭再造二次案例（由福建医科大学附属第一医院王美水供图）
A. 术前患耳耳郭形态；B. Ⅱ期术前耳郭形态；C 和 D. Ⅱ期术后 7 个月随访耳郭正面观、背面观耳郭形态。

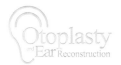

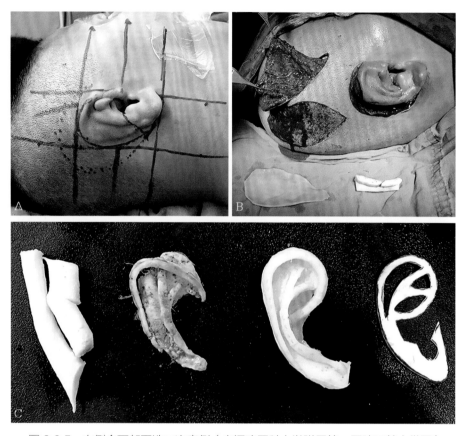

图 6-6-5　右侧全耳郭再造二次案例（由福建医科大学附属第一医院王美水供图）
A. Ⅰ期术前切口设计；B. Ⅱ期术中分离颞顶筋膜瓣及刃厚头皮片；
C. 原再造耳郭支架及新制的自体肋软骨再造耳支架。

（张天宇　王美水）

第七节　耳郭赝复体修复技术

一、简介

耳郭赝复体（auricle prosthesis）修复方案，就是利用耳郭赝复体，为小耳畸形患者修复耳郭缺损，获得满意的视觉效果。目前，常用的方法就是用人体硅胶制作耳郭赝复体，然后再把这个赝复体黏附在颞部。耳郭赝复方案的出现早于其他手术类方案。在古代，因战争或者其他外伤失去耳郭的患者通常会采用遮盖的方法，以用木质或者皮质形似耳郭的东西来附戴于颞部。在古代的时候不仅有用于遮盖眼睛缺损的眼罩，也有用于遮盖耳朵缺损的耳罩。在能工巧匠的手里，耳罩可以做得非常精巧，某些木制的耳罩可以雕刻得如同耳朵一样，这就是耳郭赝复体的雏形。随着现代材料技术的发展，这些材质的耳郭赝复体逐渐退出了历史的舞台，取而代之的是人体硅胶制作的耳郭赝复体。且它不再通过绳子或者带子附着于颞部，而是通过钛钉种植或者胶体粘贴在颞部。与此同时，现代医疗技术的发展，也演化出了手术治疗小耳畸形的方案。

在各种手术方案治疗小耳畸形的同时，耳郭赝复体的发展也进入了数字化的时代，不仅它的形状可以通过逆向工程来完成，它的颜色也可以通过计算机数字化来进行调色。作为一个医生，为了更好地服务于小耳畸形患者，需要考虑的以下几个方面：①明确诊断；②设计恰当的治疗方案获得满意的外观，保护患者心理；③改善患者的听力功能。本节将重点介绍耳郭赝复体技术治疗小耳畸形。

二、适应证

1. 学龄前期小耳畸形患儿　在临床实践中，自体肋软骨全耳郭再造术需要患儿的胸围发育到一定的标准，才有足够的肋软骨体量用于雕刻耳郭支架。这使得学龄前儿童很难有机会接受手术方案的治疗。但是 2～8 岁年龄段的患儿需要经历两次跨越心理阶段——从家庭进入幼儿园，再从幼儿园进入小学。幼儿期是性格、心理塑造期，不恰当的环境会强化小耳畸形患者的残疾意识，进而出现自卑、怯懦、依赖、猜疑、敌对、孤僻、抑郁等心理变化，甚至患儿家长也会因为孩子的容貌问题而出现群体心理障碍。因此，尽早改变耳畸形缺陷，可以预防患儿心理障碍的产生。同时家长的正确引导对于防止患儿产生心理障碍至关重要。

2 岁以下儿童不仅难以配合完成耳郭赝复体制作的取模、调配颜色等过程，也难以自行完成耳郭赝复体的佩戴和维护。另外，对于 6 岁以上儿童，可根据残耳的不同条件，选择相应的治疗方案。所以对于 2～8 岁的小耳畸形患者，耳郭赝复体可以保护患者心理发育，甚至对家庭群体心理健康都具有积极的意义。临床实践中发现，小耳畸形患者的家庭群体心理障碍往往比患者本身的精神创伤更严重，而这也将进一步侵害患者心理健康。图 6-7-1 展现的是幼儿粘贴式耳郭赝复体佩戴前后效果对比。

2. 烧伤/局部放射治疗后的小耳畸形患者　这类小耳畸形患者的耳周皮肤弹力小，没有扩张条件，因此耳再造手术失败率极高。耳郭赝复方案，不仅在耳郭赝复体制作过程中可以模仿患侧瘢痕状态，也能尽可能模仿色素沉着，使得耳郭赝复体佩戴效果更加自然。瘢痕化的皮肤没有汗腺，更适合长时间佩戴耳郭赝复体（图 6-7-2）。

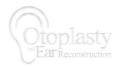

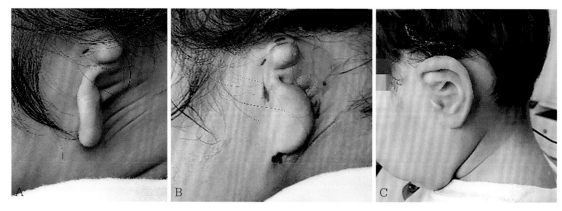

图 6-7-1 幼儿粘贴式耳郭赝复体佩戴前后效果对比图
A. 残耳原状；B. 粘贴折叠耳垂；C. 佩戴耳郭赝复体。

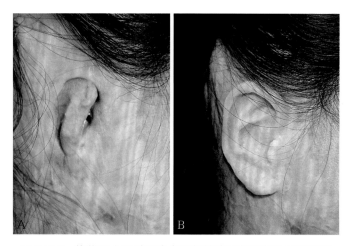

图 6-7-2 烧伤后小耳畸形患者颞部植皮耳郭赝复体佩戴前后
效果对比图
A. 修复前；B. 耳郭赝复体佩戴后效果。

3. 肿瘤切除术后、周边软组织严重受损者 颞部严重受损多由于医疗术后、车祸外伤等巨大创伤。这类患者不仅皮肤条件极差，而且由于创伤修复导致颞部覆盖组织层次混乱、来源各异，瘢痕化的局部组织色素代谢不均匀，甚至严重凹陷。同时因为缺乏良好的循环支持，根本不具备耳再造手术的条件。这类患者可以选择佩戴耳郭赝复体改善外观。

4. 不愿意接受多次手术和植入自体、异体耳郭支架手术失败者 部分女性患者可以通过蓄发来遮盖耳部残疾，这些患者一生中仅有少数时间需要以完好的耳郭形象来展示给社会，比如面试、演出以及比赛等，这些场景可能需要女生扎起长发，这时可以选择佩戴耳郭赝复体来维护个人形象。对于这些患者而言，耳郭赝复体是一个应急时使用的装饰品；男性患者也存在类似的情况，例如在某些身体接触类的运动项目中，佩戴耳郭赝复体是可以参与的，而耳再造术后将终生不能参与。因此这些患者会选择佩戴耳郭赝复体而不愿意接受手术；并且一旦手术失败，补救性手术方案难度极大，失败率很高，无论是皮肤条件还是血液供应都难以满足耳再造手术的需求；

而对于小耳畸形患者来说，手术失败遗留的瘢痕，更需要耳郭赝复体的遮盖以缓解手术创伤的心理压力。

5. 存在潜在的颅脑畸形风险的患者 颅脑发育畸形，为再造耳手术带来难以预料的困难和风险。甚至有些颅脑畸形，会给手术带来致命的并发症。

6. 手术风险高者 小耳畸形患者也会伴有其他先天性疾病，比如室间隔缺损，在不能有效纠正心功能之前，只能佩戴耳郭赝复体。患有心脑疾病、代谢障碍、局部感染者，按照手术风险分级标准（national nosocomial infections surveillance，NNIS），评分≥2分的患者均难以接受再造耳手术，而只能通过耳郭赝复体改善容貌。但是对于残耳部位创面没有上皮化的小耳畸形患者，暂时不适合佩戴耳郭赝复体。

三、粘贴式耳郭赝复体

粘贴式耳郭赝复体是指通过胶黏剂将耳郭赝复体附着在颞部皮肤外的耳郭赝复方法，对此设计的耳郭赝复体称为粘贴式耳郭赝复体。粘贴式耳郭赝复体不仅应用于小耳畸形患者，也能应用于影视化妆和娱乐。因此，我国早期义耳技师多来自影视化妆师，也有来自假肢厂技工。

传统的手工技艺传承困难，这为患者后期的赝复需求的满足带来了困难。用传统的石膏蜡雕方法制作耳郭赝复体流程复杂：以双侧耳郭（残耳和健耳）取模配色；获得印模后翻制阳模；依照健侧阳模在残耳阳模上蜡雕耳郭；以患侧阳模为基底模分三片用失蜡法制作印模；将配色的人体硅胶注入三片印模灌制耳郭赝复体。用石膏失蜡法制作耳郭赝复体的效果如图6-7-3所示。随着材料工艺和数字化技术的发展，石膏蜡模雕刻以及失蜡法模具工艺也逐渐被淘汰。

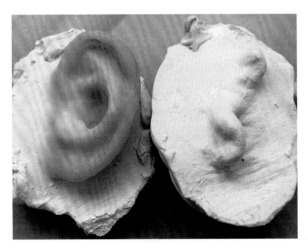

图6-7-3 石膏模具灌注出的耳郭赝复体

本节将重点介绍现代材料技术，以及数字化逆向工程在耳郭赝复体制作方面的医工结合方案制作数字化耳郭赝复体的过程。一个数字化耳郭赝复体制作流程包括：采模配色、建立数字模型、模型布尔运算、耳郭亚结构的细节设计、模具设计、模具打印、数控调色以及灌制耳郭赝复体。

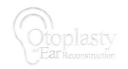
（一）采模配色

配色主要是对耳郭赝复体附着部位的皮肤进行颜色匹配。目测配色，虽然过程简单，但是要求的熟练程度非常高。通过黑色、白色颜料色粉的添加来完成皮肤透明度和肤色黑白度的调节；通过调整红色、黄色颜料色粉的添加比例来调制出与患侧耳屏前位置的皮肤相仿的肤色。

数字化颜色匹配原理与前面的目测配色原理一样，但数字化颜色匹配是依靠 Lab 色彩系统，通过色轴来调制肤色。Lab 颜色模型是一种与设备无关的颜色模型，也是一种基于生理特征的颜色模型。

仿真关键看颜色，与形态相比，颜色匹配是验配耳郭赝复体的重点，但是与传统手术再造耳相比，形态逼真又是耳郭赝复体的优势。所以，验配耳郭赝复体还是要注重形态的模仿以提高逼真度。对于单侧小耳畸形患者，其健侧耳郭形态是模仿对象；对于双侧小耳畸形患者，通常其家属的耳郭形态是模仿对象。获取模仿对象耳郭形态的数字方案有三种：CT 扫描、倒模后扫描以及手持自由扫描仪扫描。其中 CT 扫描，在医疗环境中最方便；倒模后扫描成本较低；手持自由扫描仪扫描比较适用于多动的儿童。

（二）建立数字模型

与传统的石膏模型不同，所有以上述方案获取的耳郭形态，都会以 3D 文件格式进行数字化保存。下面将分别叙述三种方案的建立数字模型过程。

1. CT 扫描　CT 扫描方案要求模具的精度要以能保证耳郭表面细节为准，比如 CT 扫描获得模型，医学数字成像和通信（digital imaging and communications in medicine，DICOM）数据用于耳郭三维重建，常用方法就是在 MIMICS（Materialise's Interactive Medical Image Control System）软件中将 CT 扫描的数据导入。最终获得的 3D 模型如图所示（图 6-7-4）。

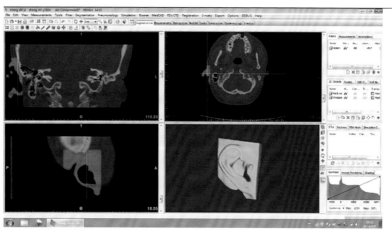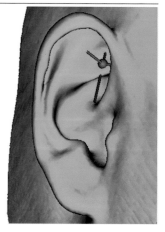

图 6-7-4　CT 扫描获得耳郭 3D 重建模型

2. 台式 3D 扫描仪　先对双侧颞部取模，通过倒模获得健侧和患侧石膏模型，再扫描该石膏模型而获得 3D 模型（图 6-7-5）。

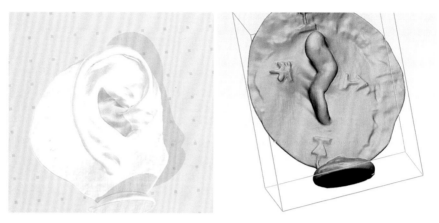

图 6-7-5　台式扫描仪获得耳郭 3D 模型

3. 手持扫描仪　该方案获得的 3D 模型大致与石膏模型扫描获得 3D 模型相似，但是手持扫描仪因为不需要接触，有很大的扫描自由度。对于不适合取模的情况，如幼儿配合度低、敏感性或创伤后皮肤，具有相对取模优势（图 6-7-6）。

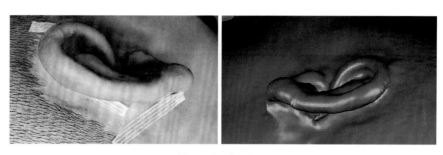

图 6-7-6　手持 3D 扫描仪获得耳郭 3D 模型

（三）模型的布尔运算

制作耳郭赝复体需要的 3D 模型，需要用健康耳郭的 3D 形态减去残耳的形态，这种 3D 图形间的加减法需要进行布尔运算，找到残耳缺少哪些结构并进行处理。具体过程如图所示（图 6-7-7）。

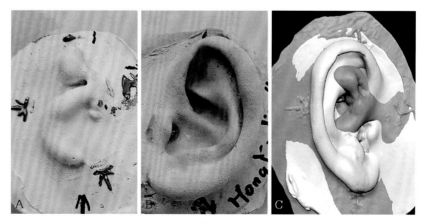

图 6-7-7　耳模制作和布尔运算
A. 右侧残耳石膏模型；B. 左侧健耳石膏模型；C. 布尔运算后成像。

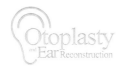

（四）耳郭亚结构的细节设计

在重新塑造外耳的结构中，容易受到残耳形态影响的主要是耳轮脚、三角窝、耳屏以及对耳屏。这几个解剖结构，在正常耳郭结构中一般会低于外围的耳轮，而形成外高内低的形态，最终在外耳道处形成最低点。但是在小耳畸形患者，这些结构往往是残耳突起的部位。每个小耳畸形患者，形态各异，但是也有规律可循。需要在计算机中不断调整耳郭赝复体形态才能与残耳结合，形成新的耳郭亚结构。小耳畸形患者的畸形耳郭形态较为多见的是一个扭曲的小写字母 i，上面的一个点往往包含有软骨，类似于耳垂的下部一般是软的。为了和健侧耳郭对称，新设计的耳郭赝复体前后、左右都会受到位置约束。耳郭亚结构塑造过程如图 6-7-8 所示。

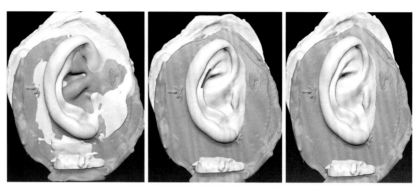

图 6-7-8　耳郭亚结构塑造过程示意图

往往三角窝的位置正好是残耳软骨突出部位，为了隐藏残耳，只能加高对耳轮脚，以形成三角窝。还需要延长耳轮脚以掩盖残耳下部。为了模拟出一个外耳道口，制作一个耳屏使之向后倾倒，同时加高对耳屏，使耳屏间切迹深陷，形成视觉暗部，产生有外耳道的感觉。所以，耳郭赝复体虽然是健耳通过镜像得来的，赝复体耳轮基本保留健耳的形态，而靠近外耳道口的结构却已经修改许多。在健耳镜像的基础上，耳后还要适当修改耳郭赝复体的形态，以增加粘贴面积，使得粘贴耳郭赝复体更加牢固。

丰富的耳郭亚结构，才能以假乱真。不仅需要考虑外观美感，还需要适当处理耳郭赝复体的背面，使它能方便地与颞部残耳粘贴。绝不能在耳郭赝复体背面形成"口小肚子大"的空间，使得残耳难以塞入，这种嵌套式结合方式，为残耳贴合带来麻烦。

（五）模具设计

有了满意的耳郭赝复体形态，就可以在计算机中为其设计相应的模具。与传统的石膏失蜡法模具相似，数字化模具也是三片印模。耳郭赝复体模具设计，需要考虑模具材料性能。模具设计过程还包括扣合方式和成本控制等方面的考虑。外伤性耳畸形患者的缺损部位不同，所需要的模具设计也不尽相同，不能为三片模具的常见结构所限制。

（六）模具打印

目前耳郭赝复体模具主要采用三维技术打印获得，使用的材料有熔融沉积成型（fused deposition modelin，FDM）技术中的 ABS（acrylonitrile butadiene styrene）、聚乳酸（polylactic acid,

PLA）以及尼龙，也有选择性激光烧结（Selective Laser Sintering，SLS）打印技术的各类光敏树脂材料。参考患者皮肤纹理，FDM 打印方式容易模仿较粗的皮肤纹理，因此适合为老年患者制作耳郭赝复体；SLS 光敏树脂的 3D 模具表面很光滑，适合为儿童或女性制作耳郭赝复体模具。打印好的模具需要按照材料要求保存，温度、光照等环境会影响模具性能。光敏树脂材质的模具需要多加小心，不仅要防止硅胶中毒，也需要防止模具遇热变形。

（七）数控调色

颜色是耳郭赝复体的核心，把数字化的色号还原在人体硅胶上非常重要。调色过程的难点在于皮肤的半透明特性，每个人的皮肤透明度并不相同，因此对于调色机的设置也要因人而异。即便相同的色号，也需要在不同光线下打样，进一步校对自动调色剂的偏差。因此，相同的颜色编码，对应的每个人的调色方案是不同的。调色方案中还有遮光剂的应用，一般来讲遮光剂浓度越高，人体硅胶的反光率则越高。正常人耳的对耳轮、耳屏以及对耳屏都是高光部位。这些部位需要在耳郭赝复体制作中使用遮光剂，以增加反光，高度模仿人耳。

（八）灌制耳郭赝复体

目前利用模具灌制耳郭赝复体，这一步骤仍然采用人工操作。需要利用人体硅胶的凝固特性，以及模具的形态特点，按照不同部位的先后顺序分别填充。目前较多采用的是硬度为 20D 的仿真人体硅胶，根据年龄性别不同，调整硅胶硬度，以模仿出不同耳郭质地。完成人体硅胶的灌注后，加压模具，挤出多余硅胶，在 60℃ 温箱内保持 4~6h。成型后的耳郭赝复体，还需要根据粘贴需要，修剪相应的部位以及抛光处理表面。至此完成耳郭赝复体制作，根据患者佩戴的效果，如有需要，进一步调整颜色，修改模具，直至佩戴效果完美。

（九）二次折叠法粘贴耳郭赝复体

相当数量的小耳畸形患者，残耳中有体积不容忽略的耳垂。保留耳垂则会严重影响耳郭赝复体的设计。同时耳垂柔软易动，也会为耳郭赝复体佩戴带来不便。这类患者，切除残耳势必会破坏皮肤条件，为日后手术重建带来阻碍。

采用二次粘贴法可以解决该问题：先将耳垂向后折叠，并粘贴在耳后皮肤上，再完成上述的取模配色步骤，即可制作出相应的耳郭赝复体。患者在自行佩戴时，也先将耳垂向后粘贴，再佩戴耳郭赝复体就可以获得满意效果。这样既可以佩戴耳郭赝复体遮蔽缺陷，又能为今后各类再造耳手术保护皮肤条件。

四、种植式耳郭赝复体

耳种植修复（implantable auricle prosthesis）技术与粘贴式耳郭赝复的附着方式不同。需要在颞部植入种植体，而耳郭赝复体通过杆卡结构、嵌扣结构或磁吸结构与种植体相连接，并以此取代粘贴的附着方式。传统的种植体是瑞典的 Vistafix 系统，之后多种种植体在临床上不同程度地应用。下面以种植体和嵌扣式耳郭赝复体修复做简单介绍，以说明耳种植修复方案。

以连接装置呈嵌扣状为特点，其头部一端可以嵌扣入种植体尾端，而连接体的尾端，借膨大的形状与硅胶赝复体的同等形状空隙嵌合。连接体尾端的膨大球体与赝复体孔洞形成弹性扣合结构。连接体的头端，以齿形与种植体咬合形成按扣结构，连接体头端设计有弹力缝，通过改变弹

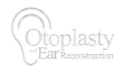

力缝的数量和宽度实现扣合力的调节。连接体由耐磨塑料聚甲醛树脂（polyoxymethylene，POM）制成，单个质量不超过 0.5g。耳郭赝复体仍然由人体硅胶压铸而成，压铸过程中在印模相应位置安装连接体，实现脱模后的赝复体预留连接体形状空隙。种植耳郭赝复体如图 6-7-9 所示。

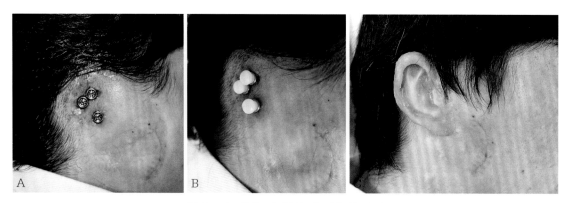

图 6-7-9　嵌扣式种植耳郭赝复效果图
A. Ⅰ期种植体骨合完成；B. 种植体—赝复体连接装置；C. 赝复效果。

与前面所述的耳郭赝复体制作工艺有所不同，无支架种植的赝复体材质不是均匀的人体硅胶。为了保证足够的弹力以维持耳郭赝复体的附着力，同时，也需要耳郭赝复体柔软的质感。耳郭赝复体的嵌扣孔洞周围采用 50D（Shore 硬度）的人体硅胶，其他部位采用 20D（Shore 硬度）的人体硅胶。预调透明度以后，进行各部分人体硅胶的调色。简单化的嵌扣式耳郭赝复体不包含杆卡结构或磁吸结构，所以整体更加简单耐用。耳郭赝复体通过嵌扣装置扣合种植体尾端的佩戴方式，既能牢固连接，又能使患者自己准确定位。

耳种植修复方案与早期粘贴式耳郭赝复体相对比，有明显的优势：①固定比较牢固；②患者容易定位，佩戴简便。但是缺点是需要手术，种植体皮肤反应期维护非常麻烦，且破坏了皮肤组织的血供与完整性。

随着新型皮肤胶的应用，粘贴式耳郭赝复体附着时间可以达到 1～4 周，粘贴牢固程度大大增加，同时又不需要手术，粘贴式耳郭赝复体应用逐渐广泛。耳种植本身病例数量在不断减少，但是这种种植修复方式却大有前途，可以用于修复复杂颜面部缺损，并能为人机结合提供可行方案。

（王凯）

第八节 组织工程耳再造的基础研究与临床实践

自体肋软骨移植耳再造术虽然具有组织相容性好、无免疫排斥、效果稳定等优势，但肋骨获取的创伤、继发胸廓畸形的风险、供区组织的缺损等问题仍是该技术面临的挑战。如何不需额外获取患者的肋软骨、降低耳再造术的创伤一直是耳再造医师的追求。20世纪80年代末到90年代初，组织工程学诞生，这为耳郭畸形的修复重建提供了新方向。耳郭软骨组织工程是组织工程学的一部分，研究者通过收集患者术中废弃的残耳软骨组织，分离细胞后复合特定的支架材料便可构建出具有生物活性的耳郭形态软骨，这为耳再造提供了组织来源，避免了传统整形外科拆东墙补西墙的弊端，极大减轻了耳再造手术的创伤。因此，软骨组织工程自诞生以来便激起了很多学者的极大研究热情，并被认为是最有临床应用价值的研究之一。那么，组织工程是怎样的一门学科？它由哪些要素构成？目前耳郭软骨组织工程的研究进展如何？在临床转化过程中又遇到哪些难题？本节重点介绍耳郭软骨组织工程的要素、研究进展、面临的瓶颈及未来的研究方向。

一、组织工程概述

组织工程（tissue engineering）是应用工程学、生命科学和材料学的原理与方法，将在体外培养、扩增后的活细胞接种于多孔支架上，细胞在支架上增殖、分化，构建出特定的组织或器官，然后将这些构建物移植到组织病损部位，形成具有正常结构和功能的组织或器官，以达到修复、维持、改善损伤组织或器官功能的一门科学。组织工程的特点是借助工程学方法，由细胞构筑人体组织，"组织再生"是其核心理念，所以一些学者认为组织工程亦可称为再生医学（regenerative medicine）。组织工程的意义不仅在于为组织或器官的修复重建提供来源，更重要的是，提出了复制"组织""器官"的新思想，它标志着"生物科技人体时代"的到来。

二、组织工程的三要素及组织构建／再生方式

组织工程学的三要素包括发挥主要功能的种子细胞（seed cell）、供细胞进行生命活动的支架材料和调节细胞增殖和分化的生物活性分子。种子细胞是组织器官构建中的核心成分，它决定着组织器官的种类和最终的功能；支架材料是种子细胞的载体，为细胞提供生存空间，影响细胞的生命活动；生长因子调控细胞的增殖分化或维持细胞功能，影响种子细胞的转归。

（一）组织工程的三要素

1. 种子细胞 作为软骨组织工程的候选种子细胞，这些细胞应具备较强的增殖能力和成软骨潜能、获取损伤小、不造成明显组织缺损或器官功能障碍等基本特点。

（1）种子细胞来源：在组织工程研究领域，常用的种子细胞来源包括软骨细胞、骨髓间充质干细胞（bone marrow stem cell，BMSC）、小耳畸形患者的残耳软骨细胞、脂肪干细胞、胚胎干细胞、诱导多能干细胞（induce pluripotential stem cell，iPSC）、经血源性子宫内膜干细胞等。这些细胞来源中，正常软骨细胞、残耳软骨细胞及BMSCs等是耳郭软骨组织工程最常用的种子细胞。

正常软骨细胞是软骨组织工程应用最早的种子细胞，也是应用最广泛的细胞。目前通过体外

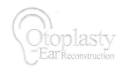
扩增技术，我们仅需获取很小的软骨组织，体外扩增后便可获得足够数量的种子细胞，因此获取组织后不会造成严重的供区组织缺损；除正常软骨细胞外，小耳畸形患者的残耳软骨细胞是更为理想的种子细胞，因其获取无供区组织损伤，是真正意义上的废物利用。更重要的是，近年来研究发现，与正常耳软骨细胞相比，残耳软骨细胞同样具有极强的增殖能力及软骨再生潜能，而且还有可能存在一群软骨再生潜能更强的软骨干细胞或软骨前体细胞亚群；此外，BMSC 具有良好的软骨分化潜能、体外增殖能力强、获取创伤小、无供区继发组织缺损、可重复取材等优势，因此也是耳郭软骨组织工程最有应用前景的种子细胞之一，尤其适用于双侧耳畸形或无残耳软骨的小耳畸形患者。

（2）**种子细胞的去分化和定向分化**：软骨细胞作为耳郭软骨组织工程最重要的种子细胞来源，其体外培养的去分化（dedifferentiation）问题仍是当前面临的重要挑战之一。软骨细胞去分化的关键机制是什么？如何有效调控或维持软骨细胞的功能？有关这些科学问题仍未获得阐明。近年来，很多研究者发现通过利用三维培养、添加细胞因子等方法可使去分化的软骨细胞发生重分化、功能逆转。但同时也发现重分化后的软骨细胞并不能完全恢复到天然软骨细胞的功能状态。因此，软骨细胞体外培养去分化问题仍未获得有效解决。此外，很多研究表明，体外培养过程中，差异基因的表达、表观遗传的调控等都是影响软骨细胞去分化的重要机制，但在这些因素中，哪些是关键调控因素，仍需进一步探讨；BMSC 也是软骨组织工程的重要种子细胞来源，但其皮下微环境中的血管化、骨化问题仍是我们面临的挑战。利用软骨细胞与 BMSC 共培养技术可有效防止 BMSC 皮下环境的骨化现象，但这一方法还需获取患者的软骨组织，对无双耳畸形或无耳畸形的患者而言仍存在困难，因此共培养技术的临床应用意义较有限。此外，还有很多研究利用基因敲除、人工材料负载抗血管因子等方法来抑制 BMSC 皮下骨化，但这些试验仅在动物体内获得了成功，其在人体内的安全性、有效性仍需进一步验证。

2. 支架材料　支架是指能与细胞结合并能植入生物体的三维结构体。支架材料是细胞赖以生存的载体，也是细胞表型得以维持的重要保障。因此，支架材料应对细胞和人体无毒无害，具有良好的组织相容性，植入体内后可逐步降解，最后完全吸收，且在体内降解的过程中不引起机体的严重炎症反应；此外，支架材料还应具有满足细胞贴壁、增殖和分化的理化特性。

（1）**支架材料的种类**：目前应用于组织工程耳郭软骨再生的支架主要有天然生物材料、人工合成材料及复合材料三种类型。

1）天然生物材料：天然生物材料是在自然条件下生成的材料，常用的天然生物材料有藻酸盐、壳聚糖、胶原、脱细胞基质材料、透明质酸等。这些材料无明显的细胞毒性，生物相容性好，植入体内后无明显炎症反应或仅引起轻微的炎症反应。因此软骨细胞与之复合植入体内后软骨再生较为稳定。

2）人工合成材料：除天然材料外，人工合成材料如多孔聚乙烯、聚己内酯（polycapro-lactone，PCL）、聚羟基乙酸（polyglycollic acid，PGA）、聚乳酸（polylactic acid，PLA）等在耳郭软骨组织工程中都是较常用的材料。这些合成材料不仅来源广、易于获取，更重要的是可塑性强，可精确控制形态，还具有力学性能好、植入体内后形态维持良好等优势。人工合成材料的这些特点非常适合作为耳郭形态软骨构建的支架材料。

3）复合材料：近年来，为克服天然材料和人工合成材料的不足，复合材料已经逐渐成为研究的热点。复合材料主要是通过物理或化学的方法将两种或者两种以上的天然材料和人工合成材料复合获得。复合材料往往具有更好的组织相容性、形态可控性及更强的力学性能，如丝蛋白 - 藻酸盐、胶原 -PLA，壳聚糖 -PLA、胶原 - 壳聚糖 -PLA 等复合材料。复合材料的诞生为软骨再生提供了更多的材料选择空间。

（2）支架材料的优化技术难题：目前应用的支架材料种类繁多，但同样面临诸多技术瓶颈。主要原因在于不同类型的支架材料均有局限性。如天然材料虽然具有良好的组织相容性，其天然的化学成分和物理结构非常有利于细胞黏附、分化和增殖，但其力学性能却很差，降解速率也较快，植入体内后常难以维持原有形态。而人工合成材料往往具有更好的力学强度和便于形态控制等优势，但其组织相容性差，在体内较容易引起炎症反应影响软骨的存活和功能，此外合成材料往往缺乏天然细胞外基质的成分与结构，其理化性质不利于细胞的存活、增殖和分化。近年来，为了克服天然材料和合成材料的不足，复合材料应运而生。但如何在材料的制备过程中，既不影响材料的原有特性，又能将不同种材料有机结合成在一起，形成有利于维持细胞功能、体内生物相容性好、形态可控、力学性能强、降解速率可控的理想材料？这对材料的制备工艺提出了极高的要求，但遗憾的是，这一技术瓶颈目前仍未获得突破，且这些材料在人体内的安全性及有效性仍缺乏临床有效性验证。

3. 培养体系中的生长因子 / 生物活性分子　有了种子细胞和其依赖生长的支架材料后，还需要加入能促进细胞生长、迁移与分化的生长因子。目前在耳郭软骨组织工程中，细胞的增殖和表型维持、软骨的再生和成熟都依赖细胞因子的作用，联合应用多种生长因子重分化诱导软骨细胞或定向诱导成软骨细胞仍是软骨再生的主流技术。

（1）生长因子种类及应用方式：当前软骨再生体系中最常用的生长因子有转化生长因子 -β（transforming growth factor-β，TGF-β）、骨形态发生蛋白（bone morphogenetic protein，BMP）、胰岛素样生长因子 1（insulin-like growth factor 1，IGF-1）、碱性成纤维细胞生长因子（fibroblast growth factor，FGF）等。将生长因子应用于组织再生过程主要有两种方式，一种是将生长因子直接复合负载到支架材料上，或将其直接添加在培养基中；另一种是通过能分泌生长因子的细胞提供外源的生长因子，如共培养模式、隔离共培养模式及外泌体诱导培养模式等。此外，通过基因修饰技术，将软骨生长因子基因通过载体转入靶细胞内或者将携带软骨生长因子的载体附着于生物支架上，使其能够适时、稳定、持续地表达，从而促进软骨再生，也是改良软骨再生体系的研究热点。

（2）生长因子的复杂调控作用：前文已述及 TGF-β、BMP、IGF-1 等是当前软骨再生体系中是最常用的生长因子。但这些细胞因子的调控机制十分复杂，研究者对这些因子的作用机制认识还不够，因此在此基础之上建立的培养体系很难将组织工程软骨培养到天然软骨组织的成熟水平。例如，TGF-β 与相应的细胞受体结合后，能启动下游的经典 Smad 信号通路和非经典 Smad 信号通路，同时又可通过 TGF-β/BMP 信号通路影响软骨细胞的功能。一方面 TGF-β 可通过增加 PAI-1、TIMP-1、TIMP-3 等降解抑制因子的合成，抑制碱性磷酸酶（alkaline phosphatase，ALP）合成，刺激胶原和蛋白聚糖蛋白的 mRNA 的表达，促进细胞外基质沉积，促进软骨细胞的增生。

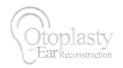
另一方面 TGF-β 还可通过激活蛋白激酶系统，抑制 Ⅱ 型胶原基因的转录启动，从而抑制 Ⅱ 型胶原的合成。由此可见，单一的细胞因子可通过多种信号传递途径，将信号传递到细胞核内而起到多种生理调节作用。而在天然软骨细胞或者分化成熟的软骨细胞中，这些细胞因子如何起作用，何时起作用、有无空间效应，这些问题目前仍不明确。如何利用这些细胞因子有效调控软骨再生、优化当前的培养体系仍是研究者面临的重要难题。

（二）组织工程软骨构建 / 再生方式

1. 组织工程软骨的再生方式　组织工程的构建或再生方式主要有两种：体外组织工程和体内组织工程。体外组织工程是指将种子细胞复合支架材料后通过添加合适的生长因子或生物活性因子，在体外培养特定时间后获得较为成熟、具有生物功能的组织（组织再生的全部过程在体外完成）。由于体外再生后的软骨是较为成熟且具有特定形态和力学强度的组织，临床医生应用起来更方便，也更利于产业化生产。但长时间的体外培养会使细菌污染的风险相应提高，细胞的表型也可能出现变化，从而影响组织修复的效果。体内组织工程是指完全依赖体内再生形成成熟的组织，通常是将细胞体外大量扩增后接种于可降解支架上形成细胞材料复合物，不经过体外培养或短时间体外孵育后将复合物直接移植入体内使其再生为组织。这种不经过体外培养的组织再生方式具有污染风险小、生产成本低等优势。但由于其完全依赖体内再生，因此存在组织再生的不可控性，且临床操作也不够便利（图 6-8-1）。

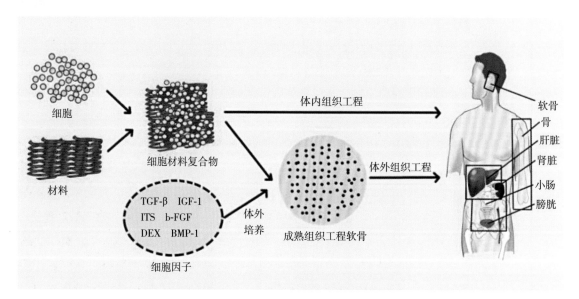

图 6-8-1　组织工程软骨的再生方式

2. 耳郭组织工程的体外构建方法　组织工程技术分为体内组织工程和体外组织工程，下面简要介绍组织工程耳郭软骨体外构建的基本方法。

（1）残耳软骨细胞的分离培养：将临床上获取的残耳软骨（remnant ear cartilage）组织，剥弃耳软骨膜及周围结缔组织后将软骨切碎至 1 ~ 2mm³ 的小块，加入 20 ~ 30mL 胰酶消化 30min 后弃上清，以基础培养液冲洗 1 遍，再以 0.15% 的胶原酶 37℃ 摇床中消化 6 ~ 8h。收集滤液

1 500rpm 离心 5min，弃上清后以基础培养液重悬细胞沉淀，台盼蓝拒染法计数活细胞。细胞计数后，按 $2 \times 10^4/cm^2$ 的活细胞密度接种于培养皿中。

（2）**软骨细胞原培养及扩增：**细胞接种后每 3 日更换培养液。待细胞达 80%～85% 融合状态时进行传代。吸弃培养皿中的培养液，PBS 冲洗 1 遍后加入胰酶消化至大部分细胞收缩成球状时终止消化。收集细胞悬液，离心弃上清液，以基础培养液重悬。按照 1∶3 的比例传代进行细胞扩增培养。

（3）**支架材料的准备：**这里简要介绍经典的聚羟基乙酸 - 多聚乳酸（PGA/PLA）支架材料的制备方法。取非编织 PGA 置于耳郭形态模具中，反复滴加 0.5% 的 PLA 对 PGA 进行塑形，待 PGA 材料半干后施加一定压力使其维持形态，以此获得耳郭形态的 PGA/PLA 支架。将制备好的 PGA/PLA 支架材料灭菌后备用。

（4）**细胞 - 材料复合物制备：**待细胞扩增到数量满足软骨构建需求时，收集扩增后的软骨细胞以常规培养液重悬，并将细胞悬液调整为 $50 \times 10^6 \sim 100 \times 10^6/mL$ 的浓度，随后将细胞悬液均匀滴种在耳郭形态的 PGA/PLA 支架材料上形成细胞材料复合物。

（5）**组织工程耳郭软骨的体外构建：**将细胞材料复合物置于 37℃、5%CO_2、100% 饱和湿度的条件下孵育 4h，待大部分细胞黏附于材料上后加入足量培养液继续培养，为避免软骨细胞体外培养过程中发生去分化，常规以软骨重分化培养液进行体外培养。培养 8～12 周后便可获得较为成熟的耳郭形态软骨组织。

三、耳郭软骨组织工程研究进展

组织工程技术兴起于 20 世纪 80 年代，但直至 1992 年，人耳形态的组织工程耳郭再生才首次被 Vacanti 等报道。此时的组织工程耳郭软骨不但不够精致，而且植入裸鼠体内后发生形状改变、软骨吸收的概率很高。此后，曹谊林等通过将组织工程耳郭软骨与钛网外支架结合解决了组织工程耳郭软骨的体内形态维持问题。耳郭形态复杂且精致，组织工程耳郭软骨再生的成功是形态控制在组织工程领域获得突破的重要标志。随着材料学的发展，到了 1998 年 Ting 等首次尝试了应用纤维蛋白凝胶（天然材料）复合牛关节软骨细胞，并成功在裸鼠体内再生出耳郭形态软骨。但由于凝胶材料的力学强度低、降解速率快，因此耳郭形态维持并不理想。尽管如此，这一研究结果开启了天然材料在耳郭软骨组织工程中的应用尝试，为后续复合材料的研究与应用提供了基础。随后，Saim 等尝试应用聚氧乙烯聚氧丙烯醚共聚物水凝胶复合新鲜耳软骨细胞（未经体外扩增）结合外科皮下隧道制备技术进行猪自体软骨注射移植，应用这一方法成功在猪体内再生出具有耳轮形态的软骨组织。这是组织工程耳郭软骨再生在大动物体内获得成功的重要标志。但这一方法也存在诸多局限性，如操作过程复杂、不能再生完整的耳郭形态软骨、再生的软骨不均质等。因此，有关这一方法的应用后续鲜有报道。

2002 年，Haisch 等首次报道了利用体外扩增技术能获得足够量的人鼻中隔软骨细胞，且将这些扩增细胞与 PLLA-PGLA 支架材料复合后能再生出成熟的耳郭形态软骨组织。尽管这一研究是建立在裸鼠模型之上的软骨再生，但细胞扩增技术的建立及人体细胞的应用，不仅解决了细胞数量问题，还从对动物细胞的探索过渡到了人体细胞的研究，极大推动了软骨组织工程临床应用

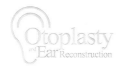
的进程。随后，Kamil 在 2003 年通过改良体外构建技术，同时适当延长体外培养时间，最终能在体外构建出力学强度尚可，且具有正常人大小的耳郭形态软骨，这改写了既往只能构建小体积软骨的历史。2004 年，为了获得具有足够力学强度的组织工程耳郭，Shieh 等尝试了应用新西兰兔耳软骨细胞复合聚己内酯（polye-caprolactone，PCL）支架材料进行组织工程耳郭软骨再生，最终在裸鼠体内再生出力学强度好、三维形态精确的耳郭软骨，初步解决了再生软骨的力学强度及形态维持问题。随着 3D 打印技术的蓬勃发展，这一技术在软骨再生和构建中也获得了很好应用。Mannoor 等通过将 3D 打印技术结合生物细胞和电子纳米颗粒，在体外能打印出具有精确形态的耳郭结构仿生耳。3D 打印的应用不仅能实现形态的精确控制，还有助于细胞与材料的相互作用、简化材料的制备工艺，是软骨组织工程产业化的重要推动力。

在动物实验获得成果的基础上，2009 年 Yanaga 等通过获取小耳畸形患者的残耳软骨细胞，体外扩增后进行自体腹部皮下注射以促进其成熟。6 个月后取出雕刻成耳郭支架用于耳再造。术后早期随访发现，患者的耳郭形态维持良好，与自体肋软骨耳再造相比具有更好的弹性。尽管 Yanaga 的研究中只有 4 例患者，且再造耳的长期效果如何未见后续报道，但这些成果开启了组织工程耳再造临床试用的先河。时隔 9 年，周广东、殷宗琦等探索性研究出了含 PCL 内核的 PGA/PLA-PCL 复合支架，有效解决了组织工程软骨力学强度不足、植入体内后形态难以维持这一难题。与此同时，他们还通过延长体外诱导时间初步解决了支架材料的体内炎症反应问题。在解决力学强度及炎症反应这两大难题后，该课题组最终开展了真正意义上的组织工程耳再造临床试验研究。经过两年半的随访，他们发现部分患者获得了较为满意的耳再造效果。这项研究成果将组织工程耳再造的临床转化进程又向前推进了一步（图 6-8-2）。

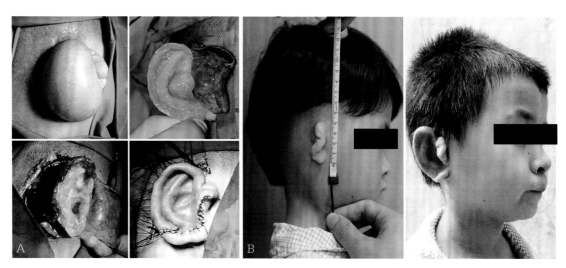

图 6-8-2 组织工程耳再造临床应用
A. 组织工程耳再造术中；B. 手术前后对比。

经过近 30 年的发展，组织工程耳再造通过逐个解决软骨再生面临的多个难题，从无免疫动物的异体移植到免疫完全的大动物自体移植，最后逐渐走到了临床试验研究，这让广大研究者看到了组织工程技术在耳再造应用中的曙光。这不仅是组织工程耳再造的重要进展，更是组织工程领域的重要突破，这些重要成果还推动了组织工程软骨在鼻再造等其他领域的临床应用与研究。

四、组织工程耳再造面临的瓶颈及未来研究方向

尽管组织工程技术在众多学科的推动下获得了快速发展，临床试用也获得了突破，但时至今日，组织工程耳再造仍未实现真正意义上的临床转化和产业化生产。原因在于耳郭软骨组织工程仍面临很多技术瓶颈，很多科学问题仍需进一步阐明。

尽管，软骨组织工程在临床转化中遇到了种种困难和挑战，但近年来随着研究者对相关科学问题的研究和关键技术瓶颈的不断探索，这些问题和技术难题终能解决和克服。在未来，需要重点的研究方向主要包括：找到影响软骨细胞去分化的关键分子机制、明确 BMSCs 皮下环境骨化的关键调控机制可能是解决种子细胞问题的重要途径。在支架材料方面，复合材料的研发、材料制备工艺的改进是获得理想支架材料的重要途径。最后，通过研究天然耳软骨细胞的生长发育调控机制或先天性外中耳畸形的发病机制可能是优化或改进现有软骨培养体系，提高构建软骨质量及功能的重要切入点。总之，组织工程学是一门交叉学科，只有多学科共同发展、互相促进才能加快软骨组织工程耳再造技术的临床应用转化进程。我们也相信，随着一些关键科学问题的解决和一些重要技术瓶颈的突破，组织工程软骨终究会成为治疗先天性小耳畸形的重要手段。

（何爱娟　周广东　曹谊林）

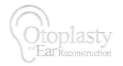

参考文献

[1] 张天宇，李辰龙. 先天性外中耳畸形诊疗进展. 中华耳鼻咽喉头颈外科杂志，2021，56（4）：394-398.

[2] WEERDA H. Classification of congenital deformities of the auricle. Facial Plast Surg, 1988, 5(5): 385-388.

[3] NAGATA S. A new method of total reconstruction of the auricle for microtia. Plast Reconstr Surg, 1993, 92(2): 187-201.

[4] 中华耳鼻咽喉头颈外科杂志编辑委员会耳科组，中华医学会耳鼻咽喉头颈外科学分会耳科学组，中华医学会整形外科学分会耳再造学组. 先天性外中耳畸形临床处理策略专家共识. 中华耳鼻咽喉头颈外科杂志，2015，50（3）：182-186.

[5] ZHANG T Y, BULSTRODE N, CHANG K W, et al. International consensus recommendations on microtia, aural atresia and functional ear reconstruction. J Int Adv Otol, 2019, 15(2): 204-208.

[6] 李辰龙，傅窈窈，谢友舟. 自体肋软骨在耳畸形再造与修复中的应用进展. 中国眼耳鼻喉科杂志，2019，19（6）：375-377，379.

[7] 张天宇，李辰龙. 先天性外中耳畸形（13）——人工材料全耳郭再造研究进展. 听力学及言语疾病杂志，2021，29（1）：120-122.

[8] 张天宇，李辰龙. 先天性外中耳畸形及功能性耳再造. 中华耳科学杂志，2021，19（3）：528-531.

[9] MEYER R, DE GOUMÖENS R, DERDER S. Combined aesthetic and functional treatment of microtia. Aesthetic Plast Surg, 1997, 21(3): 159-167.

[10] SIEGERT R. Combined reconstruction of congenital auricular atresia and severe microtia. The Laryngoscope, 2003, 113(11): 2021-2027.

[11] 李辰龙，谢友舟，朱雅颖，等. 三期法功能及耳再造技术在先天性小耳畸形伴耳道狭窄患者中的应用. 中华整形外科杂志，2018，34（3）：183-187.

[12] FU Y Y, LI C L, XIE Y Z, et al. Functional ear reconstruction strategies for microtia with congenital aural stenosis in seventy-six patients. Clin Otolaryngol, 2020, 45(4): 611-615.

[13] 张礼春，陈颖，张天宇. 小耳畸形伴耳道闭锁患者耳郭再造与听力重建联合手术效果分析. 中华耳鼻咽喉头颈外科杂志，2015，50（3）：197-202.

[14] ZHANG Q, ZHANG R, XU F, et al. Auricular reconstruction for microtia: personal 6-year experience based on 350 microtia ear reconstructions in China. Plast Reconstr Surg, 2009, 123(3): 849-858.

[15] LI D, ZHANG R, ZHANG Q, et al. A novel method of naturally contouring the reconstructed ear: modified antihelix complex affixed to grooved base frame. Plast Reconstr Surg, 2014, 133(5): 1168-1174.

[16] XU Z, ZHANG R, ZHANG Q, et al. New strategies for tragus and antitragus complex fabrication in lobule-type microtia reconstruction. Plast Reconstr Surg, 2019, 144(4): 913-921.

[17] QIAN J, LI Z, LIU T, et al. Auricular reconstruction in hemifacial microsomia with an expanded two-flap method. Plast Reconstr Surg, 2017, 139(5): 1200-1209.

第七章
功能性耳再造

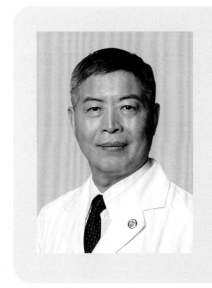

章负责人简介

张天宇

主任医师，教授，博士生导师。任复旦大学附属眼耳鼻喉科医院耳鼻喉科研究院副院长，眼耳鼻整形外科主任。兼任中国中西医结合学会耳鼻咽喉科专业委员会主任委员等。

先天性外中耳畸形是引起容貌损害和／或听力缺陷的严重颅面部畸形，主要临床表现为耳郭畸形、外耳道狭窄或闭锁、中耳畸形等，极易造成患者及其家庭成员的自卑、焦虑和社会适应障碍。其手术难度大，术后可出现听力改善效果不佳、再造外耳道炎症／狭窄／闭锁等并发症，有的甚至出现严重的面神经损伤。耳郭修复手术还面临术后耳郭美学不足、外耳道感染破坏等严重后果。单纯由耳外科或整形外科诊治的患者，均不同程度地出现手术失败、难以修复的情况。因此，在耳郭美学再造的同时完美融合听觉功能重建是医患双方的共同诉求。

早在 1997 年，瑞士 Meyer 医师采用整形外科联合耳科医师的合作模式尝试耳郭再造与听觉重建联合手术。2003 年德国耳鼻咽喉科医师 Siegert 独立进行整形与听觉重建的整合模式进行功能性耳再造的尝试，并提出"功能性耳再造（functional ear reconstruction）"这一概念。国内也逐渐建立融合整形、听觉重建以更好地满足患者需要的学科体系。2015 年张天宇教授牵头中华医学会耳鼻咽喉头颈外科学分会耳科学组和中华医学会整形外科学分会耳再造学组，制订了《先天性外中耳畸形临床处理策略专家共识》。为进一步规范功能性耳再造技术，2019 年编者与本领域多位知名专家共同制订功能性耳再造国际共识 International Consensus Recommendations on Microtia, Aural Atresia and Functional Ear Reconstruction，在耳郭美学再造的同时融合听觉功能重建，开启了功能性耳再造的整形外科专科化（specialized plastic surgery）融合发展模式。

如何再造外耳道形态、恢复外耳道生理功能是"功能性耳再造"技术体系中的关键点和难点。本章节展示内容均依据外耳道病理生理学研究发现，并结合耳郭美学再造与听力重建要求建立的耳内 - 耳甲切口外耳道重建技术。可有效解决外耳道术后再狭窄和外耳道口的美学难题，将耳郭整形再造与外耳道重建技术有机地结合在一起。

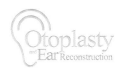
外耳道闭锁患者无外耳道皮肤，需全部采用头皮或其他部位植皮，再造外耳道皮肤缺乏耵聍腺与皮脂腺，无法形成耵聍，自净及抗感染能力差。本章节通过展示健侧外耳道皮片移植技术、新外耳道带蒂筋膜移植床等 6 大创新举措，可有效解决闭锁外耳道再造术后感染、外耳道再狭窄和鼓膜外移三大临床难题。

获得性外耳道狭窄与闭锁多数由外伤、手术、慢性外中耳炎症以及外耳道新生物等原因导致。外耳道狭窄或闭锁可继发胆脂瘤及感染进而破坏毗邻结构。手术是治疗外耳道狭窄或闭锁的主要方式，目的是切除闭锁瘢痕、扩大狭窄外耳道，防止外耳道胆脂瘤形成，有效提高听力。

外耳道狭窄伴胆脂瘤的传统处理策略为尽早或控制感染后行外耳道重建术。但编者对既往病例总结后发现，扩大骨性外耳道，降低外耳道弯曲度后，部分病例具有自愈倾向。但外耳道狭窄伴耳周脓肿时，需要尽快考虑脓肿切开引流，在感染控制后尽早开展外耳道成形术，合理的脓肿切开引流策略对后续全耳郭再造术的影响较小。

在行外耳道成形术的同时，可联合开展耳屏、耳甲腔畸形整形，有助于充分利用耳屏和耳甲畸形矫正后的冗余皮肤和软骨。对于耳郭低位、狭窄外耳道向上倾斜的患者，如按常规策略进行手术，术后外耳道的位置异常对耳郭美学有较大影响，此时需要考虑外耳道移位术，提升耳郭的整体美学效果。

当颞骨发育差，较难通过外耳道再造术提高患者听力时，可以采用软带式、粘贴式等骨导助听器提高听力，年龄＞5 岁可考虑人工中耳植入或骨导助听器植入。由于经皮式骨导助听器振动元件在体外，因此能量经皮衰减后，高频声音信号增益较差；骨桥可直接振动颞骨，不存在经皮能量衰减，因骨振器植入体积较大，对颅骨的厚度有一定要求，术前需要严格的影像学评估。根据患者的具体情况，选择合适的植入产品及手术时机。

本章充分展示了功能性耳再造的最新技术，希望广大读者在阅读时有所收获。

第一节 外耳道狭窄

一、定义及临床表现

外耳道狭窄（aural stenosis）是外耳道系列畸形状态中畸形程度较轻的一种类型，其准确定义为：颞骨鼓部发育不良所致的一种特定的畸形状态，表现为外耳道狭窄和小鼓膜，常表现为传导性听力损失，多伴发耳郭及中耳畸形（图 7-1-1）。外耳道脱落上皮易积聚于狭窄外耳道，长时间上皮积聚容易形成外耳道胆脂瘤，进而有慢性感染、外耳道骨质吸收、听小骨破坏及听力下降等多种并发症发生的可能性，因此建议及时行外耳道成形术。

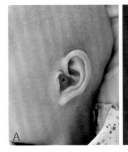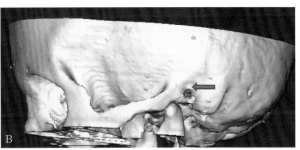

图 7-1-1 外耳道狭窄临床表现
A. 外耳道狭窄典型病例外观图；B. 外耳道狭窄 CT 三维重建示颞骨鼓部发育不良（箭头）。

二、术前评估及手术方案选择

（一）术前评估

术前中耳乳突 CT 检查和纯音听阈测试是外耳道成形术术前评估所必需的检查。

1. 中、内耳薄层 CT 检查 可用以明确以下解剖结构是否存在下述异常。①外耳道狭窄状态，是否并发胆脂瘤，病变范围及骨质破坏情况；②中耳乳突发育情况，听骨链、面神经畸形状态；③内耳发育情况，脑板低位、乙状窦前位等邻近结构情况亦需要关注（图 7-1-2）。

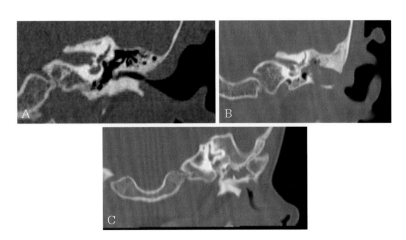

图 7-1-2 不同类型外耳道狭窄的 CT 冠状面表现
A. 外耳道狭窄不伴胆脂瘤；B. 外耳道狭窄伴发胆脂瘤；C. 外耳道倾斜狭窄伴中耳乳突严重发育不良。

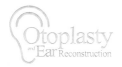

2. 纯音听阈测试　常规的纯音听阈测试亦是术前必不可少的检查之一，根据骨导阈值、气导阈值、气 - 骨导差的情况判断传导性听力损失程度（图 7-1-3）。

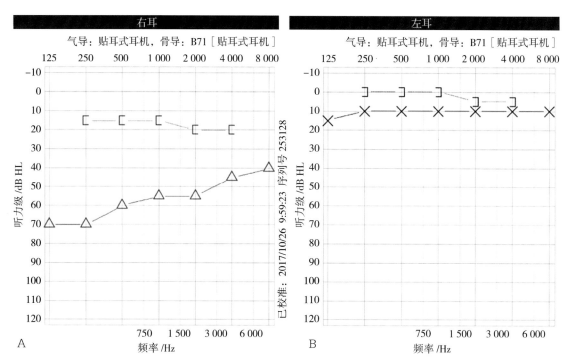

图 7-1-3　右侧外耳道狭窄患者的典型纯音听阈测试表现
A. 右耳传导性听力损失；B. 左耳听力正常。

3. 其他检查　因年龄小或其他原因不能配合进行纯音听阈测试的，需进行骨导及气导 ASSR 或 ABR 测试。

（二）手术方案的选择

根据术前检查结果综合决定手术方案。①若术前纯音听阈测试气 - 骨导差≤15dB，建议单纯行外耳道成形术；②若气 - 骨导差＞15dB，根据中内耳薄层 CT 判断鼓室、听骨链发育情况及面神经畸形情况，如果存在听力提高机会，可同期行鼓室成形加听骨链松解或重建术；③若 CT 判断鼓室发育不良，听小骨严重发育不良，特别是镫骨严重畸形、面神经严重遮窗等情况，则不适合行鼓室成形术；④如果有耳周或外耳道内红肿疼痛、流脓等急性炎症，通常需要控制急性炎症后再进行外耳道成形手术。外耳道狭窄的处理策略如图 7-1-4。

三、手术流程、术后处理及并发症
（一）手术流程

1. 手术目的　外耳道成形术的目的是扩大狭窄的外耳道，避免或减少外耳道狭窄带来的慢性炎症以及外耳道胆脂瘤等问题，获得健康的外耳道。

2. 手术步骤　外耳道成形术需在全身麻醉状态下进行，根据耳道手术同时兼顾美学再造的需求，笔者团队创新性设计耳内耳甲切口，即在耳轮脚及耳屏间切开，然后弧形转向耳甲腔后下直至

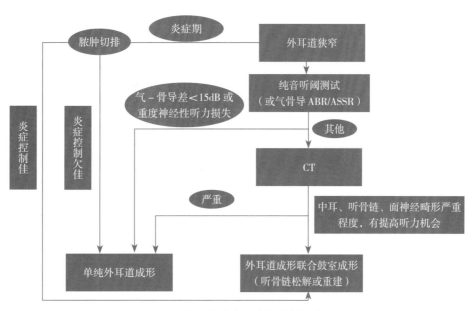

图 7-1-4 外耳道狭窄手术策略制订流程图

骨面。电钻扩大狭窄的外耳道，将外耳道扩大成直径≥1.2cm 的垂直外耳道。根据中耳乳突 CT 检查和听力学检查结果综合判断是否同期进行鼓室成形听力重建术。外耳道扩大成形后存在外耳道表面皮肤缺损，需测量缺损面积，取刃厚头皮修补外耳道皮肤缺损。用金霉素油纱条填塞外耳道，使植皮良好贴合于骨面之上的筋膜瓣上。手术中要高度重视残存外耳道上皮的保护，这些皮肤对术后新外耳道的健康恢复至关重要。小耳畸形伴外耳道狭窄的三期法功能耳再造如图 7-1-5 所示。

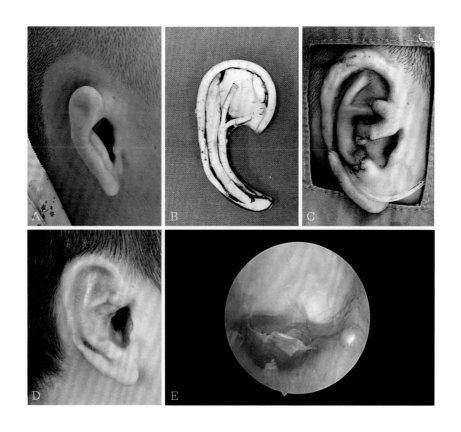

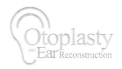

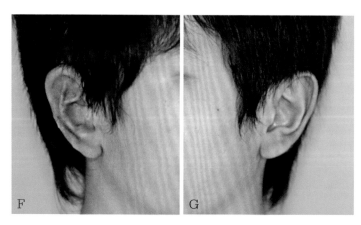

图 7-1-5 小耳畸形伴外耳道狭窄的三期法功能耳再造
A. 术前耳郭外形；B. Ⅰ期术中雕刻肋软骨耳郭支架；C. Ⅰ期术后形态；
D. Ⅱ期行外耳道成形及听力重建；E. 术后鼓膜形态；
F. Ⅲ期立耳术后耳郭外形；G. 健侧耳郭外形。

（二）术后处理与常见并发症

外耳道成形术后要密切关注患者恢复情况及术后并发症的发生，一旦出现并发症要及时处理。

1. 术后油纱条的处理 头部取皮处一般术后 5~7 天拆除敷料，只剩薄薄一层凡士林油纱条，待头皮生长自然脱落；外耳道内填塞金霉素油纱条，建议填塞时间为术后 3 周，以便外耳道植皮生长良好。若患者提早出现外耳道异味、渗液增多等情况，可在直视条件下提早取出纱条，务必小心操作。

2. 面神经损伤 外中耳畸形患者常伴发面神经位置异常。外耳道成形术前应仔细阅读颞骨薄层 CT，明确面神经的位置，特别是其与外耳道后壁，胆脂瘤病变等的位置关系，避免损伤面神经。

3. 听骨链损伤 手术操作靠近听骨链的位置或探查鼓室时应该动作轻柔，精细控制动作幅度，避免损伤听骨链。

4. 感音神经性听力损失 听骨链常有与闭锁板融合等现象，电钻的能量能通过骨性连接传至内耳，造成内耳不可逆损伤。注意术中关键部位轻柔操作。

5. 外耳道成形术后再狭窄 应将外耳道直径扩大到至少 1.2cm，术后新外耳道口应用软性支撑（如棉球等）直至瘢痕稳定，术后半年外耳道口的软性支撑填塞，可以有效地预防皮肤回缩，极大减少发生再次狭窄的概率。

（傅窈窈　谢友舟　李辰龙　朱雅颖　张天宇）

第二节　外耳道闭锁

　　根据外耳道发育的不同，结合其临床特征和手术观察，外耳道畸形可分为外耳道狭窄、外耳道部分闭锁和外耳道完全闭锁三类：①外耳道狭窄是指外耳道软骨部或骨部变窄，存在小鼓膜或鼓膜形态畸形；②外耳道部分闭锁是指外耳道软骨部或骨部存在，有骨性闭锁板，鼓膜缺失或发育不全；③外耳道完全闭锁是指外耳道软骨部和骨部完全闭锁，鼓膜缺失。

　　1882 年 Kiesselbach 尝试通过手术来纠正一名 6 月龄患儿的先天性外耳道闭锁，虽然术后出现了面瘫，但大多数学者认为这是第一例外耳道再造术。随后的几十年里，虽然有外耳道再造术的零星报道，但并无实质性进展。直到 1953 年，Wullstein 和 Zollner 开展了鼓室成形术，外中耳畸形听力重建才有了新的发展。真正意义上的外耳道再造术源于美国医生 Pattee 和法国医生 Ombredanne 的技术。Jahrsdoerfer、Weerda、Schuknecht 和 De la Cruz 等对先天性外耳道闭锁患者开展了大量的手术探索，通过磨除不同程度的外耳道骨质、采用不同类型的植皮技术、听骨链重建和鼓室成形术等方法改善手术效果，手术成功率有所提高。外耳道再造术在先天性外中耳畸形治疗中的应用一直存在争议。

　　先天性外中耳畸形以合并外耳道闭锁为主，多数患者希望通过再造外耳道恢复听力并获得健康的外耳道。然而，外耳道闭锁患者无外耳道皮肤，需全部采用头皮或其他部位植皮，再造外耳道皮肤缺乏耵聍腺与皮脂腺，无法形成耵聍，自净及抗感染能力差。2015 年我国《先天性外中耳畸形临床处理策略专家共识》认为外耳道骨性闭锁者应慎重考虑外耳道再造术；IMAW（International Microtia and Atresia Workgroup）成员 Kesser 随访发现闭锁外耳道再造二次修复的概率为 25%～36%，部分甚至需要多次修复手术，2019 年 IMAW 发布的功能耳再造国际共识 *International Consensus Recommendations on Microtia*，*Aural Atresia and Functional Ear Reconstruction* 认为本病的合适手术年龄为青春期之后，此时手术可以降低外耳道再狭窄闭锁的风险。

　　目前先天性外耳道闭锁再造术后仍面临三大临床难题：①再造外耳道移植皮肤不具备正常外耳道皮肤生理功能，不耐受潮湿环境，极易发生上皮聚集与炎症；②新鼓膜固定困难，难以避免鼓膜外移（lateralization of tympanic membrane）；③新外耳道骨性或瘢痕性再狭窄，使得外耳道健康难以维系。如何再造外耳道形态、恢复外耳道生理功能是"功能性耳再造"技术体系中的关键和难点。

一、外耳道闭锁再造的健侧外耳道皮片移植技术

　　并非所有的外耳道闭锁患者都适合行外耳道再造术。解剖发育的差异，如面神经异位及镫骨缺失等使手术充满了挑战。1992 年 Jahrsdoerfer 提出了基于高分辨率颞骨 CT 的术前评分系统，该系统包括外中耳发育相关的 9 个解剖标志。这为术前预测听力结果提供了一定依据，评分越高，则听力改善的概率越大。事实上仅一半的患者 Jahrsdoerfer 评分≥6 分，具有外耳道再造的手术机会。即便如此，仍有一半的手术患者通过外耳道再造术，无法达到满意的听力效果。此外患者还需要承担外耳道再造术带来的各种并发症风险。

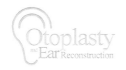

由于先天性外耳道狭窄患者具有一定量的外耳道皮肤，软骨部皮肤具有的耵聍腺为外耳道特有的腺体，耵聍正是由耵聍腺及皮脂腺的分泌物和脱落的上皮细胞构成，可对抗多种物理损伤和病原侵入，在维持外耳道正常生理功能中起着重要作用，外耳道骨性段上皮可向外移行，有利于维持外耳道的自净功能。先天性外耳道狭窄患者行外耳道成形术后，外耳道较易恢复健康，尤其是部分重度外耳道狭窄患者，其外耳道直径虽然仅为 1 ~ 2mm，但术中可利用外耳道残余皮肤，故新外耳道发生再狭窄、感染的风险显著低于外耳道闭锁患者。因此笔者推测，单侧先天性外耳道闭锁患者行外耳道再造术时，植入一定量的健侧外耳道皮片，可能对维持外耳道闭锁再造术后的外耳道恢复健康至关重要。

（一）术前准备

入选标准为年龄≥12 岁的单侧先天性外耳道闭锁患者，且 Jahrsdoerfer 评分≥8 分。对侧外耳道有炎症、外伤或肿瘤者以及有糖尿病史者予以排除。术前行纯音听阈检查及颞骨高分辨率CT 检查。

（二）手术方法

外耳道再造术的切口设计为耳内 - 耳甲切口，切开后制备道上三角区带蒂筋膜瓣——浅表肌肉腱膜系统（superficial musculo aponeurotic system，SMAS），游离"外耳道口"区域乳突骨膜备用。经前方上鼓室鼓窦切开径路，磨除闭锁骨质，在筛区再造直径为 1.2 ~ 1.5cm 的外耳道。听骨链固定点由内向外进行松解，松解后探查镫骨活动情况。鼓膜区采用薄软骨片修复以增加稳定性，降低鼓膜外侧移位的发生概率，预制乳突区骨膜压薄后修复鼓膜。软骨片覆盖封闭鼓窦及乳突暴露气房。植皮前构建新外耳道带蒂筋膜移植床以增加植皮成功率，术中切取健侧外耳道软骨部后壁 5mm 宽全厚条形皮片，对应植皮区域为患侧外耳道软骨部，双侧外耳道余下缺损部分采用颞区头皮刃厚皮片植皮（图 7-2-1、图 7-2-2）。

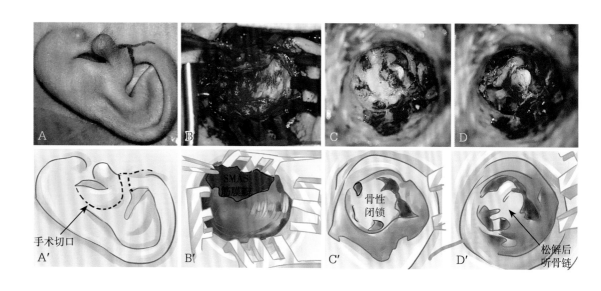

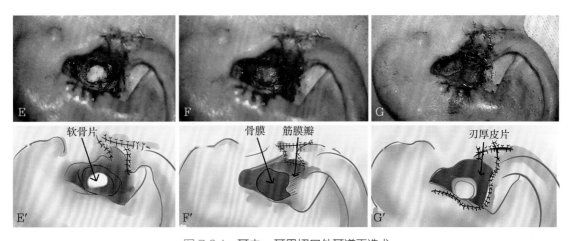

图 7-2-1　耳内 – 耳甲切口外耳道再造术

A. 耳内 – 耳甲切口设计；B. 制备带蒂 SMAS 筋膜瓣；C. 再造外耳道直径为 1.2～1.5cm；D. 听骨链松解；
E. 鼓膜区采用软骨片修复以增加稳定性；F. 构建新外耳道带蒂筋膜移植床，预制乳突区骨膜，压薄后修复鼓膜；
G. 采用头皮刃厚皮片行外耳道植皮。A'～G'. 分别对应 A～G 的手术示意图。

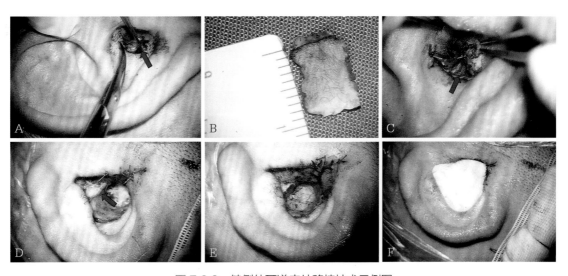

图 7-2-2　健侧外耳道皮片移植技术示例图

A. 切取健侧外耳道软骨部全厚皮片（箭头所指）；B. 健侧外耳道皮片大小约为 10mm×5mm；
C. 健侧外耳道皮肤缺损采用头皮刃厚皮片修复（箭头所指）；D. 将健侧外耳道皮片移植于患侧新造外耳道软骨部
前下壁（箭头所指）；E. 患侧外耳道余下皮肤缺损部分采用头皮刃厚皮片植皮；F. 抗生素油纱条填塞外耳道。

（三）术后情况

术后双侧外耳道行抗生素油纱条填塞 3 周后抽出填塞物，之后患侧继续采用挤干的锥形碘伏棉球软性支撑半年左右，健侧软性支撑 3～6 个月。先天性外耳道闭锁再造耳道的健康情况较前期改善，再造外耳道通畅、上皮健康、外耳道干燥清洁（图 7-2-3），术后听力改善（图 7-2-4），术后积极干预处理，健侧外耳道取皮处无瘢痕性狭窄或局部骨质增生等情况（图 7-2-5）。

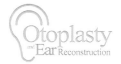

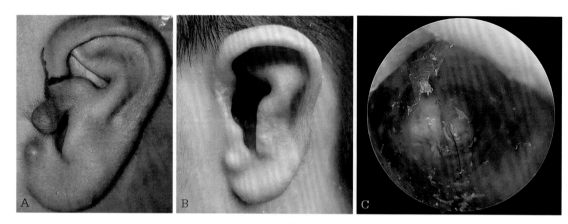

图 7-2-3　外耳道闭锁再造术后

A. 外耳道闭锁再造术前；B. 外耳道闭锁再造术后 1 年，外耳道通畅；

C. 术后 1 年耳内镜检查示再造外耳道上皮健康，外耳道干燥清洁。

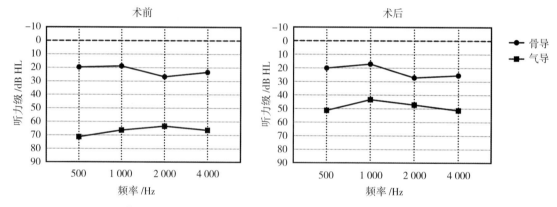

图 7-2-4　外耳道闭锁再造手术前后纯音听阈测试随访结果（平均随访时间 7 个月）

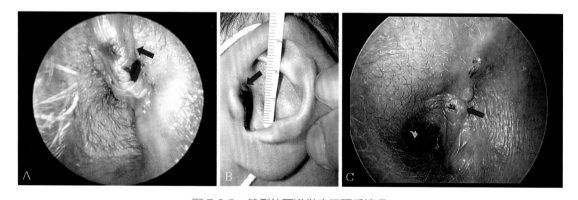

图 7-2-5　健侧外耳道供皮区预后情况

A. 病例 1 术后 3 个月复诊耳内镜下见健侧外耳道口瘢痕增生（箭头所示）；B. 病例 1 予以曲安奈德注射 5 个月后外耳

道口瘢痕消退（箭头所示）；C. 病例 2 耳内镜下见健侧外耳道供皮区通常无瘢痕性狭窄（箭头所示）。

二、外耳道闭锁的浅耳道再造技术

2015 年《先天性外中耳畸形临床处理策略专家共识》将外耳道畸形分为外耳道狭窄和外耳道闭锁两类。功能耳再造国际共识中将外耳道闭锁细分为部分闭锁和完全闭锁两类。外耳道部分闭锁患者保留了部分外耳道结构，仍具有耵聍腺分泌耵聍的保护和一定的外耳道自净功能，相对于外耳道完全闭锁患者，其外耳道再造术后改善听力的机会较多，且并发症发生率低，对于此类患者，在行外耳道再造术时，充分利用残留浅外耳道的皮肤，可不切取健侧外耳道皮片用于移植，同样可以取得满意的术后结果（图 7-2-6、图 7-2-7）。

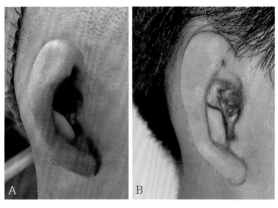

图 7-2-6 浅外耳道再造手术前后对比
A. 术前示右侧外耳道部分闭锁，仍残留一定的外耳道皮肤；
B. 浅外耳道再造术后 10 个月，外耳道干燥。

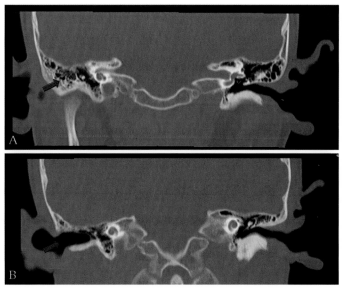

图 7-2-7 浅外耳道再造手术前后 CT 表现（与图 7-2-6 为同一患者）
A. 术前 CT 示右侧外耳道闭锁（红色箭头）；
B. 术后 1 年 CT 示右侧外耳道通畅（红色箭头）。

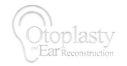

三、全耳郭再造术后的外耳道闭锁再造

先天性外中耳畸形主要表现为耳郭畸形、外耳道闭锁或狭窄、中耳畸形等，容貌缺陷和听力障碍使患者生活质量显著下降。从大量的文献报道可以看出，耳科手术会出现听力改善的不足、再造外耳道的炎症与狭窄或闭锁，甚至面神经损伤；整形医师也面临术后耳郭美学不足、外耳道感染破坏等严重后果。单纯由耳外科或整形外科诊治的患者，均出现大量的手术失败、难以修复的案例。

尽管整形外科医师通过多种技术改进，追求再造耳郭逼真生动，取得显著的进展。但单纯行耳郭整形与再造不能改善听力；单纯行听觉重建术也影响耳郭的整形与再造，二者需要有机地结合，在进一步改善耳郭形态的同时，完成听觉重建。功能性耳再造概念最早由德国的 Siegert 医生在 2003 年提出，其设计的耳内 - 耳甲切口外耳道重建等手术技术，有效地解决外耳道再狭窄的难题，同时创造性地将耳郭再造与外耳道及中耳重建技术有机结合，建立的"功能性耳再造"技术体系逐渐普及应用。

行全耳郭再造术时，应考虑保留一定的耳甲腔空间（通常＞1.5cm），以用于后期的外耳道再造术，同时避免再造出过长的耳轮脚。耳再造时如未考虑以上情况，行外耳道再造术时，需根据情况切除过长的耳轮脚，甚至切除部分再造耳郭支架，以保证外耳道的大小，过小的再造外耳道其术后发生外耳道再狭窄闭锁的风险较高。本节展示的全耳郭再造术后的外耳道闭锁再造技术，经过不断的探索实践（图 7-2-8），并随着外中耳畸形诊疗指南共识的推出，相关诊疗更加规范，可以为部分选择合适的先天性外中耳畸形伴外耳道闭锁的患者提供有效的治疗（图 7-2-9）。

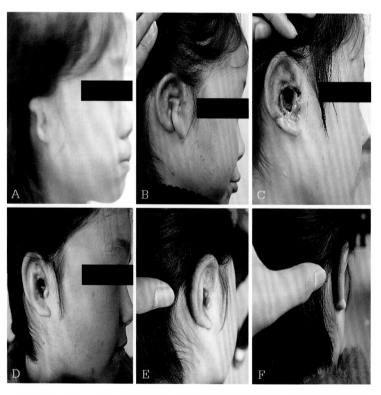

图 7-2-8 Brent 法全耳郭再造 I 期术后行耳垂转位及外耳道闭锁再造
A. 术前右耳外形；B. I 期术后耳郭形态；C. II 期耳垂转位及外耳道再造术；
D～F. III 期立耳术后外形。

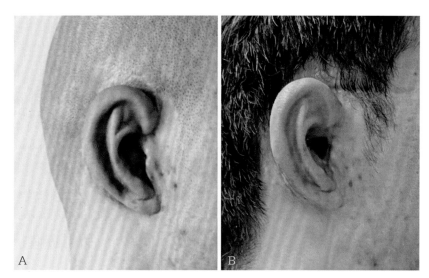

图 7-2-9　全耳郭再造术后的外耳道闭锁再造术前术后对比
A. 先天性外中耳畸形伴外耳道闭锁患者已行全耳郭再造术后患侧耳郭形态；
B. 应用健侧外耳道植皮技术的外耳道闭锁再造术后耳郭及外耳道形态。

通过以下几点来降低外耳道再造术后并发症的发生。

1. 手术时机选择合理　手术年龄最好≥12 岁。IMAW 建议，虽然年龄>6 岁、Jahrsdoerfer 评分≥7 分的外耳道闭锁患者可开展外耳道再造术。但仍应慎重，其外耳道再狭窄闭锁行二次手术的风险较高，建议青春期之后行外耳道再造术更为安全。

2. 外耳道带蒂 SMAS　植皮前构建外耳道带蒂 SMAS 筋膜移植床以增加植皮成功率，该技术为首次报道，带蒂筋膜与游离筋膜或直接骨面植皮相比，其血运良好，可以减少渗出，促进干耳，避免因缺乏血供致皮肤挛缩，植皮相对更加健康。

3. 薄软骨片或筋膜修复鼓膜、乳突、鼓室　术中鼓膜区采用薄软骨片修复以增加稳定性，暴露的部分乳突气房、鼓窦外侧壁及上鼓室外侧壁，同样利用薄软骨片或筋膜进行封闭，阻断鼓室及乳突气房与外耳道的空气交通，保证外耳道四壁密封，降低鼓膜外移的发生概率。

4. 乳突区骨膜压薄后修复鼓膜　预制乳突区骨膜压薄后修复鼓膜，骨膜富含胶原纤维，收缩性小，生物力学强度高，是理想的鼓膜修补及再造材料。

5. 外耳道全厚皮片移植　切取健侧外耳道软骨部后壁 5mm 宽全厚条形皮片用于患侧植皮，外耳道全厚皮片保留了皮脂腺以及外耳道皮肤特有的耵聍腺等，植皮成功后外耳道上皮健康，外耳道干燥清洁，这也符合整形外科所重视的"同物相济"原则。

6. 适度的植皮压力和时间　抗生素油纱条填塞外耳道，3 周后抽出填塞物，适度的植皮压力和时间可以保证植皮的健康存活，降低外耳道植皮瘢痕挛缩的发生，之后继续采用挤干的锥形碘伏棉球软性支撑半年左右，瘢痕的增生期为半年左右，适度的压力可以减少瘢痕的形成。

（李辰龙　谢友舟　傅窈窈　朱雅颖　张天宇）

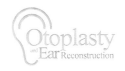

第三节 后天性外耳道狭窄与闭锁

后天性外耳道狭窄与闭锁（acquired aural stenosis and atresia）属于外耳道少见疾病，通常根据病理特征可分为两大类。一类是由感染、外伤（意外事故如撕裂伤或枪伤、热烧伤或化学烧伤、放疗等）、手术或占位性病变等引起，发病率不明确；另一类是炎症后获得性闭锁，其发病率为每 0.6/100 000。大部分学者认为这是两个独立的疾病，前者可以发生在整个外耳道各个部位，除了引起听力损失外，还可能继发感染和外耳道胆脂瘤，这是由于狭窄或闭锁外耳道深部的上皮脱落，变性角蛋白积聚造成。胆脂瘤具有骨侵蚀特性，破坏外耳道皮肤和骨性部分，甚至侵入中耳和乳突腔，产生并发症。而炎症后获得性闭锁是一类因慢性外耳道炎或中耳炎导致的外耳道炎性闭锁，是一种罕见的病理状态，其特征是外耳道骨部和鼓膜外侧上皮层之间的纤维化软组织闭锁，导致传导性听力损失。

治疗后天性外耳道狭窄与闭锁的外科策略主要是进行外耳道扩大成形术，还包括应用皮瓣和 / 或移植皮肤覆盖外耳道皮肤缺损部分。这是一个难度较高的手术，如果处理不当还会导致外耳道再次狭窄和闭锁。不同病因导致的后天性外耳道狭窄与闭锁有其特定的临床特征，需要制订相应的处理策略。

一、临床特征

（一）外伤性外耳道狭窄与闭锁

外伤性外耳道狭窄与闭锁（traumatic aural stenosis and atresia）是由利器或钝器伤、热烧伤或化学烧伤、放疗等三类外伤所引起的外耳道狭窄与闭锁。对笔者所在医院的手术患者进行回顾性研究显示，外伤导致的外耳道狭窄与闭锁占总数的 46%，其中利器或钝器伤占 77.17%，烧伤占 21.74%，放疗 1.09%。这些患者中继发外耳道胆脂瘤达 52.17%。

1. 利器或钝器伤 此类外伤由利器伤、钝性创伤或穿透性损伤构成，道路交通事故是造成钝性创伤的最常见原因。男性和年轻人更常见，笔者团队收治患者的男女比例 3∶1，平均年龄 35.5 岁。

笔者团队收治继发外耳道胆脂瘤比例较高，统计数据达 58.6%，原因有以下三方面：①鳞状上皮和异物碎片的植入，如枪伤；②外耳道狭窄与闭锁导致上皮堆积；③上皮通过鼓膜边缘和上鼓室外侧壁骨折裂隙侵入鼓室。随着外伤时间的延长胆脂瘤发生率逐渐提高，甚至形成巨大胆脂瘤侵入中耳乳突。其中外耳道闭锁患者的胆脂瘤发生率更高达 75.6%。

外耳道狭窄与闭锁最常见部位是外耳道软骨部，这里的软组织成分比较复杂，易形成环形缩窄。外耳道骨部狭窄与闭锁主要发生在颞骨骨折患者，其中前壁骨折最常见，还可能出现其他各壁的复合骨折，如累及鼓室会合并听小骨脱位或碎裂。颞下颌关节是颞骨损伤的常见部分，特别是颏部受高速撞击可导致盂窝或关节隆起骨折，甚至发生双侧损伤。髁状突可以滑脱至外耳道引起外耳道狭窄。

由于耳郭和颞骨解剖结构的复杂性，耳部外伤还可能合并其他部位损伤。除了继发胆脂瘤引起的中耳、内耳并发症，外伤可能导致听小骨脱位、面神经管受压或神经牵拉伤、颅底骨折导致脑脊液漏等。

2. 烧伤 由于耳郭的突出位置，高温或化学腐蚀会造成耳郭直接热损伤和随后的软骨炎，造成耳郭畸形挛缩，严重烧伤者耳郭甚至缺如，进而引起外耳道口狭窄或闭锁。外耳道内受高温或腐蚀性物质影响，如焊接物溅入、纽扣电池嵌顿等，局部会产生瘢痕。全耳郭烧伤甚至缺如者局部皮肤破坏明显，术后瘢痕化的发生率更高。

3. 放疗 头颈部肿瘤放射治疗的辐射范围常累及颞骨，引起包括外耳道、中耳及内耳的放射损伤，放射性骨坏死是公认的终末期并发症，但也可能发生严重的非骨性并发症，如外耳道炎、外耳道狭窄。外耳道狭窄一般发生在腮腺切除术、外耳道手术联合高剂量放射治疗的患者中，多数在放疗后 3 年内发生。

（二）手术相关外耳道狭窄与闭锁

笔者所在医院统计手术导致的外耳道狭窄与闭锁占总数的 23.7%，包括各类中耳乳突手术、外耳道肿物切除手术、外耳道成形术以及第 1 鳃裂瘘切除术。这些患者中继发胆脂瘤的比例高达 63.83%。

手术导致的外耳道狭窄与闭锁位列病因的第 2 位。具体原因如下：①改良开放式乳突切除手术中面神经嵴保留过高，上鼓室和鼓窦外侧壁骨质保留过多，恢复过程中术腔瘢痕过度增生；②单纯鼓膜修补术后外耳道骨部各壁皮肤创面粘连；③外耳道肿物切除后外耳道缺损面积较大造成环形缩窄，外耳道创面对位缝合过于紧密；④外耳道成形术外耳道软骨部和骨部扩大不足，创面皮肤覆盖不足；⑤第 1 鳃裂瘘管切除后外耳道皮肤对位缝合导致外耳道缩小，少数合并外耳道狭窄未同时进行外耳道成形手术。

（三）占位性病变相关外耳道狭窄与闭锁

新生物也是导致外耳道狭窄与闭锁的原因之一，笔者所在医院的数据显示该病因占总数的 6.6%。其中颞骨骨纤维异常增殖症占了 61.54%，该病是一种进展缓慢的非肿瘤性纤维增生性疾病，其特征是骨内纤维组织异常增生。其常表现为进行性外耳道狭窄与闭锁、进行性听力损失。其他占位性病变包括一些良性病变（如骨瘤、神经纤维瘤病）。随着病变扩大，深部易继发胆脂瘤。恶性病变如腺样囊性癌、鳞癌等，通常会伴有长期流脓、耳痛、出血等现象，可以通过活检确诊。

（四）炎性外耳道狭窄与闭锁

炎性外耳道狭窄与闭锁（inflammatory aural stenosis and atresia）系外耳道慢性炎症导致外耳道深部至鼓膜表面纤维增生，严重时继发外耳道骨部闭锁，分泌物的细菌学培养最常见的是假单胞菌和变形杆菌，但都是非特异性的。病因仍不明确。

早期阶段是外耳道炎或中耳炎（鼓膜穿孔）伴肉芽形成。鼓膜外表面鳞状上皮细胞的缺失导致纤维层的暴露。在炎症持续愈合的情况下，会产生覆盖鼓膜纤维层的未成熟肉芽组织。这个过程在一段时间内重复发生，鼓膜会逐渐增厚，直到外耳道骨部被致密的纤维组织占据。狭窄往往延续到外耳道骨部和软骨部的交界处。组织学检查显示纤维组织有许多血管和非特异性慢性炎症细胞浸润。

发病可以是双侧的，儿童罕见发病。大多数患者可以追溯到多年前的反复发作的耳漏历史。

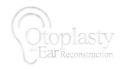

本病通常具有两个阶段：①原发期或湿润期，外耳道处于炎症状态，有渗出，体征表现为鼓膜颗粒状肉芽或增厚、外耳道骨部肉芽肿；②干燥期，外耳道没有渗出，主要症状是听力损失伴耳闷，体征表现为外耳道骨部狭窄或闭锁。

二、辅助检查

外耳道狭窄与闭锁的辅助检查一般包括颞骨 HRCT 和耳内镜检查（图 7-3-1 ～图 7-3-5）。

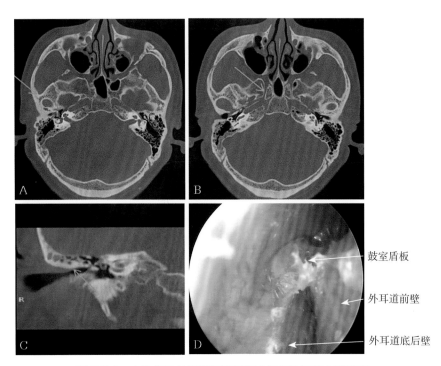

图 7-3-1　右外伤性外耳道狭窄颞骨 HRCT 与耳内镜表现

A. 颞骨 HRCT 横断面显示右外耳道后壁骨折累及鼓室、听小骨，外耳道狭窄（红色箭头）；

B. 颞骨 HRCT 横断面显示右外耳道前壁多发骨折及咽鼓管口，外耳道狭窄（红色箭头）；

C. 颞骨 HRCT 冠状面显示右外耳道底壁（红色箭头）及鼓室盾板骨折错位，外耳道狭窄；

D. 耳内镜显示右耳术前外耳道前壁、底后壁凸向外耳道中央，上鼓室外侧壁下移。

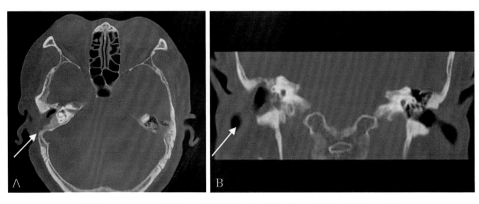

图 7-3-2　右中耳乳突术后导致外耳道狭窄的颞骨 HRCT 表现

A. 横断面可见右侧外耳道狭窄（白色箭头）；

B. 冠状面可见右耳术后改变，术腔周壁软组织增厚，外耳道口狭窄（白色箭头）。

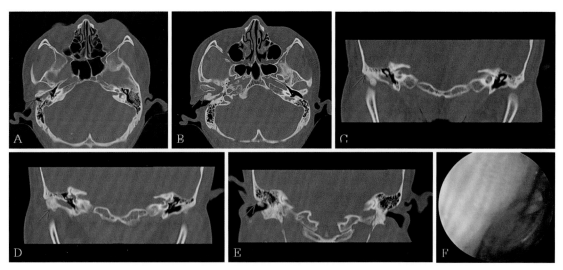

图 7-3-3　右外耳道骨瘤导致外耳道狭窄的影像学和耳内镜表现
A. 颞骨 HRCT 横断面显示骨性外耳道口多发骨瘤，颞下颌关节后壁骨瘤；B. 颞骨 HRCT 横断面显示颞下颌关节后方骨瘤；
C. 颞骨 HRCT 冠状面显示颞下颌关节上方骨瘤；D. 颞骨 HRCT 冠状面显示骨性外耳道口底壁骨瘤；
E. 颞骨 HRCT 冠状面显示外耳道顶壁骨瘤；F. 耳内镜显示右侧外耳道成形术后，外耳道宽，鼓膜完整。

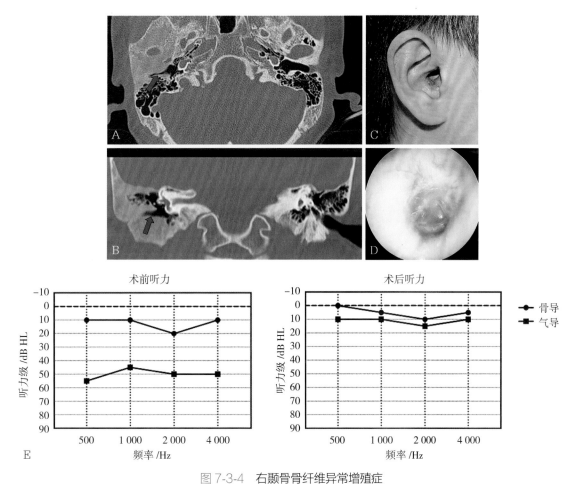

图 7-3-4　右颞骨骨纤维异常增殖症
A、B. 分别为颞骨 HRCT 横断面、冠状面，红色箭头均显示右侧颞骨弥漫性骨质增生肥厚伴磨玻璃密度改变，
导致外耳道骨部开口几乎闭锁；C. 外耳道成形术后外耳道口宽敞；D. 耳内镜显示外耳道宽敞，鼓膜完整；
E. 纯音听阈测试结果显示术后听力明显改善。

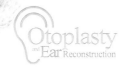

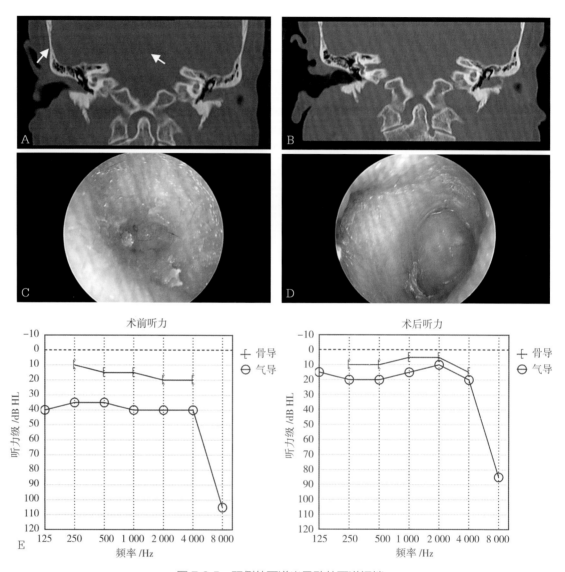

图 7-3-5　双侧外耳道炎导致外耳道闭锁
A. 颞骨 HRCT 冠状面显示双侧外耳道骨部至鼓膜软组织影（白色箭头）；
B. 颞骨 HRCT 冠状面显示右外耳道成形术后外耳道宽敞，左外耳道骨部至鼓膜软组织影；
C. 耳内镜显示左外耳道闭锁；D. 耳内镜显示右外耳道成形术后，外耳道宽敞，鼓膜完整；
E. 右外耳道成形术后听力改善。

三、处理策略

　　针对后天性外耳道狭窄与闭锁进行手术的目的是提高听力，形成干燥、开放、安全的外耳道。外耳道扩大成形术（详见本章第一节）应将软骨部和骨部变成连续的、笔直的通道，尽量保持鼓膜和外耳道前壁的锐角，同时应用皮瓣和 / 或移植皮片覆盖外耳道创面。并且加强术后随访，对外耳道口及软骨部进行长期填塞和护理。根据不同病因的临床特征，需要制订对应的治疗策略。

（一）外伤性外耳道狭窄与闭锁

　　外伤后人们通常只进行耳郭创面的处理，或者关注全身其他部位伤情，很少有人留意外耳道。我们总结了外伤性外耳道狭窄与闭锁的临床特征，希望从手术时机、手术方式及术后护理等方面制订出最佳处理策略。

在全身及耳部情况稳定后，外耳道闭锁或直径<1mm应尽早行外耳道成形术。

术中发现外耳道皮肤常处于炎症状态，我们仍需要保留并充分利用含耵聍腺、皮脂腺等附属器的外耳道特有皮肤，部分炎性皮肤以及外耳道胆脂瘤母袋上皮在后期会转归正常。外耳道骨部骨折的患者在扩大外耳道的同时取出碎骨，前壁骨折范围大时可以保留和复位部分骨片。颞下颌关节头大部分突入外耳道时，需进行切除以获得宽敞的外耳道。大部分患者鼓膜完整，不应盲目地探查鼓室。当外耳道胆脂瘤压迫鼓膜，破坏上鼓室和鼓窦时，需要行鼓室探查清理病变、重建鼓窦或上鼓室外侧壁。骨折导致听小骨脱位、面神经管受压、脑脊液耳漏则进行相应的手术。如果外耳道炎症较为严重，可以先扩大外耳道，等待炎症控制后分期手术。部分骨折复位者予高膨胀海绵进行外耳道骨部填塞3~6周。

全耳郭烧伤伴周围头皮严重烧伤者术后瘢痕挛缩明显，外耳道扩大程度要比一般成形术扩大1.5倍。如反复缩窄，可以考虑去除上皮行外耳道封闭术。

放疗后的患者骨坏死，局部软组织血供差，易造成植皮不存活，做外耳道成形术应谨慎，如果继发外耳道胆脂瘤则必须手术。

（二）手术相关外耳道狭窄与闭锁

改良开放式乳突手术引起的外耳道狭窄与闭锁重建外耳道时要形成大而宽敞的外耳道，去除突起的骨质，缩小过大的乳突腔。鼓膜修补术导致的外耳道狭窄与闭锁一般发生在外耳道骨部深部，外耳道扩大范围较受限，应避免影响后方的面神经管，鼓膜与外耳道前壁夹角要保持正常的锐角，填塞时要精准。第1鳃裂畸形如合并先天性外耳道狭窄要结合听力等情况作相应处理。

（三）占位性病变相关外耳道狭窄与闭锁

颞骨骨纤维异常增殖症手术后有部分患者会进展，外耳道扩大程度需更宽敞，部分患者会累及鼓室和听骨链，手术时应同时进行听骨链探查及松解以提高听力。骨瘤患者有累及中耳者也需要同时探查鼓室、松解听骨链。

（四）炎性病变相关外耳道狭窄与闭锁

早期湿润阶段的治疗主要包括局部用药、抽吸或冲洗分泌物、局部使用抗生素和类固醇制剂，并小心地腐蚀肉芽组织，部分患者使用外耳道膨胀海绵＋局部用药可以缓解病情的进展。一旦进入干燥阶段，狭窄往往是难以避免的。当纤维狭窄发生时，唯一有效的干预措施是手术。

手术治疗主要技术要点包括：切除所有纤维组织、保留鼓膜纤维层、扩大骨性外耳道、移植皮片或皮瓣覆盖裸露的骨质和鼓膜纤维层、填塞以保持外耳道通畅。扩大骨性外耳道，打开狭窄的鼓室前角，在显微镜下看到整个鼓环，将瘢痕组织从鼓膜纤维层表面移除，如原有鼓膜穿孔，可以同时修复。清理纤维组织后深部外耳道骨部皮肤及鼓膜上皮缺损，将移植覆盖外耳道的裂层皮片重叠到鼓膜上，并小心地将皮肤覆盖在裸露的骨壁上，特别是在前角区域，以防钝变。

（朱雅颖　谢友舟　张天宇）

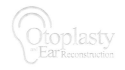

第四节 外耳道狭窄与胆脂瘤

一、外耳道狭窄与胆脂瘤的关系

外耳道皮肤正常自洁功能受限是发生外耳道胆脂瘤的危险因素。在狭窄的外耳道中，内衬皮肤定期脱落产生的角化上皮容易堵塞堆积，持续一段时间后容易继发外耳道胆脂瘤。外耳道胆脂瘤是一种侵袭性疾病，可以破坏外耳道骨壁或听小骨，造成听力损失。合并急慢性感染有发生颅内外并发症风险，需要密切随访、及时处理。

二、外耳道狭窄伴发胆脂瘤的影像学表现

典型的影像学表现可见胆脂瘤膨胀性生长，使外耳道骨壁吸收变薄（图 7-4-1），严重的会造成中耳乳突受累、听骨链吸收破坏、听力下降（图 7-4-2）。亦有少数可伴面神经受累，造成临床面瘫表现。

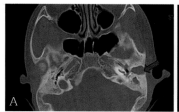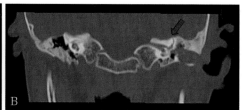

图 7-4-1 外耳道狭窄伴发外耳道胆脂瘤患者颞部 CT 表现
A、B. 分别为颞部 CT 冠状面、水平位，可见外耳道内软组织密度影，病变呈现膨胀性改变（红色箭头）。

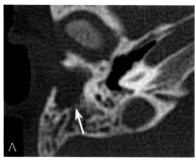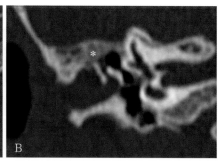

图 7-4-2 外耳道胆脂瘤破坏乳突区颞部 MRI 表现
A. Chalice 征（白色箭头所示为外耳道深部膨胀性或扇贝形改变合并外耳道外口狭窄或闭锁，为外耳道胆脂瘤的典型表现）；B. 外耳道胆脂瘤破坏中耳听骨链。

有的早期胆脂瘤尚未发生外耳道骨质的膨胀性吸收，这时与外耳道角质栓很难鉴别。这种情况下，需要严格地每年定期随访观察外耳道内病变膨胀性生长情况及是否出现中耳腔的侵犯。应用 DWI 加权的 MRI 检查有助于两者的鉴别（图 7-4-3、图 7-4-4）。

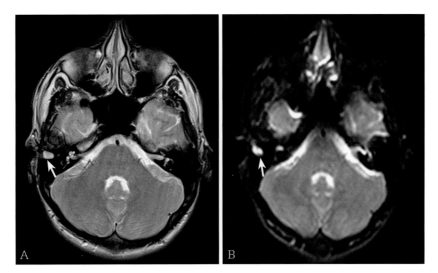

图 7-4-3　外耳道狭窄伴发外耳道胆脂瘤颞部 MRI 表现
A. 水平位可见外耳道内软组织密度影（白色箭头）；B. DWI 加权后明显强化（白色箭头）。

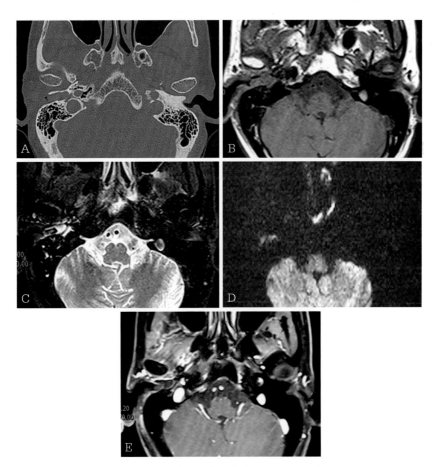

图 7-4-4　右侧外耳道胆脂瘤 CT 和 MRI 表现
A. 右侧颞部横断面 CT 平扫骨窗示右侧外耳道软组织病灶伴外耳道骨质稍吸收；
B. 横断面 MRI 的 T₁WI 示病灶呈中等信号；C. 横断面 MRI 脂肪抑制 T₂WI 示病灶呈高低混杂信号；
D. DWI 示病灶高信号，提示弥散受限；E. 横断面 MRI 脂肪抑制增强示病灶内部无强化，
周围外耳道黏膜强化。

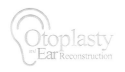

三、外耳道狭窄伴发胆脂瘤的处理

在胆脂瘤合并感染状态下，可表现为外耳道反复流脓或外耳道异味。感染严重的情况下外耳道胆脂瘤深部感染后不能通过狭窄外耳道开口引流，炎症会通过外耳道薄弱区蔓延扩散至耳周皮下，形成耳周脓肿状态（图7-4-5）。感染向深部蔓延至颅内的情况在临床上偶有报道。

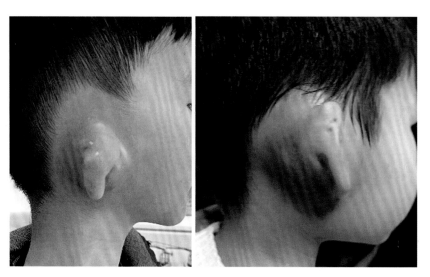

图7-4-5　外耳道狭窄伴发胆脂瘤，继发感染后形成耳周脓肿

由于大部分先天性外耳道狭窄的患者存在伴发的耳郭畸形，需要进行分期全耳郭再造术，因此在脓肿形成后切开排脓时需要注意切口设计。在脓肿隆起最明显的位置局部设计小切口切开排脓，并反复从狭窄外耳道口及耳后脓肿区冲洗，可见大量胆脂瘤上皮被冲洗出。单纯切开排脓不易控制感染，冲洗过程中将胆脂瘤冲出对控制炎症、通畅引流十分有效。最后留置负压引流管1根，避免反复换药给患者造成的痛苦。等炎症相对或绝对控制后，按外耳道狭窄一节所述的方式行外耳道成形术联合（不联合）听力重建术。

（傅窈窈　谢友舟　朱雅颖）

第五节　外耳道狭窄与闭锁的听力重建

先天性外中耳畸形患者存在不同程度的外耳道畸形，可能会出现轻度的外耳道狭窄至重度的完全性外耳道闭锁。外耳道狭窄病例的小鼓膜可能与听骨链相连，也可能不相连。因为外耳和中耳结构都是从鳃器发育而来，所以大多数外耳道畸形也与中耳异常有关。听骨链畸形可表现为一个或多个骨性融合点，导致听骨链固定，或表现为一个或多个听小骨的缺失或畸形。研究发现锤骨通常比砧骨更易出现畸形，再次是镫骨畸形，包括镫骨固定、缺失、异位及砧镫关节异常。

先天性外中耳畸形的临床表现常呈典型的中、重度传导性听力损失。听力损失在双侧小耳畸形患者中尤为明显，双侧发病者极易导致言语发育迟缓，从而引发学习能力滞后等一系列的负面影响，所以，尽早给予合理有效听觉干预的治疗策略已成为普遍共识。

为改善先天性或获得性听骨链异常致传导性听力损失者的听力，听骨链重建术试图恢复中耳声音传导机制。中耳和面神经的解剖关系变异、手术空间有限、缺乏手术标志物以及术后易狭窄等，这些不利因素都对获得成功且长期稳定的听力结果造成了挑战。不管是什么原因，初步评估都需要对耳部进行彻底的显微镜检查，以准确识别问题。术前规范的听力学检查，基于颞骨高分辨率 CT 检查的 Jahrsdoerfer 评分，可提供与听骨链相关的众多信息，也是外中耳畸形患者行听力重建的重要参考。

听力重建包括听骨链松解术和听骨链重建术。大多数病例可以通过听骨链松解骨性固定点来恢复自然的听骨链，少部分病例会无法直接利用天然的听骨链，故需选择行听骨链置换重建。听骨链重建术常应用的材料包括自体移植物（如自体听小骨、软骨和其他部位的皮质骨）、人工材料［如聚乙烯、羟基磷灰石（hydroxyapatite，HA）、聚四氟乙烯（polytetrafluoroethylene，PTFE）、不锈钢和钛合金（titanium alloy）等］。

一、听骨链松解术

为获得长期、稳定的听力结果，我们的原则是优先保留天然的听骨链来行听力重建术。尽管这些患者在锤骨或砧骨的具体形态上略有差异，听骨链松解术（ossicle chain mobilization）适用于以下听骨链畸形。

1. 以锤砧骨为主的听骨链畸形　该类畸形主要发生在锤骨和砧骨，砧镫关节正常，镫骨活动正常。术前纯音听阈测试结果示左侧中重度传导性听力损失，颞骨 HRCT 示左侧气化型乳突，锤骨柄缺如，砧骨长突细小，镫骨前、后脚显示可，锤骨颈与骨性闭锁板固定粘连（图 7-5-1、图 7-5-2）。

术中首先探明骨性固定点所在位置，多在锤砧骨复合体周围，磨除骨质为由听小骨的外缘逐渐向听小骨靠近，钻头由听小骨内侧往外的方向用细砂电钻松解听骨链骨性固定点。

2. 镫骨足板周围轻度骨固定，砧镫关节正常，伴或不伴锤砧骨畸形　术前 HRCT 可观察到部分砧镫关节，但难以提供关于镫骨活动度的信息，术前听力结果如有卡哈切迹等可提供有用信息（图 7-5-3）。

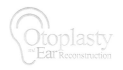

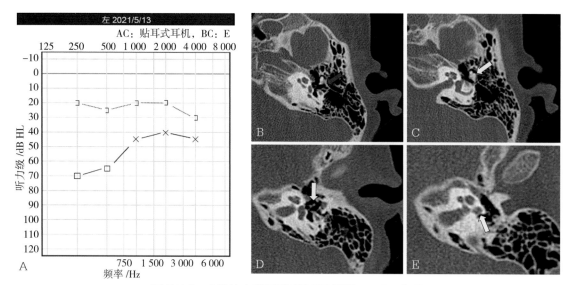

图 7-5-1　术前纯音听阈测试结果和颞骨 HRCT 表现

A. 纯音听阈测试显示左侧中重度传导性听力损失；B. 锤骨小头外侧与闭锁板骨融合（红色箭头）；
C. 锤骨小头略小，砧骨体正常（黄色箭头）；D. 镫骨无明显异常，前庭窗无闭锁（黄色箭头）；
E. 蜗窗无狭窄、闭锁（黄色箭头）。

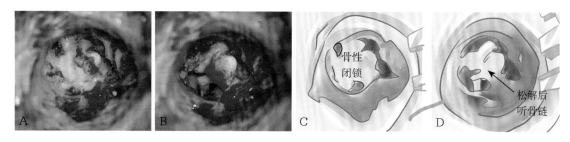

图 7-5-2　听骨链固定的听骨链松解术

A、B. 听骨链松解术中情况；C、D. 手术示意图。

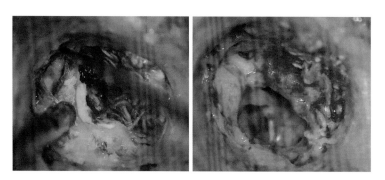

图 7-5-3　镫骨足板轻度固定，通过镫骨撼动可达到听骨链松解的目的

二、听骨链重建术

除了适用于听骨链松解术的听骨链畸形之外，有时会遇到较严重的听小骨异常或外耳道胆脂瘤已进入鼓室破坏听骨链，需术中评估和决定使用何种人工听骨。用于重建听骨链的理想人工赝复物需具有生物相容性、易于放置、长期稳定、具有良好声音传输质量的特性，目前我们多采用钛合金

材质的人工听骨。听骨链重建术（ossicular chain reconstruction）主要适用于以下听小骨异常。

1. 镫骨、锤骨均可活动，砧骨缺失或破坏 在这种情况下，可以使用部分听骨链重建赝复物（partial ossicular replacement prosthesis，PORP）来桥接锤骨与镫骨之间的间隙（图 7-5-4）。

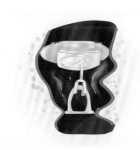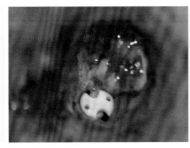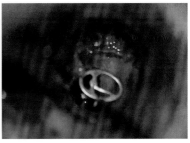

图 7-5-4 砧骨发育不良，利用 PORP 重建听骨链示意图和手术示例图

2. 镫骨足板上结构不完整或缺失，但足板可移动，锤砧骨存在 在这种情况下，用全听骨链重建赝复物（total ossicular replacement prosthesis，TORP）放置在镫骨足板上，连接锤砧骨及镫骨足板（图 7-5-5）。

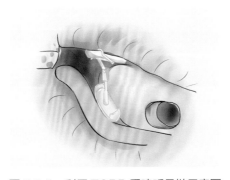

图 7-5-5 利用 TORP 重建听骨链示意图

3. 镫骨足板严重固定或前庭窗闭锁 进行标准的镫骨切除术或镫骨切开术（图 7-5-6）。

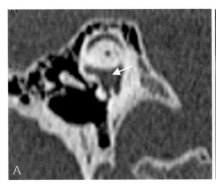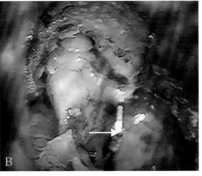

图 7-5-6 术前 CT 提示前庭窗闭锁，术中通过前庭窗位置小孔开窗植入人工镫骨
A. 术前 CT，白色箭头示前庭窗闭锁；B. 术中情况，白色箭头示人工镫骨。

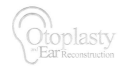

外中耳畸形患者若发现有传导性听力损失，最好等到患儿 5～7 岁，咽鼓管发育成熟后施行上述听力重建手术。在与患者讨论结果时，提供对听力结果的现实期望非常重要。听骨链重建的手术效果基于术后气-骨导差进行判断，分为优秀（<10dB）、良好（11～20dB）和一般（21～30dB）。该类手术能否成功取决于几个因素，包括是否存在活动度好的镫骨结构、外耳道畸形严重程度、鼓室腔是否充分发育以及咽鼓管功能是否良好。

研究发现听骨链松解组患者的纯音听阈测试平均值明显优于行听骨链重建组患者。长期分析显示使用人工材料行听骨链重建后长期听力结果有逐渐下降的趋势，而听骨链松解组短期和长期随访则保持了相似的听力水平。为什么重建组结果不如松解组？分析认为可能是因为松解组手术中保留听小骨周围的韧带完整，为听骨链提供稳定性。与使用 TORP 进行重建的患者相比，使用 PORP 进行重建的患者具有明显更好的长期听力结果。行听骨链重建需要依赖镫骨足板的活动性，而细微的镫骨活动性低下可能是另一个潜在影响因素，所以我们提倡在严格掌握手术适应证的前提下，尽可能保留患者的原生听骨链进行重建。当然，无论畸形类型和听力重建方法如何，医生都应使用他们最熟悉的技术，力求获得良好的听力结果。

（谢友舟　朱雅颖　张天宇）

第六节　耳屏 - 耳甲畸形的联合整形与外耳道成形技术

　　耳屏 - 耳甲畸形也是一种先天性外耳畸形，主要来源于第 1 鳃弓、第 2 鳃弓的过度发育，外耳道及听骨链与耳屏、耳甲的发育来源相近，故耳屏 - 耳甲畸形合并外耳道畸形临床多见，时或伴发其他颌面发育异常。

　　因外观缺陷，耳屏 - 耳甲畸形患儿会因压力导致社交退缩。故整形外科医生一般建议在学龄前行耳屏 - 耳甲矫形术。外耳道狭窄的主要治疗手段为外耳道成形术，手术需要清除狭窄性病变、充分扩大外耳道、扩大后的外耳道皮肤健康愈合，故修复过程中常需充足的皮肤及软骨等自体材料。针对先天性耳屏畸形伴外耳道狭窄，既往多由整形外科和耳科医师分别手术，难以同时实现整形和听觉功能的治疗目标。我们在实践中提出针对耳屏 - 耳甲畸形伴外耳道狭窄的联合手术策略。

一、合并 Ⅱ 度以上耳屏畸形的处理方法

　　Ⅱ 度耳屏畸形的耳屏位置基本正常，耳屏高耸，畸形耳屏与耳甲粘连，耳轮脚部分缺失；Ⅲ 度镜像耳畸形，耳屏形态严重异常伴前移，形成基底向内的内斜偏移凹陷（图 7-6-1）。

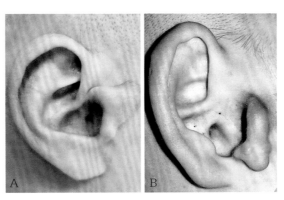

图 7-6-1　先天性耳屏畸形伴外耳道狭窄示例图
A. Ⅱ 度耳屏畸形外观表现；B. Ⅲ 度镜像耳畸形外观表现。

（一）手术方法

　　1. 切口设计　首先测量对侧正常屏轮切迹至屏间切迹两点间的距离 L、耳屏上中下三点距离平耳甲腔底平面的高度 P，记录峰状突起的数量及形态。在患侧畸形耳屏上标记所需保留的耳屏软骨高度点 P'，耳屏内侧面按 L' 的长度标记平行于外耳道长轴的弧形切口线，在 P' 点下方再标记垂直线为耳屏内侧面切口线。同时，在畸形耳屏内侧设计蒂在上方的三角形皮瓣，皮瓣长度为 2.5~3cm，尽量保证蒂部宽大，皮瓣的内侧臂与耳内耳甲弧形切口相交（图 7-6-2）。

　　2. 耳屏成形　经耳屏内侧及上方耳甲延长的耳前切口暴露耳屏软骨，参考健侧耳屏长度 L 及耳屏高度 P，峰状突起的数量及形态，根据患侧耳屏畸形程度，采取不同的矫形修复策略，行耳屏成形术。

　　（1）Ⅱ 度及 Ⅲ 度畸形需充分暴露长 L' 高 P' 范围内的全部异常耳屏软骨，重建合适位置和大小的耳屏。

（2）镜像耳软骨厚度不足以填充内侧凹陷缺损时，需进一步将软骨瓣折叠或碎软骨片填充后筋膜瓣覆盖，以填充颊部容量不足。

（3）在重建的耳屏软骨上、中、下基底三处，用 5-0 不可吸收线（Propene）将软骨复合体底部与深面的骨膜等致密结缔组织缝合固定，该过程中多余软骨切除备用（图 7-6-2、图 7-6-3）。

3. 外耳道成形　利用切除的耳屏、耳甲软骨制作厚 0.3mm 的软骨片行鼓膜成形术，其上覆

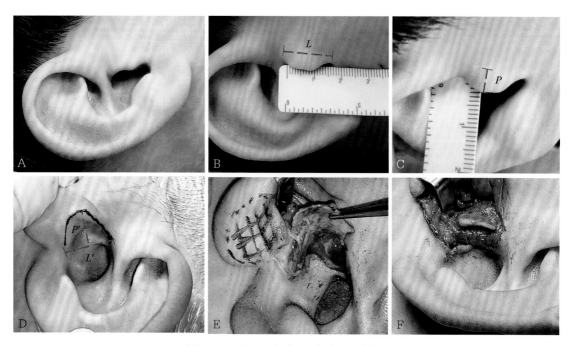

图 7-6-2　耳屏畸形矫正术步骤示例图
A～C. 根据健侧耳屏形态，测量耳屏长度 L 及高度 P，记录峰状突起的数量和形态；
D. 标记患侧重建耳屏的长度 L' 及高度 P'；E. 设计切口及皮瓣，充分暴露畸形耳屏的软骨；
F. 重建耳屏软骨，底部上中下三点缝合固定。

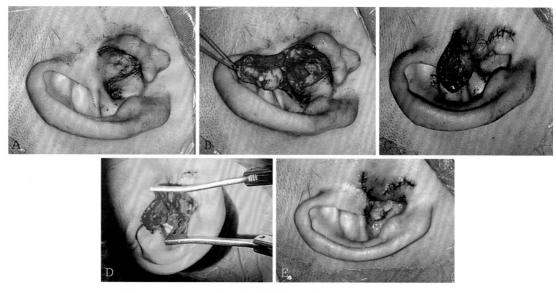

图 7-6-3　耳屏 / 副耳畸形合并外耳道狭窄的手术步骤示例图
A. 切口设计；B. 掀起皮瓣；C. 耳屏成形后；D. 显微镜下完成骨性外耳道扩大；E. 术后即刻。

盖压薄的骨膜或筋膜组织；全厚软骨片修复上鼓室缺损，并封闭术中暴露的乳突气房，筋膜瓣覆盖扩大后的外耳道骨壁，形成移植床为新的外耳道皮肤提供血运支持。

4. 皮肤修复　视耳屏多余皮肤情况，设计三类外耳道皮肤修复策略。

（1）畸形耳屏的前上方皮肤充足，设计蒂位于耳屏前上方的耳前皮瓣跨耳屏耳轮切迹，直接转入外耳道修补皮肤缺损。

（2）多余皮肤主要位于耳屏前下方或多处皱褶难以展平时，带蒂耳前皮瓣转位困难，则直接切除多余皮肤并修剪为全厚皮片，游离植皮法植入，修补外耳道皮肤缺损。

（3）当耳屏皮肤不足时，优先将多余皮肤制作的全厚皮片植入外耳道口，修补软骨部皮肤缺损，再获取头皮 0.2～0.3mm 的刃厚皮片补足骨部外耳道的皮肤缺损。

耳屏采用不可吸收缝线贯彻缝合并放置油丁固定 7～10 天，外耳道内填塞抗生素油纱条于术后第 3～4 周取出。

（二）术后效果

患者外耳道上皮化良好，表现为健康的外耳道；鼓膜直视可及（图 7-6-4）。

术后耳屏形态基本恢复正常（图 7-6-5）。

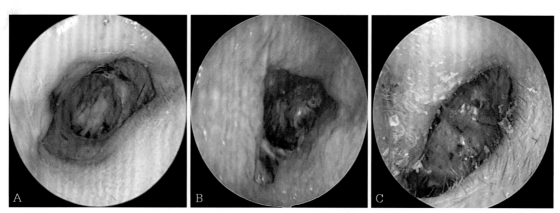

图 7-6-4　三种外耳道皮肤修复法的术后耳内镜表现

A. 右侧耳屏皮瓣转位术后 6 个月，可见深部外耳道少许毛发；B. 右侧应用游离皮片移植法术后 3 个月，外耳道皮肤稍潮湿；C. 右侧全厚皮片联合刃厚皮片游离移植术后 1 年，外耳道后壁轻度瘢痕增生。

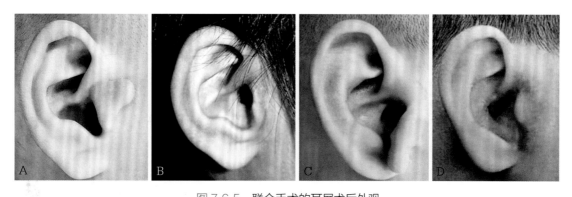

图 7-6-5　联合手术的耳屏术后外观

A 和 B. 右侧先天性耳屏畸形（Ⅱ度）伴外耳道狭窄手术前后对比，手术方案为外耳道成形术＋耳前皮瓣转位皮片＋副耳切除术；C 和 D. 右侧先天性耳屏畸形（Ⅲ度）伴外耳道狭窄手术前后对比，手术方案为外耳道成形术＋全厚皮片联合刃厚皮片游离＋耳屏成形术。

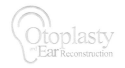

二、合并耳甲粘连畸形的处理方法

耳甲粘连畸形表现为耳甲后部的对耳轮或对耳屏与耳甲前部的耳轮脚或耳屏异常粘连，伴有外耳道狭窄者耳甲腔前后相接、缩小，Ⅱ度耳甲粘连畸形表现：耳郭缩小，但结构部分保留。联合手术要点是松解粘连（图 7-6-6）。

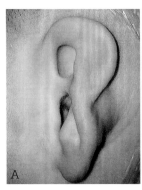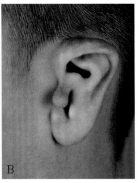

图 7-6-6　耳甲粘连畸形的耳郭外观示例图
A. Ⅱ度畸形见耳甲中上部的对耳轮与耳轮脚的粘连；
B. Ⅱ度畸形见左耳甲后部的对耳轮、对耳屏与耳轮脚异常粘连。

1. 手术方法　行耳内耳甲切口，松解耳甲耳屏处的粘连，分离卷曲软骨，切除异常突起软骨，V-Y 改形将皮瓣推至前方备用，行耳甲腔成形术，设计 SMAS 筋膜瓣。切除筛区乳突骨膜，经上鼓室 - 鼓窦径路，磨除外耳道骨质，形成外径 15mm，内径 12mm 的外耳道。磨除锤砧骨外侧盾板，见锤骨柄小，锤骨颈与后下方闭锁板骨性固定。自内向外磨除骨性固定，松解听骨链，探查镫骨活动可。切取备用耳甲软骨修复上鼓室缺损，乳突骨膜行鼓膜成形术。软骨片封闭暴露气房，备用 SMAS 筋膜瓣覆盖外耳道顶壁，压薄筋膜覆盖后壁，形成移植床。头皮刃厚皮片植入修补新外耳道上皮缺损，抗生素油纱条填塞外耳道，头皮供区荷包缝合（见图 7-2-1）。

2. 术后效果　随访可见左侧耳郭外形明显改善，外耳道口畅，耳内镜示左侧外耳道皮肤健康（图 7-6-7）。

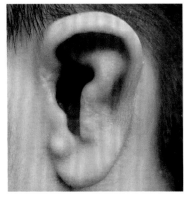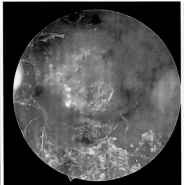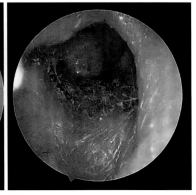

图 7-6-7　合并耳甲粘连者的术后耳郭外观、鼓膜及外耳道皮肤所见

单纯耳屏 - 耳甲畸形的整形手术，一般建议在学龄前完成。轻度耳屏畸形如副耳，其作为一种赘生物多数情况下可直接切除，不保留多余皮肤及软骨。对于耳屏畸形伴耳甲腔畸形（如镜像耳），矫正耳屏畸形的过程中涉及对耳屏软骨塑形并调整耳甲腔前缘位置，利用畸形耳屏内原有软骨的支撑，可增强外形的稳定性，使再造的耳屏外观更佳。

由于外耳道骨部发育相关的鼓乳裂及鼓岩裂在 4~5 周岁时骨性闭合，先天性外耳道狭窄者若无外耳道胆脂瘤的继发感染，耳科医师多建议在患儿 5 岁后开展外耳道成形术，这一时间常滞后于耳屏整形手术。多数患儿在就医时间上具备同时进行耳屏整形和听力重建手术的可能性。

在先天性耳屏 - 耳甲畸形合并外耳道狭窄患者的外科治疗中，以上方法将耳屏 - 耳甲畸形需要切除的皮肤及软骨进行合理利用，按照整形修复的就近原则进行耳屏修复重建，同时将多余的组织"废物"利用，合理利用单纯整形手术切除丢弃的软骨及皮肤组织，作为外耳道成形术的修复材料。软骨可用于外耳道成形术中暴露的部分乳突气房、鼓窦外侧壁及上鼓室外侧壁的封闭修复，阻断鼓室及乳突气房与外耳道的空气交通，保证外耳道植皮移植床的稳定性，并有效预防外耳道中耳胆脂瘤的形成以及鼓膜外侧移位。

外耳道再狭窄是外耳道成形术最常见的并发症，既往研究发现再狭窄部位多位于外耳道口，多个团队设计出耳前皮瓣转入外耳道口的手术方法以预防软骨部狭窄。笔者团队充分利用耳屏耳甲矫形术后的皮肤组织，考虑到耳屏耳甲处皮肤含皮脂腺等附属器，直接将皮瓣转位修复外耳道口皮肤缺损有助于预防再狭窄。在全厚皮片及联合刃厚皮片移植法修复外耳道口缺损过程中，我们也尽可能用全厚皮片覆盖软骨部皮肤缺损，再应用刃厚皮片植入骨部外耳道，这样有效降低外耳道口皮肤张力，可避免皮肤挛缩导致的外耳道口再狭窄。

（谢友舟　傅窈窈　李辰龙　朱雅颖　张天宇）

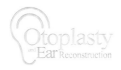
参考文献

[1] JAHRSDOERFER R A, YEAKLEY J W, AGUILAR E A, et al. Grading system for the selection of patients with congenital aural atresia. Am J Otol, 1992, 13(1): 6-12.

[2] SCHUKNECHT H F. Congenital aural atresia. Laryngoscope, 1989, 99(9): 908-917.

[3] 张天宇，傅窈窈，郭英，等. 先天性耳廓畸形的分类、分型及分度进展. 中华耳鼻咽喉头颈外科杂志，2021，56（8）：871-875.

[4] 中华耳鼻咽喉头颈外科杂志编辑委员会耳科组，中华医学会耳鼻咽喉头颈外科学分会耳科学组，中华医学会整形外科学分会耳再造学组. 先天性外中耳畸形临床处理策略专家共识. 中华耳鼻咽喉头颈外科杂志，2015，50（3）：182-186.

[5] ZHANG T Y, BULSTRODE N, CHANG K W, et al. International consensus recommendations on microtia, aural atresia and functional ear reconstruction. J Int Adv Otol, 2019, 15(2): 204-208.

[6] 张天宇，李辰龙. 先天性外中耳畸形及功能性耳再造. 中华耳科学杂志，2021，19（3）：528-531.

[7] CHEN Y, ZHANG T Y. Modified meatoplasty for external auditory canal stenosis with endoaural-conchal incision. Otol Neurotol, 2015, 36(1): 1-3.

[8] LI C L, CHEN Y, CHEN Y Z, et al. Congenital aural stenosis: clinical features and long-term outcomes. Sci Rep, 2016, 6: 27063.

[9] LI C L, ZHANG T Y, FU Y Y, et al. Congenital aural atresia and stenosis: surgery strategies and long-term results. Int J Audiol, 2014, 53(7): 476-481.

[10] MEYER R, DE GOUMÖENS R, DERDER S. Combined aesthetic and functional treatment of microtia. Aesthetic Plast Surg, 1997, 21(3): 159-167.

[11] SIEGERT R. Combined reconstruction of congenital auricular atresia and severe microtia. Laryngoscope, 2003, 113(11): 2021-2029.

[12] 张天宇，李圣利，王成元，等. 耳鼻专科整形与面部修复重建的实践与思考. 中华耳鼻咽喉头颈外科杂志，2021，56（4）：319-322.

[13] 李辰龙，谢友舟，朱雅颖，等. 三期法功能及耳再造技术在先天性小耳畸形伴耳道狭窄患者中的应用. 中华整形外科杂志，2018，34（3）：183-187.

[14] FU Y Y, LI C L, XIE Y Z, et al. Functional ear reconstruction strategies for microtia with congenital aural stenosis in seventy-six patients. Clin Otolaryngol, 2020, 45(4): 611-615.

[15] 张礼春，陈颖，张天宇. 小耳畸形伴耳道闭锁者耳廓再造与听力重建联合手术效果分析. 中华耳鼻咽喉头颈外科杂志，2015，50（3）：197-202.

[16] FRENZEL H. Hearing rehabilitation in congenital middle ear malformation. Adv Otorhinolaryngol, 2018, 81: 32-42.

第八章
人工听觉技术在耳畸形中的应用

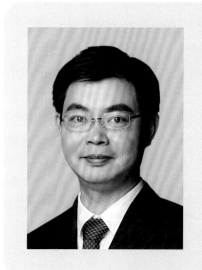

章负责人简介

谢友舟

副主任医师，医学博士。就职于复旦大学附属眼耳鼻喉科医院眼耳鼻整形外科。擅长耳畸形的功能性整复治疗，包括外耳道成形术、鼓室成形术等听力重建手术。其为最早参与骨桥研发的中国专家，骨导助听器验配与植入经验丰富。

采用骨导（bone conduction）助听器补偿听力的雏形始于 19 世纪 70 年代。约 100 年后，随着骨融合（osseointegration）概念的提出，大大加快了骨导助听器的研发与应用。骨导助听器包括主动式骨导助听器和被动式骨导助听器。

骨导助听器主要为传导性或混合性听力损失者提供听觉康复，特别适用于内耳发育正常但缺乏健康外耳道的患者。外中耳畸形患者中，手术前需借助非植入式佩戴改善听力，或无法通过外耳道 - 鼓室成形手术改善听力的患者，人工听觉辅助是该人群听觉康复的重要手段。本章将详细介绍各类人工听觉辅助的实际临床应用场景。

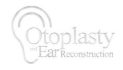

第一节　概论

外中耳畸形患者因外耳道狭窄或闭锁、中耳腔小、听骨链畸形等先天畸形，引起传导性听力损失或传导性成分为主的混合性听力损失。听觉康复是耳畸形治疗中的重要部分，对于不能通过手术提高听力或术后听力不佳的患者，人工听觉技术是外中耳畸形患者的听觉康复重要手段。适用于先天性外中耳畸形患者的人工听觉产品主要有骨导助听器和人工中耳。本节内容将针对人工听觉技术在先天性外中耳畸形人群应用的相关适应证、禁忌证、手术操作等内容进行阐述。

一、相关常用人工听觉设备

（一）人工中耳

人工中耳（middle ear devices）是直接激励中耳听骨链等结构的植入产品，根据声音处理器是否外置分为半植入式和全植入式两类。半植入式产品的声音处理器位于体外，国内常见的产品为 Med-EL 公司生产的振动声桥（vibrant soundbridge，VSB）；全植入式产品主要有 Carina（Cochlear）和 Esteem（Envoy）。本章将详细介绍 VSB 在耳畸形患者应用的适应证、禁忌证、适用的听力损失范围、植入 VSB 的手术方法，尤其是耳畸形患者合并听骨链畸形、前庭窗闭锁时采用的振动成形术。

（二）骨导助听器

骨导助听器（bone conduction hearing aid，BCHA）是一类通过将声音转为振动经颅骨等结构传递至内耳的助听设备。骨导助听器可绕过外耳道、中耳结构产生听觉。先天性外中耳畸形患者幼年期颅骨厚度不足，不能进行植入手术，需通过软带、粘贴等方式佩戴助听器；在颅骨厚度达到植入要求后，可进行骨导助听器植入。本章节主要围绕植入式骨导听觉装置进行阐述，并选择被动经皮式骨导听觉装置代表产品 BAHA Attract 和主动式骨导听觉装置代表产品骨桥（bone bridge）分别阐述耳畸形患者中的骨导听觉装置植入术，突出植入术与耳郭再造同期手术的特点。

二、人工听觉技术在先天性外中耳畸形中的应用

对传导性听力损失不能手术提高听力，外耳道、中耳术后听力恢复不佳者，均可考虑采用人工听觉技术。满足人工听觉植入适应证的患者，应根据其听力损失的性质和程度，选择合适的助听装置。

（一）人工听觉在双侧耳畸形患者中的应用

骨导助听器最佳适应证为双侧传导性或混合性听力损失患者，与 VSB 不同，单侧佩戴骨导助听器可以同时激励双侧耳蜗，由于双耳骨传导的耳间衰减不足 15dB，因此骨导助听器尤其适用于双侧先天性外中耳畸形患者。对于尚不具备手术改善听力的双侧先天性外中耳畸形患儿，早期佩戴骨导助听器有利于听觉及言语发育。助听听阈、言语识别率多可满足日常生活所需，佩戴侧可由患者试戴后自主选择，或选择骨导阈值更佳侧佩戴。

双侧先天性外中耳畸形患者应考虑双侧助听的优势。目前临床试验证明，佩戴骨导助听器有利于提高声源定位能力，同时可提高安静或噪声环境下言语识别能力，提高生活质量。但也有部

分儿童因嘈杂的背景噪声中听声不适而停止助听，双侧骨导信号相位抵消导致听声效果具有不确定性。患者选择双侧佩戴或植入助听器前应充分告知。

（二）人工听觉在单侧耳畸形患者中的应用

对于单侧先天性外中耳畸形患者是否早期进行听觉干预及干预的时机，尚无统一意见。双耳听觉的优势主要是能提高噪声环境下的言语识别能力，通过双耳总和效应降低听阈。单侧听力损失可导致儿童言语发育迟缓，部分患儿口语表达受影响，患儿发生学习困难、需要言语治疗的概率显著高于正常听力儿童。虽然目前尚缺乏单侧传导性或混合性听力损失，尤其是儿童患者，在使用骨导助听器效果的随机对照研究的长期随访，但仍建议患者可尝试佩戴软带或粘贴式骨导助听器。

单侧耳畸形伴外耳道闭锁患儿植入 VSB 较使用单侧佩戴骨导助听器更具有优势。与骨导助听器的原理不同，VSB 通过振动激励听骨链、前庭窗等结构刺激耳蜗产生听觉，而骨导助听器同时激励双耳，在部分患者中这会导致混淆声信号的定位。临床研究表明，单侧植入 VSB 后的学龄前患儿植入耳可得到有效助听，开机佩戴时长显著长于单侧佩戴骨导助听器。但同时也有临床研究得到相反结论，指出患者植入 VSB 后声源定位能力恶化，双耳听觉功能受损。单耳畸形患者的人工听觉选择，仍需要根据临床研究指导进一步处理。

三、人工听觉植入的助听效果评估

先天性外中耳畸形患儿在人工听觉植入前后的听觉评估极为重要，术前听觉评估主要用于确定听力损失情况是否适合所选植入设备，术后评估主要评估植入后疗效，定期调机。评估内容主要分为主观评估和客观评估。植入式骨导听觉装置还可通过体外机试戴预判植入效果，帮助患者和家属建立良好的术后助听预期。

1. 主观评估　多采用患儿家属或者患者的报告量表评估，对助听器使用情况的评估可采用助听器效果评价简表（Abbreviated Profile for Hearing Aid Benefit，APHAB）和助听器效果国际性调查问卷（International Outcome Inventory for Hearing Aids，IOI-HA）；对听声效果的评估可采用单侧聋问卷（Speech，Spatial and Qualities of Hearing Scale）或其改良版本。

2. 客观评估　利用声场进行不同频率助听听阈、安静或噪声环境下言语识别率的评估、多声源声场下的声源定位能力评估；术后有条件的单位，也可以进行骨导助听器真耳分析。

四、人工听觉技术的展望

未来人工听觉产品仍需更新迭代，以推出植入体体积更小、输出能量更大、更隐蔽美观的产品。而人工听觉在先天性耳畸形患者中的应用仍存在若干问题，如单侧耳畸形患者是否需要人工听觉干预、是否存在关键的干预时机等，仍然需要临床医师、听力师等对先天性耳畸形患者这一特定人群进行听觉语言功能的长期随访。

（陈颖）

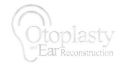

- the begin

第二节　先天性外中耳畸形的振动声桥植入术

一、振动声桥的结构与原理

振动声桥（vibrant sound bridge，VSB）是目前唯一通过欧美及中国认证的半植入式人工中耳。VSB 由外部元件和植入体两部分组成。外部元件为声音处理器（audio processor，AP），包括麦克风、数字信号处理器、电池、外部线圈、发射线圈和调节器。植入体为振动听骨链重建假体（vibrant ossicular replacement prothesis，VORP），包含有电磁感应接受线圈、内部磁体、调制解调器、信号导线，末端为连接到中耳部分的漂浮质量传感器（floating mass transducer，FMT）。VORP 的磁体部分发出磁力将 AP 吸附于头皮，AP 拾取的声信号通过电磁感应的方式传入植入体。植入体中连接到中耳的 FMT 将电磁信号还原为振动信号，直接振动听骨链。这种方式可以跨过耳郭、外耳道、鼓膜及听骨链，通过刺激内耳淋巴产生听觉（图 8-2-1）。对于先天性外中耳畸形伴传导性听力损失的患者，VSB 植入是其听力重建的方案之一。

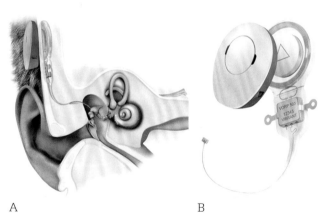
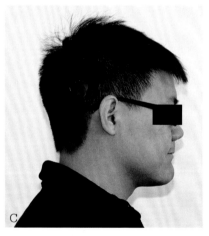

A　　　　　　　　　　　B　　　　　　　　　　　C

图 8-2-1　振动声桥
A. 振动声桥植入后示意图；B. 振动声桥；C. 日常佩戴状态。

二、植入前评估

1. 听力学检查　所有患者术前需进行纯音听阈测试检查，明确其骨导与气导听阈水平。对于无法很好配合主观听力学检查的患者，还需要结合听性脑干反应测听及多频稳态诱发电位等电生理检查，综合判断听力情况。

2. 影像学检查　所有患者均需行颞骨高分辨率薄层 CT 检查，明确患者中耳畸形情况，包括乳突气化程度、鼓室空间大小、听骨链畸形程度、镫骨是否存在、前庭窗／蜗窗是否闭锁、面神经走行是否明显异常、外耳道狭窄患者是否合并胆脂瘤，以便于手术适应证选择和手术进路的选择。

三、植入适应证与禁忌证

VSB 可以将振动跨过耳郭、外耳道、鼓膜及听骨链，直接传导至镫骨并刺激内耳。手术适应证和禁忌证如下。

1. 植入适应证

（1）**大多数传导性听力损失的患者：**大多数由先天性外中耳畸形导致的传导性听力损失患者均可接受振动声桥植入术。

（2）**部分混合性听力损失的患者：**混合性听力损失者如果听阈在图 8-2-2 所示区域范围内仍然为植入适应证。

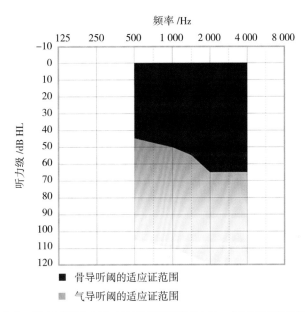

图 8-2-2　混合性听力损失者纯音听阈测试的骨、气导听阈适应证范围

（3）**外耳道骨性闭锁患者根据 Jahrsdoerfer 评分：**外耳道骨性闭锁患者听力重建手术术前评估的主要依据是 Jahrsdoerfer 评分量表进行评估。一般来说，Jahrsdoerfer 评分 4 分以上可手术，低于 3 分不宜手术，如果镫骨存在则更好。

2. 植入禁忌证

（1）对医用级硅弹性体，医用级环氧树脂和钛合金不耐受者。

（2）伴有外耳道、中耳乳突化脓性炎症，或合并胆脂瘤形成者。

（3）先天性外中内耳畸形，且近两年内骨导听力下降（听阈>15dB HL）。

四、植入手术流程

（一）切口的选择

1. 耳后切口　振动声桥植入术一般采用与耳郭后沟平行的弧形切口，距耳郭后沟约 1~2cm。切口上达颞线水平，下至乳突尖上方约 1cm 水平。此切口与乳突开放手术一致，易于耳显微外科医师掌握。手术解剖耳后组织层次，掀起蒂在耳郭后方的肌骨膜瓣，暴露筛区。对于

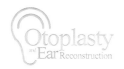

儿童患者，可将筛区表面骨质凿下备用，以便减少术后的乳突区塌陷的发生。在颞骨鳞部表面以高速钻按照模具磨出容纳植入体线圈、磁体、调制解调器及导线的骨槽，用于固定植入体。

2. 耳郭再造术原切口　对于先天性外中耳畸形患者，还需要考虑振动声桥植入手术与耳郭再造手术的相互配合。若患者前期已经完成患侧耳郭再造术，则植入手术应尽量利用原有切口进行，避免增加颞部及头皮瘢痕。对于采用两步法全耳郭再造技术的患者，手术切口需沿耳后植皮区后缘切开皮肤，尽量向前掀起耳后皮瓣及耳郭，以便充分暴露筛区。如果患者采用的是皮肤扩张法耳郭再造，耳后仅有皮肤扩张器植入的切口，手术也应尽量取原切口进行，为方便暴露术区，可沿原切口瘢痕弧度向下或向上适当延长。无论何种方法，术中均需要注意耳后解剖的层次，皮肤切口与肌骨膜瓣切口尽量保持 1~2cm 间距，以便关闭切口分层缝合时更好地覆盖植入体。

3. VSB 植入与耳郭再造手术整合进行的切口　如果患者尚未进行耳郭再造手术，可将耳郭再造手术与 VSB 植入手术整合进行。植入手术选择在耳郭再造手术的最后一期同时进行。以"直埋法"手术为例，在 II 期立耳手术中，向前完全掀起耳后颞浅筋膜瓣，保留骨膜完整，随后在骨膜表面做蒂在前方的三角形切口，完全掀起筛区表面骨膜瓣至颞下颌关节，保留骨膜以利于随后复位缝合覆盖植入体。

（二）植入手术径路

1. 经鼓窦 - 面神经前径路　此径路为最常用的 VSB 植入手术径路。术中以高速电钻先开放鼓窦，定位鼓窦入口及砧骨短脚后，向前下方磨去闭锁板，暴露砧骨长脚并断开砧镫关节。取下畸形的锤砧融合体，并探查镫骨足板上结构的完整性及活动度。确认镫骨活动后，扩大鼓室周围容纳 FMT 的空间，充分暴露镫骨。此时可进一步磨除闭锁板，充分暴露镫骨上结构（图 8-2-3）。

2. 经鼓窦 - 面神经后下径路　先天性外中耳畸形患者，如果镫骨缺如且前庭窗闭锁，可将 FMT 植入蜗窗。但这类患者往往合并面神经的走行异常。对于面神经垂直段重度前移的患者，从面神经前方进入无法暴露蜗窗龛，此时经充分影像学评估后，可通过面神经垂直段后下方的面后气房进入中鼓室及后鼓室。此进路大多适用于乳突气化良好且面后气房发育充分的患者。手术仍先开放鼓窦，通过对鼓窦入口及砧骨短脚的暴露，定位面神经水平段及垂直段骨管，轮廓化面神经管后，于面后气房进入后鼓室并暴露蜗窗龛（图 8-2-4）。

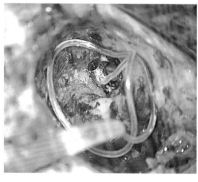　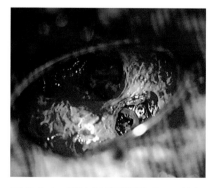

图 8-2-3　鼓窦 - 面神经前径路 FMT　　图 8-2-4　面神经后下径路 FMT 植入
　　植入镫骨（右耳，镫骨振动成形术）　　　蜗窗龛（右耳，蜗窗振动成形术）

（三）振动成形术式

VSB 设计之初是针对听骨链完整的感音神经性听力损失患者，故其 FMT 大多固定于砧骨长脚。而对于听骨链畸形的先天性外中耳畸形患者而言，FMT 无法借助完整的听骨链传导，需与两窗直接相连。耳畸形患者比较常用且效果可靠的振动成形术有以下两种。

1. 镫骨振动成形术　若患者镫骨发育较好，足板活动良好，将 FMT 与镫骨直接相连。具体操作是术中取下畸形锤砧骨，暴露镫骨小头，利用 FMT 自带固定钛夹，将其固定于镫骨头上，FMT 长轴与镫骨活动方向一致，达到同步振动耦合的效果。

随着 VSB 产品的不断发展，各种形态的耦合器应运而生以帮助 FMT 更稳固可靠地与听小骨相连接。其中爪型耦合器可以更稳固连接 FMT 与镫骨，即使在镫骨足板上结构细小、镫骨头发育缺失的情况下，CLIP 耦合器亦可将其与镫骨颈或畸形的镫骨前、后脚相连。而且耦合器可以一定程度地加高镫骨高度，即使畸形镫骨的高度低于面神经鼓室段水平，只要面神经鼓室段没有完全遮盖前庭窗，镫骨与面神经之间存有缝隙，即可借助爪型耦合器完成镫骨振动成形术（图 8-2-5）。

2. 蜗窗振动成形术　对于镫骨足板上结构缺失，或面神经鼓室段下移遮窗的患者，可以选择蜗窗振动成形术。将 FMT 经蜗窗龛与蜗窗膜相贴，通过振动蜗窗膜刺激内耳形成听觉。此入路手术难度相对较大。首先，部分患者由于面神经垂直段前移造成暴露困难，需选择面神经后下径路才能暴露蜗窗龛。其次，由于 FMT 直径较大，需要磨除部分龛唇才能充分耦合。借助蜗窗耦合器（图 8-2-6），可以部分克服蜗窗龛深窄的问题。最后，为避免 FMT 移位，需应用软骨等软组织辅助 FMT 固定，此法会造成部分患者蜗窗龛周围瘢痕粘连，影响远期效果。总体而言，蜗窗振动成形术的手术难度及远期效果较镫骨振动成形术差，不建议作为首选方法。对于镫骨足板固定，前庭窗闭锁的患者，可以应用此方法行 VSB 植入手术。

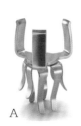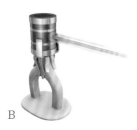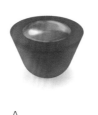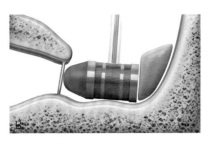

图 8-2-5　CLIP 耦合器
A. CLIP 耦合器示意图；B. CLIP 耦合器的应用状态，将 FMT 固定于镫骨小头或镫骨颈。

图 8-2-6　蜗窗耦合器
A. 蜗窗耦合器示意图；B. 蜗窗耦合器的应用状态，将 FMT 经蜗窗龛与蜗窗膜相贴，后方以软骨固定。

（赵守琴　王丹妮）

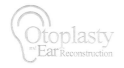

第三节　先天性外中耳畸形的骨导听觉装置植入

一、概述

先天性外中耳畸形导致的中重度传导性听力损失，尤其双侧听力损失极易导致言语发育迟缓，从而引发学习能力滞后等一系列的负面影响，最新研究发现即使对侧耳的听力正常，单侧畸形患者的语言发展和学习能力仍受到单侧传导性听力损失的影响。所以，尽早给予合理有效的听觉干预已成为治疗先天性外中耳畸形的普遍共识。

在出生后早期听力干预及听骨链重建术，术后听力效果不理想的患者（Jahrsdoerfer 评分低于7分）中，人工助听逐渐成为改善这类患者听力的重要方法。骨导听觉装置利用骨导途径，绕开外中耳将声刺激以振动形式直接传入内耳，手术操作相对简单、术后听觉增益效果良好。在年幼的儿童中，佩戴软带骨导听觉装置已为首选。

骨导听觉装置主要经历了两个阶段的发展。早期穿皮植入装置——骨锚式助听器（bone anchored hearing aid，BAHA）是将钛螺丝钉穿过皮肤植入于患者颞骨皮质骨内，并与外部的声音处理器（audio processor，AP）连接，声音处理器可直接刺激颞骨引起骨导听觉。骨锚式助听器以 BAHA（Cochlear BAS）为代表，骨锚式助听器可以消除乳突软组织的阻尼效应（全频率段7~15dB）。然而，大样本研究显示，穿皮式听力植入装置（如 BAHA Connect 系统）术后并发症发生率高达 23.9%，包括皮肤感染、皮肤过度生长、植入物丢失和潜在的创伤。

在此背景下，非皮肤穿透式骨传导听力植入物陆续研发上市，该类经皮式骨导听觉装置需皮下植入磁体，声音处理器通过磁铁吸附在完整的皮肤表面上，经过皮肤刺激皮下磁体，进一步引起骨导听觉，被动经皮式骨导听觉装置以 Sophonotron（索菲康）和 Baha Attract System（Cochlear BAS）为代表，主动经皮式骨导听觉装置以骨桥（Bone-bridge，MED-EL）为代表。全耳郭再造手术通常建议在6周岁后，因涉及骨导听觉装置佩戴方式由软带切换至植入的改变，耳科的骨导听觉装置植入与全耳郭再造的整形手术协作完成是近年来治疗趋势。

二、被动经皮式骨导听觉装置植入

被动经皮式骨导听觉装置以 BAHA Attract 为例，结构如图 8-3-1 所示，其中声音处理器是由4个部分组成——麦克风、电调控器及放大器、电转换器（振动器）和电源（电池）。

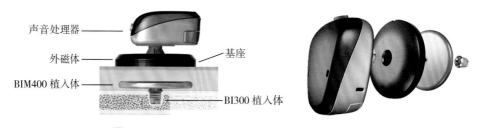

图 8-3-1　BAHA 及 Attract 系统结构示意及实物图

　　理想情况下双侧小耳畸形患者应在儿童时期进行早期听力干预，以满足语言发展的需求。同时，小耳畸形常伴有下颌骨和颞骨发育不良，导致乳突和鼓室气化体积小。在候选人 4 岁或以上同时进行耳郭重建和骨导听觉装置植入手术时，考虑到用于固定植入物的乳突体积，采用较小的植入物是明智的。就此而言，BAHA Attract 系统更适合植入，以避免植入过程中可能对乙状窦和脑膜造成的压迫。

　　术前需通过 CT 测量包括骨的厚度和质量，对于骨质和厚度情况较好（＞3mm）的患者推荐采用一次植入手术，对于骨质较差或较软或者骨厚度<3mm 的患者推荐采用分期植入手术。

　　在全身麻醉下，BAHA 植入可单独或与小耳畸形的耳再造手术同时进行植入。对于完全性外耳道闭锁或颅面畸形患者，应将 BAHA 植入顶骨而非较厚的乳突骨内。对于实施小耳畸形自体重建术（肋软骨或人工材料再造）的患者，应将植入部位后移（通常后移 60~65mm），从而使其适合于皮瓣设计。

　　单纯植入手术的切口通常位于外耳道后 50~55mm 处，以避免声音处理器与耳郭接触。通常耳后发际线内的直线切口长度为 30~35mm（图 8-3-2）。

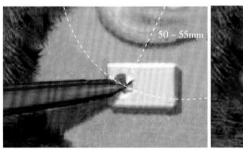
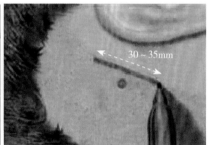

图 8-3-2　单纯 BAHA 植入的切口设计

　　联合手术时，手术切口一般先在再造耳郭后缘外 5mm 处做切口，将覆盖在再造耳后筋膜解剖至耳甲腔后缘，将切口后 20mm 处的耳后筋膜瓣剥离并提起至耳郭后缘，颅耳间沟成形。掀起耳后筋膜，充分暴露 BAHA 拟植入部位的骨膜。

　　在标准的手术植入磁性体 BI300，确保植入物与周围任何突出的骨骼之间没有接触。测量皮瓣的厚度，如果皮瓣厚度超过 6mm，则进行软组织修剪至 4mm 左右的厚度（图 8-3-3）。

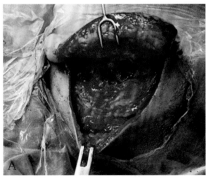
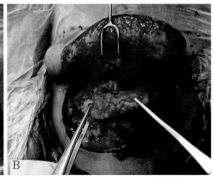

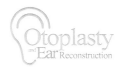

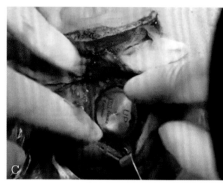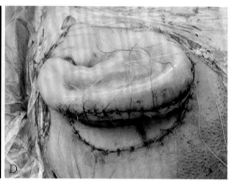

图 8-3-3　耳再造联合 BAHA 植入术的过程
A. 耳后切口设计；B. 分离耳后筋膜瓣；C. 植入 BAHA；D. 术后即刻外观。

术后 4 周，伤口完全愈合，BAHA SP 在第一次装配时通过磁耦合加载。在随访过程中，患者可根据日常佩戴的舒适度更换不同强度的磁铁。

三、主动经皮式骨导听觉装置植入

根据工作原理，主动经皮式骨导听觉装置主要分为电磁式和压电式设计。前者以骨桥为代表，后者以 OSIA 为代表。

（一）骨桥的手术植入

骨桥（bone bridge）是一种部分可植入的电磁式骨传导系统。它由体外的声音处理器（audio processor，AP）和体内的骨导植入体（图 8-3-4）组成。声音处理器戴在皮肤外面，包含麦克风、信号数字处理芯片、外部磁体、信号发射线圈和电池。骨导植入体由信号接收线圈、内部磁体、调制解调器、连接部和骨导漂浮质量传感器（bone conduction-floating mass transducer，BC-FMT）组成。

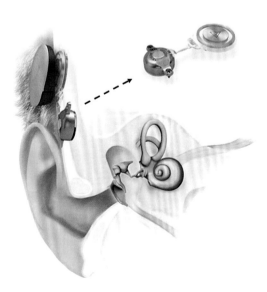

图 8-3-4　骨桥为代表的主动式骨导听觉装置
右上示新一代植入体 BCI602。

1. 术前计划和建模 3D Slicer 软件可利用术前颞骨薄层 CT 数据重建后评估颞骨厚度，同时自带植入体的 3D 模型可用于术前规划 BB-BCI 的植入位置。Slice Display 以可视化方式展示植入体 BC-FMT 模型（红色）于适当的位置，同时通过使用外部的耳郭标志，避免了术中图像再引导，适用于联合耳再造及人工听觉植入患者。

2. 手术过程 通过耳郭上方（独立植入手术）或耳后切口（耳再造二期联合手术）充分暴露皮下组织，分离颞肌，使用耳科撑开器暴露直径约 16mm 大小的骨性区域，使用标准的耳科骨钻磨出适当的凹槽以盛放植入体 BC-FMT，BC-FMT 本身不需要接触骨骼，所有的振动能量都通过植入体两侧的锚固钛合金螺钉传递。

根据植入部位的不同，可以分为乳突区植入、乙状窦后植入和颅中窝植入。由于植入体自身高度较高，导致骨槽深度须超过 9mm，术中往往都会部分暴露硬脑膜或者乙状窦血管壁，术中可使用可吸收止血材料沿磨骨边缘圆弧形放置，以帮助硬脑膜或乙状窦避免钻头的损伤，并提供止血作用。如果遇到小的硬脑膜血管，可以用双极烧灼和骨蜡轻松止血。通常，在植入前使用较小的金刚石钻头来确保边缘完全垂直（垂直于硬脑膜）（图 8-3-5）。

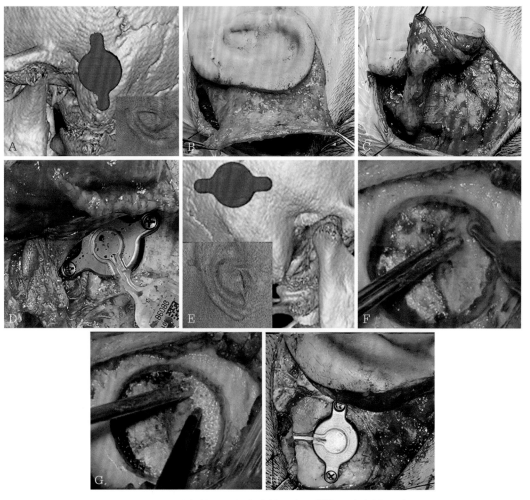

图 8-3-5 经乳突植入及颅中窝植入术前模拟及术中植入过程
A～D. 经乳突植入；E～H. 经颅中窝植入。

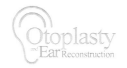

（二）OSIA 的手术植入

OSIA 2 系统（Cochlear）是一种新型的主动经皮式骨传导助听的植入系统，它使用数字压电刺激（图 8-3-6）。OSIA 系统适用于患有中重度及以上（平均听阈高达 55dB HL）的传导性或混合性听力损失和单侧感音神经性听力损失（SSD）的成人和儿童。压电换能器通过 BI300 钛植入物固定在骨骼上，信号通过数字射频链路在植入物和声音处理器（SP）之间传输。OSIA 系统骨振器的压电特性允许其产生机械力，如弯曲或振动，植入的部件通过磁性固定的外部声音处理器激活。为优化语音感知提供高功率输出和改进的高频增益，与 BAHA®5 功率相比，它在更高频率（5 000～7 000Hz）下提供了显著增高的功能增益效应。

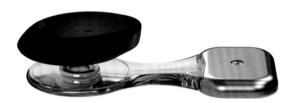

图 8-3-6 OSIA 的组成结构实物图

植入 OSIA 前，一般需先行高分辨率头颅 CT 扫描，建议层厚为不高于 0.625mm。所有 CT 数据输出均转换为医学数字成像和通信（DICOM）文件，并导出到第三方 DICOM Viewer 软件进行形态测量研究。在多平面视图中，导入植入物模型，沿由眶下缘、颧弓和外耳道中线三点组成的固定点定义的参考线上寻找合适植入点（图 8-3-7、图 8-3-8）。

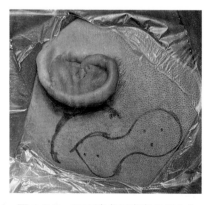 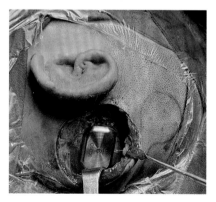

图 8-3-7 耳再造术后患者 OSIA 2 植入位置示意　　　　　图 8-3-8 Osia 2 植入术中

四、骨导听觉装置植入的听力学评估

骨导听觉装置植入的听力学评估需在术前（作为基线）和激活并佩戴骨导助听器后 3 个月和 6 个月由专业听力师进行评估。测试环境需在经过声音处理的听力学测试室中进行，使用经过校准的设备，屏蔽非测试耳。在基线（术前），纯音听阈和自由声场下听阈取 500Hz、1 000Hz、

2 000Hz、3 000Hz、4 000Hz 和 6 000Hz 处数值。自由声场平均听阈（PTA4）是最主要的疗效评估指标。

普通话言语测听也是另一项听力学评估重点，作为次要功效指标，一般也在手术前、佩戴骨导助听器 3 个月和 6 个月后进行，主要评估安静和噪声中的言语表现。与健康相关的生活质量量表和 SSQ12 问卷，也可用于评价佩戴骨导助听器后日常生活的报告，涵盖 3 个子领域（言语、空间和听力质量）。

五、总结

骨导助听器可以通过直接刺激颅骨将声音传入内耳从而产生听觉，该途径受患者外中耳结构的影响较小，因此被广泛地应用于中重度传导性听力损失患者的听力重建。先天性外中耳畸形患者由于其外中耳不同程度的畸形，通常合并不同程度的传导性听力损失，且无法通过传统的外耳道式气导助听器改善听力，因此骨导助听器被越来越广泛地应用于先天性外中耳畸形患者的听力康复。

骨导助听器的选择除了耳科及听力学专业评估，还需充分考虑患方试戴效果及综合意见。听觉装置植入方法取决于患者的颞骨解剖结构以及它是否能适应植入体的大小。由于儿童体型较小且存在形态差异，即软组织和骨结构较成人薄弱。因此需要对植入区域开展进一步的临床研究。谨慎的植入技术也可以避免术中并发症的发生，如硬脑膜暴露、乙状窦损伤和随后的出血，或进入乳突腔。因此，年龄相关解剖学知识至关重要。

在 BAHA Attract 和 OSIA 植入手术时，比较强调植入部位的皮下软组织厚度和骨皮质的厚度。为了确保上述两个系统中 SP、线圈和植入体之间的稳定连接，SP（OISA）水平的软组织厚度应低于 9mm，3 ~ 6mm 的软组织厚度最为理想，因为与被动 BAHA 相比，OSIA 系统中的磁铁强度仅用于将 SP 固定到位；BAHA Attract 植入时，建议植入部位的术前皮下软组织厚度不低于 4mm，以避免术后长期佩戴使植入体上方的皮瓣压薄导致植入体暴露等并发症。

乳突的大小和形状随着年龄的增长而不断发展。植入软件也可用于帮助术前规划植入部位（如骨桥和 OSIA）。研究表明，在 BAHA Attract 和 OSIA 植入手术中，3mm 的 BI300 即使在 5 岁左右的幼儿中也是安全的，4mm 的植入物可用于 11 ~ 12 岁的儿童。

由于骨桥植入体体积较大，颞骨形状的个体间差异强调了在这些病例中进行影像学术前规划的必要性。研究表明，经乳突入路植入骨桥在文献中更为常见。当乳突空间不足，应考虑乙状窦后入路或颅中窝入路。所以在骨桥植入前，均建议将 CT 成像作为标准的术前评估。随着二代骨桥的 BCI 植入体厚度减小等改进，有望通过开槽时磨除更少的颞骨骨质避免暴露硬脑膜、乙状窦等结构。

根据多个植入中心的数据进行系统性评估后发现骨导听觉装置植入术后的并发症并不常见。在系统评价中，BAHA Attract 系统和通过经乳突、乙状窦后或颅中窝入路骨桥植入后的听觉功能增益范围为 24 ~ 43dB HL。

（谢友舟　李辰龙　傅窈窈　张天宇）

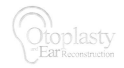
参考文献

[1] SCHMERBER S, SHEYKHOLESLAMI K, KERMANY M H, et al. Time-intensity trading in bilateral congenital aural atresia patients. Hear Res, 2005, 202(1-2): 248-257.

[2] FRENZEL H, HANKE F, BELTRAME M. Application of the Vibrant Soundbridge in bilateral congenital atresia in toddlers. Acta Otolaryngol, 2010, 130(8): 966-970.

[3] SPINZL G M, WOLF-MAGELE A. The bonebridge bone conduction hearing implant: Indication criteria, surgery and a systematic review of the literature. Clin Otolaryngol, 2016, 41(2): 131-143.

[4] WANG D, HAN D, ZHAO S, et al. Preoperative assessment of stapes implantations of the vibrant SoundBridge for congenital aural atresia patients. Acta Otolaryngol, 2017, 137(9): 935-939.

[5] LIPPMANN E, PRITCHETT C, ITTNER C, et al. Transcutaneous osseointegrated implants for pediatric patients with aural atresia. JAMA Otolaryngol Head Neck Surg, 2018, 144(8): 704-709.

[6] BALL G R, ROSE-EICHBERGER K. Design and development of the vibrant soundbridge- a 25-year perspective. J Hear Sci, 2021, 11(1): 9-20.

[7] ZHAO C, LIU Y, YANG J, et al. Sound-localisation performance in patients with congenital unilateral microtia and atresia fitted with an active middle ear implant. Eur Arch Otorhinolaryngol, 2021, 278(1): 31-39.

[8] DEEP N L, JOHNSON B J, KAY-RIVEST E, et al. Modifications to implanting the OSIA® 2 bone conduction hearing implant: How I do it. The Laryngoscope, 2022, 132(9): 1850-1854.

[9] REN L J, DUAN Y S, YU J C, et al. Instant auditory benefit of an adhesive BCHD on children with bilateral congenital microtia. Clin Otolaryngol Surg, 2021, 46(5): 1089-1094.

[10] ZHANG T Y, BULSTRODE N, CHANG K W, et al. International consensus recommendations on microtia, aural atresia and functional ear reconstruction. J Int Adv Otol, 2019, 15(2): 204-208.

第九章
耳郭肿物切除与修复

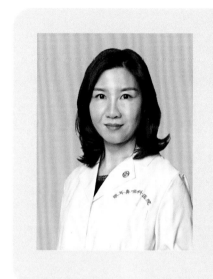

章负责人简介

郭　英

副主任医师。任复旦大学附属眼耳鼻喉科医院眼耳鼻整形外科主任助理。擅长各种耳郭畸形矫正手术及面部年轻化治疗。兼任中华医学会整形外科学分会耳整形与耳再造学组委员。

　　耳郭是各种良恶性肿物的好发部位，肿物切除后，如果病变局限且缺损处皮肤松动，可以考虑直接缝合。但是耳郭前表面和外耳道皮下组织较少，皮肤和软骨膜紧密连接，肿物切除后形成的局部缺损即使范围很小也难以直接缝合，强行缝合往往会造成撕裂或者耳郭畸形。因此，在完整切除肿物的同时，还需根据部位、缺损范围、患者的需求等考虑修复方式，如游离皮片移植、局部皮瓣成形、带蒂皮瓣转移等，术中有软骨缺损者往往还需要软骨移植才能最大限度恢复耳部外形。

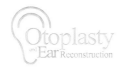

第一节 常见耳郭肿物

一、常见耳郭良性肿物

（一）色素痣

色素痣（nevus pigmentosus）又称痣细胞痣，是一种临床上常见的皮肤良性黑色素肿瘤，颜色可为墨黑色和深褐色。临床将痣细胞痣分为先天性和获得性；组织学根据痣细胞在皮肤内的不同位置，分为交界痣、混合痣与皮内痣（图9-1-1、图9-1-2）。皮肤色素痣的表现形式多样，全身均可以发生，一般不需要治疗。但发生在面部、眼睑、耳等裸露部位的病变或易摩擦受损部位的病变不仅影响美观，同时还存在着恶变的风险。色素痣有多种治疗方法，比较常见的治疗方式包括手术、激光、冷冻等。激光治疗虽然操作简单，但主要适用于表浅的色素痣，对于色素比较深的色素痣，激光治疗难以取得理想的治疗效果，且复发率较高，需要再次进行治疗。部分色素痣因大小（如巨痣）、部位等因素，临床治疗难度极大。

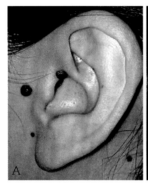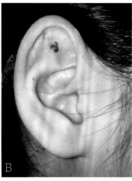

图 9-1-1　耳郭常见色素痣外观
A. 耳郭皮内痣；B. 耳郭蓝痣。

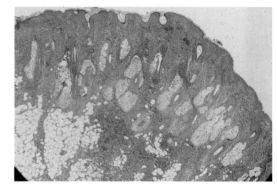

图 9-1-2　耳郭色素痣（皮内痣）的组织病理学表现
可见大量色素细胞位于皮脂腺附近（HE，4×）。

痣直径越大恶变成黑色素瘤的风险也越大。直径超过20cm或面积>900cm²的痣即可诊断为巨大色素痣（giant congenital melanocytic nevus，GCMN），但对于波及面部五官的痣，即使达不到该面积，也可诊断为巨痣。发生于耳郭表面的巨痣临床罕见，治疗不当将严重影响耳郭形态。

（二）瘢痕疙瘩

瘢痕疙瘩（keloid）可以发生于身体的任何部位，耳部瘢痕疙瘩多发生于耳部纹饰美容之后。有研究表明耳郭瘢痕疙瘩的发生可能与损伤有关，它的形成与是否为瘢痕体质没有明显的关系。机体创伤后，如穿耳洞、耳郭外伤等，创口周边成纤维细胞增生，分泌大量的胶原来修复创伤，瘢痕疙瘩则是出现严重的纤维组织增生及胶原的玻璃样变性所致。瘢痕疙瘩常高于周边皮肤，生长迅速，呈紫红色，范围超过原有的创伤并呈现不规则的扩展，伴有疼痛和瘙痒等症状，外观上呈质硬的圆球形硬结。由于耳郭瘢痕疙瘩外形丑陋，患者常留长发遮盖耳郭，瘢痕持续增生，伴发瘙痒会造成患者心理负担，较大的瘢痕疙瘩也会使耳郭变形，严重者影响日常生活工作（图9-1-3）。

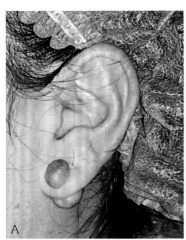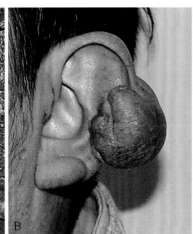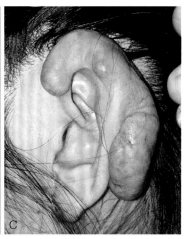

图 9-1-3 不同原因造成的耳郭瘢痕疙瘩
A. 佩戴耳饰引发的瘢痕疙瘩；B. 外伤造成的瘢痕疙瘩；C. 术后复发的瘢痕疙瘩。

切除耳郭瘢痕疙瘩后的修复方法较多，如直接缝合、植皮修复、局部瘢痕皮瓣修复等。体积较小的瘢痕疙瘩切除后可以直接缝合，如果瘢痕基底宽大直接缝合存在张力，后期易形成新的瘢痕，可以采用瘢痕核心切除后瘢痕皮瓣修复，联合术后 24h 内低剂量放射治疗，这是目前一种较好的瘢痕综合治疗方法。术后定期在耳郭瘢痕手术部位局部注射曲安奈德等类固醇皮质激素可有效抑制血管表皮生长因子的表达、成纤维细胞的增生，从而减少创伤性炎症反应，减少胶原纤维和糖胺聚糖的合成。

（三）脂溢性角化病

脂溢性角化病（seborrheic keratosis）又称老年疣，是耳郭常见的良性肿瘤，外观呈乳头样、簇状增生，周围可移行为咖啡色斑，病变局限于皮肤，边界清楚（图 9-1-4）。组织病理学上以棘层肥厚型、角化过度型为主，可见角化微囊肿形成或伴皮脂腺增生。它起源于皮肤的基底层，此层含有神经嵴来源的黑色素细胞，可有黑色素沉着，但很少发生恶变、感染、糜烂等。常用的治疗方法包括切除植皮、皮瓣修复或者激光等。老年患者皮肤血运较差，当采用切除植皮进行修复时，对全厚皮片和带真皮下血管网皮片移植的要求较高。随着移植面积的增大，移植失败的风险也随之增大。由于病变局限在皮肤，面积较小病变可以选择激光切除。

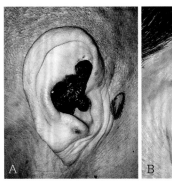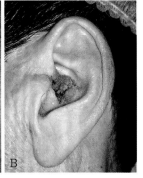

图 9-1-4 耳甲腔脂溢性角化病的不同表现

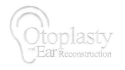

（四）其他耳郭良性肿瘤

其他耳郭良性肿物主要包括血管瘤、乳头状瘤、皮脂腺痣等（图 9-1-5）。

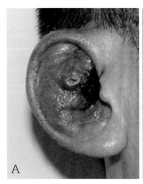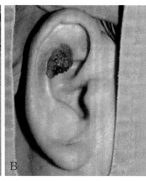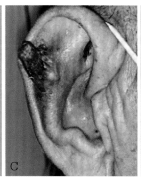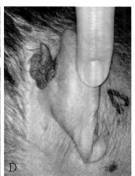

图 9-1-5　其他耳郭常见良性肿瘤
A. 血管瘤（动静脉畸形）；B. 乳头状瘤；C. 皮角；D. 皮脂腺痣。

二、常见耳郭恶性肿物

临床上常见的耳郭恶性肿瘤，主要包括耳郭基底细胞癌、鳞状细胞癌等。耳郭恶性肿瘤的治疗取决于病变肿瘤的类型、大小、浸润深度和扩散转移的范围。手术目的是完整切除病变组织，避免肿瘤复发。术中冰冻确保安全切缘，在彻底切除的同时，根据缺损情况同期做好创面修复，最大限度地恢复耳郭外形。耳郭恶性肿物切除术后，通常组织缺损较大，根据部位、缺损范围、患者的需求等考虑修复方式，如游离植皮、皮瓣修复等。

（一）基底细胞癌

基底细胞癌（basal cell carcinoma，BCC）主要由间质依赖性多能基底样细胞形成，耳郭基底细胞癌发病率低，由于肿瘤发生位于皮肤深处、肿瘤生长缓慢、不活跃，病变组织产生的刺激症状轻微，因此病变开始都比较隐蔽，早期很难被发现，此为其临床特点。目前基底细胞癌皮肤病变主要采用 Lev 分型做外观特征区分：①结节溃疡型；②色素型；③硬斑样或纤维化型；④浅表型；⑤纤维上皮瘤型。肿瘤以单发为主，与皮肤鳞状细胞癌相比，其肿瘤生物学特征表现为生长缓慢、浸润范围小、破坏轻、肿瘤主体集中、早期不易发生转移，因此基底细胞癌主要治疗方式为手术切除。近年来将切缘 3～5mm 作为安全缘界限，同时将耳甲腔软骨作为基底部安全缘。其中病理类型为硬化型的，复发率相对更高，应扩大切除范围。由于切除范围较大，修复方式各异。

（二）鳞状细胞癌

外耳皮肤鳞状细胞癌（squamous cell carcinoma，SCC）是一种起源于耳郭或外耳道的表皮或者皮肤附属器的恶性鳞状细胞肿瘤，易发生于慢性炎症或慢性刺激的区域。显微镜下可见增生的上皮突破基膜向深层浸润形成不规则条索状癌巢。根据癌细胞的分化程度可分为高、中、低分化。高分化的鳞状细胞癌恶性程度低，而低分化的鳞状细胞癌恶性程度高。手术以切除为主，早期根治性切除即可，中晚期以手术、放疗和化疗综合治疗为主。单纯免疫治疗在部分病例中也取得满意效果。

（李辰龙　郭英）

第二节　耳郭肿物的手术方法

一、皮肤移植术

皮肤移植术（skin grafting）为耳部皮肤缺损提供了可行的修复方法，相比刃厚皮片和中厚皮片，全厚皮片具有较好的美容效果，适用于耳前中央部及耳后等区域的皮肤缺损修复。植皮供区多选择耳后皮肤松弛区域，对于直径<1cm 的创面，年长者因耳屏前方皮肤松弛，也可以作为供区，取材更方便。耳周游离皮片具有距离近、皮肤色泽和厚度接近、部位较隐蔽、可于同一术野完成操作等优点。将耳后皮片修剪为全厚皮片，常规使用 7-0 可吸收缝线，间断缝合，整个耳甲腔均匀填塞（图 9-2-1）。耳后供区一期缝合，植皮区荷包加压包扎 7～10 天。当有特殊病例需要大面积植皮时，上臂内侧或者下腹部也是常见供区。

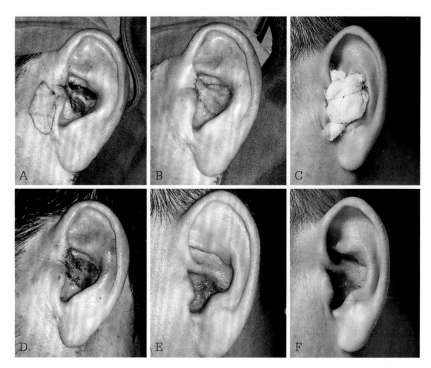

图 9-2-1　耳甲腔植皮手术步骤示例及随访
A. 耳甲腔创面及耳后切取全厚皮片；B. 皮片修剪后覆盖于创面，间断缝合；
C. 耳甲腔填塞固定；D. 术后 1 周；E. 术后 1 个月；F. 术后 1 年。

需要注意的是只有在软骨膜完整的情况下才考虑植皮修复，因为皮片的成活完全依赖软骨膜提供最初的营养支持。全厚植皮后期挛缩较少，但仍有部分患者认为局部凹陷或者色素沉着影响美观。

二、局部皮瓣修复术

1. 耳前皮瓣　耳前局部皮瓣可修复耳甲腔、耳甲艇、对耳轮及耳轮脚的皮肤缺损。皮瓣色泽、质地接近耳郭，供皮区不需要植皮，切口位置隐蔽，远期瘢痕不明显，耳郭不易变形。对耳

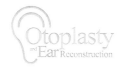

前供皮区皮肤松弛的患者可取皮瓣的范围较大，但对年轻患者，若所需皮瓣范围大，牵拉缝合供皮区切缘可能导致面部患侧与健侧不对称。

耳前 SMAS 皮瓣的蒂部接近耳轮脚旁及耳屏前，此处为耳屏前穿支动脉穿出点，该动脉属于颞浅动脉的分支，为直接皮动脉，又叫穿支动脉，走行于耳屏前，支配耳屏前方及下方的皮肤和皮下组织。皮瓣的蒂可位于上侧或下侧。皮瓣的后缘尽量靠近耳屏，长宽比例可达 4∶1。沿皮下浅筋膜表面切取皮瓣，保留真皮下血管网，旋转皮瓣至组织缺损区修复创面，供区切缘经游离两侧皮下组织后直接拉拢缝合。对于路径较远的部位，皮瓣可以通过皮下蒂隧道的方式转移到缺损部位。耳前皮瓣可以用于多个部位缺损的修复，如图 9-2-2、图 9-2-3 所示。

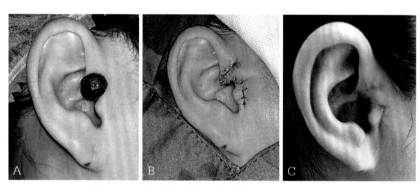

图 9-2-2　蒂在上方的耳前皮瓣修复耳轮脚缺损
A. 术前；B. 术后即刻；C. 术后 1 周。

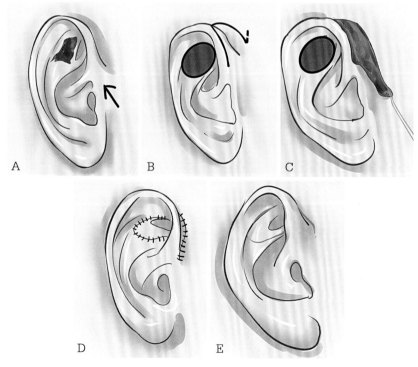

图 9-2-3　蒂在下方的耳前皮瓣修复三角窝缺损
A. 三角窝处耳郭病变（黑色箭头所指为皮瓣蒂部）；B. 病变切除后，设计耳前皮瓣；
C. 制备耳前皮瓣；D. 皮瓣经隧道转移修复三角窝处缺损；E. 术后耳郭外形。

2. **耳后皮瓣** 耳后皮肤松弛，切口隐蔽，血供丰富，皮瓣设计可灵活多样，如耳后折叠皮瓣可以用来重建耳郭中心部位的全层穿孔缺损。如图 9-2-4A 中圆孔为耳郭全层缺损，于耳郭后沟设计蒂在下方局部皮瓣，切开皮肤至骨膜表面，掀起皮瓣。转位到耳郭背面，穿过缺损，穿过缺损区的 3～4mm 皮瓣（箭头所示），去除上皮组织和洞穿部位对位缝合，皮瓣前端局部折叠，耳后皮瓣及供区直接缝合（图 9-2-4）。

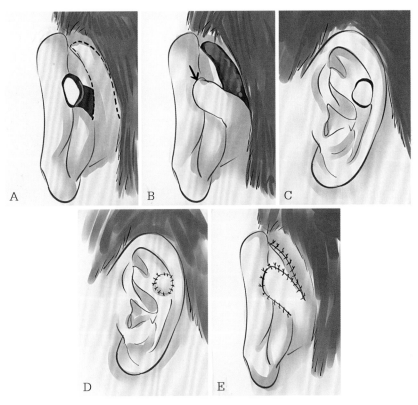

图 9-2-4 耳后折叠皮瓣修复耳郭洞穿缺损示意图
A. 耳郭洞穿缺损及皮瓣设计（虚线）；B. 皮瓣转移并穿过缺损（箭头）；
C. 皮瓣前端折叠修复耳郭前面；D. 缝合皮瓣；E. 皮瓣供区缝合。

三、耳后岛状皮瓣修复术

耳后血供丰富，设计耳后岛状皮瓣（postauricular island flap）更方便旋转和转移到缺损部位。首次报道的耳后岛状皮瓣是"旋转门皮瓣"，由 Masson 于 1972 年描述，用于重建耳甲缺损。后来，不同血管蒂的耳后皮瓣通过隧道的方式被转移到前方用于耳甲局部缺损修复。目前根据耳后岛状皮瓣蒂的位置、血供的区别分为上蒂、穿支、下蒂耳后岛状皮瓣（图 9-2-5～图 9-2-7）。

1. **上蒂耳后岛状皮瓣** 上蒂耳后岛状皮瓣是以耳上动脉（SAA）为基础的，它是颞浅动脉（STA）的一个恒定分支。

2. **穿支耳后岛状皮瓣** 穿支耳后岛状皮瓣由耳后动脉（PAA）的穿孔支给予血供，该分支穿过耳后肌到达皮肤。穿支耳后岛状瓣在耳郭后沟上旋转，就像旋转门在其铰链上旋转一样，因此得名"旋转门瓣"。

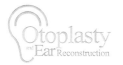

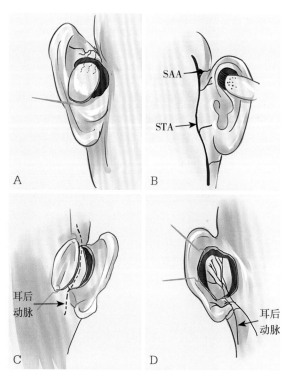

图 9-2-5　耳后岛状瓣的血供来源示意图
A、B. 上蒂耳后岛状瓣的血供；C. 穿支耳后岛状瓣血供；D. 下蒂耳后岛状瓣的血供。

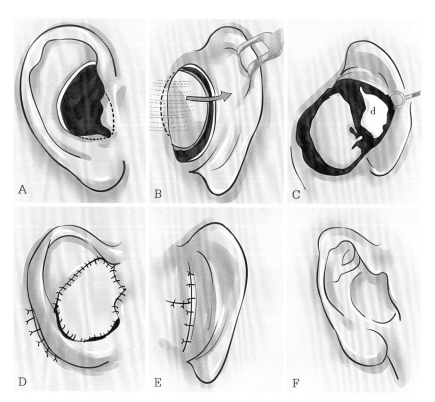

图 9-2-6　穿支耳后岛状瓣修复耳甲缺损示意图
A. 耳郭中央肿块切除后显示耳甲、对耳轮缺损；B. 设计耳后穿支皮瓣，掀起皮瓣；
C. 切除部分耳甲软骨（d 示耳软骨隧道形成区域）；D. 将岛状带蒂皮瓣向前引至缺损处；
E. 耳后切口直接缝合；F. 术后表现。

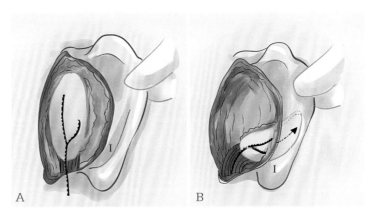

图 9-2-7　下蒂耳后岛状瓣的设计和转移示意图

A. 耳后皮瓣及下方血管蒂；

B. 分离皮瓣及经隧道转移至耳前缺损（Ⅰ示耳软骨隧道形成部位）。

3. 下蒂耳后岛状瓣　下蒂耳后岛状瓣基于耳下极的耳后动脉（PAA）。

四、复合组织移植术

位于耳轮边缘直径<1cm 的肿块切除后缺损可以直接拉拢缝合（图 9-2-8），如果切除面积过大或考虑对称性可以取对侧耳郭复合组织移植术（compound tissue grafting），通过重新缝合到缺损处进行耳轮修复。为了降低移植体坏死的风险，移植体的面积应该是缺损面积的一半，且不应>1.5cm（图 9-2-9）。这一技术要注意保持双耳对称性，需告知患者术后耳郭会减小。

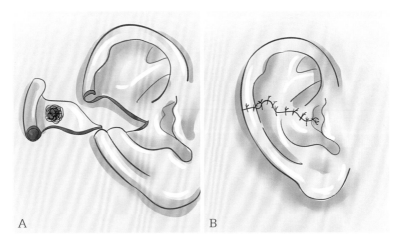

图 9-2-8　耳轮边缘楔形切除后直接缝合示意图

A. 肿块及楔形切除大小；B. 直接缝合后耳郭形态。

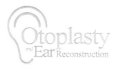

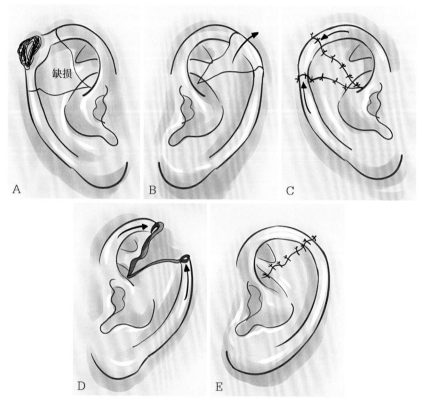

图 9-2-9　耳轮边缘楔形切除后对侧复合组织移植示意图

A. 肿块切除范围; B. 对侧耳郭全层切除部分复合组织; C. 复合组织移植后耳郭形态;

D. 对侧耳郭供区切除后即刻; E. 对侧耳缝合后耳郭形态。

（宋楠　郭英）

第三节 耳郭肿物的切除与修复典型实例

一、耳郭脂溢性角化病

【典型病例】

患者女，55 岁。发现左耳郭黑色肿块 3 年余，逐渐增厚、变大。查体示左侧耳甲腔前面可见黑色新生物，类圆形，直径 1.5cm，表面粗糙不平。门诊局麻下行 CO_2 激光肿块切除术，同时留取组织做病理学诊断。术后 1 周组织病理学报告显示脂溢性角化病，术后 3 个月复诊耳郭创面平整无色素沉着（图 9-3-1）。

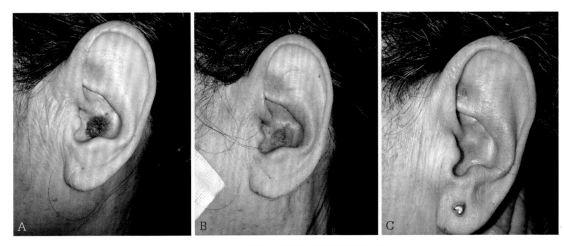

图 9-3-1 CO_2 激光切除耳甲腔脂溢性角化病
A. 术前；B. 术后即刻；C. 术后 3 个月。

二、耳郭巨痣

【典型病例】

患者女，22 岁。自幼发现右耳郭黑色胎记样物，逐渐增厚、变大，堵塞外耳道口。查体示右侧耳郭前面可见黑色巨大肿块，类圆形，直径 6cm，厚度 0.5～2cm 不等，表面呈分叶结节状，部分区域黑色素不均匀，有个别结节色素减退甚至缺失。耳部增强 MRI 示右耳郭弥漫性软组织增生密度影，形态不规则，大小约 2.8cm×3.6cm×4.5cm。T_1WI 稍低信号，T_2WI 稍高及偏低信号，DWI 无明显受限，增强扫描明显强化，边界欠清，涉及外耳道软骨部，外耳道口明显狭窄闭锁（图 9-3-2）。活检确诊为色素痣后，全麻下行右耳郭色素痣完整切除，取右下腹全厚皮片移植于耳前创面，用细碎油纱布填塞后缝线打包固定 10 天。术后 10 天门诊拆线，见植皮成活良好，术后 2 年随访耳郭结构清晰，形态自然（图 9-3-3）。

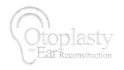
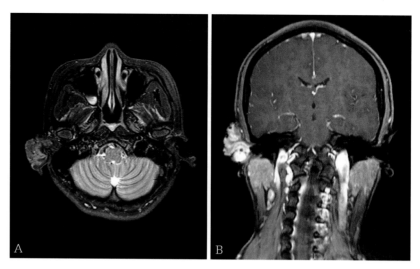

图 9-3-2　术前 MRI 增强影像显示右侧耳郭巨大且明显强化
A. 横断面；B. 冠状面。

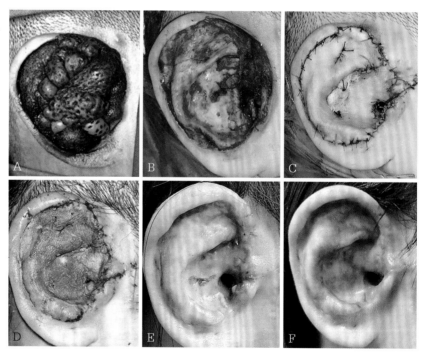

图 9-3-3　先天性耳郭巨痣手术前后效果对比图
A. 术前；B. 术中；C. 术后即刻；D. 术后 1 周；E. 术后 1 个月；F. 术后 2 年。

三、耳郭瘢痕疙瘩

【典型病例】

患者女，27 岁。右耳轮边缘穿孔佩戴耳饰后持续增生 2 年，反复发作局部瘙痒。查体见右耳郭外上方皮肤肿块，质硬，表面光滑，可见血管扩张。呈环状增生涉及耳郭前后面，大小 3cm×5cm。结合病史，诊断为耳郭瘢痕疙瘩。局麻下行右耳郭瘢痕切除术，切口设计要保留少量瘢痕表面皮肤，注意保护蒂部血运，用眼科小剪刀锐性分离，将瘢痕大部分切除，特别注意完整切除贯穿前后面的隧道瘢痕。对于初次手术病例应仔细剥离，保留耳郭软骨，避免造成继发畸形。去除病灶后将皮瓣铺回修剪多余皮肤后用 7-0 可吸收缝线对合边缘，整耳用细碎油纱布填塞后打包固定 3 天，术后 7 天门诊拆线（图 9-3-4）。

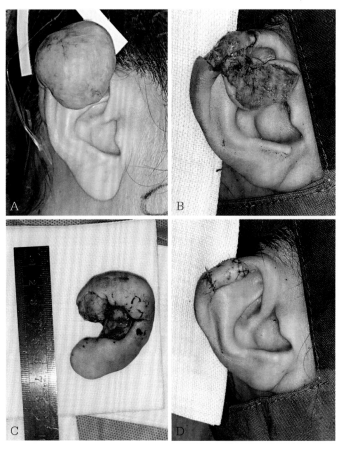

图 9-3-4　耳郭瘢痕疙瘩手术切除
A. 术前；B. 术中瘢痕切除后；C. 切除瘢痕形状及大小；D. 术后即刻。

四、耳郭基底细胞癌

【典型病例】

患者，女，59 岁。左耳郭肿物切除后复发 2 个月。肿块位于耳甲腔，已有病理确诊为基底细胞癌。局麻下完整切除距肿块边缘 3mm 的全层皮肤，形成左耳郭内 2.0cm×2.5cm 缺损伴软骨外露。在耳郭后沟上标记与原发缺损的大小和形状相对应的皮瓣，沿皮瓣周边切开，并在耳郭后沟处留下皮下血管蒂，皮瓣大小为 2.6cm×2.6cm，蒂长为 2.0cm、宽 1.5cm。在软骨中切出一条 2mm 宽的狭缝，使带蒂的皮瓣得以通过而不收缩；通过软骨缝将皮瓣转移至耳前，将皮瓣蒂填充软骨缺损后缝合创面。供区直接拉拢缝合。术后 7 天拆线，皮瓣成活，供、受区切口均一期愈合。患者随访 9 个月，皮瓣厚度、弹性、色泽良好，耳郭外形满意，双耳对称无变形。随访期间肿瘤无复发（图 9-3-5）。

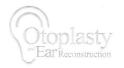

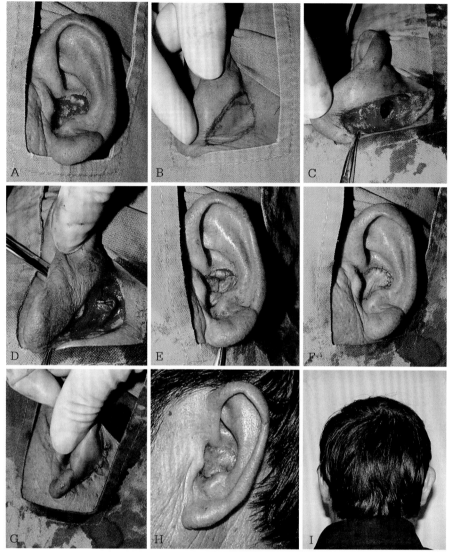

图 9-3-5　耳甲腔基底细胞癌手术示例及术后随访效果图
A. 病变切除后创面；B. 术中耳后皮瓣切口设计；C. 掀起耳后岛状瓣，切除部分软骨形成隧道；
D. 皮瓣转移至耳前；E. 皮瓣蒂填充软骨缺损；F. 皮瓣固定于耳甲腔；G. 耳后直接缝合；
H. 术后 1 周，皮瓣颜色大小接近正常；I. 双耳对称。

五、耳郭鳞状细胞癌

【典型病例】

　　患者，男，90 岁，右耳郭皮肤鳞状细胞癌，病灶位于对耳轮，大小约 0.5cm×2.4cm。完整切除病灶后，缺损范围约 1.5cm×3.0cm，部分耳轮、对耳轮结构缺失。切除后同期以缺损为模板设计耳后带蒂皮瓣进行整体修复，3 周后耳后断蒂植皮，没有软骨移植也可以获得一定的临床效果（图 9-3-6）。

　　耳郭恶性肿物切除后多数伴耳软骨的切除，这样的缺损往往需要肋软骨支架修复，一般随访半年以上无复发可考虑二期手术行耳郭局部再造。

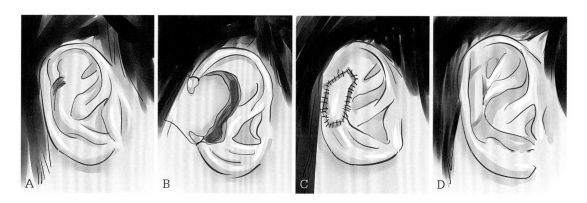

图 9-3-6 外耳鳞状细胞癌切除术后耳后皮瓣修复手术示意图
A. 术前鳞状细胞癌位于对耳轮；B. 扩大切除后耳郭中部巨大全层缺损；
C. 以缺损为模板设计耳后皮瓣，环形切开耳后皮瓣和缺损部位对位缝合；D. 3 周后断蒂，耳后植皮修复。

（李辰龙　郭英）

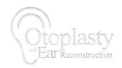

参考文献

[1] 郭英，童华，张天宇. 耳甲腔肿块 3 种手术方法的临床应用比较. 中国眼耳鼻喉科杂志, 2018, 18（3）: 184-187.

[2] NOEL W, LEYDER P, QUILICHINI J. Modified Antia-Buch flap for the reconstruction of helical rim defects. J Plast Reconstr Aesthet Surg, 2014, 67(12): 1659-1662.

[3] ALI E, NASRIN N, AZIN E. Aesthetic reconstruction of the upper antihelix in external ear with banner pull-through flap. J Cutan Aesthet Surg, 2015, 8(4): 218-221.

[4] CORDOVAA, D'ARPA S, PIRRELLO R, et al. Retroauricular skin: a flaps bank for ear reconstruction. J Plast Reconstr Aesthet Surg, 2008, 61 Suppl 1: S44-S51.

[5] ROCHE A M, GRIFFIN M, SHELTON R, et al. The folded postauricular flap: A novel approach to reconstruction of large full thickness defects of the conchal bowl. Am J Otolaryngol, 2017, 38(6): 706-709.

[6] PAPADIOCHOS I, BOURLIDOU E, MANGOUDI D. Simplified Reconstructive Technique for Full-thickness Central Defects of the Auricle with the Use of a Post-auricular Folded Flap. J Cutan Aesthet Surg, 2017, 10(2): 109-112.

[7] WEERDA H, MÜNKER G. The "transposition-rotation flap" in the one stage reconstruction of auricle defects. Laryngol Rhinol Otol (Stuttg), 1981, 60(6): 312-317.

[8] TINKLEPAUGH A, HUSAIN Z, LIBBY T J, et al. Reconstruction of a Full-Thickness Auricular Defect After Mohs Micrographic Surgery. Dermatol Surg, 2018, 44(12): 1595-1598.

[9] 郭英，李辰龙，张天宇. 先天性耳廓巨大色素痣 1 例. 中国临床案例成果数据库, 2022, 04（01）: E03440-E03440.

第十章
激光在耳郭整复中的应用

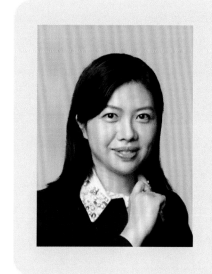

章负责人简介

张　菁

主任医师。就职于复旦大学附属眼耳鼻喉科医院。研究方向为整形美容、激光医学等，任中国整形美容协会精准与数字医学分会青年委员，上海市医学会激光医学分会委员兼秘书、耳鼻喉科学组组长。

激光医学（laser medicine）是激光技术和医学相结合的一门交叉学科。1960 年，Maiman 发明第一台红宝石激光器。1961 年，Campbell 首先将红宝石激光用于眼科疾病的治疗，从此开始了激光在医学临床中的应用。1963 年，Goldman 将其应用于皮肤科学。1964 年首台二氧化碳激光器诞生。同时，值得关注的是二氧化碳激光器作为光学手术刀，逐渐在医学临床的各学科确立了自己的地位。1965 年 Stahle 试用巨脉冲红宝石激光照射鸽的内耳，Goldman 等通过石英棒和纤维光学装置对乳突进行钻孔，1967 年以后激光逐步开始在耳鼻咽喉头颈外科的各类疾病中应用。

激光的应用范围非常广泛，不仅在临床上激光被各临床学科用于疾病的诊断和治疗，而且在基础医学中细胞水平的操作和生物学领域中激光技术也占有重要地位。另外，从广义来讲，利用激光显微加工技术制造医用微型仪器和全息生物体信息的记录及医疗信息光通信等与信息工程有关的领域，也属于激光在医学中的应用。本文主要讲述激光在临床医学，重点是对激光在耳郭整复中的应用进行简单介绍。

激光（laser）作为一种手段应用于临床已遍及到内科、外科、妇科等各学科近 300 种疾病的治疗，且兼有中、西医的疗法。其用途不外乎切割、分离，汽化、融解、烧灼、止血、凝固、封闭、压电碎石、局部照射等。这些治疗种类就是利用激光对生物体的光热作用、压电作用、光化学作用和光生物调节作用。但是，在实际工作中有些治疗并不只是利用单一作用。在耳郭整形中激光的应用也比较广泛。大量临床数据证明激光应用于临床治疗，有助于提高治疗效果。

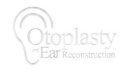

第一节 耳部肿物的激光治疗

激光治疗主要用于耳部皮肤肿物。耳部皮肤病变有其特有的解剖学特征。外耳主要由耳郭和外耳道组成，两者均由皮肤覆盖弹性软骨，皮肤与骨膜相连并且未血管化。耳郭下凹面皮肤和皮下组织相对薄，紧贴在耳软骨上。而凸面皮下组织包括皮下脂肪层较厚，与凹面相比有一定的松弛性和可置换性。另一个解剖学上的独特之处是外耳道皮肤上有高浓度的全分泌耵聍腺。所以耳部不同部位的肿物激光切除的深度稍有不同。

由于外耳的解剖位置位于外部容易受到紫外线照射，也容易受环境影响和外伤，因而好发各类良恶性肿物。此外，外耳具有声音传输功能，并且位于可见的位置，具有美观需求，引起患者的大量关注。由于位于耳郭隐匿部位的皮肤肿物容易被忽视，并且耳部皮肤相较于身体其他部位皮肤更薄，如果是恶性肿物发现的时候往往已处于侵袭期。当然激光主要用于耳部良性肿物的治疗。激光治疗耳部肿物最大的优势是激光切除后创面可以通过耳部皮肤自身的上皮化愈合，而无需植皮或者皮瓣修复。

一、耳郭良性肿物的激光治疗

激光可以当作手术刀用来代替金属的常规手术器械对组织进行凝固、汽化或切割，从而达到消除病变的目的，这类激光被称为强激光，是激光医学中发展最快、最为成熟的分支。临床上最早用于治疗的强激光器有 CO_2 激光、Nd：YAG 激光和 Ar 离子激光，耳外科最常用的是 CO_2 激光器。国内第一台用于耳鼻咽喉科疾病治疗的 CO_2 激光器就诞生于复旦大学附属眼耳鼻喉科医院。

CO_2 激光器（carbon dioxide laser）属于分子气体激光器，其工作物质是 CO_2，有连续发射和脉冲发射两种工作形式。与其他激光相比，CO_2 激光手术刀具有切割能力强，组织吸收系数大，组织穿透深度较小（0.23mm）、手术时不易伤及动脉血管等特点，使得连续 CO_2 激光被大量用于外科手术临床治疗中。但是连续 CO_2 激光在临床上对组织的热效应较强，损伤较大，手术治疗后常常出现皮肤瘢痕等副作用。随着输出模式的革新，20 世纪 90 年代后发明了超脉冲技术，超脉冲 CO_2 激光器采用先进的脉冲技术和脉冲宽度调制电源控制，能在极短时间内提高激光输出的峰值功率，向靶组织提供足够能量的同时还可以通过脉冲宽度调制（pulse width modulation，PWM）信号精确控制脉冲宽度和脉冲重复频率。不但具有连续 CO_2 激光手术刀的共同特点，可以迅速有效地去除病变靶组织，而且最大限度地减少激光对正常组织的损伤，大大提高了治疗的准确性和安全性（图 10-1-1）。

高功率输出的 CO_2 激光，光斑具有 200℃以上的

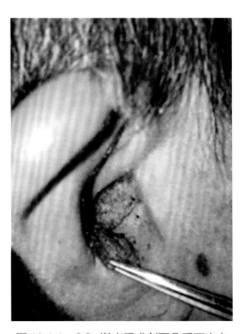

图 10-1-1 CO_2 激光手术创面几乎不出血

高温和一定的压强，聚焦后异常细小的组织也可以被极精确地消除。对于病变组织面积较大的部位，可分期治疗。CO_2 激光的波长为 10.6μm，是不可见的红外光，主要的靶组织是水分，与生物组织作用时，几乎全被生物组织 200μm 内的表层吸收，稳定性较好，因而治疗皮肤浅表肿物疗效极好。通常用 CO_2 激光治疗的耳部皮肤病变有：脂溢性角化病、日光性角化病、毛细血管瘤、色素痣、疣状增生、乳头状瘤、炎性肉芽肿、表浅血管纤维瘤、囊肿等。

Nd：YAG 激光、KTP 激光等在耳部肿物治疗中也有一定应用，其优势在于可以通过光纤输出，在内镜指引下进入外耳道，用于外耳道肿物的治疗。并且这类激光波长都处于血红蛋白的吸收高峰，对于血管性疾病更有优势。无论是 CO_2 激光、Nd：YAG 激光还是 KTP 激光，其治疗耳部肿物的原理都是激光的光热效应。

激光治疗皮肤肿物具有以下几个优点：①借助于热凝固能封闭直径 2mm 的静脉和直径 1mm 的动脉，因而适于切割血管丰富的组织器官；②由于激光刀和待治疗区域没有实际接触，且激光本身有杀菌作用，使术后感染的可能性大大降低；③能将定量的坏死组织准确地切除掉，对切口外的正常组织损害极少；④在切割肿瘤时，因激光能够封闭中、小血管和淋巴管，从而可防止或减少肿瘤细胞通过它们转移扩散；⑤手术时间短，简单手术可在门诊完成；⑥术后疼痛较轻，甚至无痛（因为手术区的神经束和神经末梢受到热凝固）；⑦配合外科显微镜和内镜可进行各种腔内的精细手术。

（一）耳郭表皮肿物的激光治疗

1. 耳郭脂溢性角化病的激光治疗 耳郭脂溢性角化病（seborrheic keratosis）是耳部最常见的良性肿瘤之一，表现为浅棕色，大部分扁平，有时表现为由增生上皮细胞引起的外生性丘疹性病变。其会随着年龄增长而不断扩散，累及整个外耳，甚至外耳道，有恶变的可能，但非常少见。紫外线照射、人乳头瘤病毒感染、遗传因素、雌激素和其他性激素的作用是该病的病因。组织病理学上可分为 7 种亚型：棘皮型、过度角化型、腺状或网状型、克隆型、激惹型、倒滤泡性角化病和黑色素棘皮瘤变异。脂溢性角化治疗方法非常多，包括化学烧灼、冷冻、电灼、激光切除以及手术切除。由于脂溢性角化需与恶性肿瘤相鉴别，要进行病理学诊断，而手术切除或者激光切除都可以进行病理学诊断，因此相较其他方法激光切除更适合。当采用切除后植皮进行修复时，由于老年患者皮肤血运较差，对全厚皮片包括带真皮下血管网皮片移植的要求较高，随着移植面积的增大，移植失败的风险也随之增大。激光切除的优势在于对于较大面积的肿物切除后无须植皮或者皮瓣修复，直接靠创面的上皮化愈合。由于脂溢性角化病是表皮病变，激光切除时无须切除真皮全层，只需至真皮浅层，切除的边缘为病变周围 1mm 左右。所以术后创面上皮化后效果相当好（图 10-1-2）。

【典型病例】

患者男性，56 岁，左耳郭耳甲艇褐色肿物 1 年余，渐增大，无出血等不适症状。患者耳郭肿物表现为较扁平的平铺于皮肤表面的褐色肿物，边界较清。根据患者年龄和临床表现，此为较典型的耳郭脂溢性角化病，由于判断患者应该为良性病变，行激光切除手术并进行病理检查，创面两周后基本上皮化。病理特点表现为表皮基底细胞增生明显，可见棘层增厚、乳头状增生和角化过度。确诊为脂溢性角化病。该病应与日光性角化病、寻常疣、日光性角化斑、角化棘皮瘤、乳

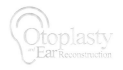

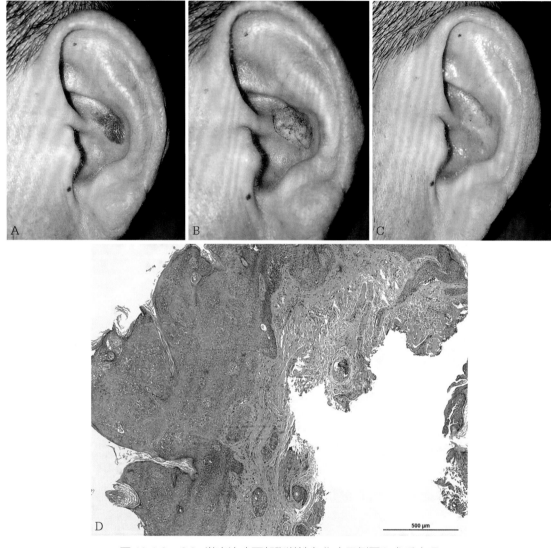

图 10-1-2　CO_2 激光治疗耳郭脂溢性角化病示例图和术后病理
A. 术前患耳及病灶外观表现；B. CO_2 激光术后即刻；
C. 术后 2 周创面完全上皮化；D. 病理确诊为脂溢性角化病（HE，4×）。

头状瘤和恶性肿瘤（如基底细胞癌、鳞状细胞癌和黑色素瘤）相鉴别。

2. 耳郭乳头状瘤激光治疗　乳头状瘤是一种表现为上皮细胞增殖的良性外生性肿瘤。它通常发生在皮肤、口腔黏膜、上呼吸道和生殖器官。它们由人乳头瘤病毒（human papilloma virus，HPV）引起。HPV 感染后继发的临床表现多种多样，常见疣、外阴或口腔乳头状瘤、疣状表皮发育不良、角化棘皮瘤等，耳郭乳头状瘤相对少见。

【典型病例】

患者，男，41 岁，发现右耳郭耳甲腔肿物 30 天，渐增大，偶伴出血。查体见肿物大小 0.8cm×0.8cm，圆形，灰白色，表面覆盖少量血痂。肿物大体观边界较清、较规则，呈乳头状增生，良性可能性大，但需与恶性疾病相鉴别，故用 CO_2 激光光刀进行整块切除并行病理检查。光刀对准肿物边缘约 1mm 左右进行切割，切割深度约为真皮中层至深层，然后用活检钳将肿物基底提起进行充分切割,将肿物完整切除。该肿物病理特点表现为皮肤慢性炎症,鳞状上皮不规则增生及乳头状增生,表面见角化过度、角化不全。病理学诊断为乳头状瘤。术后 1 个月创面基本上皮化(图 10-1-3)。

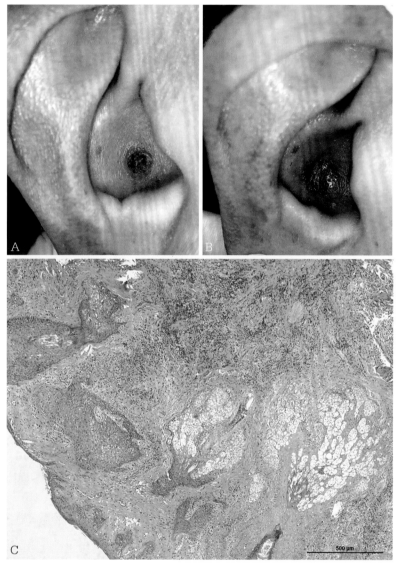

图 10-1-3　CO_2 激光治疗耳郭乳头状瘤示例图
A. 术前右耳甲腔乳头状增生肿物;B. 术后 1 个月创面基本上皮化;C. 病理学诊断为乳头状瘤(HE,4×)。

3. 耳郭表皮囊肿激光治疗　表皮囊肿是由毛发皮质毛囊炎症和表皮细胞增生引起的一种常见的皮肤良性疾病,可以是先天性的,也可以是后天获得性的。后天获得性耳郭表皮囊肿可以由检查或手术后引起的。表皮囊肿病理特征是未见角化囊肿和皮肤附件等组成结构。耳郭表皮囊肿相对少见。

【典型病例】

患者,女,45 岁,发现左耳甲腔肿物 1 个月,渐增大,不伴出血。查体见肿块大小

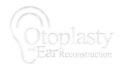

0.8cm×0.8cm，圆形，浅红色。根据肿物大体观，圆形、表面光滑、边界清，初步诊断为囊肿，故用 CO_2 激光切除，方法同前，切除深度相对较深，需贴着囊壁将囊肿完整切除。术后病理表现：皮肤间质内可见一囊腔，部分区域被覆鳞形上皮伴角化物堆积，周围肉芽组织增生，伴重度急慢性炎症。病理学诊断为表皮囊肿伴感染。术后 1 个月创面基本上皮化（图 10-1-4）。

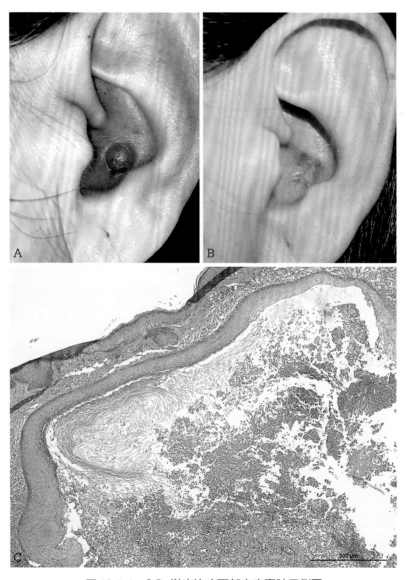

图 10-1-4　CO_2 激光治疗耳郭表皮囊肿示例图
A. 术前左耳甲腔囊肿样肿物；B. 术后 1 个月创面基本上皮化；C. 组织病理学诊断为表皮囊肿（HE，4×）。

4. 耳郭肉芽肿型血管瘤激光治疗　肉芽肿型血管瘤肉眼形态似肉芽肿，组织学呈血管瘤表现，故称"肉芽肿型血管瘤"。本病以血管增生为主，而非真正肿瘤。具体病因不明，可能与外伤、感染和激素变化有关。该病经常发生于皮肤、口腔黏膜等处，发生于外耳的报道很少。由于本病生长迅速、质脆，易溃烂和出血，需与恶性肿瘤鉴别。部分耳郭肉芽肿型血管瘤可用激光切除，尤其是基底不太大的肿物。由于肉芽肿型血管瘤易出血，一般用 Nd：YAG 激光进行切除，可用激光光纤对准肿块基底进行切割，由于 Nd∶YAG 激光波长为 1 064nm，对血红蛋白吸收效果较好，而且有一定的穿透性，在切除肿块的同时可以封闭周围血管，减少术中出血以及手术时间。

【典型病例】

患者女，33 岁，妊娠 7 个月左右发现左耳垂红色肿物 7 天，伴出血，自幼耳垂及耳周鲜红斑痣。查体见肿块大小 1.2cm×1.1cm×1.1cm。由于肿块生长较快，呈红色、易出血，需与恶性肿瘤相鉴别。患者处于妊娠期，需用最微创的方法尽快将肿物切除后进行病理学诊断。故应用 Nd∶YAG 激光进行切割，先将 Nd∶YAG 激光光纤对准血管瘤基底进行非接触式凝固，封闭血管，再用光纤对基底进行直接切割，最后将创面进一步凝固。术中几乎不出血，手术时间短，几分钟即可完成。术后病理学诊断为肉芽肿型血管瘤。术后瘢痕不明显（图 10-1-5）。

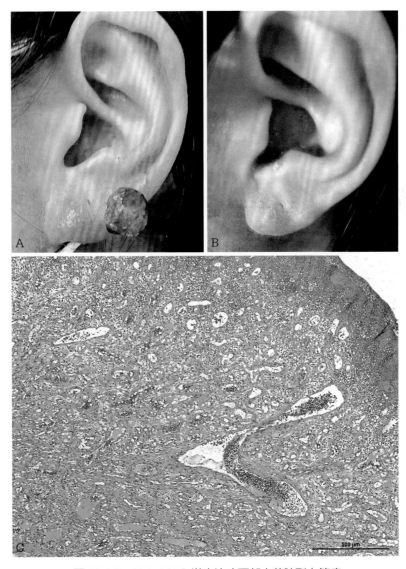

图 10-1-5　Nd∶YAG 激光治疗耳郭肉芽肿型血管瘤
A. 术前左耳垂血管瘤样肿物，耳郭及耳周鲜红斑痣；B. 术后 6 个月可见耳垂瘢痕不明显；
C. 病理血液诊断为肉芽肿型血管瘤（HE，4×）。

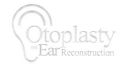

（二）耳郭真皮肿物的激光治疗

黑色素痣是一种良性肿瘤，由位于表皮、真皮和皮下组织的黑素细胞巢组成，其中皮下组织很少见。在组织学上，根据黑色素细胞簇的位置，痣可分为表皮的交界性痣、真皮的皮内痣和两者的复合痣。痣一般建议手术切除，这样可以进行病理学诊断，且不易刺激痣细胞。利用激光刀将痣完整切除同样可以进行病理学诊断，并避免刺激痣细胞。

【典型病例】

患者女，31岁，发现左耳郭肿物5年，渐增大，无出血。肿块大小2.0cm×1.5cm大小，类圆形，深褐色。根据病变时间以及外观，初步判断良性可能性大。用CO_2激光将肿物沿基底完整切除，切除深度较深，须达真皮深层或者真皮全层（图10-1-6），切除过程几乎不出血。术后病理表现为真皮内可见痣细胞巢。病理学诊断为复合痣，以皮内痣为主。

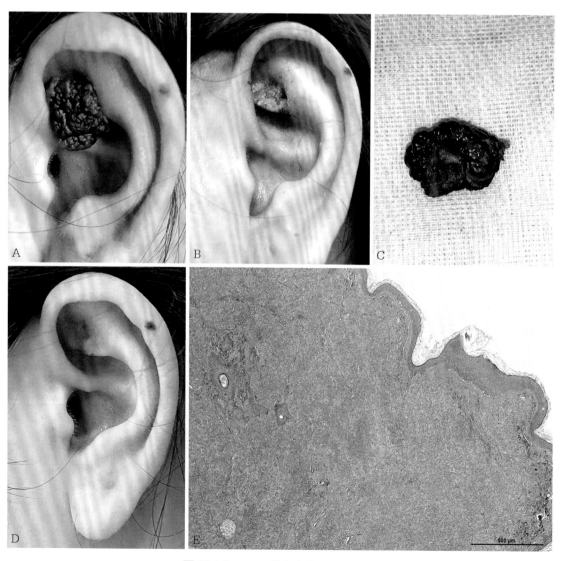

图 10-1-6　CO_2 激光治疗耳郭复合痣
A. 术前左耳郭可见深褐色肿物；B. 术后即刻外观；C. 激光完整切除下的肿物；
D. 术后1年创面愈合良好；E. 病理学诊断为复合痣（HE，4×）。

二、外耳道良性肿物的激光治疗

外耳道皮肤的特征是富含耵聍腺和汗腺，故易有耵聍和上皮堆积而引起肿物生长。外耳道良性肿物包括外耳道色素痣、外耳道乳头状瘤、外耳道囊肿等。常规治疗是手术切除加术后植皮或者皮瓣修复。而激光治疗可以通过光纤输出，在内镜引导下进入外耳道，从而彻底切除肿物，省去植皮或皮瓣修复，大大减少创伤。

（一）外耳道色素痣的激光治疗

【典型病例】

患者，男，32 岁，发现左外耳道肿物 30 年，逐年增大，就诊时可见左外耳道肿块已完全堵塞外耳道，外耳道深部耵聍较多，左侧鼓膜未窥及。耳内镜下可见肿块基底覆盖外耳道周径约三分之一。根据病史和外观判断其为良性肿瘤，故在内镜引导下使用 Nd：YAG 激光光纤沿着肿块的边缘将肿块完整切除，切缘深度至真皮深层。切除创面完全靠自身上皮化愈合，无须植皮或外耳道填塞。术后 3 个月左右创面完全上皮化，未有外耳道狭窄、瘢痕增生等术后并发症（图 10-1-7）。术后病理特征为黑色素细胞主要分布在真皮表面，密集成簇，胞质内有棕黑色均匀的黑色素颗粒，细胞之间有广泛的小间隙，基底侧可见大量不同大小的液泡结构，从基底侧到表皮侧，液泡结构逐渐减少。组织病理学诊断为皮内痣。

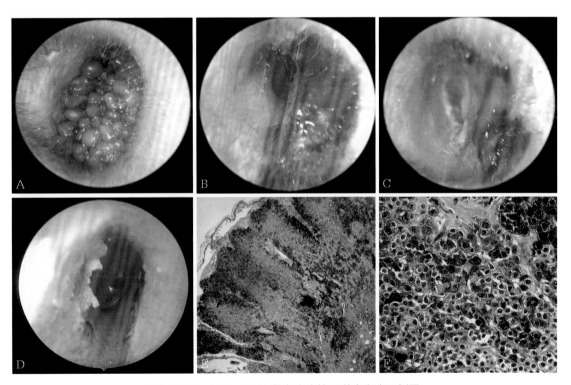

图 10-1-7　Nd：YAG 激光治疗外耳道皮内痣示例图

A. 术前可见左外耳道被大量肿物堵塞；B. 左外耳道激光切除术后即刻；C. 左外耳道激光切除术后 1 周；
D. 左外耳道激光切除术后 3 个月；E 和 F：病理学诊断为皮内痣（HE，4×）。

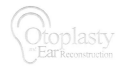

（二）外耳道乳头状瘤的激光治疗

外耳道乳头状瘤病理生理特点类似于耳郭乳头状瘤，较少见。

【典型病例】

患者，男，35 岁，发现左侧外耳道肿块 2 个月余，渐增大，无任何不适。查体可见左侧外耳道口乳头状增生物，单发，左侧鼓膜完整。由于肿块位于外耳道口，可在内镜引导下用 CO_2 激光刀头对准基底部进行切割，如肿块深部无法触及，可改用 Nd：YAG 激光光纤在内镜引导下继续切割。乳头状瘤相对深度不深，术后 1 个月可完全上皮化（图 10-1-8）。组织病理学表现为鳞状上皮不规则增生及乳头状增生。病理学诊断为乳头状瘤。

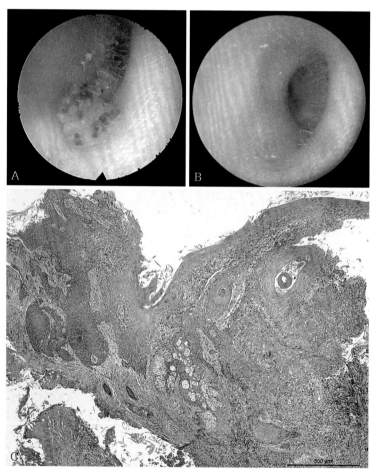

图 10-1-8　CO_2 激光治疗外耳道乳头状瘤示例图
A. 术前外耳道乳头状瘤样肿物；B. 术后 1 个月创面完全上皮化；C. 病理学诊断为乳头状瘤（HE，4×）。

（张菁）

第二节　激光在耳郭整形中的应用

一、激光辅助耳郭软骨塑形

大量研究证明，软骨的生物力学、细胞增殖和分化具有温度依赖性，在 $50 \sim 70^{\circ}C$ 范围内会产生应力松弛，从而导致软骨形状的改变。因此，根据软骨的热力学机制特性，有学者陆续提出应用射频、电流、激光等代替传统手术来治疗耳郭畸形，从而避免了有创手术带来的相关风险（如血肿、瘢痕、软骨膜炎等）和所需高额手术费用。

1993 年 Helidonis 等首次报道了激光辅助软骨重塑形技术（laser-assisted cartilage reshaping，LACR），2006 年 Trelles 等首次将 LACR 用于人招风耳的矫正，从此该技术得到不断发展和完善。关于 LACR 的作用机制，目前普遍认为是通过热力引导的应力松弛来改变软骨形态，从而达到重新塑形的目的。微观上主要有 3 种假说：第一种假说认为在激光辐射作用下，糖蛋白分子发生非变性解聚和再聚合反应，导致软骨基质空间结构改变，而细胞外基质未变性，从而发生应力松弛；第二种认为在激光辐射作用下，糖蛋白中的硫酸软骨素链断裂和再聚合改变了蛋白多糖结构，从而发生应力松弛；第三种假说认为在激光辐射作用下，钙离子、钠离子非选择性结合软骨组织胶原及糖蛋白中的负电荷基团，引起软骨局部矿化，发生应力松弛。Helidonis 等和 Hajiioannou 等认为在 $65 \sim 75^{\circ}C$ 范围软骨顺应性增加，可以实现重塑形。Mordon 等和 Trelles 等则认为在激光作用下软骨细胞的分裂、增殖是长期维持重塑软骨形状的主要因素。

目前，利用 LACR 矫正耳畸形的常用激光和方法有 3 种——1 064nm Nd：YAG 激光矫正、1 540nm 铒玻璃激光矫正和 CO_2 激光联合外科手术矫正。虽然 1 064nm Nd：YAG 激光穿透性高于 1 540nm 铒玻璃激光，但是相比于前者，1 540nm 激光被耳郭软骨吸收率更高，对周围组织损伤却很小，不会造成明显疼痛，无须麻醉，因此优先选择 1 540nm 激光进行治疗。2010 年，Ragab 在传统手术过程中结合 CO_2 激光矫正招风耳，随访发现患者耳郭外形保持持久，患者及家属均满意。但是治疗过程繁琐，目前尚未在临床得到广泛应用。

有关 LACR 治疗时机的选择尚无明确标准，目前相关临床应用报道的患者年龄差异较大。

Trelles 等和 Leclère 等在 LACR 术后即刻将硅橡胶插入耳轮和耳甲中，以塑造对耳轮形状及正常的耳甲 - 乳突角，3min 后软质硅橡胶变硬形成耳模具，患者需 24h 不间断应用绷带将耳模具固定 $2 \sim 3$ 周，随后仅夜间继续佩戴 $3 \sim 4$ 周，总共佩戴耳模周期为 6 周。此外，术后 3 天内需规律服用非甾体抗炎药，以防止耳郭肿胀而压迫皮神经分支，引起皮肤敏感性改变及疼痛等不适。Leclère 等指出 LACR 技术的主要限制环节及术后护理关键是耳模具的佩戴，术后应该精准调整模具，达到个性化治疗。

Ragab 在传统外科手术的基础上联合应用 CO_2 激光 LACR，用可吸收缝线充当耳模具缝合固定软骨以形成对耳轮，术后湿纱布和棉垫填塞后加压包扎固定 7 天左右。Ragab 指出该方法避免了因长期佩戴耳模具导致接触性皮炎等并发症的发生，且招风耳复发率也低于单纯 LACR 矫正。但是该方法仍未达到简化手术的目的。

在 LACR 治疗过程中，除了涉及激光波长的选择外，需要选择能量密度、峰值功率、光斑

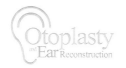
直径、脉冲宽度、脉冲个数、累积能量密度等参数。治疗参数选择不当容易造成皮肤灼伤或软组织炎症反应。由于该技术应用于临床仅十余年，文献报道、治疗病例数、随访时间均较少，对LACR治疗预后尚无确切结论，仍需大量临床试验研究及长期随访验证其有效性及安全性。与传统手术相比，LACR早期无出血和缝合相关的并发症，感染风险也大大降低，虽有皮肤灼伤，但少见皮肤坏死等。随着对耳郭软骨基础研究的不断深入以及激光技术的提高，LACR作为一项新兴技术，有望得到进一步的发展。

二、激光理疗

激光理疗主要是采用低功率激光治疗的技术，又称为弱激光治疗。弱激光是通过激光的光生物调节作用，即利用特定波长的低强度、低功率激光照射人体组织，实现增强细胞活动能力、促进和改善微循环、加速淋巴流动、改善神经兴奋特性等功能。弱激光作用于生物组织时不造成生物组织不可逆的损伤，但可以刺激机体产生一系列的生理生化反应，对组织或机体起到调节、增强或抑制的作用，从而达到治病的目的。

虽然弱激光治疗存在机制不十分清楚的问题，但由于设备造价低廉、操作简便、安全、无痛、无菌、易定位等优点，现已成为目前临床上最普及的激光治疗方法之一（图10-2-1）。临床常用的理疗激光器为氦氖（He-Ne）激光器，输出波长是632.8nm。它最初于1961年成功运转，目前的最大连续输出功率为100MW，使用寿命超过10万小时。He-Ne激光器可以同时以连续和脉冲方式工作，在临床上主要应用于对病灶区进行局部照射或神经反射区照射，治疗方式有体表照射和腔内照射，有刺激、消炎、镇痛和扩张血管的作用。针对各类耳郭外伤、炎症、术后创面愈合及瘢痕都有良好辅助作用。通常一个疗程需要连续7～10天的治疗。耳郭畸形患者术后可以进行激光理疗，以达到促进伤口愈合、消炎、消肿、镇痛等作用。

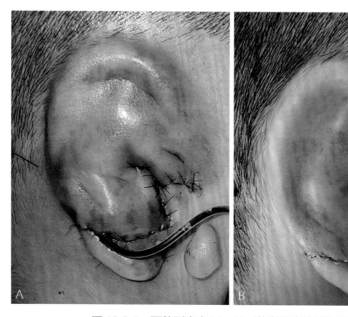

图 10-2-1　耳整形患者 He-Ne 激光理疗前后效果对比
A. 耳畸形患者术后激光理疗前；B. 耳畸形患者术后激光理疗后。

三、激光脱毛

先天性小耳畸形和外伤性耳郭缺损均需进行耳郭部分或全部再造，耳周低发际线或者毛发过多将直接影响手术效果，激光脱毛技术的发展和应用及时帮助耳科医师解决了耳郭再造中残余毛发的问题（图10-2-2）。传统脱毛的方法有很多，如刮毛、拔毛、蜜蜡脱毛、化学脱毛等，但多为暂时性，且不良反应多。Ono首先使用激光来解决了再造耳的毛发问题，国内近年来也有越来越多的文献报道激光脱毛技术在耳整形中的应用。

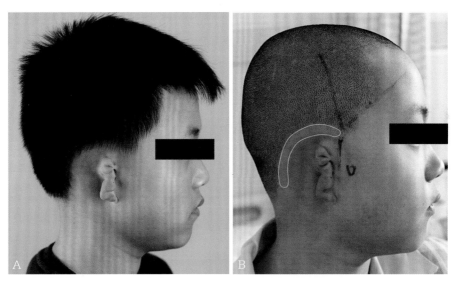

图 10-2-2　耳再造术后激光脱毛效果对比
A. 脱毛前; B. 脱毛后（白色区域示脱毛范围）。

激光脱毛也是基于激光的"选择性光热作用"理论，因毛发（特别是毛囊和毛干、毛乳头）中有丰富的黑色素，特定波长的激光以黑色素为目标，精确而选择性地穿过表皮，直接照射毛囊。毛囊、毛干的黑色素吸收光能后温度急剧升高至65～70℃，由此产生的热效应将破坏毛囊，阻止和终止毛发的生长，从而达到永久脱毛的功效。由于毛囊吸热坏死的过程不可逆，同时还不会破坏正常的皮肤组织，因此，激光脱毛是最安全、快捷、持久的脱毛技术。

笔者团队在治疗过程中发现，埋入耳郭支架的皮肤上进行脱毛治疗，对其内部的软骨支架并无特殊影响，在为期半年的术后观察中，未见软骨变形或软骨吸收等并发症。激光脱毛的疗效可靠，同时也受到很多因素的影响。

1. 波长　临床上应用的脱毛仪波段多位于694～1200nm，可被毛囊中的黑色素良好吸收，同时又能保证其穿透到毛囊的深度。临床上应用较多的是半导体激光（800～810nm）、长脉冲翠绿宝石激光（755nm）、长脉冲Nd：YAG激光（1064nm）以及各种强脉冲光治疗仪（570～1200nm）。红宝石激光波长为694nm，可被黑色素强烈吸收，但是也可竞争吸收较多激光能量引起术后皮肤色素沉着。长脉冲Nd：YAG激光波长为1064nm，表皮中的黑色素竞争吸收激光能量少因而副作用较少，适合深肤色人群。

2. 脉宽　毛囊的直径为20～30μm，热弛豫时间为40～100ms，根据选择性光热作用理论，

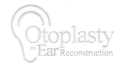

脱毛激光脉宽应大于表皮热弛豫时间（0~10ms），小于毛囊的热弛豫时间。因此，理想的激光脉宽应该在10~100ms甚至更长。衬于外毛根鞘之外的毛囊干细胞不含色素，却是永久性脱毛的重要靶物质，用宽度大于毛囊热弛豫时间的脉冲使热损伤范围扩展到整个毛囊，以便更彻底地破坏毛囊干细胞，同时现代脱毛冷却技术可使表皮烫伤减小到最低程度。最近的研究发现对于深色皮肤的患者采用脉宽超过100ms的激光器，不但有疗效更佳，且副作用较少。

3. 能量密度　在患者可以忍受且不出现明显副作用的前提下，提高能量密度可以提高疗效。激光脱毛合适的治疗终点是受试者会感到被针刺的疼痛感，治疗后局部皮肤出现轻度红斑，毛囊口出现小丘疹或风团样改变。治疗时如果没有疼痛感或者局部皮肤无反应，则往往提示能量密度过低。

4. 治疗次数　脱毛治疗需要多次才能达到理想的效果，脱毛次数与脱毛效果成正相关。

5. 治疗间隔　由于毛发生长具有周期性，只有处于生长期的毛发最活跃，其毛囊中含有的黑色素最多，此时使用激光或者光子治疗最为有效，而处于退化期和休止期的毛囊则不敏感，需要耐心等待下一个周期的到来。头皮正常的休止期一般为6~12周，第一次治疗后常常会延长其休止期，故间隔4~8周是必要和有效的。整个疗程需要7~8个月。目前多数学者认为治疗间隔应根据不同部位、不同人的毛发生长周期进行调整，激光治疗后是否会引起毛发生长周期的改变尚待进一步研究，临床上掌握治疗间隔的一个简单的法则是只要发现毛发有较多的新生毛发再生就可以进行再次治疗。

除以上这些因素，激光脱毛的效果与患者的毛发质量、毛囊深度、皮肤类型、治疗部位、表皮厚度、真皮密度和医师的治疗方案都有关。

（郭英）

参考文献

[1] TONG H, ZHANG J, LI C, et al. 1 064nm Nd: YAG laser treatment of melanocytic nevi of the external auditory canal: a retrospective study of 15 cases. Lasers Med Sci, 2020, 35(9): 2009-2014.

[2] ZHANG J, DUAN J, GONG L. Super pulse CO_2 laser therapy for benign eyelid tumors. J Cosmet Dermatol, 2018, 17(2): 171-175.

[3] 张菁，仇荣星. 激光治疗眼、耳、鼻、喉及面部疾病的生物学效应. 中国眼耳鼻喉科杂志，2019，19（5）：302-305.

[4] SAND M, SAND D, BRORS D, et al. Cutaneous lesions of the external ear. Head Face Med, 2008, 4: 2.

[5] LUO W, WU J, PENG K A, et al. Clinical characteristics of patients with papilloma in the external auditory canal. Laryngoscope, 2021, 131(5): 1132-1137.

[6] TESTA D, NUNZIATA M, MANSUETO G, et al. CO_2 laser for the treatment of auricle schwannoma: a case report and review of the literature. Am J Case Rep, 2019, 20: 988-992.

[7] DARAMOLA O O, CHUN R H, KERSCHNER J E. Surgical management of auricular infantile hemangiomas. Arch Otolaryngol Head Neck Surg, 2012, 138(1): 72-75.

[8] RAGAB A. Carbon dioxide laser-assisted cartilage reshaping otoplasty: a new technique for prominent ears. The Laryngoscope, 2010, 120(7): 1312-1318.

[9] SONG N, TONG H, MA J, et al. Case Series of Laser Therapy of eyelid peripunctal benign tumor. Photobiomodul Photomed Laser Surg, 2021, 39(10): 661-664.

[10] SAKIHAMA H. Effect of a helium-neon laser on cutaneous inflammation. Kurume Med J, 1995, 42(4): 299-305.

[11] GUO Y, SHAN J, ZHANG T Y. Clinical application of intense pulsed light depilation technology in total auricular reconstruction. Lasers Med Sci, 2017, 32(6): 1367-1373.

第十一章
耳畸形相关综合征及伴发畸形

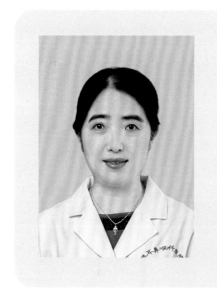

章负责人简介

朱雅颖

副主任医师。就职于复旦大学附属眼耳鼻喉科医院眼耳鼻整形外科。专注于面颈部先天性瘘管的微创美学治疗，擅长外耳道狭窄、先天性外中耳畸形、面部瘢痕、面瘫等疾病的诊治，致力于外耳道疾病的病理生理机制和外中耳发育的研究。

　　耳畸形可伴发其他多脏器的形态和功能缺陷，最常见的有耳前瘘管和鳃裂瘘管、半侧颜面短小畸形、眼部畸形、先天性面神经发育不良等，其他还可能伴发呼吸系统、循环系统、内分泌系统、骨骼系统发育异常。在治疗耳畸形相关疾病的同时，我们不能忽视伴发畸形的诊断与治疗。

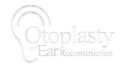

第一节 概述

根据复旦大学附属眼耳鼻喉科医院眼耳鼻整形外科前期对近千例耳畸形患者的症状统计，30.5% 耳畸形患者合并耳畸形外的先天畸形，以累及颌面部发育不良为最常见（表 11-1-1），这与耳和颌面部的发育均来自第 1 鳃弓、第 2 鳃弓有关。本章重点描述半侧颜面短小的治疗进展、常见眼部畸形的诊疗方案、先天性面神经发育不良的处理原则、疑难气道疾病的有效处置等。

表 11-1-1 耳畸形相关综合征伴发畸形在小耳畸形人群中的发生率

伴发畸形	发生率
颌面发育不良	18.40%
眼部畸形	2.52%
心脏畸形	0.44%
唇腭裂	1.10%
其他	0.99%

1. 面颈部瘘管 详见本章第二节。

2. 面部合并症

（1）半侧颜面短小畸形：详见本章第三节。

（2）眼部畸形（详见本章第四节）

（3）面神经麻痹：根据患者发病原因不同，耳畸形患者合并面神经麻痹主要原因可分为以下 2 种。

1）先天性面神经发育不良：详见本章第五节。

2）继发性面神经麻痹：常因合并外耳道或中耳胆脂瘤，损伤面神经，进一步导致面神经麻痹。由于此类患者多合并面部骨骼和（或）软组织发育不良，双侧面部不对称性发生率高，因此对面瘫的评估带来困难，也常为临床工作者所忽略。值得注意的是，耳畸形患者中面神经结构、位置异常发生率高，Ushio M 等回顾了 209 例外耳道闭锁患者的术中情况，发现 53% 患者出现面神经管先天性缺损，增加了外耳道再造手术等医源性面神经麻痹风险。

3. 呼吸道梗阻 详见本章第六节。

4. 循环系统合并症 耳畸形患者合并心脏畸形的发病率在不同医疗中心有所差异（0.4%～6.6%），多合并心脏结构畸形，如室间隔、房间隔缺损、心脏流出道梗阻、动脉导管未闭、法络四联征等，合并青紫型心脏病患儿常伴肺炎、活动受限、发育迟缓等症状。心脏结构畸形也是某些耳畸形综合征的重要表现，如 DiGeorge 综合征则以心脏畸形、唇腭裂和面部畸形为主要特征，先天性心脏缺陷表型多样，主要为圆锥动脉干畸形（主动脉弓断离、永存动脉干、法洛四联症、肺动脉闭锁合并室中隔缺损、大血管转位）、三尖瓣闭锁。

5. 泌尿系统合并症 耳畸形患者可伴发泌尿系统异常，目前仍缺少耳畸形患者肾脏筛查的相关临床指南，是否对耳畸形患者进行常规泌尿系统筛查仍有争议。Julie L. Koenig 通过泌尿系统 B 超筛查发现 22% 的综合征型耳畸形患者和 7% 的非综合型耳畸形患者合并肾脏畸形，综合征型患者更易合并肾脏畸形。可见肾脏集合系统重复、肾脏易位、形态异常、肾盂积水等等。而 Shane Zim 等则回顾性分析了耳畸形和 / 或外耳道闭锁患者的临床数据，发现仅有 3% 的患者有轻微肾盂扩张，因而提出耳畸形患者并无异常增加泌尿系统畸形的风险，不应常规进行耳畸形患者的泌尿系统检查。

6. 骨骼系统合并症　耳畸形患者除外常合并颅面骨骼发育不良外，尚有 5.4% 合并多指；部分综合征型耳畸形患者可有特征性肢体异常，如 Miller 综合征的轴后性上肢发育不良、Nager 综合征的轴前性肢体发育不良、Meier-Gorlin 综合征有特征性的髌骨发育不良或缺失等。

此外，耳畸形患者仍可合并其他系统的先天异常，如先天性甲状腺功能减退、生殖器畸形、先天性肛门闭锁，食道狭窄等。部分患者精神、神经系统发育迟缓等。

对于合并耳外症状的耳畸形患者，应更全面地关注患者耳畸形和耳外症状的，整合、优化治疗方案，将更利于对疾病的鉴别诊断，利于对患者实施序贯的治疗。本章内容将重点关注面部合并症的诊治和呼吸道梗阻的管理，为关注耳畸形患者的临床医师提供治疗参考意见。

（朱雅颖）

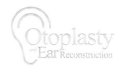

第二节　耳前瘘管和鳃裂瘘管

面部有"七窍"——双目、双鼻孔、双外耳道及口。在这七窍之外，如果头颈、颌面部出现了额外的"小孔"，可能是一些面颈部先天性瘘管的开口。例如发生在耳轮脚附近的先天性耳前瘘管，在内眦附近的先天性泪囊瘘，在鼻背上的先天性鼻背部皮样囊肿伴瘘管，在颞部的先天性眼眶皮样囊肿伴瘘管，在面颊部的第 1 鳃弓、第 2 鳃弓畸形伴瘘管，在颈部的先天性鳃裂瘘管等。

这些先天性的小孔与鳃器发育异常有关（详见第二章第一节），本节将详细介绍其中两种：发病率最高的先天性耳前瘘管和病情最复杂的鳃裂瘘管。在耳畸形患者中，近 9% 的患者可合并耳前瘘管，远高于普通人群。靠近耳部的瘘管是导致再造耳郭感染的潜在危害，而切除的方式也应充分考虑再造耳的血供等因素。

一、先天性耳前瘘管

先天性耳前瘘管（congenital preauricular fistula，CPF）是临床上常见的先天性外耳疾病，大多数表现为耳轮升支前方的皮肤小凹。耳前瘘管易发生感染，有时需要反复切开引流，而且很多都是从婴幼儿期开始发病，对儿童的身心健康影响很大。

先天性耳前瘘管在不同地区人群中的患病率存在一定差别：美国为 0.1%～0.9%，英国为 0.9%，中国为 1.2%～2.5%，韩国为 1.6%～2.53%，非洲某些地区为 4%～10%。耳前瘘管患者中有 25%～50% 双侧发病，可以散在发病或者家族遗传，遗传方式为常染色体显性遗传伴外显不全，有隔代遗传现象，以及患病体侧的家族一致性，也有表现出高度的遗传异质性。根据患者的表型，通常可分为无耳前瘘管以外表型的单纯性 CPF 和伴有其他异常表型的综合征型 CPF，如眼-耳-脊椎综合征（oculo-auriculo-vertebral spectrum，OAVS）和鳃-耳-肾综合征（branchio-oto-renal syndrome，BORS）等。

【病因】

耳前瘘管的形成被认为与耳郭胚胎发育异常有关。胚胎第 6 周，间叶细胞扩增成 6 个耳丘，耳丘最终增大并融合成耳郭。耳丘发育异常可能导致耳郭相应部位形成瘘管。耳前瘘管的确切胚胎发育依据尚不清楚。可能与以下 3 个因素相关：第 1 鳃弓耳丘不完全融合、外耳形成过程时外胚层内折、第 1 鳃裂背侧部分闭合缺陷。迄今，耳前瘘管在分子病因学上的研究进展缓慢，非综合征型单纯耳前瘘管的致病基因始终未知。

【病理学特点】

耳前瘘管管腔狭小，深浅、长短不一，可见分支，窦道位于颞肌筋膜浅层，腮腺和面神经的外上方，通常与耳郭软骨的软骨膜连接。瘘管管壁被覆角化过度或角化不全的复层鳞状上皮细胞，具有毛囊、汗腺、皮脂腺等组织，管腔内常有脱落上皮、细菌等混合而成的鳞屑或豆腐渣样物。

感染后和术后复发的耳前瘘管病理切片可见远端瘘管结构走行不连续，瘘管管腔之间被条索状纤维组织分隔。处于感染期的组织病理切片可见远端大面积肉芽组织及瘢痕组织形成的脓腔结构，其内可见散在的瘘管上皮组织。

【临床表现】

　　按照临床表现可分为单纯型、分泌型和感染型耳前瘘管（图 11-2-1）。单纯型平时无明显症状；分泌型表现为瘘管内皮屑及皮脂腺分泌物堆积导致瘘口经常有白色分泌物，可以引起局部皮肤瘙痒和隆起；感染型表现为局部红肿、疼痛，瘘口脓液渗出，严重者可出现周围软组织肿胀、脓肿破溃或者肉芽形成，甚至反复感染经久不愈。

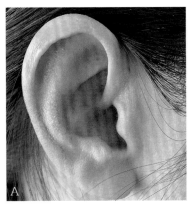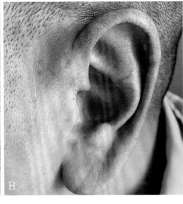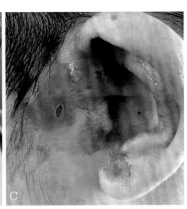

图 11-2-1　耳前瘘管临床表现分型
A. 单纯型；B. 分泌型；C. 感染型。

　　耳前瘘管瘘口通常位于耳轮升支的前缘，也有一些位于耳轮升支的后上缘、耳屏、耳垂、耳轮脚、耳郭上或耳郭后方等区域。非典型位置的耳前瘘管又被称为耳前瘘管的变异，占所有耳前瘘管的 6.8%～25% 不等，其中最常见的是沿耳轮脚向后延伸至耳甲处的瘘口（图 11-2-2）。Kim 认为一些耳前瘘管的变异走行，可能可以进一步证实不同耳丘融合异常导致的先天畸形。

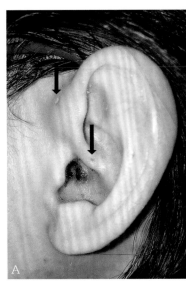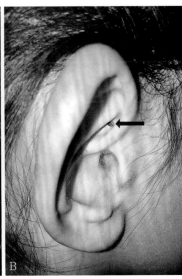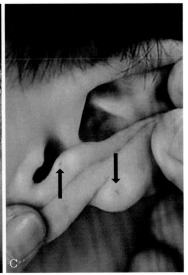

图 11-2-2　耳前瘘管的非典型瘘口部位
A. 耳轮升支和耳轮脚瘘口；B. 耳轮脚后方瘘口；C. 对耳屏和耳轮下缘瘘口（图中黑色箭头均为瘘管开口部位）。

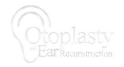

【检查】

耳前瘘管的平均长度为 3～22mm，部分有分支。术前定位主要依靠影像学检查。

1. 碘油造影　由于软组织分辨率差，准确率较低，碘油造影检查须在 X 线或 CT 照射下进行。但儿童患者是否选择进行放射线检查需谨慎。

2. MRI 检查　MRI 具有软组织分辨率高，可多序列、多方位成像的优势，可以应用于复杂的感染性耳前瘘管术前定位（图 11-2-3）。

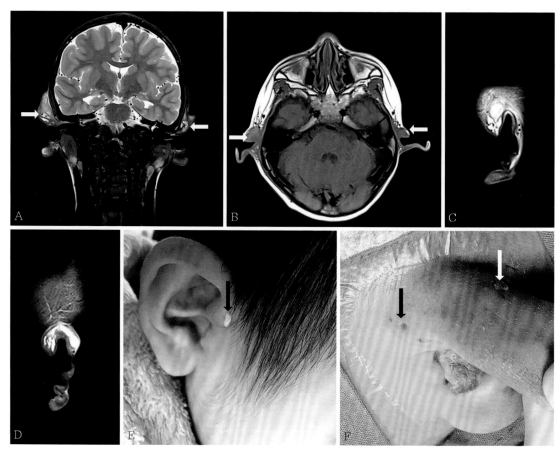

图 11-2-3　双侧变异型耳前瘘管，瘘管沿耳郭向上、向后走行
　A. 颞部 MRI 冠状面 T$_2$WI 白色箭头所指为瘘管及囊性扩大；B. 颞部 MRI 横断面 T$_1$WI 白色箭头所指为囊性扩大；
C. 颞部 MRI 矢状位 T$_2$WI 显示右耳前瘘管走向；D. 颞部 MRI 矢状位 T$_2$WI 显示左耳前瘘管走向；E. 右耳前瘘管开口
　于耳轮脚前方（黑色箭头）；F. 左耳前瘘管开口于耳轮脚前方（黑色箭头），红肿向后上延伸并破溃（白色箭头）。

3. 超声检查　三维 B 超检查可以直观展现耳前瘘管主管与分支之间的空间形态结构及其与周边血管的立体结构关系。超高频 B 超检查可以应用于复杂耳前瘘管和术后复发耳前瘘管的定位（图 11-2-4）。

4. 金属探针探查、亚甲蓝染色术中探查　这两种一般需在麻醉下进行。但是由于耳前瘘管走行迂曲，部分瘘管在瘢痕处闭塞或中断，探针的作用较为有限；对反复感染的耳前瘘管，亚甲蓝染色也不能完全显示瘘管的走行，不一定能起到有效的指示作用。更重要的是，这些探查方法无法显示耳前瘘管与周围组织结构的关系（图 11-2-5）。

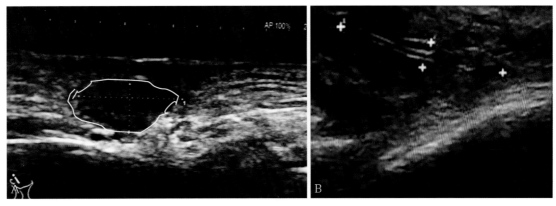

图 11-2-4　瘘管的 B 超检查
A. 白色线内低回声为囊肿；B. 星号内为瘘管走向。

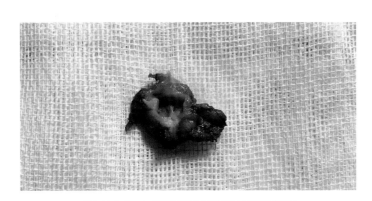

图 11-2-5　亚甲蓝示踪后切除的耳前瘘管
剖开切除组织后可见亚甲蓝未渗入远端囊袋。

【诊断】

先天性耳前瘘管为盲端小管，外口开口于耳郭周围的皮肤上，多见于耳轮升支前缘，少数可开口于耳轮升支的后上边缘、耳轮脚、耳甲、耳屏及耳垂。

金黄色葡萄球菌和表皮葡萄球菌是耳前瘘管感染的常见病原菌，其对青霉素、红霉素和克林霉素耐药率高达 80%。因此，临床上要警惕多重耐药菌感染。细菌培养结果对先天性耳前瘘管感染前期的保守治疗及术后预防感染的抗生素选择上有指导意义。

鉴别诊断主要是开口位于耳轮升支附近的鳃裂瘘管，后者常伴有耳郭畸形、听力异常、鼓膜异常等表现。鳃 - 耳 - 肾综合征等也可以伴有耳前瘘管，因此耳前瘘管的患者需鉴别是否合并其他综合征。

【治疗】

单纯型耳前瘘管不需要治疗，但是当瘘管长期分泌，或者形成脓肿，建议手术切除。术后复发是最常见的手术并发症，文献报道的术后复发率不尽相同，一般在 0% ~ 43%。影响耳前瘘管手术复发的因素包括术前的脓肿引流、窦道切排、感染期手术、术后引流、术中软骨切除等。

传统的治疗理念是耳前瘘管急性感染时全身应用抗生素，对已形成脓肿者先行切开引流，待感染控制后 4 周再行手术治疗。但是由于瘘管的存在，溃烂处不易愈合，或者反复感染。术前需

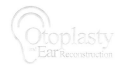

要评估溃烂创面是否适合手术，如果感染面积较大，可以进行中西医结合治疗。适当缩短感染控制后围手术期时长，及时进行手术（图 11-2-6）。

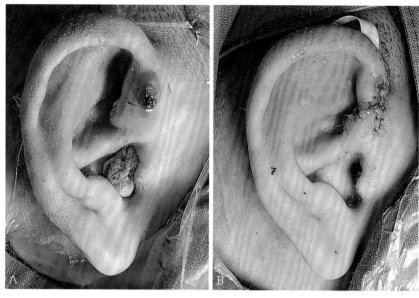

图 11-2-6　耳前瘘管感染期手术示例图
A. 术前可见耳轮脚附近两处感染灶；B. 切除感染灶，术腔放置引流条。

经典的瘘管切除方法就是在瘘口周围做椭圆形切口，跟随瘘管窦道追踪到盲端，一并切除。其他手术方法包括耳上入路技术（图 11-2-7）、瘘管内部剖开技术等。对感染型的耳前瘘管可采用整块切除法（图 11-2-8）、8 字形切口法（图 11-2-7）、平行双切口法（图 11-2-9）以及耳前 - 耳后双切口法（图 11-2-10）等方法，切除瘘管的同时清除周围瘢痕或感染组织。

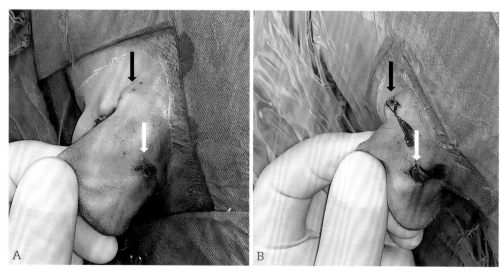

图 11-2-7　耳上入路法切除耳前瘘管示意图
A. 耳前瘘管向耳后上走行，黑色箭头为瘘口，白色箭头为感染破溃口；
B. 8 字形切口，分别沿瘘口（黑色箭头）和破溃口（白色箭头）切开。

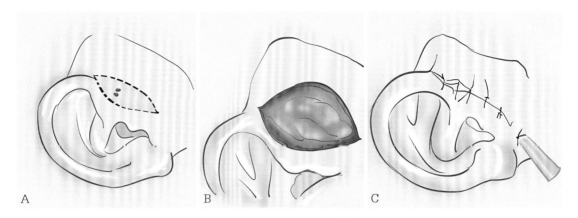

图 11-2-8 整块切除耳前瘘管示意图

A. 瘘口周围做椭圆形切口；B. 从颞肌筋膜表面整块切除瘘管及周围组织；C. 缝合切口，放负压引流。

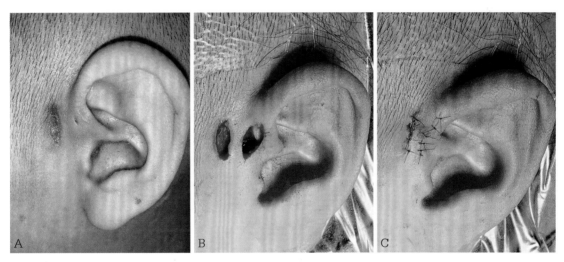

图 11-2-9 平行双切口切除耳前瘘管示例图

A. 瘘口前方有感染瘢痕；B. 沿瘘口和瘢痕做平行双切口；C. 即刻缝合伤口。

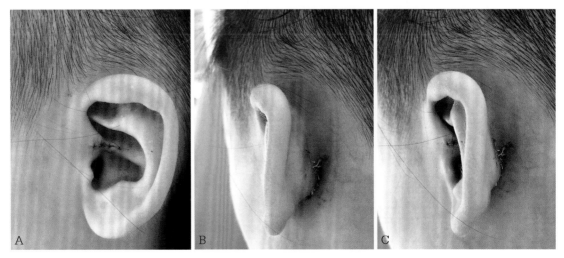

图 11-2-10 耳前 - 耳后双切口切除耳前瘘管示例图

A. 耳轮脚后缘瘘口切口；B. 耳郭后沟感染破溃处切口；C. 双切口侧面观。

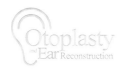

为了降低瘘管复发的风险，可以采用以下方法：①术中应用亚甲蓝染色和探针探查；②对于一些瘘管走行特殊、瘘管残端绕行于软骨深面或者术后复发者可以使用显微镜辅助手术；③由于绝大部分耳前瘘管与耳郭软骨紧密连接，大部分复发者的病变也都位于软骨表面，因此术中可以去除瘘管附着处的少许软骨组织。

耳前瘘管反复肿胀、流脓或局部红肿隆起，表明病灶中已经有慢性炎症肉芽组织形成，单纯抗感染治疗很难愈合，因此建议尽早进行瘘管切除。近年来，整形美容技术的融合运用，使得此类患者的瘘管早期切除联合 I 期创面修复成为现实。根据感染灶和瘘口的不同位置关系，可设计不同的切口，设计合适的皮瓣修复创面。为保护皮瓣血供，建议术中使用锐性分离，皮瓣分离时在确保皮下病灶完整切除的同时尽量保留皮瓣的真皮组织层，皮瓣近端则尽量保留皮下组织。吸收线缝合皮下组织，保证皮瓣无张力后再行皮肤缝合。

综上所述，先天性耳前瘘管易反复感染，术后也有较高的复发率，通过胚胎发生学、病理和解剖的学习，加深外科医师对窦道位置以及与周围组织关系的理解，掌握耳前瘘管的手术时机、切除的广度和深度很重要，瘘管切除后的一期修复也是手术成功的重要保障。

二、第 1 鳃裂畸形

第 1 鳃裂畸形（first branchial cleft anomalies，FBCA）是一种少见的鳃源性疾病。鳃裂畸形是起源于胚胎时期鳃裂发育异常的颈侧先天性异常疾病，约占颈部先天性异常疾病的 30%，在儿童中发病率仅次于唇腭裂。部分患者在 5 岁前发病，而幼时无症状者通常于 20～40 岁才出现局部感染症状。男女发病率相当，多为单侧发病，双侧发病少见。按发生部位鳃裂畸形分为第 1 鳃裂畸形、第 2 鳃裂畸形、第 3 鳃裂畸形、第 4 鳃裂畸形。有研究报道第 1 鳃裂畸形少见，占 5%～8%；第 2 鳃裂畸形最为常见，占 90%～95%；第 3 鳃裂畸形、第 4 鳃裂畸形罕见，约占 1%。FBCA 的罕见性和临床表现多样性导致了较高的误诊和误治率。FBCA 易继发感染，如治疗不当还可造成面神经损伤等严重并发症。

【病因】

关于 FBCA 起源尚有不同观点，多数认为与胚胎发育相关。在人胚胎发育第 3～6 周，外胚层、中胚层及内胚层已经形成并开始分化，鳃裂和相对应的咽囊随胚胎发育自行融合而消失。鳃裂畸形的病因学说尚存争论，可能与鳃器上皮细胞的残留、鳃沟闭合不全、鳃膜破裂、鳃器发育异常、遗传因素等因素相关。按临床表现形式分为三型：①瘘管，表现为颈侧皮肤、外耳道均有瘘口，约占 16%；②窦道，只有颈侧皮肤外瘘口者或外耳道内瘘口，约占 16%；③囊肿，表现为孤立性囊肿，约占 68%。一般认为窦道和瘘管是因鳃沟或咽囊不完全闭合，或两者都不完全闭合导致，囊肿则为遗迹上皮细胞残留所致。

【病理学特点】

目前广泛被接受的分型是由 Work 等于 1972 年提出的，按胚层来源将 FBCA 分为 2 型：① I 型，外耳道的复制畸形，常表现为开口于耳郭周围区域、平行于外耳道的窦道或囊性包块，病理检查显示为鳞状上皮；② II 型，起源于外胚层和中胚层，是软骨段外耳道的复制畸形，可以位于腮腺实质内，表现为囊肿、窦道或瘘管，外瘘口位于耳周、下颌下缘与舌骨之间。病变包括鳞状上皮，皮肤附件（毛囊、汗腺和耵聍腺）以及软骨（图11-2-11）。

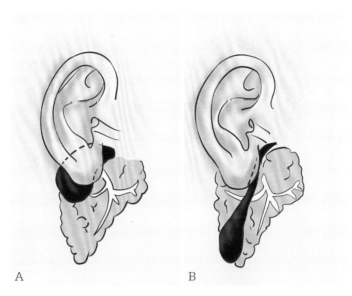

图 11-2-11　第 1 鳃裂畸形示意图
A. Work Ⅰ型；B. Work Ⅱ型。

【临床表现】

1. 症状　第 1 鳃裂畸形常表现为 Pochet 三角区（上至外耳道底壁、下至舌骨水平上缘、前至颏下、后至胸锁乳突肌前缘）的瘘口持久性溢出（挤出）浆液性、黏液性或脓性液体；感染时瘘口周围皮肤发红、肿胀、疼痛；反复感染者还可出现糜烂、结痂、肉芽或瘢痕组织；有的伴随外耳道红肿、流脓；严重的可因感染波及面神经主干或分支，从而出现部分性或完全性面瘫（图 11-2-12）。

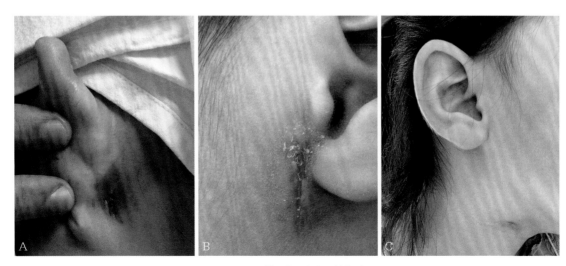

图 11-2-12　第 1 鳃裂畸形外部表现
A. 耳后乳突尖感染瘢痕；B. 耳垂前下感染瘢痕；C. 胸锁乳突肌前、下颌角下方瘘口。

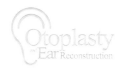

2. **体征** 外瘘口常位于耳垂前后、下颌角附近，感染发作时外瘘口周围红肿，脓肿切开引流或术后复发者外瘘口可能被瘢痕组织替代。内瘘口多位于耳甲腔、外耳道口或软骨部，外耳道内可有脓液，部分有鼓膜蹼状结构（图 11-2-13）。

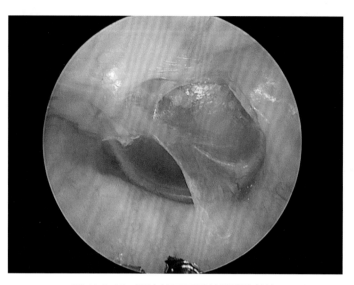

图 11-2-13 耳内镜下可见鼓膜蹼状结构
表现为左侧鼓膜和外耳道底壁间的膜状物。

【检查】

根据典型的病史及临床体征，制订合理的术前辅助检查方案，可有效降低误诊率，减轻患者痛苦。目前 B 超、CT、MRI 及细针穿刺细胞学检查是最常用的辅助检查及诊断手段，另外还有外瘘口碘油造影示踪检查等。

1. **B 超检查** 超声声像图像均表现为边缘光滑的圆形或椭圆形液性暗区，内部回声较少呈均匀分布，近囊壁区多为实性低回声区，中央为液性暗区。B 超对鳃裂囊肿的临床诊断具有较好的应用价值，是鳃裂囊肿的首选检查方法，但缺乏特异性。

2. **碘油造影检查** 该检查可清楚显示其长度、路径、大小、分支情况（图 11-2-14）。

3. **血管造影 CT 检查** 单纯鳃裂囊肿表现为颈鞘外侧区病变，囊内密度均匀，囊壁薄，轻度强化。伴有感染时，囊壁不均匀增厚，明显强化，囊内密度增高，与周围组织有明显的粘连。癌变时囊壁结节样增厚，甚至呈实质性占位，并可侵犯周围组织（图 11-2-15）。

4. **MRI 检查** MRI 表现为发生于舌骨平面以上的圆形或椭圆形囊性肿物。当 T_1WI 呈等、高信号，T_2WI 呈高信号，FLAIR 呈等、高信号时，应考虑本病。MRI 和 MRA 可清楚地显示病变的位置及其与周围软组织结构和血管的相互关系（图 11-2-16）。

5. **细针穿刺细胞学检查** 细针穿刺检查穿吸出的液体往往是富含淋巴的囊液或者脓液，但作用有限，主要用于鉴别诊断。

6. **颞骨高分辨率 CT 和听力学检查** 当鳃裂瘘管合并外耳道狭窄、累及中耳时，需要做颞骨高分辨率 CT 和听力学检查（图 11-2-17）。

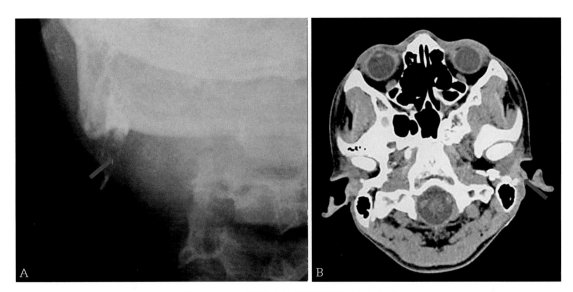

图 11-2-14　鳃裂瘘管的碘油造影检查表现
A．X 线平片显示右侧瘘管（红色箭头）；B．CT 显示左侧乳突尖前缘走行的瘘管（红色箭头）。

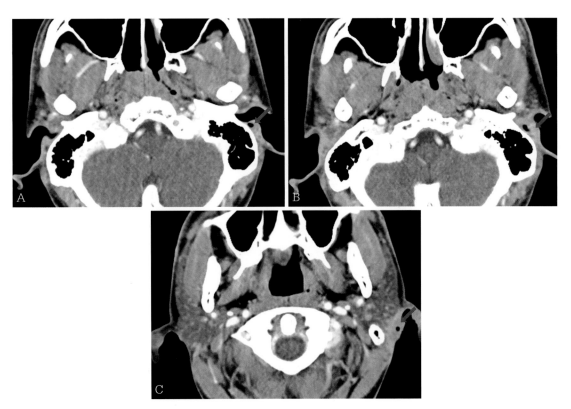

图 11-2-15　鳃裂瘘管的血管造影 CT 检查表现
A～C．均为鳃裂瘘管横断面增强 CT 表现，分别显示了左侧外耳道后壁、耳后区及腮腺后极浅叶
见软组织影增厚伴少许积气，增强后病灶中等强化，边缘不清（红色箭头）。

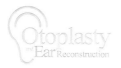

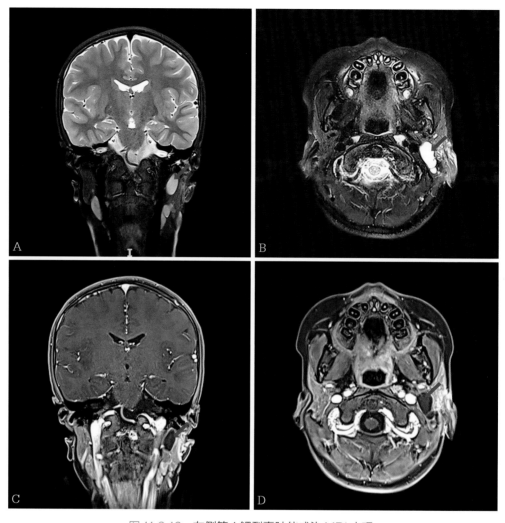

图 11-2-16　左侧第 1 鳃裂囊肿伴感染 MRI 表现

可见左侧乳突尖下方 – 腮腺内长椭圆形异常信号团块，T_1WI 低信号，T_2WI 高信号，增强扫描环形强化，内部囊样低信号，边界尚清（红色箭头）。

A. 冠状面 T_2WI；B. 横断面 T_2WI；C. 冠状面 T_1WI 增强；D. 横断面 T_1WI 增强。

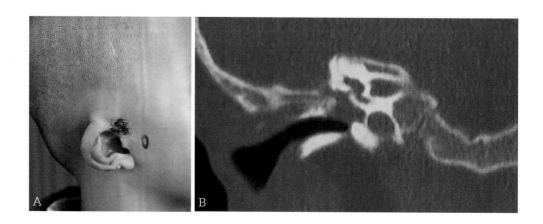

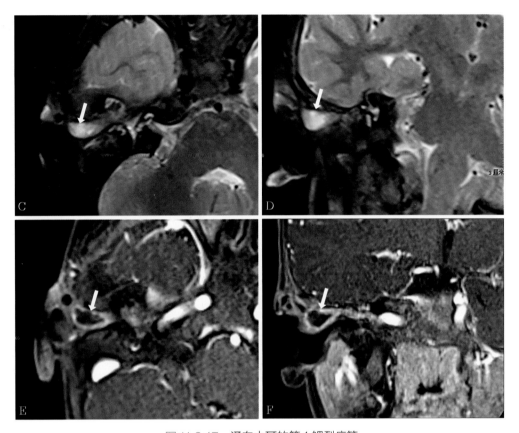

图 11-2-17 通向中耳的第 1 鳃裂瘘管

A. 右耳轮脚前瘢痕结痂，合并耳郭畸形；B. 颞骨 CT 冠状面显示外耳道顶壁瘘管样物通向中耳鼓室，伴外耳道狭窄；
C~F. 耳部 MRI 箭头指示均为外耳道顶壁囊肿样团块，通向中耳。C. 横断面 T_2WI 脂肪抑制；
D. 冠状面 T_2WI 脂肪抑制；E. 横断面脂肪抑制增强；F. 冠状面脂肪抑制增强。

【诊断和鉴别诊断】

1. **诊断** 结合临床表现、查体和影像学检查，可以明确诊断。

2. **鉴别诊断** 鳃裂畸形中第 1 鳃裂畸形误诊率最高，因其位于腮腺区，临床检查常无特异性，瘘口多位于外耳道及耳前，易误诊为中耳炎或耳前瘘管合并感染。

（1）**腮腺多形性腺瘤**：腺瘤一般生长缓慢，实性质地，较鳃裂囊肿硬，无时大时小的特点，B 超提示为实性组织，中间无液性暗区，细针穿刺病理检查可明确诊断。

（2）**中耳乳突炎**：在流脓的基础上大多伴听力改变，纯音测听及声导抗检查有助于鉴别，颞骨 CT 可发现病灶。第 1 鳃裂瘘管也可表现为耳内流脓、乳突骨膜下炎症，与化脓性中耳炎的临床表现较为相似，临床上容易误诊。

（3）**先天性耳前瘘管合并感染**：先天性耳前瘘管出生时可见耳轮脚附近瘘口，红肿发生在耳轮脚周围。第 1 鳃裂畸形病变主要位于腮腺后方、下颌下三角内，极个别外瘘口位于耳轮脚附近或少数情况下囊肿破溃时在耳轮脚处形成瘘口，易被误诊为耳前瘘管。

（4）**先天性外耳道狭窄合并耳后感染**：红肿多发生于耳后乳突尖处，与第 1 鳃裂畸形感染多发部位相似，主要通过病史和体检初步鉴别，通过颞骨 CT 检查可进一步明确诊断。

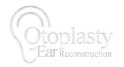

【治疗】

1. 手术原则　无症状者可先观察，有感染者先控制炎症，反复感染者在下次感染前及瘢痕形成前尽快手术。术前完善相关检查明确病变的范围及瘘管走行，手术切口设计应兼顾美观及术中视野清晰，术中应注意保护面神经及大血管。

术中是否行亚甲蓝染色示踪尚存在争议。因反复感染或多次手术，大部分外瘘口已无法探及，而通常内瘘口暴露也有一定困难，所以很难经外瘘口或内瘘口注入亚甲蓝。囊壁薄者术中易破溃，亚甲蓝渗漏至术野，影响手术的进行。

2. 手术方法

（1）瘘管直接切除法：沿外侧感染瘢痕或瘘口分离病灶，追踪瘘管并直接切除。

（2）瘘管剖开术式：沿瘘管中央剖开，追踪瘘管并彻底切除，一般需要在显微镜下完成。

3. 手术要点　胚胎时期第1鳃裂与来自第1鳃弓、第2鳃弓的腮腺和面神经的发育同期，所以FBCA与腮腺、外耳道、面神经关系密切，手术时要注意病变组织与周围解剖结构的关系。

（1）面神经：第1鳃裂畸形的分型方法主要有三种。Work分型主要按照瘘管的胚层来源分型，Ⅰ型仅含外胚层组织，呈囊性病变，多位于面神经浅层；Ⅱ型含有中、外胚层组织，多为窦道或瘘管，与面神经关系错综复杂。Oslen分型按照病变是否有瘘口，分为瘘管、窦道和囊肿。Chilla和Miehlke等按照病变与面神经的关系分为面神经外侧、面神经内侧和穿行于面神经间。三种分型对治疗策略的制订有一定的帮助，但都有局限性。Work分型按照术中情况和术后病理进行分型。Oslen分型没有反映病变部位以及与周围组织的关系，部分因为多次感染切开排脓或多次手术也很难找到内外瘘口。Chilla的面神经分型也属于手术中的分型。三种分型有部分重叠，并且对特殊的畸形不适用。

笔者参考了上述三种分型，经过多年的临床实践，认为术前明确病变与腮腺、外耳道和面神经的关系评判是至关重要的。采用的方法是：①术前检查耳周、颈部外瘘口和外耳道内瘘口，通过核磁共振检查，初步判断病变属于囊肿（Work Ⅰ型）还是窦道或瘘管（Work Ⅱ型），了解瘘管与腮腺、外耳道和面神经的毗邻关系；②对于位于腮腺浅叶和外耳道之间的病变，术中进行面神经监护，不需要常规行面神经解剖，避免面神经牵连损伤甚至离断损伤，减少面部手术瘢痕的长度及范围；③对于外瘘口位于下颌角及舌骨之间、病变累及腮腺后缘及深叶者、多次手术并且瘢痕与面神经邻近者，建议术中先解剖面神经。

（2）外耳道：FBCA的盲端或内瘘口切除后会导致外耳道皮肤缺损，如果将缺损处直接缝合，会导致外耳道狭窄。如何避免狭窄发生，笔者认为应根据不同的情况选择不同的处理方式：①不过多切除软骨；②如果皮肤少量缺损，不需要缝合皮肤；③如皮肤缺损过多，可局部游离皮片移植；④如合并外耳道狭窄、累及中耳，需进行外耳道成形术和鼓室探查术。

【预后】

国内外常有复发的病例报道，复发率在4.9%～39.0%。复发的主要原因包括：①鳃裂畸形的发病率低，认识不足，容易误诊；②鳃裂畸形解剖复杂，术者需要熟悉耳部及头颈部手术解剖；③手术时机不当，感染期手术；④瘘管弯曲细长、走行复杂、位置深，并可能存在侧支；⑤手术切口小，显露不清楚，造成遗漏，内瘘口或盲端处理不当；⑥多次感染、切开引流或多次手术导致瘘管与周围重要组织结构粘连，并形成不完全性瘘管，术中使用亚甲蓝染色是否可减少术后复发尚存在争议。

【结论】

鳃裂畸形的胚胎起源复杂、发病率低、个体差异大，使得诊断与治疗都存在较大难度。在不同的个体中，囊肿、窦道或瘘管可单独或合并存在，瘘管的行程、有无内外瘘口及其位置，囊肿大小、范围及其与周围重要结构的毗邻关系等都不尽相同。

因此，提高胚胎发生学认识，熟悉临床解剖特点，注重辅助检查及诊断的多样性结合，重视术前准备，选择适当的手术时机及手术方式才能提高鳃裂畸形的治愈率，减少复发和误诊率。

三、其他面颈部瘘管

1. **先天性泪囊瘘** 内眼角下方可见一针眼大小的孔，挤压时有泪液溢出，这种瘘管属于先天性泪囊瘘。瘘管与附近的泪囊相通，一般不会影响视力，但感染后继发泪囊炎时可能会对眼球造成威胁，需要通过手术切除泪囊瘘根治（图 11-2-18）。

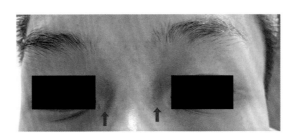

图 11-2-18 先天性泪囊瘘外观
红色箭头为泪囊瘘外观。

2. **先天性鼻背部皮样囊肿伴瘘管** 鼻背部或鼻尖处的瘘口多数位于鼻部中线上。随着瘘管的生长，周围会隆起来使得鼻梁增宽。小孔处可有白色脓性物及细小毛发溢出，瘘口感染时会出现皮肤红肿，如向鼻内发展可造成鼻塞、鼻骨破坏吸收等。手术方式是沿瘘口及病灶周围切开，彻底清除病灶，必要时使用鼻内镜辅助手术（图 11-2-19）。

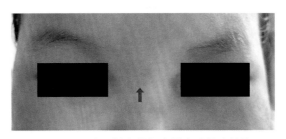

图 11-2-19 先天性鼻背部皮样囊肿伴瘘管外观
红色箭头为瘘管开口。

3. **先天性眼眶皮样囊肿伴瘘管** 瘘口位于眼眶外侧、太阳穴附近，可有豆渣样物排出，可并发感染。患者在眼睑红肿之后，才会发现此处有瘘口。手术时发现瘘管一般终止于颅骨缝隙处（图 11-2-20）。

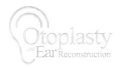

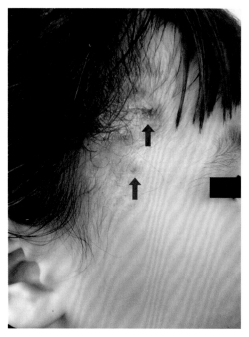

图 11-2-20　先天性眼眶皮样囊肿伴瘘管外观
红色箭头示瘘管开口处，蓝色箭头示瘘管溃烂表现。

4. 第1鳃弓、第2鳃弓畸形伴瘘管　瘘口多位于口角至耳屏连线上，常伴有副耳、下颌骨发育不良等。瘘管深度和走行在不同的患者中并不相同，但一般向耳屏方向走行，从数毫米到数厘米不等，有些甚至深达下颌骨升支的骨面。大部分患者没有感染史。继发感染或因美观问题可以行手术切除（图 11-2-21）。

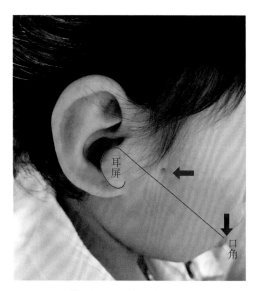

图 11-2-21　第 1 鳃弓、第 2 鳃弓畸形伴瘘管外观
蓝色曲线示耳屏位置；蓝色箭头示口角位置；蓝色直线示耳屏到口角的距离；红色箭头示瘘管开口处。

（朱雅颖）

第三节　半侧颜面短小畸形

案例导引

　　患者，男性，21岁。出生后家人即发现其右侧耳郭畸形，耳郭小于正常，部分结构尚可辨认，伴右侧颌面发育不全，下颌区凹陷。右侧外耳道闭锁，自幼右耳听力差，未佩戴助听器，言语正常，学说话过程不受影响。其他发育良好。15年前曾行右侧耳再造手术。查体：右侧面部发育不良，下颌区凹陷，P-K ⅡB型。右侧耳再造术后外观，结构尚清，耳后瘢痕。全身情况良好，未见明显异常（图11-3-1）。

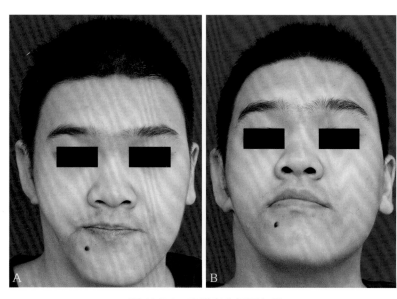

图 11-3-1　案例患者颌面表现

问题：

1. 该患者的诊断是什么？鉴别诊断包括哪些？

2. 半侧颜面短小畸形临床分类包括哪些？

3. 半侧颜面短小畸形有哪些治疗手段？

一、概述

　　耳畸形患者中合并半侧颜面短小者极为多见，可达40%。早在1985年，Bennun等学者就指出小耳畸形是半侧颜面短小中受累程度较轻的表型。Tyler等通过比较单侧外耳道闭锁患儿的CT检查发现，下颌髁突发育不全在患侧的发生率显著高于正常侧，提出先天性外耳道闭锁是半面发育不良的一种临床表型。半侧颜面短小影响患者面部对侧性，其治疗过程和效果也同时影响耳郭再造术时再造耳的位置等，因而是耳畸形患者合并颌面不良临床处理的重要方面。

　　半侧颜面短小畸形（hemifacial microsomia，HFM）是一种常见的主要累及起源于第1鳃弓、第2鳃弓的组织器官，以半侧面部多种组织器官发育不良为特点的先天性疾病，偶见双侧发病。

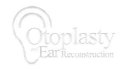

主要表现为单侧颅面骨、耳郭及面部软组织的发育不良。自 Canton 和 Von Arlt 分别在 1861 年和 1881 年报道以来，多位学者曾将其命名为第 1 鳃弓、第 2 鳃弓综合征、颅面短小症、半侧颜面发育不全等不同的名称。为避免混淆，《中国半侧颜面短小畸形·下颌骨畸形临床诊疗指南》统一命名为半侧颜面短小畸形。HFM 的发病率为 1/3 000 至 1/26 000 不等，病因未明确，临床表现复杂，累及范围广，病变严重程度不一。在胚胎的发育过程中，第 1 鳃弓主要发育为下颌骨和部分外耳结构，而第 2 鳃弓则主要发育成部分中耳和大部分外耳结构。因此，HFM 主要表现为下颌骨畸形，大多数伴发外中耳畸形。总体而言，下颌骨畸形是 HFM 的特异性畸形，而外中耳畸形是其典型的临床表现之一。在外科治疗中，下颌骨及外中耳的畸形常需要综合考虑、序贯治疗，由多学科合作完成。

二、临床表现和分型

（一）临床表现

1. 特异性畸形 HFM　主要表现为下颌骨畸形，单侧下颌升支短小及髁状突发育畸形，下颌骨体向上移位，下颌骨偏向患侧，咬合面倾斜，严重者可出现颞下颌关节发育不良。畸形单侧多见，偶发双侧。随患者年龄增长，下颌骨畸形的严重程度常无明显改善。

2. 其他相关畸形

（1）**耳畸形**：可伴发小耳畸形、副耳、耳前窦道或瘘管、外耳道畸形、听骨链发育畸形等。

（2）**其他相关畸形**：HFM 还会伴发其他系统畸形：①软组织发育不良；②面中部畸形；③眼部畸形；④脊柱及其他骨骼畸形；⑤神经系统、泌尿系统和循环系统等其他系统畸形。

（二）临床分型

半侧颜面短小畸形目前最常用的临床分型主要包括 OMENS+ 分型和 P-K 分型。

1. OMENS+ 分型　OMENS+（orbital distortion，O；mandibular hypoplasia，M；ear anomaly，E；nerve involvement，N；soft tissue deficiency，S）根据眼眶畸形、下颌骨发育不全、耳畸形、面神经发育和软组织缺损等制订，应用广泛。OMENS+ 分型详见表 11-3-1、图 11-3-2。

表 11-3-1　半侧颜面短小畸形 OMENS+ 分型

部位	分级	症状
眼眶（orbit）	O_0	眼眶大小和位置正常
	O_1	眼眶大小异常
	$O_{2\downarrow}$	下眼眶位置异常
	$O_{2\uparrow}$	上眼眶位置异常
	O_3	眼眶大小和位置均异常
下颌骨（mandible）	M_0	正常
	M_1	下颌骨短小、升支短小，但颞颌关节形态正常
	$M_{2}A$	下颌骨升支短小，髁状突与关节窝结构尚存在但形态异常，髁状突位置基本正常
	$M_{2}B$	下颌骨升支短小，形态异常，髁状突严重发育不良，关节窝向下、内、前移位

续表

部位	分级	症状
下颌骨（mandible）	M_3	下颌骨升支与关节窝完全缺如，无颞颌关节结构
耳（ear）	E_0	正常
	E_1	轻度耳发育不全及杯状耳，耳结构均存在
	E_2	外耳道闭锁、耳甲腔不同程度发育不良
	E_3	无耳郭形态、耳垂移位，残耳垂位置偏下、靠前
面神经（facial nerve）	N_0	正常
	N_1	面神经颞支或颧支受累
	N_2	面神经颊支、下颌缘支或颈支受累
	N_3	面神经所有分支受累
软组织（soft tissue）	S_0	无明显不足
	S_1	轻度皮下组织和肌肉组织不足
	S_2	中度不足，介于 S_1 和 S_3 之间
	S_3	皮下组织和肌肉组织不足引起重度软组织缺损
巨口畸形（macrostomia, tessier 7 cleft）	C_0	无
	C_1	裂隙在咬肌前缘内侧
	C_2	裂隙在咬肌前缘外侧，超过咬肌前缘
其他		包括但不限于神经系统畸形；心血管系统畸形；呼吸系统畸形；泌尿系统畸形；消化系统畸形；全身骨骼畸形等 Goldenhar 综合征（半侧颜面短小＋眼球皮样囊肿＋椎体融合或半侧椎体）

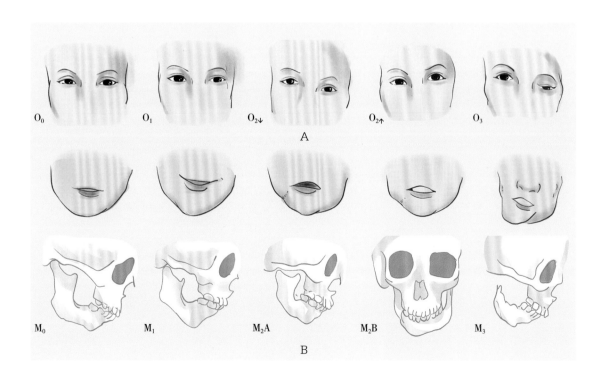

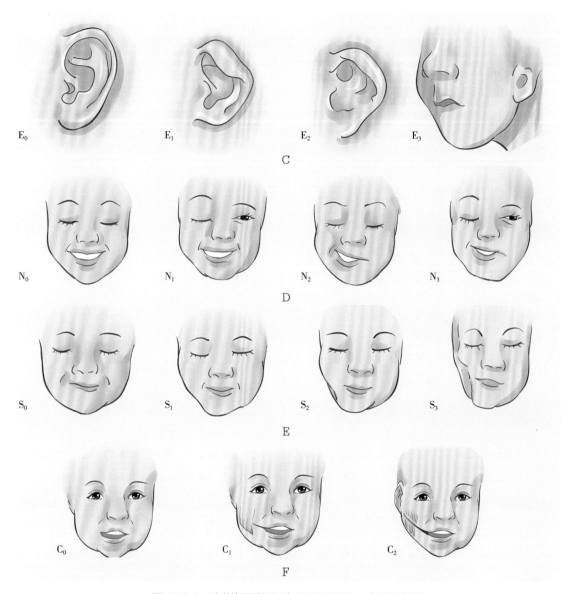

图 11-3-2　半侧颜面短小畸形 OMENS+ 分型示意图
A. 眼眶；B. 下颌骨；C. 耳；D. 神经；E. 软组织；F. 巨口畸形。

2. P-K 分型　P-K 分型（Pruzansky-Kaban type）是临床应用最为广泛的分型之一，主要基于下颌骨畸形进行的分类系统，简单实用，对手术的选择具有重要参考意义。P-K 分型详见表 11-3-2、图 11-3-3。

表 11-3-2　半侧颜面短小畸形 P-K 分型

分级	症状
I	下颌骨和颞下颌关节结构和形态正常，但存在不同程度的发育不全
IIA	下颌骨发育不全，下颌支结构和形态异常
IIB	下颌骨发育不全，下颌支和整个颞下颌关节的形态、结构、位置均异常
III	下颌骨下颌支、髁状突、颞下颌关节均缺失

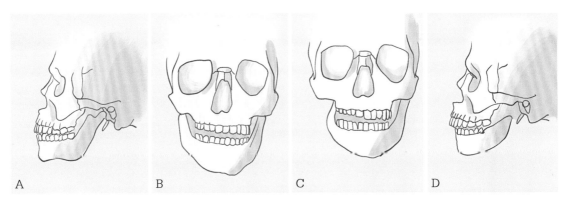

图 11-3-3　半侧颜面短小畸形 P-K 分型示意图
A. Ⅰ型; B. ⅡA 型; C. ⅡB 型; D. Ⅲ型。

三、诊断和鉴别诊断

（一）诊断标准

1. 同侧下颌骨短小畸形和耳畸形。

2. 下颌骨和耳不对称性畸形，同时伴发 2 个或 2 个以上其他相关畸形和半侧颜面短小畸形家族史。

（二）鉴别诊断

1. 其他导致面部不对称的疾病

（1）**Parry-Romberg 综合征：**是一种以患侧面部皮肤、皮下组织、肌肉、软骨以及骨组织进行性萎缩为特征的、罕见的功能紊乱综合征。病因未明，多单侧发病，常在 20 岁前起病，病程可持续 2 ~ 10 年，表现为面部进行性萎缩。萎缩常从面部中线逐渐发展，病损多涉及同侧三叉神经分布的区域。可伴发神经系统异常。

（2）**髁状突增生：**是由于下颌骨过度发育引起的功能和外观改变的罕见疾病。病因未明。典型特征包括下颌骨髁突增大，导致咬合紊乱、颞下颌关节功能障碍；髁突颈延长，患侧下颌骨体和下颌支向外下弯曲生长，从而出现患侧面部饱满而对侧面部扁平的临床特征。

（3）**原发性半侧颜面肥大：**是一种以单侧面部软组织、骨组织增生为特征的罕见发育畸形性疾病，患者所有组织（如颌面骨、牙齿和软组织）单侧面部局部增生，过度生长者可产生面部不对称的外观。

（4）**骨纤维异常增生症：**一种罕见的、缓慢进行性的良性疾病，可能有遗传倾向，具有一定的自限性，病因未明。上颌骨纤维异常增生症可表现为患侧上颌骨组织局部异常增生，呈缓慢膨胀性生长趋势，引起面部不对称。

2. 创伤、感染等所致的下颌骨短小畸形

（1）**创伤后面部不对称畸形：**有外伤史，外力作用于面部可引起颅面骨骨折，出现面部不对称。

（2）**放射后畸形：**颌面部肿瘤放疗后引起的颌面骨坏死萎缩、软组织萎缩和功能障碍的面部畸形。

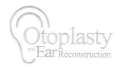

（3）**颞下颌关节强直**：是由于单侧或者双侧颞下颌关节内病变而导致下颌关节与颅底粘连为特征的关节硬化性疾病，主要致病因素为创伤、感染和系统性疾病等。以张口受限及颞下颌关节功能障碍为主要特点，易合并颌面部畸形。

四、外科序贯治疗

HFM 需要外科序贯治疗——在不同的年龄段根据畸形情况进行分期治疗。下颌骨发育不良、下颌骨缺损畸形、面部畸形和咬合功能紊乱是半侧颜面短小畸形治疗的重点。半侧颜面短小畸形的治疗要根据患者下颌骨发育个体差异、生长发育情况、健康状况、患者及其家庭的需要制订治疗方案。

（一）治疗原则

半侧颜面短小畸形合并耳畸形是多个组织器官的先天畸形性疾病，需要长周期治疗，根据共识，序贯治疗原则如表 11-3-3。

表 11-3-3　半侧颜面短小畸形合并耳畸形的序贯治疗

年龄	术前评估	症状和体征	手术方法
<18 月龄	呼吸、喂养和生长情况，以及其他异常 （12 月龄以上除上述因素外开始评估其面部对称性、腭部情况和口腔卫生）	上呼吸道阻塞	气管切开术或下颌骨牵引延长术
		巨口畸形	不同方法的整复术
		其他异常：唇裂、腭裂、皮肤赘生物	矫正畸形
		听力损失	验配助听器
		面瘫	神经移植
		眼眶畸形和斜头畸形	截骨手术
18 月龄～<6 岁	呼吸、喂养和生长情况，其他异常、面部对称性、腭部情况和口腔健康 （3 岁后开始评估呼吸道阻塞症状、营养、发育、面部对称性、言语发育和口腔卫生）	已进行气管切开术的患者	下颌骨牵引延长术（ⅡA 和ⅡB 型），改善呼吸，进行拔管
		下颌骨不对称	下颌骨垂直牵张成骨术延长下颌支（ⅡA 型和ⅡB 型）
			肋软骨移植（ⅡB 型和Ⅲ型）
		听力损失	助听器
		面瘫	神经移植
		眼眶畸形和斜头畸形	截骨手术
6 岁～<13 岁	呼吸道阻塞症状、生长、发育、面部对称性、言语发育和口腔卫生 （9 岁后开始评估呼吸道阻塞症状、生长、咬合情况、社会心理健康和口腔卫生）	下颌骨不对称	下颌骨垂直牵张成骨术延长下颌支（ⅡA 和ⅡB 型）
			肋软骨移植（ⅡB 和Ⅲ型）
			游离腓骨瓣修复（Ⅲ型）
		小耳畸形	分期全耳郭再造术（8～12 岁）
		双侧听力损失	听力重建

续表

年龄	术前评估	症状和体征	手术方法
≥13岁	呼吸道阻塞症状、咬合情况、社会心理健康和口腔卫生	上颌骨发育不全	正颌手术：LeFort Ⅰ型截骨术，双侧下颌升支矢状劈开截骨术，颏成形术
		颏偏斜	
		错位咬合（𬌗平面倾斜，不对称微笑，中线差异）	
		软组织发育不全	分次阶段性脂肪移植
			游离皮瓣整复术
		耳畸形和继发缺损	耳畸形、位置和继发缺损的修复

（二）治疗方法

1. 下颌骨牵引延长术 牵引成骨术（distraction osteogenesis，DO）是对骨切开后仍保留骨膜及软组织附着和血供的骨段施加特定的牵引力，以延长或扩宽骨骼，达到矫治骨骼畸形或缺损的外科技术。

（1）**手术适应证**：出生后即存在通气功能障碍的患儿，替牙期、成人 M_2A 型、M_2B 型和 M_3 型患者（图 11-3-4）。

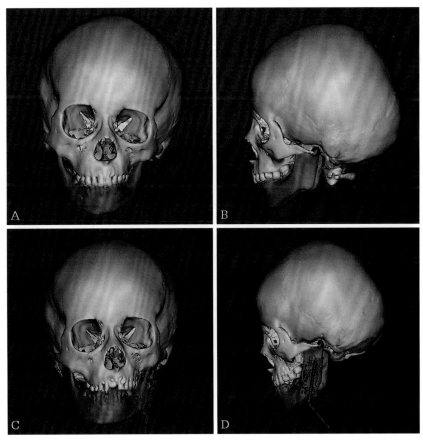

图 11-3-4 下颌骨牵张成骨术前后的三维图像重建
A、B. 术前；C、D. 术后。

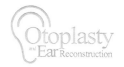

（2）手术步骤

1）术前利用头颅 CT 检查做三维重建评估下颌骨发育情况。

2）根据术前三维评估下颌骨发育情况和双侧对称性确定下颌骨截骨线并进行截骨。

3）截骨后利用钛钉将牵张器（内置式和外置式）于合适位置固定并进行安装，确定安装牢固后关闭术野。

4）术后第 5 日开始进行牵张，牵张速度控制在 1mm/d，分 1~2 次完成，直至达到预期的下颌骨延长效果，牵引的终点主要根据面部对称性、患侧咬合关系和影像学三维评估而定，但应注意保证延长的长度适当矫枉过正。

5）牵张完成后，保持 3~6 个月的稳固期，以稳固牵张效果，拆除牵张器。

2. 升支和髁状突的重建手术 M_2B 型、M_3 型患者可在早期行游离骨 / 软骨移植、吻合血管的骨移植重建髁状突和下颌骨升支，或全关节赝复物植入重建颞下颌关节等。

3. 正颌外科手术 一般成年以后进行，手术方式有上颌 LeFort 截骨术、下颌升支矢状劈开截骨术、颏成形术等。对于早期下颌骨牵引延长术的患者，多数成年后也需要进行正颌手术。

4. 骨轮廓整形 对于无明显咬合平面偏斜或对牙列整齐度要求不高的患者，也可进行单纯下颌角截骨手术以提高患者的面部对称性。

5. 面部软组织重建 面部软组织重建的手术方法包括带蒂皮瓣修复术、游离皮瓣修复术、脂肪移植填充术和赝复物填充术等。轻中度面部软组织不足的患者可采用面部脂肪移植填充术，严重畸形者推荐游离筋膜组织修复术。合并有骨组织和软组织不足的患者可应用游离骨皮瓣进行修复。儿童期是否进行面部脂肪移植目前存在争议。我们的经验提示儿童期进行面部脂肪移植，术后可有效矫正面部畸形，且手术安全、脂肪获取方便、创伤小、手术时间短、术后疗效好、并发症少。面部脂肪移植填充术的要点：①根据患侧面部软组织的发育情况评估所需脂肪移植量；②可选择双侧大腿内侧或腹部作为脂肪供区，供区做小切口负压抽吸获取脂肪，静止沉淀法或离心法纯化脂肪；③取口角及耳前为注射位点，脂肪填充时应少量、多点、多层次、多隧道注射，由于脂肪的吸收比例个体差异大，因此脂肪填充时建议过矫，过矫量目前尚无统一标准，笔者团队认为以过矫 20%~30% 为宜；④缝合供区和受区小切口，加压包扎。

6. 正畸 P-K 分型中的 I 型患者可能仅需进行正畸矫治即可获得理想的咬合关系，无须行下颌骨延长手术。在生长发育的过渡期，于上下颌骨的磨牙和切牙放置正畸矫治器，有利于矫正门齿咬合关系、保持足够的下颌牙弓长度和矫治出现的前磨牙。在非生长期进行颌骨畸形矫正手术前必须先行正畸以矫治牙弓形态、减少牙齿对骨骼的影响。

正畸治疗可用于辅助牵张成骨手术，包括下颌骨牵引延长活动期、稳固期的正畸治疗和牵引器取出术后的正畸。下颌骨牵引延长术后要设计和制作咬合导板进行正畸，维持开放性咬合 3~6 个月，以维持治疗效果。总之，正畸治疗贯穿半侧颜面短小畸形治疗的全过程。正颌手术配合正畸治疗，可改善面部对称性，稳定咬合关系，减少术后复发。

五、治疗案例

【病史摘要】

患者，男性，12岁。患者出生后家人即发现其左侧耳郭畸形，耳郭呈条索状突起，伴颌面部发育不全。左侧外耳道狭窄，自幼左耳听力差。言语正常，学说话过程不受影响。其他发育良好。19个月前因左侧外耳道流脓行左侧外耳道成形术，6个月前行左侧全耳郭再造术Ⅰ期手术。查体示左侧面部发育不良，P-KⅠ型，左侧全耳郭再造术Ⅰ期术后改变。全身情况良好，未见明显异常（图11-3-3）。

【入院诊断】

左侧半侧颜面短小畸形；左侧小耳畸形全耳郭再造术Ⅰ期术后；左侧外耳道成形术后。

【手术方案选择】

左侧面部脂肪移植填充术，左侧全耳郭再造术Ⅱ期立耳术。

【手术实例】

1. **麻醉**　该案例患者选用全身麻醉。

2. **手术顺序**　先行左侧全耳郭再造术Ⅱ期立耳手术，再进行左侧面部脂肪移植填充术。

3. **脂肪获取**　在双侧腹股沟区各做一小切口并贯通隧道，双侧大腿各注射肿胀液进行脂肪的抽吸，静置纯化脂肪后备用。

4. **面部脂肪注射**　用亚甲蓝标记左侧面部脂肪注射范围，面部做三个小切口并贯通隧道行，缓慢、小剂量、扇形地交叉注射，一边退针一边注射，将上述获取的脂肪均匀分层注射入左侧面部，注射过程中注意不要注射到左侧Ⅱ期立耳手术区域内，共计注射36mL脂肪混悬液，注射终点以过矫正为止。

5. **术后处理**　以7-0可吸收性缝合关闭切口，面部和双侧大腿加压包扎（图11-3-5）。

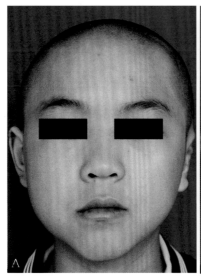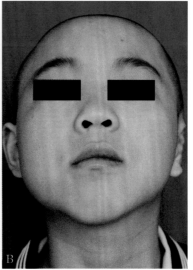

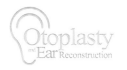

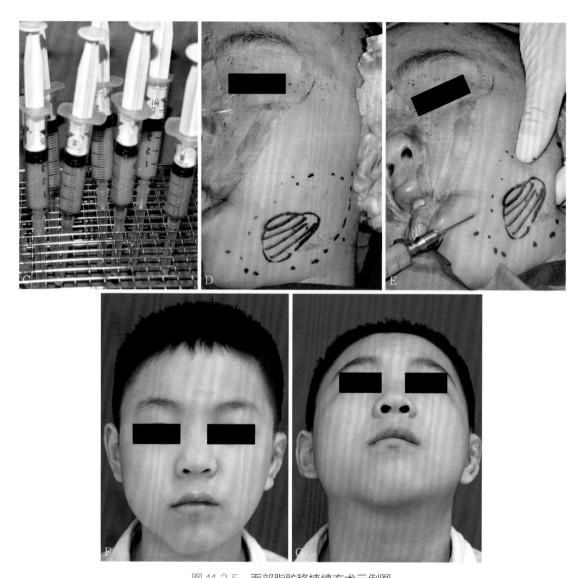

图 11-3-5　面部脂肪移植填充术示例图

A、B. 术前患者面部外观；C ~ E. 分别示术中获取的脂肪、术中注射范围设计和术中面部脂肪注射；
F、G. 术后患者面部外观。

六、术后并发症及其防治

1. 下颌骨牵引延长术的主要并发症及其预防和处理

（1）**局部感染**：最常见，发生率为 9.5% 左右，可能与延长杆外露、伤口护理不当或固定时间过长有关，严格的无菌操作和适当的伤口护理非常重要。全身抗生素治疗、换药伤口护理能控制感染者可不用取出下颌骨牵张器。

（2）**牙齿和牙胚损伤**：发生率为 22.5%，在进行截骨和放置钛钉时会损伤牙齿和牙胚。在下颌骨牵引延长术时预防牙齿和牙胚损伤的原则是：术前影像学检查并进行充分评估，以准确评估磨牙和牙胚的位置；在不影响牵张效果的前提下制订截骨术和固定螺钉的类型和位置，减少牙齿损伤的发生；精确放置牵张器；术后进行临床和影像学的长期随访、评估，并确定可能出现的并发症。

（3）**下牙槽神经功能暂时性减退**：发生率为 3.6% ~ 7.9%，可能与牵张器类型和牵张速度有关，超过 1mm/ 日的牵张速度后发生率增加，内牵引器的发生率高于外牵引器。拆除牵引器装置数月后可缓解。

（4）**牵引器移位和断裂：** 发生率为 7.5%～7.9%。螺钉松动或不恰当牵引为可能的原因。在稳固期发生不影响牵引延长的情况下可以不用取出。在牵引期发生可能需要提前取出下颌骨牵引器。

（5）**颞下颌关节强直和退行性改变：** 0.7% 的下颌骨牵引延长术患者可能会出现颞下颌关节强直和退行性改变，比较少见，无特效治疗方法。

（6）**增生性瘢痕：** 拆除牵张器装置后形成的增生性瘢痕可进行瘢痕修复术。

2. 正颌手术的主要并发症及其预防和处理　正颌手术可能会引起意外骨折、骨段复位不良及固定不牢、呼吸道阻塞、神经功能障碍、失明、愈合延迟或不愈合、牙和牙槽骨坏死、颞下颌关节并发症等。其防治措施主要是术前进行合适的正畸治疗和充分的影像学检查评估；拟定最佳的治疗方案；熟悉术区解剖结构及其毗邻关系，仔细和谨慎地进行外科手术操作；正确、牢固的骨段内固定；术后密切观察，若发现活动性出血及时处理，避免气道堵塞。

3. 面部脂肪移植填充术的主要并发症及其预防和处理　面部脂肪移植填充术后并发症的发生率为 4.2%，脂肪栓塞后继发组织坏死、失语症、偏瘫和失明等较严重的并发症，与注射力度和速度有关，在进行面部脂肪注射时要缓慢轻柔注射，使用钝性针头，另外要避免注射到其他联合手术操作位置。脂肪栓塞发生后主要以溶栓治疗为主，尽量减少坏死发生的范围。一旦发生失语症、偏瘫、失明等严重并发症，无有效治疗方法，因此主要以预防为主。介入治疗可能是一个有效的解决脂肪栓塞的方法，但脂肪栓塞后进行介入治疗的及时性很难做到。

七、小结

综上所述，半侧颜面短小畸形是一个复杂的需要多学科序贯治疗的疾病，其治疗后的美学和功能学结果精确量化是主要难点。在生长发育期的治疗目的是通过早期干预，提高下颌骨的生长潜能，减少或预防面部骨骼结构的继发性畸形，改善发育。在非生长期的治疗目的是根据骨骼和软组织缺陷对美学和功能学进行矫正。

（于金超　叶信海）

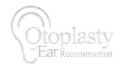
第四节 眼部畸形

案例导引

患者，男，14 岁，以"出生时发现左耳郭畸形"入院。患儿出生后即发现左耳仅有花生样条索状物，左耳听力差。入院查体见左耳Ⅲ度畸形，左外耳道畸形，左侧颜面短小，左眼角结膜软组织团块附着（图 11-4-1）。

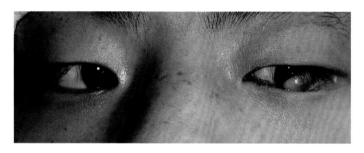

图 11-4-1　患者眼部表型

问题：

1. 该小耳畸形患者可能是何种耳畸形综合征？
2. 该眼部畸形是何种眼部畸形？
3. 该患者应进一步完善什么检查？

耳畸形患者合并颅面发育不良者常因构成眼眶的颧骨、上颌骨等骨骼发育不全，或软组织发育不良导致眼部畸形，主要症状可表现为：①眼睑软组织缺失及睫毛等附件缺失；常见于 Treacher Collins 综合征、Miller 综合征等；②角结膜皮样囊肿，常见于 Golderhar 综合征；③眼眶畸形，常见于半侧颜面短小患者；④合并眼外肌发育不良患者，可有斜视等；⑤小眼或无眼畸形。

一、角结膜皮样瘤

角结膜皮样瘤（dermoid tumor）是一种先天性、肿瘤性发育异常，是由正常结膜下不应存在的异位组织形成肿瘤样的新生物。此类肿瘤一般出生后就被发现，有些患者也可能在儿童或青春期才出现临床症状而被发现。该疾病可见于眼 - 耳 - 脊椎畸形等耳畸形综合征。

【临床表现】

此病多发生于儿童，多单眼发病，偶有双眼发病或伴有眼眶及软组织发育异常。初始较小，青春期有发展增大趋势。肿瘤多发生在睑裂部的侧角膜缘，呈淡红黄色、圆形，表面光滑或有毛发。结膜皮样瘤与下方的角膜、浅层巩膜连接紧密，无活动度（见图 11-4-1）。有少数皮样肿伴发结膜皮样脂肪瘤。瘤体表面毛发可刺激眼球致充血和畏光。瘤体不仅影响美观，若逐渐长大，可压迫角膜产生散光，或遮盖角膜使视野受损。

【病理特点】

该疾病的病理特点为瘤体似皮肤结构表面为厚薄不一的鳞状上皮细胞，其下方结缔组织中可见毛囊、毛发、皮脂腺、神经纤维束、平滑肌或脂肪组织。

【诊断和鉴别诊断】

1. 诊断

（1）角膜缘淡红色或黄色不能活动的圆形肿物。瘤体表面有纤维毛发，瘤组织由表皮、真皮、结缔组织、毛囊、皮脂腺、汗腺等组成。

（2）同时存在眼 - 耳 - 脊椎畸形谱系疾病的其他临床表现，如耳畸形、脊柱畸形等。

2. 鉴别诊断

（1）**皮样脂肪瘤：**多见于外眦部，为淡黄、质软的光滑肿块，表面无包囊。皮样脂肪瘤也可见于眼 - 耳 - 脊椎畸形谱系疾病患者。该疾病一般不需治疗，如生长扩大影响美观，可考虑部分切除。

（2）**乳头状瘤：**多见于角膜缘处及泪阜、内眦皱襞及穹隆部结膜。为菜花状或桑葚状，质软色红，隆起于结膜表面。该肿瘤可手术治疗，易复发，瘤体较小者可用激光治疗。

（3）**翼状胬肉：**是一种慢性炎症性病变，因其形状似昆虫翅膀而得名，多以双眼发病，以鼻侧多见。该病一般无明显症状，仅有轻度异物感，当病变部位扩大至角膜瞳孔区时，可影响角膜散光或遮挡瞳孔引起视力下降。当翼状胬肉较大时，可影响角膜运动。

【治疗】

对于生长于角膜处、影响患儿视力者，应尽早手术切除瘤体，角膜部分切除后宜作板层角膜移植。

二、眼睑畸形

眼睑畸形（eyelid deformity）可表现为睑裂下斜、下眼睑睫毛缺失、先天性睑外翻。先天性睑外翻是睑缘向外翻转离开眼球的反常状态。发生在新生儿，多见于下睑，双眼发病为主。睑结膜不同程度暴露在外，并伴有结膜水肿，合并眼睑闭合不全。

【临床表现】

Treacher Collins 综合征、Miller 综合征等患者可见眼眶周围组织发育不全为主要特点，临床表现为下睑外翻、睑裂下斜、眼睑和 / 或睫毛缺失；同时可见综合征的其他表现，如耳畸形、中下面部骨骼发育不良、上肢发育不良等。

【诊断和鉴别诊断】

1. 诊断

（1）**睑外翻：**下睑缘离开眼球，呈外翻状。部分或全部睑结膜暴露在外。暴露的结膜失去泪液的湿润，出现充血、分泌物增加，粗糙肥厚，最终呈现角化现象。眼睑闭合不全。严重下睑外翻导致角膜外露，角膜上皮干燥脱落，造成暴露性角膜炎及溃疡。

（2）**眼睑缺损：**可见眼睑软组织及其附属器缺损，在 Treacher Collins 综合征患者中，常见下眼睑外侧缺损，可伴有睫毛等附属器的缺损（图 11-4-2）。

2. 鉴别诊断

（1）**瘢痕性睑外翻：**较常见，由皮肤发生垂直性瘢痕收缩导致，常见的原因有创伤、烧伤、化学伤、眼睑皮肤病、睑部手术等。

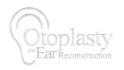
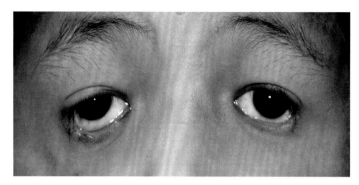

图 11-4-2　Teacher Collins 综合征患者眼睑畸形表现

（2）**麻痹性睑外翻**：仅发生在下睑，由于手术或者外伤等各种原因导致面神经麻痹，眼轮匝肌收缩功能丧失，下睑因重力作用而向下移动，导致眼睑外翻。

（3）**痉挛性睑外翻**：可见于上下眼睑，多见于幼儿。临床上为儿童做强迫检查时，翻开眼睑后由于患者眼轮匝肌收缩而发生睑外翻，按摩后可复原。若不复原可发生循环障碍，出现眼睑水肿以致外翻加重。

（4）**外伤性眼睑缺损**：有明确的外伤史，缺损常累及单侧，往往为非对称性。同时可合并角结膜、眼球外伤等。

【治疗】

先天性睑外翻可先采取保守治疗，选择润滑性眼膏夜间涂眼或暂时性睑缘缝合。如保守治疗效果欠佳，可通过手术来尽量减少角膜暴露的风险，比如邻近皮瓣转移（图 11-4-3）、皮肤扩张法或筋膜悬吊法，其中筋膜悬吊法是指制作下睑缘皮下隧道（图 11-4-4），并取自体阔筋膜通过该隧道，分别缝合固定于内外眦韧带，使外翻复位。严重患者也可采用比较宽大的 Mustarde 皮瓣（图 11-4-5A）或者颞浅动脉岛状皮瓣（图 11-4-5B）来修复下睑缺损。

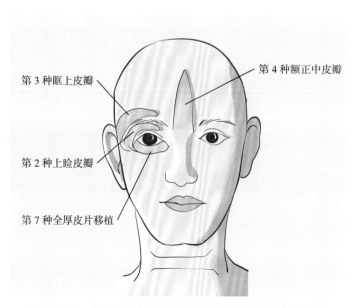

图 11-4-3　修复下睑组织缺损的各类邻近皮瓣技术示意图

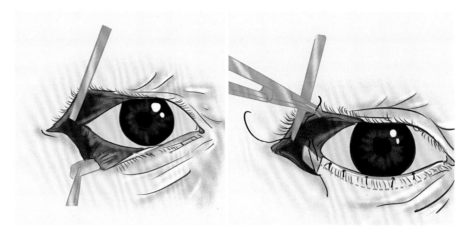

图 11-4-4 自体筋膜经下睑缘皮下隧道治疗下睑外翻示意图

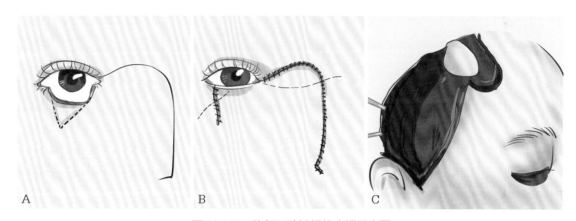

图 11-4-5 修复下睑缺损的皮瓣示意图
A 和 B. Mustarde 皮瓣；C. 颞浅动脉岛状皮瓣。

三、眼眶畸形

耳畸形患者并发眼眶畸形的发生与颧骨发育不全、面中部宽度减少、双颊正常突起消失有关。由于颧骨发育不全，双侧眼眶畸形常不对称。

【临床表现】

主要表现为眼眶单侧或双侧大小、位置异常。常合并半侧颜面短小。临床上 OMENS+ 分类根据眼眶大小和位置异常将眼眶畸形分为 O_0、O_1、O_2、O_3 四类，其中眼眶畸形的患者占总患者的 28%，其中 O_1 类型占比 10%；O_2 类型占比 10%；O_3 类型占比 8%（详见表 11-3-1）。

【诊断和鉴别诊断】

1. 诊断

（1）查体可见单侧或双侧眼眶大小和位置异常。

（2）颅面骨 HRCT 可见眼眶外侧壁、下壁骨骼发育异常，如上颌骨发育不良、颧弓发育不良甚至缺失等。

2. 鉴别诊断

（1）**先天性小眼球或无眼球：**临床上把眼部附属器存在，眼球完全缺失定义为无眼球；把成

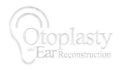

人角膜直径<10mm，且眼球前后径<20mm 的眼球定义为真性小眼球。而先天性小眼球或无眼球的患者常合并眼眶畸形，可根据患者眼球的大小进行鉴别诊断。

（2）**半侧颜面萎缩**：半侧颜面萎缩是以单侧皮肤、皮下组织、肌肉、骨及软骨的慢性进行性萎缩为特征的疾病。起始于额正中旁，蔓延至头皮、颊部、鼻部、眼部、颌部、耳郭、口腔，甚至半侧躯干，正常组织与萎缩组织间可见明显的沟状分界线。病程较长者可见到皮肤高深、干燥，呈硬皮样症状，甚至为肌肉及骨粘连，此外还可出现毛发稀疏脱落、皮肤色素改变等。

（3）**外伤或肿瘤所致眼眶畸形**：该种类型眼眶畸形比较常见，由于暴力性外伤或肿瘤性及肿瘤摘除术后导致，出现眼眶凹陷、缺损或移位。

【治疗】

轻度的眼眶大小异常可考虑采用脂肪移植技术使双侧眼眶协调对称，而脂肪移植由于供体部位发病率低和风险低也越来越受欢迎。中重度眼眶畸形的经典治疗方法是截骨矫形和骨移植，通常在儿童晚期进行，一些专家提倡在 7 岁以后进行这种手术。此外，David Tse 发明的 OTE 眼眶扩张器也是治疗方法之一：将植入物通过钛板固定于外侧眶缘，定期注射生理盐水，使扩张器体积增大，促使眼眶正常发育。

（刘宁华　吴丹）

第五节 先天性面神经发育不良

一、概述

先天性面神经发育不良（congenital facial palsy）是指各种致病因素所致的先天性面神经功能异常，患者出生后即出现面神经麻痹症状。常见的致病因素有面神经核团发育不全、面神经结构异常、颞骨发育异常、面肌功能障碍等。约22%半侧颜面短小患者中合并周围性面瘫；其中额颞支最常受累，面瘫的发生率与下颌骨发育不良、软组织发育不良程度有相关性。此外，遗传因素也是先天性面神经发育不良的重要病因。本章中，将重点介绍先天性面神经发育不良。可累及单侧或双侧面神经，但单侧面神经麻痹多见。流行病学研究发现在先天性面神经发育不良患者中总干及面神经核损伤导致的完全性面瘫占37%，分支损伤占33%。在分支损伤中下颌缘支是最易累及的分支，但不同的研究也有差异。如Murray等认为下颌缘支和颞支是面神经损伤的好发部位，而Mulliken和Kaban等则认为下颌缘支是最易损伤的分支，Cline等则发现较低分支损伤在临床中更为常见。

目前，根据是否伴有全身其他器官功能异常，可将先天性面神经发育不良分为综合征型和非综合征型。综合征型先天性面神经发育不良主要包括Mobius综合征、半侧颜面短小综合征和Goldenhar综合征等；非综合征型先天性面神经发育不良主要包括新生儿歪嘴哭面容（neonatal asymmetric crying faces，NACF）和遗传性先天性面神经发育不良（hereditary congenital facial palsy）。

面神经麻痹可导致表情肌功能不全或丧失，引起容貌改变，严重者影响患儿的身心健康，临床中对先天性面神经发育不良的诊治极为重要。本节重点介绍综合征型面神经麻痹。

二、临床表现

综合征型先天性面神经发育不良在不同综合征中常有不同的临床表现，除面部表情肌瘫痪外，还伴有其他器官或系统的结构异常和功能障碍。这些症状或体征在患儿出生时即存在，通常不随着年龄增长而改善，部分症状可随着年龄增长逐渐显现或加重。在婴幼儿早期，面神经麻痹外的症状，如颜面短小、耳畸形等症状较明显，更容易引起患儿家长的关注，家长要求治疗的心理更迫切。随着年龄增长，面神经麻痹带来的影响逐渐显现，引起的关注度也逐渐上升。

（一）面部表情肌瘫痪

1. 额部表现 表现为患侧额部平坦、额纹消失，患者皱眉、抬眉、皱额不能。

2. 眼部表现 可有患侧外眦角下垂、睑裂增大、眼袋疝出、眼睑闭合不全等表现。在不完全性面瘫患者中，睑裂虽可闭合，但可出现眼睑闭合无力。在眼睑闭合不全且护理不当的患者中，可有结膜炎、内外眦分泌物潴留、角膜损伤，甚至失明等表现。

3. 鼻部表现 患侧鼻部远端偏向健侧、鼻基底因重力作用可出现下垂、鼻翼下降、塌陷、人中嵴偏向患侧、鼻孔不能缩小或扩大，严重者导致气道塌陷影响鼻阀从而引起呼吸功能障碍。

4. 颊部及口角表现 患侧颊部皮肤和皮下组织臃肿、松弛、下垂、患侧鼻唇沟变浅。患侧

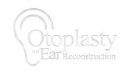
唇部肌肉萎缩、口角下垂及闭合不全、口裂歪向健侧。患者常常抱怨面部不对称、无法微笑、不能吹口哨、不能闭口鼓气，严重者可出现流涎、咀嚼困难等症状。

5. 颈部及颌部表现　不能自主下降口角及下唇，颈阔肌不能收缩使下唇偏向健侧。

6. 其他　口齿不清、进食活动受影响，食物残留于患处齿龈沟内，口腔护理不当可导致牙龈炎、牙周炎。

（二）面神经麻痹外表现

1. Mobius 综合征　主要累及面神经和展神经，是双侧面神经麻痹的典型代表。当累及双侧面神经，幼儿可出现吮吸无力、喂养困难。累及展神经表现为眼球外展不能、共轭凝视，眼外肌发育不良等。可伴肢体和脊柱畸形，如棒状脚和手指短缺、脊柱侧弯和脊柱后凸，还可以出现先天性心脏病、性腺功能减退、嗅觉缺失、智力发育迟滞等。

2. CHARGE 综合征　可出现耳发育异常及听力损失、虹膜 - 视网膜缺损、肾功能不全、先天性心脏病、食管闭锁、唇腭裂、后鼻孔闭锁，还可出现内分泌失调、生长发育迟缓、生殖器发育不全等。

3. 半侧颜面短小综合征和 Goldenhar 综合征　主要表现为单侧或双侧面部颌骨和软组织发育不全、耳郭缺损。半侧颜面短小常常是单侧发病，而 Goldenhar 综合征双侧发病多见。主要表现为下颌骨发育不全，严重者可累及上颌骨，伴耳郭畸形、中耳畸形、听力下降、耳前瘘管等。还可出现咀嚼肌发育不全、唇腭裂、嗅觉缺失、眼球屈光度异常等。全身症状可有心脏发育异常、肾脏异常（肾脏发育不全、肾盂积水）、椎体异常（椎骨融合、脊柱侧弯、椎体发育不良）。Goldenhar 综合征患者除了出现面部肌肉发育异常外，还表现有眼球角膜缘皮样囊肿或皮质瘤、椎体异常等。

三、诊断和鉴别诊断

（一）诊断

1. 先天性面神经发育不良　其主要靠临床诊断。详细的病史询问及采集，可有效鉴别先天性面神经发育不良和后天获得性面神经麻痹。家族遗传史、遗传学检测有助于诊断遗传性先天性面神经发育不良。全身系统检查及专科检查可明确面神经麻痹是否伴随其他全身症状。在新生儿和幼儿中，由于患儿无法配合，面神经麻痹主要靠仔细观察和辅助检查。

2. 实验室检查　在肾脏发育不良、先天性心脏病、性腺发育不良的患者中可有血常规、肾功能、性激素水平异常等表现，喂养困难的幼儿可有水电解质紊乱。

3. 面神经肌电图检查　其通过电极刺入面部肌肉内以记录面神经和面肌电活动的检查，是最重要的面神经电生理检测方法，可反映面神经损伤的部位和严重程度，对预后的判断具有重要指导作用。

4. MRI 及头颅 CT 检查　其对面神经麻痹的病因诊断具有重要指导意义。可用于排除获得性面神经麻痹；可明确有无面神经或面部肌肉组织缺失；可用于定位面神经损伤部位；同时还能评估长期去神经支配后面部肌肉组织的量。

5. 彩色多普勒超声　其可以评估面部血管的发育情况。综合征型先天性面神经发育不良患儿常伴面静脉或面动脉的发育不全或缺失，尤其是在Möbius综合征患者中更为常见。面动脉和面静脉是面神经重建术中常用的受体血管，因此，术前面部血管超声检查对手术方案的设计具有重要指导意义

6. 基因检测　基因检测对综合征型面瘫具有重要意义。Möbius综合征患者中，调控面神经核的发育染色体片段如1p22、13q12.2-13（MBS1）、3q21-22（MBS2）、10q21-22（MBS3）与该疾病发生有关。有学者在Möbius综合征患者中发现了*PLXND1*和*REV3L*两个基因的新发突变。

（二）鉴别诊断

1. 新生儿获得性面瘫　新生儿获得性面神经麻痹通常是由婴儿出生时外伤导致的面神经损伤（如使用产钳、骨盆突起部分对婴儿面部压迫等），头颅CT、MRI检查可发现颅内血肿、查体可见面部肿胀、瘀斑或血鼓室等体征。此类面神经麻痹预后良好，无须特殊治疗，面神经麻痹自愈率可达89%～100%。

2. 遗传性先天性面神经发育不良　该病有家族史，一般不涉及其他脑神经，常累及双侧面神经。主要表现为面部表情肌瘫痪，但少有口、面或肢体畸形。尽管累及双侧面神经，但神经麻痹分布区域常不对称，且面神经麻痹的严重程度个体间差异也较大。基因检测可有*HOXB1*基因突变，目前发现*HOXB1*基因导致HCFP的突变总数已有4种。

3. 新生儿歪嘴哭面容　其主要表现为静止时面部对称，在啼哭时出现患侧口角不动而健侧口角向下的畸形外观。主要原因在于面神经下颌分支或其支配的口轮匝肌、降下唇肌和降鼻翼肌等功能障碍。肌电图检查提示支配下唇肌的面神经下颌缘支麻痹，而面神经其余部分功能正常。超声检查提示下唇变薄或缺少下唇外侧部分肌肉组织。

四、治疗

综合征型先天性面神经发育不良无自愈倾向，目前尚未有治愈的方法。因此，治疗的主要目标为保护眼睛及尽可能恢复面部对称和动态微笑。与后天获得性面神经麻痹不同的是先天性面神经发育不良患儿的眼部症状及体征出生后便出现，一般不引起严重的眼部功能障碍，因此，很少需要对眼部进行手术治疗。眼部症状以眼药膏或滴眼液润滑保护角膜为主要治疗措施。

（一）手术治疗

面神经麻痹的常规外科治疗主要包括静态性悬吊手术和肌肉功能动力性再造手术。静态悬吊主要通过应用阔筋膜或人工材料等悬吊下垂的口角及面部软组织，从而获得静态的面部对称外观。但要获得更理想的面部对称性、恢复动态笑容，动力性治疗是首选的治疗方案。对先天性面神经发育不良的患儿而言，面神经的动态功能重建十分重要，是患儿回归正常生活和社交的重要保障。其中，下面部的面神经重建是先天性面神经发育不良治疗的重点。

由于先天性面神经发育不良患者在其就诊时面部表情肌已萎缩或缺失，因此原发性面神经重建（如神经转位、神经移植）并不适用。目前首选的手术方法为吻合血管神经肌肉移植术。手术时机选择在学龄前（6～7岁）为佳，此时手术有利于避免或减轻患儿上学后的心理压力，有利于患儿的身心健康；而早于此期手术，由于患儿年龄较小，无法参与术前检查及术后康复训练，对手术效果有一定影响，此外手术和麻醉风险也会相应增加。尽管如此，也有报道称在患

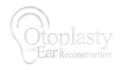

儿 1 周岁以内进行跨面神经移植术的单例报道。Federico 等在 1993 年报道了用跨面神经移植法成功修复 8 例不足周岁的先天性面神经发育不良患儿，他们通过将 2 段腓肠神经移植物与健侧面神经的 3 个分支（颊支为主）吻合后，通过皮下隧道跨面埋入患侧的口轮匝肌中重建下面部表情肌功能。但单一的神经移植术疗效仍需进一步考证，过度强调早期治疗对患儿的身心健康并无优势。

在吻合血管神经肌肉移植重建面神经功能术中，有多种肌肉供体可供寻找。常用的有背阔肌、腹直肌和胸小肌、胸骨舌骨肌、腹直肌、短腕桡侧伸肌、前锯肌、阔筋膜张肌、拇外展肌等。其中应用最广泛的是游离股薄肌移植（free functional gracilis transfer），其优势在于扩展性强、易于获取、手术瘢痕隐蔽、神经血管解剖一致。而供体神经主要有跨面神经移植、咬肌神经和舌下神经。舌下神经由于术后并发症较多，目前临床上应用较少。在单侧先天性面神经发育不良患者中，可以采用股薄肌移植，跨面神经和 / 或咬肌神经作为供体神经，此方法安全可靠。在双侧病例中，咬肌神经支配的股薄肌瓣移植术可作为主要手术方案。

（二）药物注射

药物注射去神经疗法主要应用于神经再生过程引起的运动障碍和联动障碍，同时也可用于阻断健侧肌肉活动过强、增加面部对称性。如临床治疗中，先天性单侧下唇麻痹的患者，可对健侧降下唇肌进行肉毒毒素注射，从而改善微笑时下唇的对称性。目前最常用的是肉毒毒素，它可阻断乙酰胆碱从运动神经末梢的释放，从而抑制肌肉收缩，是一种安全、微创的治疗方法。但该方法也有局限性，最大的不足在于疗效短暂，仅能持续 3 ~ 4 个月，需要重复注射。此外，部分患者在使用时间过长后，可出现耐药失效的情况。对这部分患者，为获得更好的对称性、减轻联动障碍，有研究认为可行选择性的肌肉或神经切除术。

（三）其他辅助治疗

主要包括模拟训练（mimic therapy）、物理治疗（physical therapy）、电刺激治疗（electrostimulation therapy）。模拟训练是肌肉功能动力性再造手术后的重要康复训练。研究表明康复训练最好在肌电图显示有第一次神经再生迹象时开始，或者至少在神经再生手术后第一次临床观察到肌肉再神经化时开始。一般每天训练 3 ~ 5 次，每次 30 ~ 40min。通过有效训练可以减少咀嚼等动作引起的面部表情肌收缩，增加面部表情肌的随意运动。物理治疗，目前认为可以减少再神经化前的移植肌肉的萎缩程度，可以在创面愈合后即可开始物理治疗，直至肌肉再神经化后结束。而电刺激治疗大部分研究认为该治疗对面神经麻痹的恢复并无作用，徒增了患者的负担和浪费医疗资源。总体而言，物理治疗和电刺激治疗的相关研究仍缺乏系统的对照研究，其有效性仍值得进一步探讨。

综上所述，综合征型先天性面神经发育不良是不同致病因素导致的出生时即出现的单侧或双侧面神经麻痹，每种疾病病因及症状不同。先天性面神经发育不良不能自发恢复，疾病种类不同治疗方案不同，主要重点关注眼部保护及下面部对称性重建，积极治疗对先天性面神经发育不良患儿生活质量的提高及身心健康具有重要意义。

（何爱娟）

第六节 耳畸形伴发气道梗阻

耳畸形患者常合并颅面部畸形，例如上颌骨发育不良导致鼻咽部狭窄，下颌骨发育不良可能会导致舌根后部塌陷及口咽部气道变窄，部分患者可并发气道发育畸形，导致睡眠中间歇性低氧、微觉醒及胸腔压力波动，引起一系列氧化应激及炎症反应。轻者可以表现为阻塞性睡眠呼吸暂停（obstructive sleep apnea，OSA），重者可在出生后出现呼吸道梗阻危及生命。颅面部畸形者OSA的发病率为7%～67%，Treacher Collins综合征合并OSA的发病率为25%～95%，Nager综合征合并OSA的发病率为25%～95%。且颌面畸形、气道发育异常，也增加了麻醉困难气道的风险。本小节将分别阐述耳畸形患者阻塞性睡眠呼吸暂停的诊治和麻醉中困难气道的评估及处理。

一、耳畸形相关阻塞性睡眠呼吸暂停的诊治

案例导引

患者，女性，20岁，以"出生后打鼾十余年"入院。诉患者自幼打鼾、张口呼吸，可伴呼吸暂停。查体见右耳Ⅲ度畸形，外耳道闭锁，下颌发育短小、后缩（图11-6-1）。

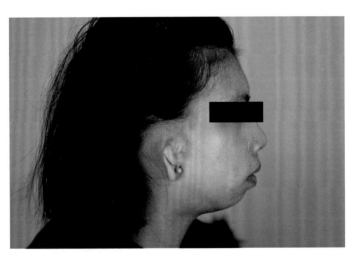

图11-6-1 下颌骨发育不全伴小耳畸形

问题：

1. 患者阻塞性睡眠呼吸暂停的原因可能是什么？
2. 如何评估阻塞性睡眠呼吸暂停的程度？
3. 如何改善患者阻塞性睡眠呼吸暂停的症状？

先天性小耳畸形相关阻塞性睡眠呼吸暂停主要是由患者并发颅面部畸形而引起的。阻塞性睡眠呼吸暂停严重程度与颅面部畸形及其并发症的严重程度密切相关。根据P-K分型，Ⅰ～Ⅲ型患者颅面部畸形程度依次加重（见表11-3-2），阻塞性睡眠呼吸暂停在Ⅰ型中发生率达30.8%、ⅡA型发生率达50%、ⅡB型和Ⅲ型发生率更高。

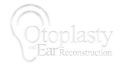

【临床表现】

成人临床表现主要为打鼾和日间思睡；儿童临床表现则会涉及多个系统，复杂多变。

1. 睡眠紊乱　打鼾、呼吸音重、夜眠不安伴频繁翻身、睡眠多汗、睡眠姿势异常、梦魇、梦游、梦呓、遗尿、张口呼吸/矛盾呼吸、呼吸中断、胸壁内陷、白天思睡、磨牙等。

2. 生长发育紊乱　生长迟滞、发育迟缓或食欲缺乏。

3. 神经系统紊乱　表现为过于活跃或注意力不集中。晨起头痛、日间思睡；自主神经功能紊乱等。

4. 慢性呼吸系统感染

5. 心血管系统紊乱　可能会并发肺动脉高压、主动脉高压、心力衰竭、肺源性心脏病、高血压等。

6. 行为异常　学习和认知能力不足、低智商水平、语言和动作能力下降、情绪不稳定、多动症、视听觉注意力下降、多种行为问题如孤独症等。

【诊断和鉴别诊断】

1. 诊断

（1）**临床表现**：通过详细的病史采集和全面的体格检查，获得与该疾病相关的症状和体征信息。

（2）**问卷评估**：儿童和成人均可使用睡眠问卷来评估阻塞性睡眠呼吸暂停的严重程度。

（3）**辅助检查**：一般需要行多导睡眠监测、内镜检查、头颅影像学检查来辅助疾病的诊断。

1）多导睡眠监测：多导睡眠监测（polysomnography，PSG）是诊断阻塞性睡眠呼吸暂停的"金标准"。监测内容主要包括脑电图、下颌肌电图、眼动电图、口鼻气流、胸腹呼吸运动、体位测定、脉搏血氧饱和度、心电图等。可选择呼气末二氧化碳监测或经皮二氧化碳监测来提高OSA诊断的敏感度和特异度（图11-6-2）。

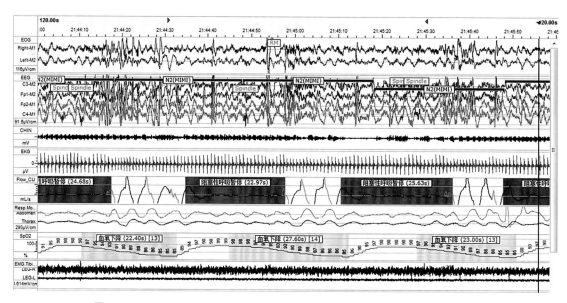

图11-6-2　Pierre Robin 综合征并发重度 OSA 患儿的多导睡眠监测示例图

EOG. 眼动电图；EEG. 脑电图；CHIN. 下颌肌电图；EKG. 心电图；Flow_CU. 口鼻气流；Abdomen. 腹式呼吸；Thorax. 胸式呼吸；SpO₂. 血氧饱和度；红色方框. 1 次阻塞性睡眠呼吸暂停事件的发生。

2）内镜检查：包括睡眠内镜及纤维内镜。内镜检查可提示从鼻部到主气道的阻塞位点。包括鼻中隔偏曲和后鼻孔闭锁引起的鼻腔阻塞；上颌骨畸形引起的阻塞；鼻咽部狭窄、口咽部狭窄、喉咽部及喉腔狭窄引起的阻塞；气管畸形引起的阻塞等。同时可排除儿童患者是否合并腺样体肥大等因素（图 11-6-3）。

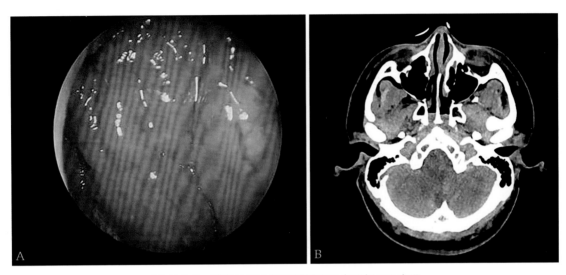

图 11-6-3　腺样体肥大的内镜检查及鼻咽部 CT 表现
A. 内镜检查示鼻咽部见腺样体肥大；B. 鼻咽部横断面 CT 示腺样体肥大。

3）头部 CT 重建或全景 X 线检查（头影测量）：确定下颌骨发育不良及头面部其他相关畸形。有研究表明：与正常对照相比，Treacher Collins 综合征患者的整个上气道及舌咽下气道容积较分别减少 30%、40%；最小腭咽平面前后径、最小舌咽平面前后径、左右径分别减少 49%、36% 及 24%（图 11-6-4）。

4）头部 MRI 检查：排除引起呼吸暂停的中枢性因素。

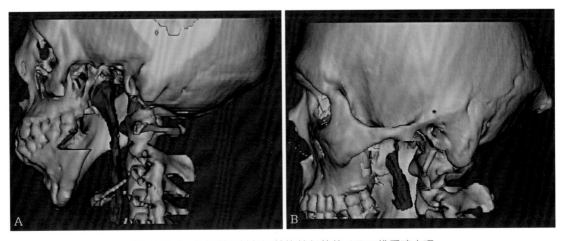

图 11-6-4　上气道及其邻近结构的矢状位 CT 三维重建表现
A. Treacher Collins 综合征患者；B. 正常对照组。红色区域示气道重建。

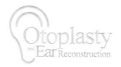
2. 鉴别诊断

（1）**单纯性鼾症**：夜间有不同程度打鼾，白天无症状，且睡眠呼吸暂停低通气指数（apnea-hypopnea index，AHI）<5 次 /h。

（2）**上气道阻力综合征**：夜间可出现不同程度、频度的打鼾，日间思睡或疲劳，但 AHI<5 次 /h。主要是由于睡眠状态下上气道阻力增高引起，可行食管内压力监测诊断此病，试验性无创气道正压通气治疗有效亦可支持本诊断。

（3）**发作性睡病**：主要临床表现为难以控制的日间发作性思睡、猝倒、睡眠瘫痪和睡眠幻觉，多在青少年起病。

【治疗】

耳畸形患者阻塞性睡眠呼吸暂停的治疗原则是根据临床症状、畸形及其并发症的严重程度制订个性化治疗方案。

1. 非手术治疗

（1）**体位治疗**：当 OSA 仅发生于仰卧位时，睡眠时改变为非仰卧位会有效，出生后 48 天即可实施俯卧位。

（2）**鼻咽通气管**：1 项包含 12 名患有 Pierre Robin 综合征新生儿的研究表明，鼻咽通气管可减少住院时间，且居家使用不会导致并发症。

（3）**持续正压通气治疗**：虽然对颅面部畸形的患者而言，持续正压通气（continuous positive airway pressure，CPAP）治疗很少被提及，但有学者认为由于患儿可能会早期行相关手术和气管切开术，可在等待手术期间使用 CPAP 治疗，但若孩子年龄过小，耐受性会较差。

2. 手术治疗

（1）**气管切开术**：适用于非手术治疗仍无法解决呼吸梗阻、血氧饱和度水平无法纠正的患者。对颅面部畸形的新生儿而言，气管切开术是治疗严重上气道阻塞的有效方法。

（2）**下颌骨牵引术**：适用于下颌骨发育不良所致气道梗阻的患者。早期下颌骨牵引可缓解上气道塌陷，解决 85.7%～98.8% 患者的气道阻塞，39%～84.2% 合并气管切开术的患者可能会发生脱管。

（3）**腺样体扁桃体切除术**：主要适用于合并扁桃体、腺样体肥大的耳畸形患儿。

（4）**鼻部成形术**：主要针对后鼻孔闭锁患者，据报道 1%～4% 患儿有后鼻孔成形手术指征。

【并发症】

并发症与多个组织器官或系统有关，尤其是上气道和神经系统先天性发育不良。常见并发症包括感染、呼吸衰竭、颞下颌关节强直等。下颌骨牵引术常见的并发症为感染、咬合问题、神经损伤及增生性瘢痕。

（黄晶晶）

二、耳畸形合并困难气道患者麻醉时的管理

> **案例导引**
>
> 患者，女，5岁，15kg，120cm，拟于全麻下行右耳前瘘管切除术。患儿3年前拟在某医院全麻下行下颌畸形矫正术，因麻醉插管失败而放弃手术。本次入院查体：口腔狭小，软腭和咽肌肥厚，右侧小耳畸形，睡眠正常，余无特殊。
>
> **问题：**
>
> 1. 困难气道的患儿该如何进行术前气道评估？
> 2. 为建立气道应该做哪些准备？选择何种诱导方法和插管工具？
> 3. 建立气道过程中一旦发生突发状况，如何处理？

耳畸形相关的先天畸形综合征常常合并颌面部发育畸形乃至呼吸道、颈部等畸形。小下颌、颌面缺陷、舌底组织肥大、张口受限，颈部活动受限等与困难气道密切相关，因此这类患者给麻醉气道管理带来挑战，没有安全的气道就没有生命的保证。

（一）术前气道的评估

美国麻醉学会关于处理气道困难专题小组的研究认为，充分了解气道病史和术前全面体格检查，从患者自身条件和麻醉器材两方面预先做好准备，对困难气道的处理才可能有良好效果。气道评估方法如下。

1. 成人气道的术前评估

（1）**病史采集：**①是否有手术、放疗或外伤史，是否有气道管理困难史；②针对耳畸形患者，应评估是否伴随下颌、气道的发育不良。

（2）**困难面罩通气的危险因素：**年龄大于55岁、打鼾病史、蓄络腮胡、无牙、肥胖（BMI $>26kg/m^2$）是困难面罩通气（difficult mask ventilation，DMV）的五项独立危险因素。另外Mallampati分级（表11-6-1、图11-6-5）中的Ⅲ或Ⅳ级、下颌前伸能力受限、甲颏间距过短（<6cm）等也是困难面罩通气的独立危险因素。当具备两项以上危险因素时，提示DMV的可能性较大。

表 11-6-1　改良 Mallampati 分级

分级	可观察到的结构
Ⅰ级	可见软腭、咽腔、悬雍垂、咽腭弓
Ⅱ级	可见软腭、咽腔、悬雍垂
Ⅲ级	仅见软腭、悬雍垂基底部
Ⅳ级	看不见软腭

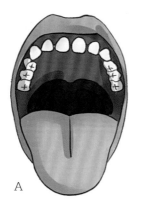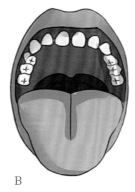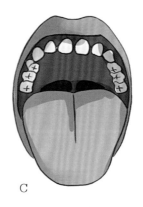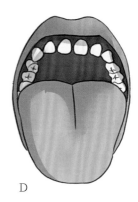

图 11-6-5　改良 Mallampati 分级示意图
A. Ⅰ级；B. Ⅱ级；C. Ⅲ级；D. Ⅳ级。

（3）体格检查

1）面部特征（解剖原因）：不能张口、颏退缩（小颌症）、巨舌、高喉头、短粗颈、颈椎活动受限、病态肥胖、已愈合的气管造口等。

2）牙齿：门齿外突、牙齿排列不齐、牙齿松动。

3）鼻腔通气度及鼻中隔偏移程度。

4）张口度：即最大张口时上下门齿间的距离。正常为 3.5～5.6cm（约 3 指），平均 4.5cm，<3cm 应注意困难气道。

5）颈部后仰度：仰卧位下作最大限度仰颈动作，上门齿前端至枕骨粗隆的连线与身体纵轴线相交的角度，正常值>90°，若<80°，颈部活动受限，可能插管困难。

6）甲颏间距：甲颏间距（thyromental distance）是指颈部完全伸展时甲状软骨切迹至颏凸的距离，正常>6.5cm，若<6.0cm，则不能经喉镜插管。

7）下颌骨的水平长度（下颌角至颏凸的距离）正常>9.0cm，若<9.0cm，插管困难发生率很高。

8）Wilson 综合评定：具体评分标准见表 11-6-2。当评分总分>5 分时，气道处理困难的概率 75%，假阳性率 12%；总分≥4 分，42% 有气道处理困难，假阳性率仅 0.8%。

表 11-6-2　Wilson 风险评分

评分	0分	1分	2分
体重	<90kg	90～110kg	>110kg
头颈部活动度	>90°	约90°(±10°)	<90°
下颌活动度	≥5cm 或 SLux>0	<5cm 且 SLux=0	<5cm 且 SLux<0
下颌退缩程度	正常	中度	重度
门齿前突程度	正常	中度	重度

SLux（subluxation）：下门齿超越上门齿最大向前移动

（4）**辅助检查**：喉镜检查对于识别是否为困难气道，特别是喉阻塞非常重要。目前常用的评价量表是 Cormack 和 Lehane 在 1984 年提出的 4 级量表（Ⅰ级，可见大部分声门；Ⅱ级，可见声门的后缘；Ⅲ级，只能见到会厌；Ⅳ级，看不见会厌）（图 11-6-6）。

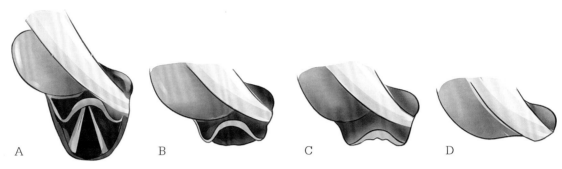

图 11-6-6　Cormack-Lehane 喉镜评级示意图
A. Ⅰ级；B. Ⅱ级；C. Ⅲ级；D. Ⅳ级。

其余检查包括颈胸部 X 线检查、CT 检查、MRI 检查、肺功能检查。X 线、CT 和 MRI 等检查有助于识别气管偏移、颈椎疾病等一部分可导致困难气道的先天性或后天性疾病。

近年来，超声用于气道评估越来越被重视，通过超声测量颈前软组织的厚度、舌体积和皮肤到舌背面的距离、舌骨的可见度、颏舌骨肌长度等可进行困难气道的预测。

2. 儿童气道的特点和术前评估

（1）**儿童气道的特点**：儿童不仅配合度差，且气道解剖结构也有一定的特殊性，如舌偏大、下颌短、会厌狭长、喉部偏向头侧、声带角度向前及环状软骨为气道最狭窄处，且儿童气道敏感性高、质地软易变形，因此在气道的控制及处理难度等方面均明显大于成人气道，喉痉挛、支气管痉挛、低氧血症等并发症的发生率也明显高于成人。

（2）**儿童气道的评估**：目前针对儿童尚没有统一的权威的气道评估办法。通常可以观察患者的体貌，特别注意上颌骨形态、下颌骨形态（有无小颌症或下颌后缩）、牙齿形态、张口度、有无唇裂或腭裂、有无胸壁畸形以及颈部活动度等。另外，要评估儿童的精神状态，观察其呼吸运动情况，同时了解既往呼吸道等其他疾病史也非常重要。近年来有学者发现在体格检查方面，5～12 岁内改良 Mallampati 评分增加、5～8 岁内张口度缩小以及 9～12 岁内甲颏间距缩短，都可提示存在喉镜暴露困难的可能。此外还应重视超声对气道的评估：超声下颏舌骨肌缩短（5～8 岁的患儿<3.85cm；9～12 岁的患儿<4.19cm）以及皮肤到会厌的距离增加（5～8 岁的患儿>1.56cm）也能满意地预测喉镜暴露困难的发生。

（二）**困难气道的处理**

1. 耳畸形困难气道的处理　对于耳畸形手术前，已预料的明确困难气道，处理方法包括以下几个方面。

（1）采用保留呼吸的方式建立气道，之后全麻维持。

（2）改变麻醉方式，可采取神经阻滞和局部浸润等局部麻醉方法完成手术。

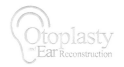

（3）建立外科气道。可由外科择期行气管切开术。通过气管切开的切口进行插管。

2. 困难气道处理工具和技术　分为通气和插管两部分，分别又分为无创和有创。

（1）通气工具和技术

1）无创通气工具和技术：声门上通气工具、口咽或鼻咽通气道、硬质通气气管镜、双人面罩通气、无呼吸氧合（aventilatory mass flow，AVMF）技术。其中，声门上通气工具（supraglottic airway，SGA）主要指喉罩，第二代 SGA 的特点是：①口咽密封压（漏气压）高；②有胃 - 食管引流管，可置入胃管；③需要时可通过声门上通气装置（supraglottic airway device，SAD）行气管插管。

2）有创通气工具和技术：外科气道、经皮穿刺扩张气管插管、环甲膜穿刺置管和经气管喷射通气。

（2）插管工具和技术

1）无创插管工具和技术：清醒插管、盲插（经口或经鼻）、可视软镜引导插管、使用管芯或换管器、使用声门上气道作为插管引导、光棒（包括可视光棒）和可视喉镜。

2）有创插管工具和技术：逆行气管插管。

（三）建立气道的细节

1. 优化头颈部体位　采用直接喉镜（Macintosh 喉镜）时，大多数患者的最好体位是颈部仰伸，头以寰枕关节为轴后仰，即鼻嗅物位；对于肥胖患者，应常规使用轻度头高脚低斜坡位，以保证外耳道水平齐平胸骨上切迹，20°～25° 头部抬高体位和持续正压通气能够延缓肥胖患者出现缺氧的时间。

2. 预给氧　健康成人仅呼吸空气的情况下，$SpO_2 \geqslant 90\%$ 的呼吸暂停时间（安全无呼吸时间）仅为 1～2min，而经过预充氧合，安全无呼吸时间可以延长至 8min。此外，经特殊制作的鼻导管吸入湿化高流量氧气（70L/min）已被证实可延长肥胖患者和困难气道患者平均呼吸暂停时间至 14min。理论上，最佳预充氧合是指呼气末氧浓度达到 87%～90%。20°～25° 头高位和正压通气有助于提高预充氧合的效果。

（四）麻醉诱导的方式

虽然既往指南表示如果面罩通气评级在 I 级或 II 级时，可以尝试不保留呼吸诱导插管，但事实上，在现有的气道管理策略中，与预测困难气管插管的方法相比，预测困难面罩通气的方法相对缺乏。所以，如果已经预料到困难气道，笔者所在的临床中心认为应在尽量保留自主呼吸的情况下建立气道。

保留自主呼吸建立气道有两种方式，一种是清醒气管插管术，第二种是吸入麻醉后气管插管。清醒气管插管术的好处是患者能较好维持自然气道通畅，维持足够的肌张力，便于识别上呼吸道的组织结构。操作时需要得到患者的配合，并且做好喉咽部麻醉，如果患者不配合则无法实施。吸入麻醉后气管插管在实施时一般使用七氟醚，先从低流量低浓度吸起（一般是 3.5%，4L/min），逐步提高药物流量和浓度。如果喉镜暴露评级是 I～II 级，我们认为可以尝试一下不保留呼吸诱导后插管。如果评级是 III～IV 级或者喉镜不能置入，则应继续在自主呼吸的情况下插管，可以使用可视管芯尝试越过会厌进行插管。

为提高插管的成功率和安全性，目前还提倡采用无呼吸氧合技术，即对高风险患者在无自主呼吸时或气管插管过程中经鼻给予高流量氧气，使声门上气道充满氧气；由于无自主呼吸，肺内氧气吸入速度和二氧化碳排出速度不同可产生高达 20cmH₂O 的负压，该负压能驱使声门上氧气进入肺内，延长无呼吸氧合时间。目前，无呼吸氧合技术已作为一种治疗方法用于临床，并可提供咽部氧气储备以延长无呼吸缺氧的时间窗。

推荐行 3+1 次气管插管，如果插管失败，则尽力用面罩维持氧合，如能维持，则有充分的时间思考再次建立气道的策略。如果不能维持氧合，可以使用喉罩建立气道。如果经 3 次喉罩通气尝试后也失败，最后的策略是建立有创气道如环甲膜或气管切开。

（五）困难气道的拔管

拔管的危险性等同于插管。拔管前可采用纤支镜检查或套囊放气试验明确上下气道有无水肿、炎症、外伤以决定是否推迟拔管。此外，应该做好氧储备、吸引口咽部分泌物并且放置牙垫。在拔管时应准备与插管时相同水平的监护、设备及助手。另外，与外科医师及手术团队的充分沟通也是拔管安全的重要保障。

对于存在困难气道患者的拔管，笔者认为应该在清醒状态下完成拔管，可以采用图 11-6-7 的流程。此外，气管导管的存在可能引发呛咳、躁动以及血流动力学的波动。输注超短效阿片类药物，如瑞芬太尼可减少这些刺激反应，并能使患者在耐受插管的情况下，意识完全清醒且能遵循指令。我们采用瑞芬太尼持续输注的方式，有报道表明当输注速率在 0.02～0.05μg/（kg·min）时不会增加呼吸道的不良反应。此外，成功的关键在于拔管前其他镇静药物（吸入药物和丙泊酚）已经充分代谢，调整瑞芬太尼的剂量使既能避免呛咳，又能避免清醒延迟及呼吸暂停。

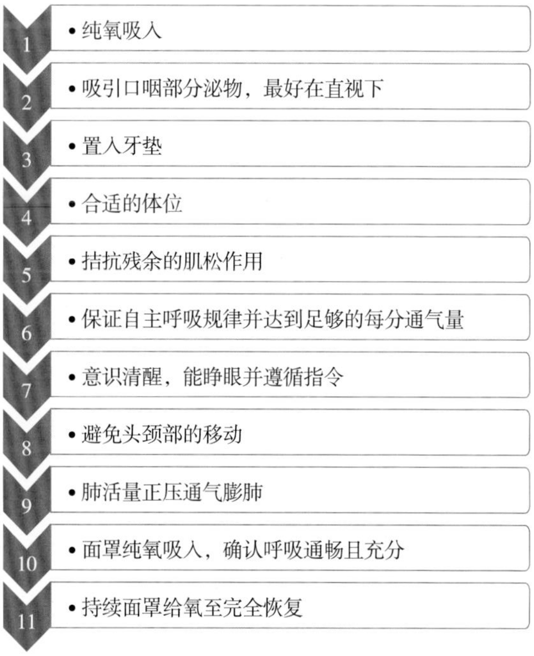

1	• 纯氧吸入
2	• 吸引口咽部分泌物，最好在直视下
3	• 置入牙垫
4	• 合适的体位
5	• 拮抗残余的肌松作用
6	• 保证自主呼吸规律并达到足够的每分通气量
7	• 意识清醒，能睁眼并遵循指令
8	• 避免头颈部的移动
9	• 肺活量正压通气膨肺
10	• 面罩纯氧吸入，确认呼吸通畅且充分
11	• 持续面罩给氧至完全恢复

图 11-6-7　清醒拔管流程图

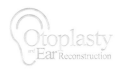

（六）合并先天畸形综合征患者的气道管理特点

1. 伴脊柱畸形（Klippel-Feil 综合征） 由于部分颈椎融合，颈椎稳定性差，极易造成颈椎脱位或半脱位，引起神经系统症状甚至严重的颈部脊髓损伤。气管插管时以下 3 种颈椎融合方式要高度警惕：C_2、C_3 颈椎骨性融合；涉及枕颈连接在内的多个颈椎融合；两个节段颈椎融合中间以一独立的关节连接。另外，要注意是否合并其他头颈面部畸形，如腭裂、颅后窝皮样囊肿。

术中体位变动要谨慎，尤其避免俯卧位，以防止神经损伤和剧烈的血流动力学波动。对该类患者，目前认为借助纤维支气管镜行气管插管是最安全稳妥的气道处理方式。此外，在儿童头面部畸形的气道处理中，喉罩的使用可能更有优势，特别是对面罩通气有障碍的患者。

2. 伴气道畸形（Treacher Collins 综合征） 由于患者伴有上呼吸道组织发育异常，常出现不同程度呼吸道梗阻症状，甚至危及生命。因此预防上呼吸道梗阻是围手术期的首要问题。

术前行颈部 CT 检查非常必要，可以明确气道是否狭窄、是否偏离正中线。有学者研究了 7 例该综合征患者的病例，发现气管偏离正中线的平均值是 1cm。另外，必须明确有无合并心肝肺肾等其他系统的病史。

如发生上呼吸道梗阻，首先使用鼻咽通气道，如仍不缓解，应行气管插管，有学者推荐经喉罩行纤维支气管镜插管。用喉罩的好处是喉罩本身能够建立起有效的通气道，且能缓解上气道梗阻。此外，喉罩作为一种硬性管镜能够引导纤维支气管镜进入喉咽以插管。当无创气道不能缓解梗阻时，则考虑建立有创气道。研究发现，颅面发育异常患者因上呼吸道梗阻行气管切开术的概率约为 20%。

（七）总结

耳畸形患者常伴颌面、气道畸形，从而导致困难气道的发生。对耳畸形患儿应高度重视术前气道评估，并熟悉各种气道管理设备。能否迅速采取有效措施建立通气，决定了能否避免围手术期不良事件的发生，这对麻醉预后有重要的影响。

（胡潇 贾继娥）

参考文献

[1]　WORK, W P. Newer concepts of first branchial cleft defects. Laryngoscope, 1972, 82(9): 1581-1593.

[2]　OLSEN K D, MARAGOS N E, WEILAND L H. First branchial cleft anomalies. Laryngoscope, 1980, 90(3): 423-436.

[3]　BRUIJNZEEL H, VAN DEN AARDWEG M T, GROLMAN W, et al. A systematic review on the surgical outcome of preauricular sinus excision techniques. The Laryngoscope, 2016, 126(7): 1535-1544.

[4]　中华医学会整形外科学分会颅颌面外科专业学组（筹备组），中华医学会整形外科学分会外耳整形再造专业学组（筹备组），中华医学会整形外科学分会脂肪移植专业学组（筹备组），等．中国半侧颜面短小畸形·下颌骨畸形临床诊疗指南．中华整形外科杂志，2018，34（1）：1-5.

[5]　施特劳奇．格莱比皮瓣百科全书：一卷，头颈部分，第 3 版．章一新，译．北京：科学出版社，2014.

[6]　CHAN D, SOKOYA M, DUCIC Y. Repair of the malpositionedlower lid. Facial PlastSurg, 2017, 33(6): 598-605.

[7]　MUSTARDÉ J C. Reconstruction of eyelids. Ann PlastSurg, 1983, 11(2): 149-169.

[8]　CLINE J M, HICKS K E, PATEL K G. Characterization of facial paresis in hemifacial microsomia. Otolaryngol Head Neck Surg, 2014, 150(2): 188-193.

[9]　MULLIKEN J B, KABAN L B. Analysis and treatment of hemifacial microsomia in childhood. Clin PlastSurg, 1987, 14(1): 91-100.

[10]　IÑIGO F, YSUNZA A, ORTIZ-MONASTERIO F, et al. Early postnatal treatment of congenital facial palsy in patients with hemifacial microsomia. Int J PediatrOtorhinolaryngol, 1993, 26(1): 57-66.

[11]　CIELO C M, MONTALVA F M, TAYLOR J A. Craniofacial disorders associated with airway obstruction in the neonate. Semin Fetal Neonatal Med, 2016, 21(4): 254-262.

[12]　MA X, FORTE A J, PERSING J A, et al. Reduced three-dimensional airway volume is a function of skeletal dysmorphology in Treacher Collins syndrome. PlastReconstrSurg, 2015, 135(2): 382e-392e.

[13]　American Society of Anesthesiologists Task Force on Management of the Difficult Airway. Practice guidelines for management of the difficult airway: an updated report by the American Society of Anesthesiologists Task Force on Management of the Difficult Airway. Anesthesiology, 2003, 98(5): 1269-1277.

[14]　CHAIRMAN M P, MITCHELL V, DRAVID R, et al. Difficult Airway Society Guidelines for the management of tracheal extubation. Anaesthesia, 2012, 67(3): 318-340.

第三篇
心理与护理篇

第十二章
耳畸形相关心理学

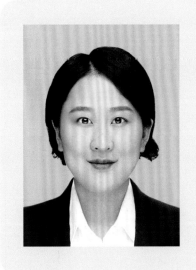

章负责人简介

崔春晓

整形外科博士，复旦大学附属眼耳鼻喉科医院主治医师，从事耳畸形修复重建工作，关注耳畸形患者生活质量，曾参与权威耳畸形量表 EAR-Questionnaire（EAR-Q）开发工作。

　　儿童期（childhood）是指出生后 4 周岁至 12 周岁的时期，该时期的儿童经历着快速的身心发育，是心理健康发展的关键时期。认知方面分析能力开始形成，但自制力仍然十分薄弱，注意力难以长期集中。情感上儿童较不稳定，他们会为某种需求得不到满足而烦恼，表现为抱怨、抵触或伤心。随着成长，他们逐渐学习控制自己的情绪。随着步入集体生活，同龄人的影响逐渐增强。此时的孩子通过游戏、体育活动等来了解并学习处理人与人的关系及遵守规则和纪律。

　　对于小耳畸形患儿家长，需要留意观察孩子的认知、情绪、技能等是否平衡发展；是否存在逆反、孤独、自闭、多动、认知障碍，社交困难、生活和基本技能缺陷等。观察儿童是否具有一定的控制能力和基本行为、生活技能，学习时思想是否集中。通过与同龄儿童比较，以便早期发现儿童是否存在心理问题。

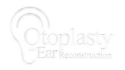

第一节　耳畸形的心理影响

　　许多小耳畸形患者家长关心孩子的耳部问题是否会对心理健康产生长远影响，会产生哪些影响。

　　首先，广泛认可的是，面部畸形的患者在成长中必然面对更多的压力，如讥笑，嘲弄，区别对待，这些环境压力会为患儿带来心理困扰，对其产生社交退缩、自卑、焦虑等负面影响，因此，孩子会有更高的心理问题倾向。比如，李大涛等利用儿童行为学量表发现，在小耳畸形患者中，8～10岁的男孩在"攻击性行为"的得分显著高于正常同龄男孩，而青春期的男生在"人际敏感""抑郁""焦虑""敌意"等方面显著增高，女生在"抑郁""不合群"等项目上得分显著增高；杜佳梅的研究发现在410例患者中，20.2%的患者存在人际敏感，社交困难，36.6%的患者存在敌对攻击性心理。另一项研究中所纳入的102例耳畸形儿童患者中，23.5%的患者存在自卑、怯懦、依赖、猜疑、神经质、偏激、敌对、孤僻、抑郁等倾向。Horlock的研究中，包括成人及儿童的所有受访患者表示受到过讥笑嘲讽，普遍存在对自己外貌不满意，缺乏自信，尴尬感，过半患儿存在抑郁和焦虑情绪。但是，这些研究结果仅提示倾向性，并未说明小耳畸形患者是否具有更高的心理疾病发生率，但提示家长和医生应注意到患者可能存在的负面心理，积极予以干预和支持。

　　需要指出的是，通过积极调整应对，多数颅面畸形患者可较好地进行社会适应。这些应对方式包括家庭的支持，及时的医疗干预以及社会的支持等。目前并没有证据支持颅面畸形患者具有更高的达到诊断标准的心理疾病的发生率；Clifford的研究发现，在唇腭裂患者中仅有极小部分患者出现了真正的心理问题；而Berger的研究认为即使是严重颅面畸形的患者，其心理问题及自杀率并未较正常人升高；在Sarah L的研究中，对123位具有严重先天颅面畸形的成年患者进行调查，并将其与正常人群和后天性面部畸形患者进行了比较，发现先天颅面畸形成人患者在性格，行为问题，压力，焦虑等方面得分和正常人群无差异。此外，影响心理的不是患者畸形的客观严重程度，而是患者的主观心理因素，比如对其外表的满意程度。对外观的不满导致更多的焦虑和抑郁，是生活质量下降和自尊心低下发生的预兆。另有研究同样认为，人们对自身的畸形容貌的感知，和容貌的客观严重度相关不大。Armin Steffen的一项研究中同样证实，拒绝接受耳再造手术的患者较要求耳再造手术的患者往往具有更好的自信心及心理应对策略。

　　但是值得指出的是双侧小耳畸形患者通常伴随中重度的听力损失，如果未得到及时的听力支持，语言发育受影响，其认知能力，社交能力通常会受到较大的损害，这些损害必然会影响心理健康，影响其社会融入，社会适应。

　　我们在临床中观察到，多数单侧小耳畸形患者以及较早佩戴助听器的双侧小耳畸形患者精神状态良好，可以很好地交流、正常地生活学习；而患者的心理状态与家长的教育方式，自身教育水平关系密切。对患儿的过度保护，溺爱或忽视是患儿心理发育的不利因素，能够较早对疾病进行了解、重视的家庭，往往患儿的心理更加健康。

　　综上，虽然耳郭的形态畸形使多数小耳畸形患者面对更多的压力，在成长过程中，产生更多的心理波动以及更高的发生心理问题倾向，但是，在家长、社会的支持下，多数患者在成长过程中可以很好地适应压力并保持健康的心理。而耳再造手术即为对患儿的一种有力支持。

（崔春晓　谢友舟）

第二节　耳再造手术对小耳畸形患者生活质量及心理健康的影响

　　耳再造手术是目前对小耳畸形患者唯一有效的治疗手段，同时，也是帮助患者减少环境应激因素（异样的眼光、讥笑等），帮助其心理健康发展的重要手段。有经验的耳再造医生可以帮助患者重建相似度达 70%~80% 的再造耳。临床中我们看到，许多患者在术后敢于把耳部露出，并正常佩戴眼镜或耳机，利用耳再造评估问卷我们同样发现，患者术后较术前自我评价、自我感觉、学校生活等方面的评分均显著提高，提示其心理及生活质量的积极转变。

　　许多研究也证实了耳再造手术对于患者的积极影响。Horlock 的研究发现，儿童患者在耳再造术后的自信心、社交能力显著提高。Alexis L 的研究显示儿童患者在耳再造术后抑郁、焦虑情绪得到显著缓解。Soukup 的研究发现小耳畸形患者的生活质量在术后得到提高。Armin steffen 的研究提示患者术后社会心理方面得分较术前升高。

　　此外，有研究提出患者生活质量的提高与其对手术结果的满意程度呈正相关。我们的研究发现 13 岁以上的耳再造手术患者其术后满意度显著低于 13 岁以下接受手术的患者。既往研究同样证实，小耳畸形年龄较大的患者较年龄小的患者自我评价更低。由于多数患儿在 4~5 岁时对容貌缺陷产生意识，而自卑等负面情绪具有长期投射效应，因此，尽早手术对其心理发育，社会适应及生活质量等方面都具有积极意义。

（崔春晓　谢友舟）

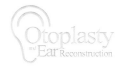

第三节 医生对耳畸形患者及家长的心理支持策略

儿科医生、妇产科医生、耳鼻喉科医生、整形外科医生是小耳畸形患者及家长的首要求助对象。然而，荷兰的一项研究显示，家长对于医生的告知过程普遍不满意，认为没有获得足够的信息，我们在临床中同样发现，在交流过程中，尽管多数患者家长对医生所提供的信息均表示接受理解，但真实接受理解程度存在较大差异。

首先医生应了解患儿家长的心理体验。许多家长认为看到新生儿的耳畸形对他们来说是非常大的打击，在接下来的过程中家长感到不同程度的震惊，焦虑，恐慌以及负罪感，对于病因的盲目归咎加重了家长的心理负担。家长同样需要心理调适，而帮助孩子寻求治疗的求医过程对于家长的心理调适同样具有积极作用。在这个过程中，医生是最重要的求助对象，也是心理支持的直接提供者。

（一）为家长提供心理支持

为患者家长提供更充分的心理支持，同时提高患者就诊满意度，医生们应注意以下几点。

1. 患者家长接受诊断的过程也是重要的心理干预过程。医生不仅要注意所告知的内容，还应注意告知的方式。理想情况下以多种方式告知，如书面和口头的方式，并且应尽快告知患者家长对于疾病的诊断。

2. 明确告知家长小耳畸形目前发病原因不明，并不是家长的过错。减轻家长的心理负担。

3. 对已有的检查及检验结果进行简要的解读，告知各项检查结果的意义。

4. 积极询问家长对诊断及治疗的疑虑，以及他们最关心的问题。

5. 在交流过程中时时评估家长对告知信息的接受理解程度，注意他们的情绪反应。

6. 为家长提供清晰的信息渠道供家长日后获得需要的信息，这点对于家长的心理调适很重要。

（二）为耳畸形患者提供支持

1. 社会适应方面 耳畸形患儿普遍有被欺凌、讥笑的经历，家长也因此担心。在耳畸形患者的社会应对方面，医生可以从以下方面提供支持。

（1）为家长介绍相关教育支持组织或心理健康专家。

（2）在讨论诊疗过程中，尽量使用描述性、中性的词汇。

（3）教会家长使用自信的语气及交流方式以应对不需要关注的问题，家长可进而将此类技巧教授孩子。

（4）告知家长和孩子，将不友善的注视及问题看作好奇，而非威胁。而讥笑、嘲讽是对方存在自身教养问题，而非患者的过错。

2. 校园适应方面 在校园生活适应方面，可对家长的建议如下。

（1）提倡家长积极与学校沟通，提醒学校对患儿予以支持。

（2）建议家长积极询问孩子的校园生活经历。

（3）保证孩子能够定期接受教育心理，神经心理以及行为学，情绪的评估。

（4）积极与学校沟通并了解孩子的学业表现。

（三）诊治过程中需要提供的支持

在就诊过程与家长商议治疗方案的时候，医生应注意以下几方面。

1. 在治疗建议中纳入对社会因素的理解。

2. 如实提供有关手术风险和获益的相关信息，平衡患者及家长的预期。

3. 评估家长的焦虑状况及可能的应对策略。

4. 评估治疗成本对其造成的负担，如经济负担，住院时间对其工作、学业的影响及社会影响等。

（四）诊治期间需要提供的支持

另外，许多患者从出生即开始就诊，而在学龄或青春期甚至成年才接受治疗。这期间，医生可从以下方面予以支持。

1. 鼓励家长仔细保存孩子的每次医疗记录，对孩子医疗就诊过程进行记录。

2. 向幼儿患者提供其可接受的关于该疾病的基本信息及治疗需要。

3. 鼓励学龄患者与医生直接交流，鼓励其参与治疗决策过程。

4. 鼓励青年患者追溯早期治疗经历，自主预约就诊，参与决策过程，以提高治疗依从性。

5. 让较年轻的成人患者对治疗相关事宜自主决定。

心理支持干预可以提高颌面畸形患者的心理健康和生活质量，而自我评估同样是术后满意度的重要影响因素，将心理支持纳入医疗过程，对患者及医患关系均具有积极作用。上述建议多基于国外的社会环境，国内医生可基于实际情况酌情采用。

（崔春晓　谢友舟）

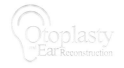

第四节　我们的经验

　　对于小耳畸形患者及家长，耳再造医生是最重要的信息来源和求助对象，我们通过诊疗过程中全面提供患者所需要的信息来予以心理支持，这些信息来自专业知识以及多年的临床观察。

　　许多患儿家长仍被来自多方面的焦虑和疑惑困扰，然而多数家长难以在就诊中清晰表达各种疑惑和焦虑。因此，在门诊的交流中，我们采用由医生主导，将家长需要了解的内容全面告知，再由家长提问的方式来确保沟通的有效性。

　　通常，在就诊过程中我们对家长的告知内容包括两部分——现状评估和治疗干预手段告知。通过对孩子的体检及相关辅助检查的解读，我们告知家长孩子耳郭畸形的严重程度，听力损失情况，中耳、内耳的结构和功能情况，并结合患者的具体状况，告知家长接下来的干预手段和治疗流程。在听力方面，为孩子是否需要早期佩戴助听器或家庭语言训练的干预提供建议，对于双侧小耳畸形患者尤其应注意提醒家长及时为孩子提供听力辅助治疗，以帮助孩子顺利完成语言发育。告知家长语言发育顺利是孩子心理健康，融入群体的重要基础。另一方面，向家长讲解耳再造及听力重建的整个治疗流程，以及各个年龄阶段的注意事项和应做的准备。许多家长会问及耳畸形对孩子心理所产生的影响，我们鼓励家长认识并接受孩子的状态，并由家长引导孩子形成良好的自我接受意识。我们会建议家长通过将孩子患耳暴露这一举措达到增强家长的接受度和孩子的自我接受度的目的。

　　由于耳畸形的综合治疗告知内容繁多，我们一般由主诊专家完成对患儿的检查评估以及主要治疗方式的确定；在诊后的统一时间，对所有家长以讲课的形式，科普小耳畸形方方面面的知识，并和家长互动，以更好地解惑答疑。此外，在等待手术的过程中，我们通过患者定期复诊来和患者保持联系，以对患者的状况持续评估，这对于患儿和家长都是一种有力的心理支持。

　　此外，我们定期组织"悦耳在线"的公益活动，组织完成治疗或者治疗前的小耳畸形患者才艺展示及义诊，这个活动如同小耳畸形的患者之家，在患友的互动和医患的互动中，为患者及家属提供了无形的支持，收获了来自患者家庭的良好反馈。

　　上述就诊形式我们已经运行了多年，许多患者家长认为就诊极大缓解了他们的心理负担，解答了他们的疑惑，许多家长在漫长的等待过程中也积极保持和我们的联系，直到手术康复后整个诊疗流程结束。所以，虽然不是专业的心理治疗师，耳畸形整复医生千万不要忽视自己对于患者心理支持的重要性，我们反而能够通过自己的专业知识和技术，为患者提供最有力的心理支持。

（崔春晓　谢友舟）

参考文献

[1]　ZHANG T Y, BULSTRODE N, CHANG K W, et al. International consensus recommendations on microtia, zaural atresia and functional ear reconstruction. J Int Adv Otol, 2019, 15(2): 204-208.

[2]　STOCK N M, MARIK P, MAGEE L, et al. Facilitating positive psychosocial outcomes in craniofacial team care: strategies for medical providers. Cleft Palate Craniofac J, 2020, 57(3): 333-343.

[3]　HORLOCK N, VÖGELIN E, BRADBURY E T, et al. Psychosocial outcome of patients after ear reconstruction: a retrospective study of 62 patients. Ann Plast Surg, 2005, 54(5): 517-524.

[4]　STEFFEN A, KLAIBER S, KATZBACH R, et al. The psychosocial consequences of reconstruction of severe ear defects or third-degree microtia with rib cartilage. Aesth Surg J, 2008, 28: 404-411.

[5]　CUI C, HOON S Y, ZHANG R, et al. Patient satisfaction and its influencing factors of microtia reconstruction using autologous cartilage. Aesthetic Plast Surg, 2017, 41(5): 1106-1114.

[6]　杜佳梅，庄洪兴，柴家科，等. 先天性小耳畸形 410 例患者心理状况调查研究. 中华医学杂志，2007，87（6）: 5.

[7]　LI D, CHIN W, WU J, et al. Psychosocial outcomes among microtia patients of different ages and genders before ear reconstruction. Aesthetic Plast Surg, 2010, 34(5): 570-576.

[8]　STEFFEN A, KLAIBER S, KATZBACH R, et al. The psychosocial consequences of reconstruction of severe ear defects or third-degree microtia with rib cartilage. Aesthet Surg J, 2008, 28(4): 404-411.

[9]　SOUKUP B, MASHHADI S A, BULSTRODE N W. Health-related quality-of-life assessment and surgical outcomes for auricular reconstruction using autologous costal cartilage. Plast Reconstr Surg, 2012, 129(3): 632-640.

[10]　STEFFEN A, WOLLENBERG B, KÖNIG I R, et al. A prospective evaluation of psychosocial outcomes following ear reconstruction with rib cartilage in microtia. J Plast Reconstr Aesthet Surg, 2010, 63(9): 1466-1473.

第十三章
耳畸形整复外科护理学

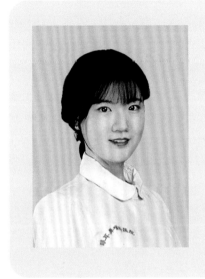

章负责人简介

朱慧君

主管护师，复旦大学附属眼耳鼻喉科医院眼耳鼻整形外科门诊护士长。从事眼耳鼻喉科临床护理工作 15 年，具有丰富的耳畸形护理工作经验，擅长耳畸形整复手术的围手术期护理及康复指导。

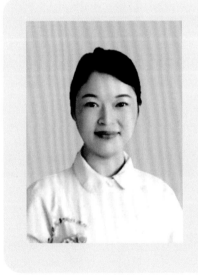

章负责人简介

徐 静

主管护师，复旦大学附属眼耳鼻喉科医院浦江院区病区科护士长兼头颈组和眼耳鼻整形外科病房护士长。获复旦大学"优秀护士"称号，负责多项校级以上课题，主编多部科普书籍，获中华护理学会护理学科学技术普及奖（第二完成人）。

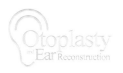

　　耳郭不仅有佩戴眼镜、口罩、助听器、耳饰等实用功能，在文化、社会、心理方面也扮演着重要的角色。耳郭形态畸形是耳郭肌肉发育异常或异常外力作用使耳郭产生的扭曲变形，不伴明显的软骨量不足。结构畸形是指胚胎发育早期耳部皮肤及软骨发育不全导致的外耳畸形，即通常所说的小耳畸形。耳郭形态畸形在出生 6 周内进行耳模矫正，有效率达到 90% 以上。耳郭结构畸形除了耳郭外观的畸形，还会合并外耳道和中耳发育不良，出现传导性听力损失，少数合并内耳发育不良则引起感音神经性听力损失。小耳畸形需要通过全耳郭再造手术修复耳部外观，听力损失者需要应用骨传导助听装置或者外耳道成形及听骨链重建手术改善听觉功能。为了减轻患者术后的痛苦和不适，预防术后并发症的发生，使患者能尽早康复，本章对全耳郭再造手术、外耳道成形及听骨链重建手术、耳畸形听觉植入手术、耳整形手术等的围手术期护理进行阐述。

第一节 两期法全耳郭再造手术护理

一、概述

全耳郭再造术是一种耳郭畸形重塑手术，适用于先天性耳郭发育不良所致小耳畸形，或因外伤、肿瘤切除、感染等原因致耳郭缺失等。

1. 全耳郭再造Ⅰ期 取患者一侧肋软骨，进行耳郭支架雕刻，移植入患侧乳突区皮下。为保证双侧耳郭的对称性，单侧耳畸形患者，以健侧耳为参照模型；双侧耳畸形患者，可以根据患者亲属的耳郭进行制作。

2. 全耳郭再造Ⅱ期 Ⅰ期肋软骨直埋术4~6个月后，可进行全耳郭再造Ⅱ期立耳术，即沿耳轮边缘做切口，将再造耳郭支架掀起，随后在耳郭支架的背面植入Ⅰ期手术时预埋的自身软骨或Su-por材料，再用耳后筋膜覆盖后植皮。如伴外耳道狭窄的患者则先行外耳道成形术，术后4~6个月再进行全耳郭再造Ⅱ期立耳术。

二、术前护理

1. 全面评估患者全身的健康情况 术前要核对好患者基本信息，然后评估患儿及全身情况。了解手术方式、手术步骤及术后可能并发症；了解有无植入物、手术史、其他慢性病史及过敏史；仔细观察患者术耳外观和耳周皮肤情况。

2. 术前检查和检验 阅读各项检查报告，包括心电图、常规检验、听力学检查及影像学检查等；检查各项术前检验、检查报告是否齐全，结果是否异常，如发现有明显异常或常规检查缺漏，及时与相关医生沟通。术前完成肋骨部B超、头颅CT，以测评肋软骨的状态和颞部皮肤的厚度，为手术方案提供参考。

3. 心理护理 耳畸形患者大多数有自卑、性格孤僻、内向、害怕被人笑话、情绪低落、不愿与人交流等不良心理。对于年龄较大具有一定理解能力的病人患者，护士应主动与其交谈，用通俗易懂的语言解释手术的目的、方式，介绍术前和术后的注意事项，并可给患者观看已再造者的术后照片。对于年龄较小的患儿，应侧重对患儿家长进行心理安慰，指导家长尽可能帮助患儿缓解来自各方面的压力，还可邀请病区中手术成功的患儿及其家长介绍经验和体会。

4. 术前皮肤准备 术前1天做好个人卫生工作，理发、剪指（趾）、去除指甲油，男性患者需剃须；按要求备皮，剃除患侧耳郭上方8~10cm的头发（建议剃除所有头发），注意不能损伤皮肤表皮层以免影响手术，并清洁该区域的皮肤。女患者剩余的头发向健侧梳理成辫。取肋骨者，备皮范围为上至乳头水平线，下至会阴部及腹股沟连线，两侧为腋后线，注意观察局部皮肤有无破溃、毛囊炎、红肿等。

5. 术前禁食 禁清饮（清饮包括清水、糖水、无渣果汁、碳酸类饮料、清茶及黑咖啡）2h，禁母乳4h，禁固体食物等（如牛奶、奶粉、白米饭、面包、馒头等）6h，禁油炸、脂肪及肉类食物至少8h；术前有常规口服药者，应根据患者情况评估是否需要继续服用，如确实有需要口服药物，可用少量清水送服。术前应充分教育和告知患者或家属术前禁食要求，并确保患者正确理

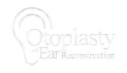

解并执行，临床医务人员应充分认识到不恰当的延长术前禁食时间，会增加患者术中和术后各类并发症的风险，如遇到问题及时与相关人员沟通。

6. 术前用药　遵医嘱术前用药，备好手术中所需的其他药物或特殊物品。

7. 体位指导　术前指导患者健侧睡姿的适应性训练，同时强调体位要求的重要性，以取得患者和家属的配合，防止术后重建耳受压，导致皮瓣血运障碍及支架外露。

三、术中护理

术中需要巡回护士及器械护士和手术医生、麻醉师的默契配合。术中护理需要注意以下几个方面。

（一）巡回护士配合

1. 心理护理　患者由病房通道完成各项交接后进入手术室等待区域，由于耳畸形患者多数是儿童时期就开始面对手术了，而对于手术的各种未知他们心存疑惑、害怕，紧张与焦虑。巡回护士在核对患者身份时，应主动耐心，及时向患者和家属耐心解释说明手术目的、告知进入手术室后情况，仔细了解患者的心理状态，讲解手术相关知识，手术注意事项，使患者了解手术情况，缓解紧张情绪及获得安全感，减轻患者及家属的焦虑和担心，取得手术配合。

2. 一般护理　患者进入手术房间后，核对手腕带并扫码于电脑，信息正确后安置患者于手术床。再次检查患者各项检查结果；检查术区是否备皮；检查术区皮肤是否完整，有无破溃、红肿等；检查头颈部活动度等。麻醉医生、手术医生和巡回护士执行三方核查，对称性器官手术应明确手术部位，再次确认手术部位标记，用粗记号笔勾画出取肋骨方向。待患者全麻后，充分暴露患者手术与消毒区域，整理各类麻醉导线与导管，使其不压于患者身体处，避免压疮。

3. 物品准备　手术开始前做好充分的物品准备是保证手术顺利进行的重要一环。一般需要准备头面部手术器械、负压球、双极电凝、注射器、缝线、吸引管、集液袋、手术粘贴纸、刀片、记号笔、一次性敷料等物品；检查中心吸引装置、手术床性能、电刀等各仪器设备是否完好。

4. 预防感染　严格遵守无菌操作，打开无菌用物时严格检查是否在有效期内，灭菌是否合格，包装是否完好，有无潮湿破损等，督促手术人员规范无菌操作。

5. 麻醉准备　患者仰卧位于手术床上，约束带置于膝部，松紧适宜。配合麻醉医生进行全身麻醉，麻醉过程中密切观察患者生命体征的变化。

6. 体位摆放　麻醉完成后，约束带固定患者上肢且避免皮肤受压。术中根据手术部位，与麻醉医生配合将患者头部转向非手术侧，暴露术侧耳，注意麻醉插管，防止转头时气管插管移位。

7. 术中配合　手术开始前再次三方核对，无误后与器械护士清点用物，时时关注手术进程，双极电凝调试好功率，确保机器性能完好，连接吸引器。做好台上所需物品补充添加工作。根据医生手术部位操作的变化，调整无影灯，保持术野光线清晰度。密切关注患者生命体征，保证静脉通路的通畅。定时检查患者肢体有无受压，保证床单干燥，在不影响手术进程情况下，查看足部受压情况。缝合切口前、后与器械护士认真清点所用物品并记录。

（二）器械护士配合

1. 手术用物整理 整理术中所需用物，所用器械按序规范摆放，错落有致，方便拿取，再根据术中情况调节，确定功能完好，保证术中正常使用。

2. 手术过程配合 配合手术医生术野消毒，铺巾；配合做好术区贴膜，切口标记，局部麻醉，传递器械及用物等操作；皮肤分离至所需范围后，配合止血；根据需要放负压球后，配合医生缝合切口，缝合完成后检查负压球有无漏气。术中要求器械护士能够熟悉医生各步的手术步骤，了解手术的进展，随时与医生保持良好的沟通，对手术要有预见性，依据手术医生的操作及习惯默契配合，提前备好术中所需用物，传递器械要快、准、稳，确保手术进展顺利。术中要严格无菌操作，确保手术的无菌，避免术后感染的发生。

3. 皮肤护理 全耳郭再造手术时间通常 3～4h，患者年龄普遍偏小，肌肤娇嫩，BMI 指数也相对偏低。术中观察各类麻醉导线与导管是否压于患者身体处，避免压疮。

4. 体温检测 体温检测探头要置于患者腋下，时刻关注手术中体温变化情况。术中对于患者体温与压疮的防护是手术室护理中至关重要的步骤。

5. 术后即刻处置 手术完成后配合医生贴伤口敷贴，固定负压球，检查有无漏气，绷带包扎术耳；器械护士与巡回护士一起清点器械并做好相关分类工作；巡回护士与手术医生、麻醉医生再次进行三方核对，核对无误后和麻醉医生、工勤人员一起将患者转移至转运床，移动时动作轻柔，注意检查身体皮肤情况并记录，检查静脉导管及负压引流装置是否通畅，记录手术交接单。

四、术后护理

1. 术后交接 患者术后返回病房，与麻醉师或麻醉护士交接班，了解患者手术中的情况和术后需注意的事项。注意观察生命体征，尤其是呼吸频率、血氧饱和度等变化。

2. 体位护理 确认患者身份后安置合适的体位，Ⅰ期手术取肋软骨者术后腹带加压包扎以限制胸部活动度及减轻腹部切口疼痛。术后 24h 内鼓励患者轻按压胸腹部伤口在床上活动，48h 后可协助其下床适当活动。禁止剧烈运动，预防继发性血肿等并发症的发生。Ⅱ期立耳术术后患者鼓励早期下床活动。术后防止术耳受压，嘱患者睡觉时不能压到患耳，在拔除负压引流管后可佩戴保护耳罩进行保护。

3. 饮食护理 遵医嘱予以半流质饮食，需健侧咀嚼，3～5 天后视病情改为软食，并逐步改为普食。

4. 负压引流护理

Ⅰ期手术患者术耳放置两根引流管，一根负压管放置于耳舟位置，另一根引流管放置于支架底座深面，以引流囊袋分离范围的渗血。引流管均连接于负压球进行负压引流。护理人员应根据医嘱定时抽吸引流管，保证负压引流通畅不堵塞。常规遵医嘱每 4 小时 1 次用 20mL 一次性注射器进行抽吸，同时观察引流管内血液的移动情况，以判断引流管是否阻塞；如发现管内血液较黏稠或有血块，则改为每 2 小时 1 次抽吸。每小时询问患者术耳有无闻及"嘶嘶"漏气声，若有声响，提示负压管漏气，及时通知医生处理。可根据医嘱去除负压 30min 后继续负压球吸引并密切

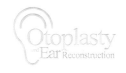

观察情况是否有改善（时间不可过长，以免堵塞）。若反复去除负压后仍漏气，通知医生进行处理，必要时打开敷料，检查缝合口，可疑漏气处涂以金霉素药膏或补加缝合。Ⅰ期术后第 1 天引流量一般为 10～30mL 的淡血性液体，之后逐日递减，色泽变浅，4～5 天后引流液少于 1mL，可拔除引流管。

Ⅱ期立耳术后一般放置 1 根引流管（引流管置于耳郭支架的下方），引流管连接于负压球进行负压引流。护理人员每班都应记录引流量，观察负压引流管有无堵塞及漏气。术后引流量较少，一般术后 3～4 天拔除引流管。病情允许情况下也可携带引流管出院。

良好的负压可以使术区渗血得到充分引流，耳郭支架与皮瓣之间吸附紧贴保持塑形，也避免积血引起感染。故术后应高度重视切口负压引流的护理，密切观察并记录引流装置负压情况及引流液的颜色、质地、流量，防止引流管扭曲、脱落、堵塞。胶布交叉妥善固定引流管，保证负压球不漏气呈负压吸引状态。如发现引流量逐日增加，持续鲜红、量多，患者疼痛剧烈，应及时报告医生检查处理。

5. 疼痛护理　取肋软骨者术后一般疼痛比较剧烈，护理人员应密切观察和关注，及时处理。

（1）提供安静、舒适的环境，减少环境噪声及外来刺激，转移注意力，增加患者舒适度，促进良好休息。

（2）运用支撑物协助患者采取舒适的体位，如靠垫、软枕等。

（3）用胸腹带固定腹部伤口，减少牵拉疼痛；翻身或活动时避免牵拉引流管。

（4）与患者进行沟通和交流，给予心理支持，因势利导，解释与疼痛有关的问题，减轻患者心理压力。

（5）告知患者及其家属疼痛的原因或诱因，以及可帮助患者减轻疼痛的方法，如听音乐、聊天、鼓励患者做一些感兴趣的事情等，分散患者对疼痛的注意力，增加对疼痛的忍受力，以达到减轻疼痛的效果。

（6）必要时遵医嘱给予止痛药物，同时观察药物的疗效及不良反应，做好护理记录。

6. 出血的护理　术后注意观察术区伤口有无渗血、渗液，敷料有无松脱，包扎松紧度是否适宜。如敷料渗血较多，在请示主刀医生后可重新包扎，切不可压迫再造耳郭。打开敷料后应观察外耳皮瓣存活情况，若发现血肿、皮瓣缺血或瘀血等应及时通知医生处理。可遵医嘱使用止血药物 1～3 天，必要时可进行颈部冰敷进行止血。

7. 密切观察

（1）**耳部术区观察：** 术后注意观察术区伤口有无渗血、渗液，敷料有无松脱，包扎松紧度是否适宜。如敷料渗血较多，在请示主刀医生后可重新包扎，切不可压迫再造耳郭。打开敷料后应观察外耳皮瓣存活情况，若发现血肿、皮瓣缺血或瘀血等应及时通知医生处理。一般Ⅰ期术后观察皮瓣存活情况时间为术后第 1 天；Ⅱ期立耳术后观察耳后植皮存活情况为术后 10～14 天。

（2）**取肋骨区观察：** 注意观察胸腹部取肋骨区有无皮下气肿、有无血肿、敷料有无渗血渗液等，如有异常及时通知医生并做好记录交接。

8. 并发症护理

（1）**胸或肺不张：** 术中取肋软骨过程中由于损伤胸膜可能引起气胸或肺不张，术后 24h 内最易发生。故术后应密切观察生命体征等变化，尤其呼吸情况，若患者出现胸闷、气急、呼吸困难、血氧饱和度下降、一侧呼吸音减弱等表现，应立即通知医生，予以床旁胸片检查及早明确诊断并处理，必要时放置胸腔闭式引流、胸外科会诊。

（2）**出血**：Ⅰ期手术患者由于切取软骨后，局部遗留较大的腔隙，容易引起出血形成血肿，故术后常规使用胸腹带加压包扎胸腹部肋软骨供区 24h，预防出血、血肿形成。护理人员应注意观察患者胸腹部敷料包扎区有无隆起、瘀斑，或触之有波动感，如发现有以上情况应立即通知医生进行处理。

（3）**感染**：正确合理应用抗生素，密切观察术耳皮瓣的颜色及皮肤温度，防止皮瓣感染及坏死。Ⅰ期手术取肋软骨者，术后鼓励患者咳嗽、咳痰、做深呼吸，如果痰液黏稠可使用稀释痰液药物或雾化吸入，同时应勤翻身，预防肺部感染。

（4）**再造耳皮瓣坏死**：Ⅰ期、Ⅱ期术后必须保持负压引流管的通畅和密闭，如术后出现再造耳皮瓣远端暗紫，提示皮瓣静脉回流不良，通知主刀医生后按医嘱予以轻负压（负压球半瘪状态）或零负压（负压球全鼓起状态），改善皮瓣回流。拔除负压引流之后可遵医嘱行高压氧等治疗。

五、出院指导

1. **加强术耳保护的宣教**　出院前对患者及家属加强宣教，强调术耳保护的重要性。再造耳郭感觉不敏感，要注意终身保护。切勿碰撞、挤压，即使完全恢复后也要尽量睡向健侧，选用松软枕头，减少对再造耳的压迫。遇寒冷季节时一定要注意保暖，谨防冻伤。避免日光直接照射再造耳及周围伤口。佩戴保护耳罩半年至 1 年左右的时间。

2. **解释再造耳成活过程**　向Ⅰ期手术患者及其家属说明再造耳成活过程，并告知再造耳术后 3 个月内会有组织肿胀的情况，随着时间的推移，肿胀逐渐吸收消退，出院后可行高压氧舱治疗以促进肿胀的吸收，4~6 个月后软骨支架稳定，覆盖皮瓣血运良好时，可行Ⅱ期立耳手术。

3. **出院后引流管的护理**　通常Ⅱ期立耳术后住院时间较短，患者患耳加压包扎，携带引流管出院，教会家属引流管的护理，防止引流管扭曲、脱落、堵塞。嘱患者出院后不可随意拉松患耳敷料，以免引起出血。

4. **术后定期复查**　Ⅱ期立耳术术后 3~4 天拔除引流管，10~14 天后打开敷料，随后 1 个月、3 个月定期门诊复查。敷料打开后，每天进行局部擦拭消毒，勿碰水。

5. **特殊情况及时就诊**　如患耳皮肤发黑，红、肿、热、痛，局部皮肤出现水疱，瘘口渗液等情况需及时就诊。

（张君莉　孙敏芳　郑碧君　吴怡安　何小蓉）

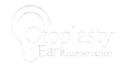

第二节　扩张法全耳郭再造手术护理

一、概述

扩张法全耳郭再造术是指术中将皮肤软组织扩张器植于患侧耳，术后通过向扩张器注射生理盐水使植埋部位皮肤在一定张力下自然扩张、增大面积，扩张后所获得额外的皮肤来完成后续的耳郭再造术。

1. **扩张法全耳郭再造术Ⅰ期**　术中选择大小合适的皮肤软组织扩张器植入于患耳乳突区，通过术后定期注射生理盐水缓慢扩张皮肤，以期达到增大皮肤面积的目的，为后续Ⅱ期手术做准备。

2. **扩张法全耳郭再造术Ⅱ期**　Ⅰ期扩张器植入术后3个月，根据术耳扩张器注水情况，可同期行耳再造 + 立耳手术，取患者一侧肋软骨，进行耳郭和耳后支架雕刻，耳郭支架移植入患侧乳突区皮下，利用扩大的皮肤面积覆盖耳后支架，此时再造的耳郭是直立的。为保证双侧耳郭的对称性，单侧耳畸形患者，以健侧耳为参照模型；双侧耳畸形患者，可以根据患者亲属的耳郭进行制作。

二、术前护理

1. **全面评估患者全身的健康情况**　参同本章第一节。

2. **术前检查和检验**　参同本章第一节。

3. **心理护理**　参同本章第一节。

4. **术前皮肤准备**　术前1天做好个人卫生工作，理发、剪指（趾）、去除指甲油，男性患者需剃须；按要求备皮，扩张法全耳郭再造术Ⅰ期剃除患侧耳郭上方10cm的头发（建议剃除全部头发），扩张法全耳郭再造术Ⅱ期剃除患侧耳郭上方8~10cm的头发（建议剃除全部头发），注意不能损伤皮肤表皮层以免影响手术，并清洁该区域皮肤。女患者余发向健侧梳理成辫。取肋骨者，备皮范围为上至乳头水平线，下至会阴部及腹股沟连线，两侧为腋后线，注意观察局部皮肤有无毛囊炎、红肿等。

5. **术前禁食**　参同本章第一节。

6. **术前用药**　参同本章第一节。

7. **体位指导**　参同本章第一节。扩张法全耳郭再造术Ⅰ期向患者宣教整个注水过程、持续时长和养皮时间，便于患者及家庭合理安排后续学习、工作及生活。

三、术中护理

术中需要巡回护士及器械护士和手术医生、麻醉师的默契配合。术中护理需要注意以下几个方面。

（一）巡回护士配合

1. **一般护理**　参同本章第一节。

2. 物品准备　参同本章第一节。扩张法全耳郭再造术Ⅰ期选择大小合适的软组织扩张器（常用款为肾形 50mL/80mL）。

3. 预防感染、麻醉准备、体位摆放、术中配合　参同本章第一节相应内容。

（二）器械护士配合

1. 手术用物整理　参同本章第一节。

2. 手术过程配合　参同本章第一节。扩张法全耳郭再造术Ⅰ期置入软组织扩张器前，检查扩张器性能是否完好，检查有无破损漏气；置入后确保其通畅。

3. 术后即刻处置　参同本章第一节。

四、术后护理

1. 术后交接　参同本章第一节。

2. 体位护理　确认患者身份后安置合适的体位，全麻清醒后予半卧位或健侧卧位，保护术耳防止受压，嘱患者睡觉时不能压到患耳。禁止剧烈运动，预防继发性血肿等并发症的发生。

3. 饮食护理　参同本章第一节。

4. 负压引流护理

（1）扩张法全耳郭再造术Ⅰ期：患者术耳放置一根引流管，引流量不同患者情况不同，一般10 岁以上或成人，引流量较多；术后 3 天换药拔除负压引流管，若患者主诉疼痛明显或引流液过少时，及时通知医生予以换药。密切关注患者术区有无胀痛、引流管有无血凝块等现象，并以此判断是否存在活动性出血，活动性出血可导致扩张皮瓣血供不良甚至坏死等术后并发症，需要及时发现并通知医生进行处理。用胶布交叉妥善固定引流管，防止引流管扭曲、脱落、堵塞。保证负压球不漏气呈负压吸引状态。拔除负压引流管后，仍需要加压包扎直至术后 1 周注水，避免术区积血。

（2）扩张法全耳郭再造术Ⅱ期：参同本章第一节。

5. 疼痛的护理　参同本章第一节。

6. 出血的护理　参同本章第一节。

7. 术区密切观察　耳部术区观察和取肋骨区观察均参同本章第一节。

8. 扩张器注水护理　术后 7 天左右开始第一次注入生理盐水 8～10mL，以后 3～8mL/ 次，2～3 次 / 周；每次注水量以患者局部无不适感觉，皮瓣颜色在按压变白松手后迅速恢复正常为标准；注水总容量达扩张器总容量或超出 10～30mL；注水结束后，养皮 2 个月后可根据患者皮肤情况安排Ⅱ期手术。每次注水时注意注水壶表面皮肤彻底消毒 2～3 遍，第 1～2 次注水后，退出头皮针头时，在注射壶表面和皮下组织之间吸出残留的积血或黄色积液，量少的也可不用抽吸，可待其慢慢吸收。

9. 并发症的护理

（1）术耳血肿：术后护理人员应按时巡视病房，了解患者术耳感觉，如果外辅料无渗血，主要通过患者有无胀痛，及是否疼痛加剧来判定是否有血肿，如果存在上述症状，尤其是负压引流球内血性液增多、疼痛明显等提示活动性出血者，要及时到换药室打开敷料，查看皮瓣颜色有无

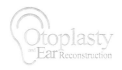

苍白、红肿、淤血、青紫，了解皮瓣表面张力情况。如血肿持续增大，容易引起皮瓣缺血性坏死，导致软骨支架外露、感染、坏死。此时应立即通知医生进行穿刺、引流，或进手术室清除血肿、止血。

（2）**胸腹部血肿：**参同本章第一节。

（3）**皮瓣破裂、扩张器外露、切口裂开：**扩张皮瓣破裂部位多位于扩张器受力较大的下部或扩张器折叠成角的部位，与皮瓣分离较薄或注水太快、压力过大有关。所以注水要循序渐进，不能注水量突然太大。如若发现皮瓣破裂、扩张器外露、切口裂开应及时通知医生进行相应处理。

（4）**感染：**参同本章第一节。如果发现扩张皮瓣充血、呈暗紫色、皮温升高，应及时通知医生进行相应处理。

（5）**气胸或肺不张：**参同本章第一节。

（6）**再造耳皮瓣坏死：**参同本章第一节。

五、出院指导

1. **加强宣教**　强调术耳保护的重要性。注水后切勿碰撞、挤压，即使完全恢复后也要尽量睡向健侧，选用松软枕头，减少对再造耳的压迫。遇寒冷季节时一定要注意保暖，谨防冻伤。避免日光直接照射再造耳及周围伤口。避免蚊虫叮咬。

2. **定期复诊**　向患者及其家属嘱咐，按时去门诊注水的重要性。

3. **特殊情况及时就诊**　告知患者及家属如患耳扩张皮瓣发黑、红、肿、热、痛，局部皮肤出现水泡，瘘口渗液等情况需及时就诊。

其余参同本章第一节。

（徐静　郑碧君　郑洁清）

第三节　外耳道成形及听骨链重建手术护理

一、概述

耳郭畸形的患者常伴有外耳道狭窄、闭锁及中耳畸形，耳畸形的严重程度不一，对听力、美观的影响也不同，如狭窄外耳道难以排出分泌物，长期累积容易产生胆脂瘤，侵犯周围健康组织。我们对耳郭外形进行再造的同时，根据患者病情，可进行外耳道成形与听骨链重建手术。

二、术前护理

1. 全面评估患者全身的健康情况　评估患者患病的经历、诊疗经过，目前的治疗情况。了解患者的生活方式，饮食习惯、个人清洁卫生习惯等。有无家族史、外伤史、手术史、过敏史等。询问患者有无高血压、心脏病、糖尿病、营养不良等相关性疾病，评估患者是否存在耳痛、耳漏、听力下降、耳鸣、耳源性眩晕、耳胀满感、周围性面瘫等。必要时对患者进行营养风险筛查，对存在营养风险的患者及时与主管医师和营养科室联系，通过多学科团队合作的方式为患者提供营养干预。

2. 术前检查和检验　检查各项术前检验检查报告是否齐全，如有明显异常或检验项目缺漏，需与相关医师联系沟通。外耳道手术患者除常规检查外，还包括听力学检查，如纯音听阈测试、声导抗、听性脑干反应（ABR）、听性稳态反应（ASSR）、耳声发射（OAE），耳内镜检查，CT、MRI 等影像学检查。

3. 心理护理　患者可因耳痛、听力损失等产生焦虑心理，评估患者对疾病的认知程度和心理状态，根据患者的病情及拟定的手术方式向患者及家属介绍术前、术中、术后的注意事项以及预后情况，以取得患者信任与配合。恶性肿瘤患者尤其注意评估心理状况，主动与患者沟通，鼓励其倾诉，帮助其保持稳定情绪。评估患者有无沟通障碍，对有顾虑和思想紧张的患者耐心解释、开导以取得患者配合，对听力差的患者耐心沟通，可写在纸上进行交流。

4. 术前皮肤准备　术前 1 天做好个人卫生工作，理发、剪指（趾）、去除指甲油，男性患者需剃须；按要求备皮，剃除患侧耳郭上方 6~8cm 的头发，需头皮取皮的患者，紧贴头皮剔除发根，女性患者剩余的头发向健侧梳理成八股辫。注意检查该处皮肤的完整性，清洁耳郭及该区域皮肤。

5. 术前禁食　参同本章第一节。

6. 术前用药　参同本章第一节。

7. 体位指导　术前指导患者进行适应性训练，习惯健侧卧位或平卧位，避免压迫术耳。

三、术后护理

1. 一般护理

（1）**术后交接：** 参同两本章第一节。

（2）**体位护理：** 确认患者身份后指导患者健侧卧位或平卧位，避免压迫术耳，行人工听小骨

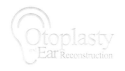

植入或人工镫骨植入术者，应避免头部剧烈运动，防止植入物移位，影响术后听力恢复。鼓励患者尽早下床活动，预防肺部感染及压力性损伤。

（3）饮食护理：全麻清醒后遵医嘱给予半流质饮食，指导患者进食时健侧咀嚼，3～5天后视病情再改为软食，并逐渐改为普食。督促患者做好口腔清洁，避免辛辣刺激坚硬的食物，多食水果蔬菜，保持大便通畅。

（4）疼痛护理：密切听取患者主诉，轻微疼痛时，可指导患者采取转移注意力的方式减轻疼痛，如看书、听音乐等；指导患者正确使用克制咳嗽、打喷嚏的三种方法，正确擤鼻，以免影响移植物，并利于中耳乳突腔愈合。必要时通知医生，服用止痛药物，并观察药物疗效及副作用，及时书写护理记录单。

（5）出血的护理：注意观察辅料外观有无渗血，少量出血时可用笔在辅料外层标注血迹范围，观察血迹范围是否继续扩大，如有活动性出血，及时通知医生，遵医嘱使用止血药物。观察药效及副作用，及时记录护理记录单，做好交接班。

（6）用药护理：按医嘱给予抗生素，预防感染发生；部分患者遵医嘱使用呋麻滴鼻液，以保持咽鼓管通畅。

（7）安全护理：若患者术后因眩晕引起感知改变，要正确评估患者眩晕的程度，做好安全防护。将呼叫铃、日常用物放在患者方便取用位置。拉起病床护栏，避免患者坠床，离床活动时有家属搀扶，保持患者在照护者视线范围之内，避免跌倒，体位转换时应动作缓慢，患者卧位转站立时，应遵循"三部曲"，即平躺30s，坐起30s，站立30s再行走。

2. 心理护理 耐心倾听患者的主诉，根据患者的主诉及时给予正确判断及科学合理的安慰解释，以取得患者的信任和配合。

3. 并发症护理

（1）感染：保持病室内环境整洁，定期开窗通风，进行各项护理操作时，严格遵守无菌操作技术，密切观察患者生命体征，如患者出现发热症状，及时通知医生，遵医嘱使用抗生素。

（2）眩晕：将眩晕引起跌倒的可能性提前告知患者和家属，让患者及家属提前做好心理准备，评估眩晕感受，诱发因素、持续时间和强度、性质、相关症状，及时告知医生，遵医嘱用药，注意观察用药后的效果。做好安全防护工作。

四、出院指导

1. 头皮伤口护理 出院门诊换药拆除头皮荷包后，头皮取皮处仍会保留1～2层凡士林纱布，告知患者不可强行揭除，否则可能会破坏毛囊，取皮处有不长头发的风险，通常1个月左右凡士林纱布会逐渐脱落。

2. 耳内纱条护理 出院时，患者外耳道内仍填塞着纱条，一般纱条填塞时间为3周左右，门诊复诊时医生会取出纱条，告知患者不可自行抽出纱条，若纱条掉出尽快来院就诊。指导患者每日需仔细观察外耳道内纱条有无臭味或者其他异味，同时若出现患耳越来越痛、外耳道流脓流血或高热等异常情况，尽快来院就诊。

3. 保持耳部干燥 洗头、沐浴应注意避免弄湿耳部敷料，3个月内禁止一切水上运动，严禁外耳道进水，以防术腔感染。纱条抽出后洗头、沐浴时可将干棉球置于外耳道口，防止污水进入耳内。

4. 术后定期复查 一般术后 3 周门诊复诊，抽取耳内纱条，随后 1 个月、3 个月、6 个月定期门诊复查。

5. 忌挖耳 注意保护耳部，避免外伤。

（孙敏芳　徐静　郑洁清）

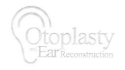

第四节　人工听觉植入手术护理

一、概述

植入式骨导助听设备是一类通过骨传导方式来传递声音的植入式助听装置。骨导式人工听觉植入手术是帮助耳畸形伴听力障碍患者获得听觉的手术之一，该手术通过骨传导直接作用于内耳，从而不受外耳或中耳功能障碍的影响。此装置的工作原理是将环境中的声音通过骨传导补偿听力不足，从而使患者听觉能力加强，适用于混合性或传导性等听力损失的患者。根据手术方式的不同，目前全球的植入式骨助听设备可分为两大类型：一是穿皮植入式，即植入体穿透皮肤与外界相通（皮肤表面有暴露的桥基）；二是经皮植入式，即植入体与外界不相通（皮肤表面没有暴露的桥基）。近年来，此手术越来越被大众所认知和接受。

但是手术前的准备、手术过程中的护理、术后的观察以及患者家属与患者的配合程度等，都与手术成功率有密切的联系。所以，围手术期的护理的情况对于该手术有重要意义。围手术期护理的情况直接决定患者的术后康复情况，围手术期护理的积极有效利于患者的康复；相反护理情况较差可能导致患者的病情恶化等。因此围手术期的整个护理对于患者具有重要意义。整个护理一般分为术前护理和术后护理。

二、术前护理

1. 一般护理

（1）**全面评估患者全身的健康情况：**包括各项生命体征，皮肤情况（尤其是手术部位的皮肤或黏膜情况），有无上呼吸道感染症状，有无化脓性病灶，女性患者有无月经来潮，患者的心理状态等。

（2）**术前检查和检验：**检查各项术前检验、检查报告是否齐全，检验、检查结果是否异常，如发现有明显异常或常规检查缺漏，及时与相关医生沟通，术中需输血的患者，按医嘱做好输血前准备工作。

（3）**术前宣教：**根据患者的年龄，受教育程度，接受能力选择合适的术前宣教方式，如多媒体、床旁宣教，集体宣教，发放宣传手册等，听觉障碍患者因语言交流的障碍与正常人有所不同，护士可以使用简单的手语或通过写字的方式进行交流，帮助患者了解围手术期大致诊疗、护理过程和注意事项，缓解患者焦虑、恐惧、紧张的情绪，使患者知道自己在围手术期加速康复计划中所发挥的重要作用，获得患者及其家属的理解和配合。

（4）**术前皮肤准备：**术前1天做好个人卫生工作，理发、剪指（趾）、去除指甲油，男性患者需剃须；听觉植入术患者按要求备皮，需剃除患者耳郭周围距发际7~8cm头发；术晨患者更换干净病服贴身穿；手术部位器官有左右侧之分，术前需确认医生是否已按相关规定做好手术标记，并在手术患者交接单上相应栏目记录。

（5）**术前指导患者：**指导患者抑制咳嗽、打喷嚏的三种方法：深呼吸、舌尖顶上腭、按压人中。避免术后头部剧烈运动和撞击，以免影响植入体，导致移位。

（6）**术前禁食**：禁清饮（清饮包括清水、糖水、无渣果汁、碳酸类饮料、茶及黑咖啡）2h，禁母乳 4h，禁固体食物等（如牛奶、奶粉、白米饭、面包、馒头等）6h，禁油炸、脂肪及肉类食物至少 8h。术前有常规口服药者，应根据患者情况评估是否需要继续服用，如确实有需要口服药物，可用少量清水送服。术前应充分教育和告知患者或家属术前禁食要求，并确保患者正确理解并执行，临床医务人员应充分认识到，不恰当的延长术前禁食时间会增加患者术中和术后各类并发症的风险，如遇到问题及时与相关人员沟通。

（7）**术前用药**：遵医嘱术前用药，有术前预防性静脉使用抗生素的，严格按照使用时间执行医嘱，宜使用留置针，备好手术中所需的其他药物或特殊物品。

（8）**术晨相关注意事项**：术晨测体温、脉搏、呼吸、血压（遵医嘱），并记录。嘱患者取下活动义齿、假发、助听器、眼镜、角膜接触镜、发夹、饰品、手表及贵重物品，交患者家属保管；嘱患者勿化妆；根据手术方式及体位，指导长发患者编扎头发，患侧由护士帮忙编扎贴发三股辫，以不影响手术部位暴露及术中卧位舒适为宜。如有特殊情况，需与手术室交接。

（9）**做好术后相关准备**：患者送至手术室后，准备好麻醉床、血压计、血氧饱和度仪、床护栏、输液架等，必要时准备好吸氧用物、监护设备等。

2. 心理护理　耳畸形患者主要有两大生理缺陷——容貌缺陷和听力障碍。双重压力严重影响患者的听觉言语发育和心理健康。术前与患者进行亲切交流，及时了解患者的心理状态，给予适当安慰，消除患者及家属的焦虑情绪。针对患者的心理活动变化进行心理疏导，耐心倾听患者及家属的主诉，充分理解和尊重患者。由于听觉植入手术的费用较高，患者的期待也较高，患者及其家属很容易产生焦虑心理，护理时应积极引导患者家属，与患者及其家属建立完全互相信赖的关系。让患者提前了解整个手术的过程，以及康复治疗时注意事项，尽最大可能减少患者的疑虑，满足患者的身心需求。

对于儿童患者，若条件允许，术前进行麻醉诱导时可让父母陪伴，以减轻患儿的焦虑情绪。

三、术后护理

1. 一般护理

（1）**术后交接**：患者术后返回病房，与麻醉师或麻醉护士交接班，了解患者手术中的情况和术后需注意的事项。交接时，按手术患者交接单逐项查看患者情况，并根据患者呼吸、循环、意识、血氧饱和度及全身皮肤情况，进行评估后确认签字。若有异常情况及时汇报医生。确认患者身份后安置合适的体位，患者清醒后即可半卧位或适量在床上活动，一般予以健侧卧位，及时告知患者睡觉时切勿侧卧压迫手术侧，勿抓挠敷料，以防敷料脱落，导致伤口感染或撕裂等，婴幼儿或不能配合者，可嘱家长平抱或斜抱。

（2）**术后饮食**：因全麻患者从术前禁食到完成手术已经经历了相当长的时间，患者清醒后通常会感到口干舌燥、饥饿，急需补充水分和能量，儿童尤其明显，所以护士经临床判断（如询问患者 3~5 个问题，患者能及时准确清晰回答）认为患者完全清醒后可尽早给患者健侧进食，进食从少量流质（如清水、温水、糖水）开始，第一次进食应在护士的观察和协助下进行，判断无异常后，视患者情况逐渐过渡到半流质或普食，以清淡易消化的高蛋白、高维生素、高热量食物

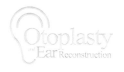

为主，避免辛辣刺激的食物，戒烟酒，保持大便通畅。

（3）**导管护理：**正确连接和放置各种导管，保持各类导管固定通畅，并做好相应导管的标记。密切观察各类导管是否扭曲、堵塞，引流是否通畅，装置是否漏气，使用胶布妥善固定导管，以保持有效引流。评估患者携带导管的耐受度，如有异常情况，护士应积极查找原因，并遵医嘱处理，记录护理记录单并做好交接班。

（4）**疼痛的护理：**耐心倾听患者主诉，密切评估患者伤口疼痛情况，可使用疼痛面部表情量表等疼痛评估工具，指导患者采用一些放松技巧分散注意力，如看书、听音乐、深呼吸等，剧烈疼痛时及时联系医生，必要时遵医嘱使用止痛药物，观察药物疗效和副作用，及时记录护理记录单，做好床旁交接班。

（5）**出血的护理：**术后密切观察手术区域敷料伤口有无渗血、渗液，敷料有无松脱，包扎松紧度是否适宜，如敷料渗血较多，及时通知医生，必要时使用止血药物，密切观察用药的疗效和副作用。及时记录护理记录单，做好床旁交接班。

2. 心理护理　术后应积极与患者进行交流，减少术后患者的心理疑虑，增强患者康复的信心。告知患者术后禁忌事宜时应进行专业的分析，使患者了解禁忌的始末以及原理，便于患者更易接受禁忌事宜等。对于出现术后并发症的患者及时进行心理干预，引导患者保持心情愉悦，便于患者应对并发症以及术后康复。

3. 并发症护理

（1）**植入体脱落：**多见于儿童，早期脱落多见于骨融合不良的患者，晚期脱落则主要是外伤和感染所致，术后密切观察伤口和桥基附近皮肤情况，以便及时发现感染并处理，告知患者避免头部外伤，注意保护。

（2）**局部皮肤感染：**术中及术后换药严格执行无菌操作原则，遵医嘱使用抗生素，密切听取患者主诉，观察患者各项生命体征，伤口处如出现红、肿、热、痛等症状，立即通知医生。指导患者保持伤口敷料的清洁，洗脸或洗澡时勿浸湿敷料，减少感染的发生。

（3）**桥基周围组织肉芽增生：**一般出现时间较晚，经常佩戴助听器可以防止该并发症的发生，因此为患者做健康宣教时应指导患者出院后日常佩戴助听器的操作及相关注意事项。

目前骨导式人工听觉植入手术不断朝着创伤更小，更便捷的方向努力，临床使用也越来越广泛。但是也存在明显的不足之处，由于基座需要穿透皮肤定植于骨上，增加了术后感染的风险，加大了术后护理的难度，对于术后护理的人员专业素质提出了更高的要求。随着听觉植入技术的应用越来越广泛，以及国内外专家不断地研究与改进，我相信在不久的将来会越来越完善，手术方法将会更加简便，手术后并发症将会更少，更便于护理，更有助于使患者乃至护理人员得到更好的体验。

（朱慧君）

第五节　耳模矫正的护理

耳郭畸形包括耳郭结构异常和耳郭形态异常。耳郭结构异常指胚胎发育早期耳部皮肤及软骨发育不全导致的外耳畸形；耳郭形态异常指耳郭肌肉发育异常或异常外力作用使耳郭产生扭曲变形，不伴明显的软骨量不足。耳郭形态的异常，给患儿的心理发育和社会活动带来负面影响。耳郭的结构畸形多通过手术治疗，耳郭的形态畸形过去多通过手术整形，近年临床上使用耳模矫正器为患儿进行矫形治疗成为新的趋势和方向。不仅缓解了患者家属的焦虑情绪，也避免了手术创伤的风险。

一、治疗前护理

1. 严格执行查对制度　与医生、家属一起核对患儿身份信息和耳模矫形器型号，包括患儿姓名、性别、年龄、耳别、耳模矫形器型号及有效期。

2. 治疗前备齐用物　准备好治疗所需物品（耳模矫形器、剪刀、镊子、软尺、皮肤专用胶带、双面胶、耳模矫形器底胶、消毒棉球棉签、消毒碘棉签、异丙醇棉片、生理盐水、金霉素眼药膏、婴儿润肤露等）并检查有效期。

3. 环境准备　调节适宜的环境温度和亮度，避免过热过冷引起患儿的不适。

4. 心理护理　治疗前向患儿家属详细讲解无创矫形器的结构，使用原理，治疗方案和治疗过程中可能出现的情况，减轻家属的焦虑情绪。向家属展示成功案例的照片，增加患者家属的信心，得到患者家属的理解和配合。

5. 评估面部及耳周皮肤情况　评估患儿皮肤情况，耳周皮肤是否光洁完整，有无皮疹、破溃、红肿等情况。如有上述异常情况须及时告知医生，由医生根据严重情况来确定后续的治疗方案。

6. 皮肤准备　遵医嘱予以患耳备皮，用婴儿理发器剃掉患耳周围毛发（患耳上缘、后缘约 3 横指的范围），操作时应动作轻柔，避免损伤皮肤。理发结束后先将皮肤表面碎发清理干净（可用皮肤专用胶带粘去），再用异丙醇棉片轻拭去除皮肤油脂，确保耳模矫形底架与皮肤黏合更加牢固。

二、治疗中护理

1. 再次核对　正式操作前需要再次核对患儿信息（姓名、性别、年龄，耳别）和耳模矫形器型号及相关物品是否在有效期内。

2. 配合耳模矫形器安装工作　根据医生治疗步骤进行所需物品递送，同时手工制作治疗中需要的一些物件，拍照留取治疗前中后的照片。

3. 安抚患儿情绪　操作中如患儿哭闹不止，可使用家属自带的安抚奶嘴或播放轻柔音乐转移患儿注意力，如患儿因为饥饿而哭闹，可嘱家属先喂食拍嗝后再治疗。

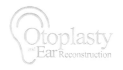

三、治疗后护理

耳模矫正治疗后要嘱咐家长后续使用过程中的注意事项及做好相关宣教工作。

1. 治疗后做好物品的清洁工作，并记录病情变化，妥善保管治疗签字单。将配件盒和剩余的配件交给家属，并叮嘱其妥善保存，复诊时携带。

2. 每天揭开矫形器带孔前盖观察患儿皮肤情况，有无受压发紫，有无严重异味，有无底架脱落的情况，如有以上情况及时和医生联系。

3. 佩戴矫形器治疗期间不得沾水，洗澡时勿进水，喂食时应避免溢奶。

4. 控制室内温度，减少出汗，以免胶布脱落。

四、复诊护理

1. 拆卸耳模矫形器注意事项　由于婴儿皮肤非常娇嫩，在拆卸矫形器的时候动作要轻柔，可以用沾湿的生理盐水棉片或异丙醇棉片浸湿后慢慢拆卸，以减少因撕扯胶带带来的不适感，胶带印迹或残留黏胶可用山茶油或宝宝润肤油浸湿后去除。

2. 观察皮肤有无并发症及护理措施

（1）**皮肤红肿或皮肤破损：** 为最常见的并发症，主要由局部牵拉挤压摩擦引起。皮损好发部位多为耳郭矫正器的受力部位，如耳甲腔凸起部、耳轮缘和颅耳间沟等部位。若出现皮肤破损，应及时停止佩戴矫形器5~7日进行放松调整，并注意局部清洁卫生，防止感染。皮肤破损或渗液严重者，可局部用生理盐水清洁或湿敷，碘伏棉签消毒后抹抗生素眼膏，待破损痊愈后继续治疗。

（2）**皮肤过敏：** 以对胶带或硅胶过敏为主，表现为耳周皮疹，分泌物增多，有时还伴皮肤破溃。轻度过敏可将耳模取下，彻底清洁消毒外耳，观察1~2h，如皮肤发红症状消失即可重新佩戴。严重过敏者，除卸下耳模清洗外耳、外耳道，还需暂停佩戴耳模1~2天，或直至症状全部消失后再重新佩戴（暂停佩戴期间可在家中给婴儿洗头，清洁外耳）。

（3）**分泌物污染：** 新生儿皮肤代谢旺盛，油脂汗液分泌物多，局部胶带长期封闭容易导致分泌物排出障碍，可伴有异味形成。需加强耳部皮肤的护理和清洁，可用浸湿生理盐水的棉签或棉片清理外耳及外耳道，天热时每周清洗一次，并更换新的胶带。拆下的耳模矫形器要在流动水下彻底清洗，再用75%医用酒精擦拭各个配件，晾干备用。

（4）**湿疹：** 湿疹会导致局部皮肤瘙痒，易使患儿情绪烦躁、不安。如护理不当，病情容易反复，不易痊愈。预防湿疹最有效简单的措施就是做好皮肤的保湿和滋润工作，患儿贴身衣物及接触的纺织物品宜选择棉制品，以减少对皮肤的刺激。环境温度不宜过高，过高容易导致湿疹复发，患儿沐浴温度不宜过烫，时间不宜过久，沐浴时间最好不超过15min，沐浴后5min之内使用润肤霜能更好地锁住水分（图13-5-1）。

五、心理护理

帮助患儿家属建立以家庭为中心的支持系统，建立交流群，医生、护士及家属组成团队，家属回家后可将患儿治疗后的照片上传至交流群，及时了解患儿的治疗恢复情况，是否出现并发

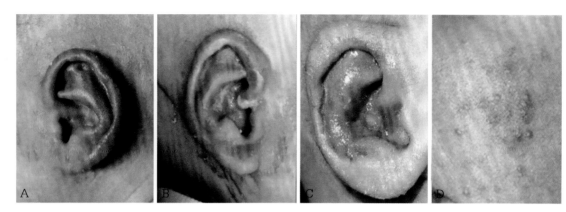

图 13-5-1　耳模矫正治疗后皮肤并发症示例图
A. 皮肤红肿；B. 皮肤过敏分泌物增多；C. 皮肤破损；D. 皮肤湿疹。

症，及时对患儿家属进行线上护理指导，减轻患者家属的焦虑情绪，也避免由于父母溺爱患儿而不能遵医嘱持续佩戴矫形器治疗，或者擅自取下矫形器等影响治疗效果的不良事件的发生，提高佩戴矫形器治疗的依从性。

应用耳模矫正先天性耳郭形态畸形的理论基础是由日本学者 Matsuo 等和 Kurozumi 等提出的雌激素学说，即新生儿体内含有大量产妇的雌激素，雌激素在出生后 72h 内达到一个明显的峰值，之后，雌激素浓度逐渐降低，在出生后 6 周逐渐恢复到正常水平。雌激素的水平决定了耳郭软骨中透明质酸的含量，随着雌激素水平的降低，软骨的可塑性和延展性大打折扣。这就为耳模矫正的治疗提供了一个短暂的时间窗，因此研究者们强调早期进行耳郭矫形器佩戴。然而该技术并不为广大家长甚至医生所知，大部分家长抱着"等等看"的想法，希望能够自愈，而错过了最佳的矫正期。使用耳模矫形器进行治疗时，容易出现并发症，在治疗中应该规范操作，通过提供全面全程连续的护理及家属的配合，可以减少并发症的出现，缩短治疗时间，提高患者家属的治疗满意度。

（朱慧君　何小蓉）

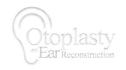

第六节　耳整形手术的护理

耳郭畸形可分为先天性耳郭畸形和后天性耳郭畸形。先天性耳郭畸形在颌面部畸形中的发病率居于第二位，它不仅影响患者的容貌外观，而且还会对患者的听觉功能造成影响，甚至会对患者的心理产生影响。常见的耳郭畸形有招风耳、杯状耳、垂耳、猿耳、环缩耳、耳甲异常凸起畸形、耳轮畸形及复合畸形等。后天性耳畸形又称继发性耳畸形，包括外伤后耳畸形和医源性耳畸形，常由烧伤、冻伤、创伤、手术、炎症等引起。

一、术前护理

1. 心理护理　由于患者长期处于耳郭形态失常状态，或骤然因外伤、医源性切除等因素遭受心理打击，极易产生自卑、反抗、悲观、焦虑等不良情绪，对手术也会产生恐惧、担忧的心理，包括患者家属也会存在对手术效果期望值过高等问题。护士应了解患者及家属的心理要求及手术目的，术前向患者及家属详细介绍手术的目的和意义，说明术中可能出现的情况，如何配合，术后注意事项，使患者及家属有充分的思想准备，减轻焦虑。患者及家属对手术效果的过高预期也可能带来焦虑情绪，护士应解释整形手术的预后存在个体差异，引导其确立切合实际的目标。重视患者的社会支持状况，了解患者的家庭经济状况及承受能力，在交谈中充分做到尊重、理解和接受患者的感受和想法。

2. 术前检查　协助患者完善各项检查，例如术前常规检验、心电图、影像学检查、听力学检查等。

3. 全身情况　了解患者的饮食和服药情况，术前 2 周禁用扩血管药物、抗凝药物，禁烟酒。了解患者有无耳部炎症、瘘管及窦道、耳部瘢痕增生等异常情况。如术中取自体材料移植者，则需评估移植物采取部位的皮肤、血管、骨骼条件等情况。

4. 术前照相　协助医生完成手术区域照相，作为手术前后的对比。

5. 皮肤准备　剃除患者术耳周围 3~5 指范围内的毛发；术前充分清洁头面部，保持外耳道及耳郭清洁；术晨为长发患者编扎头发，充分暴露术区。

二、术后护理

1. 饮食护理　选择易消化，富含蛋白质、热量及维生素的食物，避免辛辣刺激、油腻、坚硬的食物，多食高纤维食物，保持大便通畅。一般建议健侧咀嚼。关心患者的进食量，进食过少者酌情给予静脉营养支持。

2. 切口护理　应保持切口周围干燥，保持包扎松紧适当。做好周围皮肤的清洁。指导患者不可对手术部位进行揉搓、按压，避免碰撞、压迫等。根据矫正需要，保证塑形物（如油纱条等）在位。

3. 卧位指导　患者一般可取健侧卧位或舒适体位，避免压迫、牵拉切口为宜。注意体位的变换，防止压力性损伤的出现。

4. 并发症的观察及护理

（1）**出血**：及时观察手术切口及敷料的渗出情况，如有活动性出血，应立即通知医生，配合止血或做好二次手术的准备。高血压或凝血功能异常的患者应做好相应的用药和监测，以防发生出血。

（2）**感染**：体温的异常升高、切口的红肿热痛、分泌物增多等，可能提示感染的发生。配合医生加强换药、局部或全身应用抗炎药物。

（3）**血肿**：局部可观察到明显肿胀，存在疼痛，触摸可感受到皮下波动感。遵医嘱行止血及抗感染治疗，必要时协助清创。重新置入引流条或引流管后，应密切观察，保证引流通畅。

（4）**瘢痕增生或瘢痕疙瘩**：可能与切口缝合张力过大，或自身家族遗传相关。术后可预防性应用减张材料。如形成瘢痕疙瘩，可能需采取再次切除、放射治疗、注射类固醇激素等手段，但存在复发可能。

（5）**皮瓣异常**：轻微异常一般可采取高压氧舱治疗进行改善。严重者可能继发于血管危象、感染、血肿等。动脉性血管危象表现为皮温低，颜色苍白。静脉性血管危象表现为皮温高，颜色呈暗紫色。应行对症治疗。

三、出院指导

1. **生活锻炼**　注意劳逸结合，避免剧烈运动或对抗性运动。

2. **饮食指导**　建议术后半流质或软食 1 个月，后逐步恢复普食，忌辛辣刺激、烟酒等。维持健康的饮食结构，适当控制体重。

3. **术耳清洁**　术后 1～3 天打开敷料，每日使用酒精轻柔擦拭切口及缝线处，避免沾水。术后 12 天可正常清洗，动作轻柔。

4. **术耳观察**　出院后密切观察术耳恢复情况，如遇红肿热痛、流脓等感染指征，或发生剧烈外伤损毁耳郭外形或皮瓣，应及时就医。

5. **术耳保护**　坚持平卧或健侧卧位。保护术耳，避免外界压迫、碰撞、抠耳等，防止冻伤或烫伤。

6. **拆线时间**　术后 7～10 天可拆线；可吸收缝线会自行脱落。定期门诊随访。

（徐静　郑洁清）

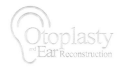

第七节　手术相关切口的护理

手术作为外科常见的治疗手段，在治疗疾病的同时不可避免也带来创伤。在术后进行科学、合理的切口护理可以达到促进切口愈合的目的，增强患者的信心，促进患者术后的康复。

一、手术切口愈合的过程

从组织被切开开始，机体对创伤的修复机制就会启动。伤口愈合从理论上可分为三个阶段，各期的时间长短与组织类型、切口类型、患者全身情况等有关。

1. 第一阶段——炎症期　从创伤后立刻开始，一般持续 1~5 天，出现局部充血、红肿、疼痛等症状，渗出液少或无，通过药物治疗、休息、切口消毒等使炎症得到控制、局限或消退。

2. 第二阶段——增生期　成纤维细胞增生，胶原蛋白、蛋白聚糖等合成，肉芽组织生长，创面有所缩小，渗液逐渐减少，需要在清洁湿润的环境下保护肉芽。

3. 第三阶段——重塑期　不规则的胶原蛋白逐渐由新合成的胶原蛋白所取代，最后达到平衡稳定状态。伤口明显缩小，只有少量的渗液或无渗液。需在清洁湿润的环境下继续保护上皮细胞，促进生长，使上皮细胞尽快覆盖整个创面。但是伤口处皮肤的强度仅有正常皮肤 70%~90% 的张力强度，并且不能达到原来的状态。

二、手术切口恢复的评估

1. 整体评估

对患者进行全面的评估，掌握患者病情、用药情况、手术方式及术中情况。了解影响患者切口愈合的因素。

（1）**全身性因素**：包括年龄、营养状况、有无潜在性疾病（如糖尿病、自身免疫性疾病等）、有无免疫抑制剂等药物的使用、血液循环系统功能、神经系统功能、凝血功能以及患者的睡眠、心理状态等。

（2）**手术因素**：包括无菌原则的执行状况、切口的张力保护、缝合技术的差异等均可影响切口愈合过程和结果。

2. 切口评估　评估切口的位置、长度及宽度、有无渗液及渗液的颜色、性状、量、气味，有无红肿、疼痛等异常。对于渗出液的评估，临床主要根据 Mulder 提出的标准描述为无渗出、少量渗出（<5mL）、中量渗出（5~10mL）及大量渗出（>10mL）。性质主要有血清性、血性、浆液性以及脓性四种，前三者通常无特殊气味，脓性渗出液因伤口感染而产生臭味。同时需要强调的是，若伤口中有中量或大量渗液，应注意保护皮肤。根据患者手术切口的差异，选择合适的敷料及包扎方法。对于切口潜在感染或已经发生感染的患者应做好动态监测。

3. 切口周围评估　切口周围评估包括周围皮肤的颜色、皮温、有无红肿硬结、皮肤完整性（如有无受损、是否受到浸渍、有无丘疹、水疱）等。对于胶布过敏的患者容易出现粘贴部位皮肤的发红、瘙痒甚至破溃，故应及时做好评估。

三、手术切口换药护理

对患者做好切口换药须知的告知，取得理解和配合。做好换药制度管理及环境管理，强化手卫生、分区域处理伤口、垃圾分类、无菌物品管理、环境消毒、换药收费、突发事件应急预案等管理制度的实行。

（一）操作流程

1. 操作前准备

（1）用七步洗手法洗手，戴口罩。

（2）根据情况准备好相关换药用物：无菌换药包（包括换药碗、镊子2把）、无菌血管钳、酒精棉球或碘伏棉球、无菌纱布、敷料、胶布、20mL注射器、无菌小剪刀、速干洗手液、垃圾桶等。

（3）了解患者病情、进食情况。鼓励患者适量进食，避免出现低血糖、低血压等情况。做好解释工作，告知患者换药的目的和部位。

2. 操作过程中

（1）操作过程中时刻关注患者主诉、观察有无不适症状。

（2）协助患者摆好有利于操作的舒适体位。

（3）手法轻柔地去除胶布或自黏性敷料，以免损伤局部皮肤。若粘贴较紧，可先用生理盐水浸湿后再移除。

（4）观察取下的旧敷料上的渗血渗液的色、质、量。观察切口情况，评估切口周围皮肤有无红肿、异常分泌物等情况。评估完毕后再将旧敷料弃入垃圾桶，用速干洗手液进行七步洗手法洗手。

（5）打开无菌换药包，严格按无菌要求取出换药碗和镊子。

（6）用无菌镊子夹酒精棉球或碘伏棉球清洁切口，由内向外消毒，忌用力来回揉擦，重复消毒3次。

（7）根据创面情况决定是否需要用药，无菌纱布覆盖创面。

（8）根据切口大小选用合适的敷料粘贴。

3. 操作后

（1）操作完成后协助患者取舒适体位，询问患者有无任何不适症状。

（2）整理使用过的物品，注意将垃圾分类并放在指定位置。再次七步洗手法洗手，换口罩。

（3）做好换药记录。

（二）注意事项

1. 严格遵守无菌操作原则。

2. 根据患者手术切口类型及大小、是否对敷料过敏，来选择合适的敷料及包扎方法。

3. 严密观察伤口的相关情况，避免并发症的发生，如有感染等异常情况及时通知医生进行治疗。

4. 操作中重视疼痛的管理，换药时动作轻柔，尽量减轻患者的疼痛，注重沟通交流，及时听取患者主诉，提高患者满意度。

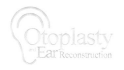

四、常见并发症的护理

切口愈合的过程中，诸多因素如患者自身的功能状态、手术环境、手术人员的操作等均会对手术切口的愈合产生影响，并引发切口并发症，导致愈合不良。因此，术后要注意观察切口恢复情况，对各类切口并发症做到早发现、早处理，避免各类并发症的加重。

1. 感染　术后早期若切口出现红、肿、热、痛均属正常现象，但如果长时间不减轻，切口不愈合，体温升高＞38℃，有脓性分泌物渗出和伤口异味，应警惕感染的发生，及时通知医生，进行伤口处的细菌培养，找到伤口病菌的种类，遵医嘱合理使用抗生素治疗，同时提高换药频率。

2. 出血　严密观察切口的出血情况并记录，必要时遵医嘱进行止血治疗。切口外渗血，要观察敷料浸湿的情况，在敷料上做好标记，标识渗出的范围。若患者出现血压下降、心跳加速、面色苍白等情况，应警惕内出血。

3. 皮下血肿　注意观察局部外观有无隆起、瘀斑，触之有无松软凹陷或血肿块。耳部负压引流管用 20mL 注射器抽吸后放置最大刻度，用止血钳固定，持续抽吸 30min，便于引出积血。Ⅰ期取肋软骨后，因局部遗留较大空隙，易形成血肿，故术后常规使用胸腹带加压包扎胸腹部肋软骨供区 24h，预防出血及血肿形成。

4. 软骨支架裸露　裸露大小在 0.5cm 左右时可通过换药、表皮生长因子等保守治疗恢复，裸露过大时则需手术修复。

5. 切口裂开　腹部手术切口疼痛会影响腹式呼吸、呼吸、咳嗽或变换体位等也会增加手术切口张力，因此发生切口裂开和瘢痕形成的概率最高。立耳术后为减少腹部伤口渗血或裂开、减轻伤口疼痛感、促进伤口愈合，术后即开始使用腹带包扎 3 天～1 周。

五、疼痛管理与切口保护

（一）术后切口疼痛发生时间与规律

1. 正常情况下切口疼痛时间和性质　正常情况下疼痛发生时间在全麻作用消失后数十分钟至数小时不等，具体时间应视手术、麻醉种类和麻醉药用量。术后 24h 内切口疼痛较剧烈，手术当日下午及晚间尤甚。24～48h 后切口疼痛逐渐减轻。

2. 感染性切口疼痛时间和性质　术后第 3 天切口疼痛仍未减轻甚至加重，或减轻后又重新加重并伴有切口周围红、肿、热、痛，体温升高＞38℃。

3. 切口裂开性疼痛　腹部手术后，常发生术后 7～14 天，一次用力后突然剧烈疼痛，但立即感觉切口突然松开，疼痛顿时减轻，常见于一般手术前营养状况差或术后切口感染，加之剧烈咳嗽、活动不当等切口张力增大。

（二）护理措施

疼痛可影响各器官的正常生理功能和休息，需要关心患者，并给予相应的处理和护理，并能及时识别感染等并发症。在临床实践中，衡量疼痛的程度，基本是依赖于患者和医务人员之间的交流，以及疼痛评分量表的使用。

1. 疼痛评估　多与患者沟通交流，及时评估和了解疼痛的程度，采用适当的疼痛评估工具，如长海痛尺，疼痛的面部表情量表等。观察患者疼痛的时间、部位、性质和规律，鼓励患者表达疼痛的感受，简单解释切口疼痛的规律。

2. 药物镇痛　根据 WHO 三阶梯止痛法，遵医嘱给予适当的镇静止痛药。Ⅰ期手术后的 3 天内，持续使用镇痛泵进行止痛。

3. 缓解疼痛的方法　给予患者疼痛缓解方法的指导，例如让患者学会调整气息、深呼吸、转移注意力等，从而使机体放松。

4. 注意保护伤口　注意保护好手术伤口，在变换体位时应当动作较轻，同时教会患者正确咳嗽的方法，以防止患者突然用力咳嗽或是变换体位等，导致牵拉伤口，加剧疼痛。

5. 应用辅助用具　腹部切口者使用腹带可使患者翻身、咳嗽时对腹壁切口处组织产生的拉力得到减轻和缓冲，进而减轻切口疼痛和避免切口裂开。

6. 创造舒适环境　提供舒适的休养环境，合理安排护理操作。

六、切口瘢痕的干预

手术切口瘢痕形成与多种因素相关，采取以下方法可以对瘢痕增生加以预防，从而最大限度地减少瘢痕增生。

1. 减张胶布的使用　伤口两边无张力是减少瘢痕的一个重要条件。对张力较大的部位，在拆除缝线后的 3 个月内，使用减张胶布的能有效减少瘢痕的产生。切口周围使用酒精棉球擦拭干净，将两侧皮肤适度向中间推挤后，用减张胶布垂直粘贴于切口，每条胶布间隔约 0.5cm，松脱后立即更换，一般建议持续使用减张胶布 3 个月。

2. 瘢痕药物的使用　可使用硅酮气雾剂或硅凝胶预防瘢痕增生。注意伤口拆线后 5～7 天，伤口已愈合才可使用。

3. 激光治疗　术后 1 个月通过观察切口愈合情况可以预估未来瘢痕的轻重。如果出现质地坚韧、宽度超过 5mm、明显隆起于皮肤的红色瘢痕组织，则需要结合激光治疗进行瘢痕干预，避免影响美观。

（朱慧君　徐静　张君莉　郑碧君　郑洁清）

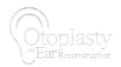
参考文献

[1] 席淑新. 眼耳鼻喉口腔科护理学. 北京：人民卫生出版社，2006.

[2] 席淑新，陶磊. 实用耳鼻咽喉头颈外科护理学. 北京：人民卫生出版社，2014.

[3] 张如鸿，章庆国. 外耳修复再造学. 杭州：浙江科学技术出版社，2014.

[4] 卞薇薇. 整复外科护理学. 上海：上海交通大学出版社，2018.

[5] 余蓉，鲜均明. 耳鼻咽喉 - 头颈外科护理手册. 北京：科学出版社，2011.

[6] 王爱平，张波，高丽红. 现代临床护理学. 北京：人民卫生出版社，2015.

[7] 尚婉媛，卞兰峥，马蕾，等. 小儿耳廓畸形再造成形术围手术期的心理调适与护理配合. 中国美容医学，2018，27（2）：149-151.

[8] STAINDL O, SIEDEK V. Complications of auricular correction. GMS Curr Top Otorhinolaryngol Head Neck Surg, 2007, 6(6): Doc 03.

[9] 杜默涵. 耳廓再造术治疗耳畸形患者的围手术期护理. 全科口腔医学杂志，2020，7（2）：47，53.

[10] PORTER C J, TAN S T. Congenital auricular anomalies: topographic anatomy, embryology, classification, and treatment strategies. Plast Reconstr Surg, 2005, 115(6): 1701-1712.

汉英对照索引

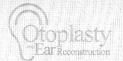

C

D

E

F

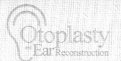
G

H

J

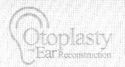

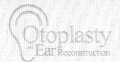

48机